Oncoplastic and Reconstructive
Management of the Breast

乳腺肿瘤整形与
重建手术学

原书第3版

原 著 [美] Steven J. Kronowitz

[英] John R. Benson

[意] Maurizio B. Nava

主译 黄 韬

中国科学技术出版社

·北京·

图书在版编目（CIP）数据

乳腺肿瘤整形与重建手术学:原书第 3 版 /（美）史蒂文·J. 克罗诺维茨（Steven J. Kronowitz），（英）约翰·R. 本森（John R. Benson），（意）毛里齐奥·B. 纳瓦（Maurizio B. Nava）原著；黄韬主译 . —北京：中国科学技术出版社，2022.5

书名原文：Oncoplastic and Reconstructive Management of the Breast, 3e

ISBN 978-7-5046-9445-4

Ⅰ . ①乳… Ⅱ . ①史… ②约… ③毛… ④黄… Ⅲ . ①乳腺肿瘤－外科学②乳房－整形外科学 Ⅳ . ① R737.9 ② R655.8

中国版本图书馆 CIP 数据核字（2022）第 030572 号

著作权合同登记号：01-2021-6236

策划编辑	靳　婷　焦健姿
责任编辑	靳　婷
文字编辑	张　龙
装帧设计	华图文轩
责任印制	徐　飞

出　　版	中国科学技术出版社
发　　行	中国科学技术出版社有限公司发行部
地　　址	北京市海淀区中关村南大街 16 号
邮　　编	100081
发行电话	010-62173865
传　　真	010-62179148
网　　址	http://www.cspbooks.com.cn

开　　本	889mm×1194mm　1/16
字　　数	693 千字
印　　张	28.5
版　　次	2022 年 5 月第 1 版
印　　次	2022 年 5 月第 1 次印刷
印　　刷	天津翔远印刷有限公司
书　　号	ISBN 978-7-5046-9445-4/R·2858
定　　价	328.00 元

版权声明

译者名单

主　译　黄　韬

译　者　（以姓氏笔画为序）

王　石　王顺涛　王梦怡　石　岚　史　薇　刘春萍

阮胜男　李　治　李　磊　李雪芹　杨　瑞　杨　鹏

邴凯健　何文山　辛　玥　宋海平　张　宁　张　波

张守鹏　张淅濛　张惠琼　陈前智　明　洁　易鹏飞

周　俊　周　琳　周　静　屈新才　赵向旺　赵萩阳

胡　婷　徐　铭　郭　辉　黄　韬　黄晓庆　梅　藜

逯　翀　董　芳　程　波　谭　捷　熊一全

内容提要

　　本书引进自世界知名的 CRC 出版集团，由 Steven J. Kronowitz 博士联合众多国际乳腺肿瘤及整形外科专家共同打造，由华中科技大学同济医学院附属协和医院甲乳外科的黄韬教授及多位专家联合翻译。著者结合自身多年的临床实践经验，致力于详细讨论各种乳腺肿瘤和重建手术技术的临床应用，对有关保乳手术与乳腺切除术、放射学和病理学评估、放射治疗技术与患者选择等相关信息进行了深入介绍，以期从各种角度解决手术决策问题。本书从临床实际应用出发，对乳腺肿瘤整形技术进行了全面总结，并着重介绍了各种治疗方式的优缺点及治疗决策过程，非常适合从事乳腺肿瘤诊疗相关工作的医师，特别是乳腺肿瘤外科和乳房整形外科领域的医务人员参考阅读。

主译简介

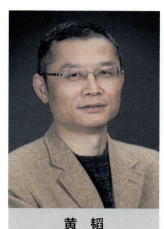

黄 韬

医学博士，教授、主任医师，博士研究生导师。华中科技大学附属协和医院外科教研室主任，华中科技大学附属协和医院乳腺甲状腺外科主任。中国医师协会外科医师分会甲状腺外科医师委员会副主委，中国研究型医院学会甲状腺疾病专业委员会副主委，中国研究型医院学会甲状腺疾病专业委员会临床研究学组组长，中华医学会外科学分会甲状腺及代谢外科学组委员，中华医学会肿瘤学分会甲状腺肿瘤专业委员会委员，湖北省抗癌协会生物靶向治疗委员会副主委，中国抗癌协会甲状腺癌专业委员会常委，中国抗癌协会乳腺癌专业委员会委员。

原著者简介

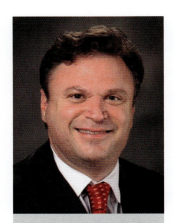

Steven J. Kronowitz

乳房重建领域的世界知名专家，以在肿瘤相关乳房重建、放射相关乳房重建和肿瘤整形外科方面的专业度而闻名业内。他同时以多学科乳腺癌护理方面的专业知识而闻名，并开发了许多治疗方法、技术和算法，这些方法在世界范围内被推广应用于乳腺癌患者的护理。Kronowitz 博士除了在同行评议期刊上发表了大量具有里程碑意义的文章外，还协同多位世界公认的多学科乳腺护理专家编辑出版了自己的国际教科书。Kronowitz 博士在国内外进行了广泛的文章发表和演讲讲座。此外，他还是一名基础科学研究人员，专注于放射治疗后 DNA 损伤和修复的机制、细胞间相互作用和干扰、血管 - 基质和干细胞相互作用和移植等方面的研究。Kronowitz 博士目前是位于美国得克萨斯州休斯敦的

Kronowitz 整形外科国际医院的首席整形外科专家。他已培训了 250 多名整形外科住院医师和研究员。自 2012 年以来，他获得了多个荣誉称号，包括美国新闻与世界报道评选的"顶级医生""康奈利堡顶级医生""值得患者选择的医生""美国注册慈悲医生""美国领先专家"，《休斯敦纪事报》2016 年 10 月刊评选的休斯敦 200 名顶尖医生、全美 45 个专业的最佳医生等。他还是 2018 年"《美容外科与健康杂志》整形外科奖"获得者、2018 年国际医疗保健专业协会评选的休斯敦顶级整形外科医生、2018 年由蓝带小组评审同行提名的超级医生、2018 年在知名出版物中备受瞩目的世界领先医生和 2018 年 3 月 3 日纽约时报（国家版）评选的美国顶级整形外科医生。Kronowitz 博士是美国整形外科医生协会、美国整形外科医生协会、美国重建显微外科学会、美国美容整形外科学会的成员，也是美国外科医生学院的成员。他是整形外科、重建外科及整形外科全球公开赛的委员会成员。他在最著名的同行评议外科期刊上发表了 100 多篇学术论文。这些论文中有许多是与肿瘤学相关的乳房重建里程碑式研究。他在最著名的外科会议、医学院和医院担任特邀讲师，传授他为全球其他整形外科医生开发的技术。

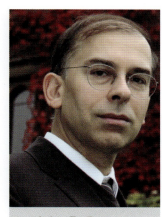

John R. Benson

英国剑桥阿登布鲁克医院的乳腺外科顾问。他考取了英国牛津大学临床学院，并获得了牛津大学和剑桥大学的博士学位。他在皇家马斯登医院、癌症研究所伦敦研究中心和纽约医院康奈尔医学中心接受了专科培训。Benson 教授是剑桥塞尔温学院的研究员和临床研究主任，剑桥大学副讲师，安格利亚·鲁斯金大学医学院客座教授。他是 MRCS 校际考试的审查员，东英吉利大学和英国皇家外科医学院肿瘤外科硕士课程模块负责人、英国乳腺协会成员，以及乳腺外科协会执行委员会成员。他在临床上致力于研究乳腺疾病，目前的研究方向包括前哨淋巴结荧光导航系统。Benson 博士在包括《柳叶刀》《柳叶刀肿瘤学》和《英国外科杂志》在内的领先期刊上发表了 120 多篇论文，并编写了许多乳腺疾病领域的著作，2013 年获得了 BMA 医学图书奖肿瘤学科一等奖，2013—2015 年任圣安东尼奥乳腺癌研讨会计划委员会成员和 ASCO 乳腺癌指南审查小组成员。Benson 教授是乳腺肿瘤协会的成员，这是一项国际合作计划，旨在为肿瘤整形和重建乳房手术中的关键知识差距制订研究策略。

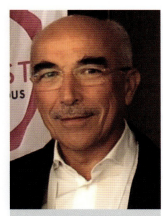

Maurizio B. Nava

1977 年考取了米兰大学，并于 1980 年获得肿瘤学学位，1986 年获得普通外科学学位。随后，他专门从事整形和重建手术，并于 1997—2014 年在米兰国家癌症研究所整形外科担任主任。他目前担任米兰大学和热那亚大学的客座教授，积极参与评审基于植入物的乳房再造的国内和国际研究，重点研究方向包括利用网格和脂肪移植优化美学效果。自 2016 年以来，Nava 博士一直担任 G.RE.T.A（重建与治疗发展小组）的名誉会长，该小组旨在促进在肿瘤整形和美容乳房外科领域的国际合作以及与患者的思想交流。Nava 博士共发表了 150 多篇论文，出版过 5 部有关肿瘤和重建乳房手术的教科书，并组织每 2 年一次的米兰乳腺肿瘤会议。他是欧洲外科肿瘤学会（ESSO）和欧洲乳腺癌学会（EUSOMA）等多个学术组织的成员。

原书编者名单

Claudia R. Albornoz
University of Chile
Santiago, Chile

Robert J. Allen, Sr.
Louisiana State University Health Sciences Center
New Orleans, Louisiana

Claudio Angrigiani
Henry Moore Institute of Oncology
Universidad de Buenos Aires
Buenos Aires, Argentina

Douglas W. Arthur
Virginia Commonwealth University
Richmond, Virginia

Stefano Avvedimento
Plastic Surgery Department
Istituto Nazionale dei Tumori
Milano, Italy

Sonia Bathla
Aintree University Hospital
Liverpool, United Kingdom

John R. Benson
Cambridge Breast Unit
Addenbrooke's Hospital
and
University of Cambridge
and
School of Medicine
Anglia Ruskin University
Cambridge, United Kingdom

Pietro Berrino
Chirurgia Plastica Genova SRL
Genoa, Italy

Valeria Berrino
Centro Medicina Ceccardi SRL
Genoa, Italy

Phillip Blondeel
Department of Plastic and Reconstructive Surgery
Ghent University Hospital
Ghent, Belgium

Edward Wayne Buchel
Health Science Centre
University of Manitoba
Winnipeg, Canada

Alexandra Bucknor
Charing Cross Hospital
Imperial College NHS Foundation Trust
London, United Kingdom

Rudolf Buntic
Division of Microsurgery
California Pacific Medical Center
and

The Buncke Clinic
San Francisco, California

Giuseppe Catanuto
Department of Surgery
Azienda Ospedaliera Cannizzaro
Catania, Italy

Edward I. Chang
Department of Plastic Surgery
University of Texas MD Anderson Cancer Center
Houston, Texas

Ming-Huei Cheng
Division of Reconstructive Microsurgery
Department of Plastic and Reconstructive Surgery
Chang Gung Memorial Hospital
College of Medicine
Chang Gung University
and
Center for Tissue Engineering
Chang Gung Memorial Hospital
Taoyuan, Taiwan

Mark W. Clemens
Department of Plastic Surgery
The University of Texas MD Anderson Cancer
Center
Houston, Texas

Charlotte Coles
Cambridge University Hospital NHS Foundation
  Trust
Cambridge, United Kingdom

Nathan Coombs
Great Western Hospital
Swindon, United Kingdom

Peter G. Cordeiro
Plastic and Reconstructive Surgical Service
Department of Surgery
Memorial Sloan Kettering Cancer Center
New York, New York

Randy De Baerdemaeker
Department of Plastic, Reconstructive and
  Aesthetic Surgery
University Hospital Brussels (Vrije Universiteit
  Brussel)
Brussels, Belgium

Emmanuel Delay
Plastic Surgery Unit
Surgery Department
Centre Léon Bérard
and
Private Practice
Lyon, France

J. Michael Dixon
Edinburgh Breast Unit

Western General Hospital
Edinburgh, United Kingdom

Michael Douek
Kings College London
London, United Kingdom

Sue Down
James Paget University Hospital
Great Yarmouth, United Kingdom
and
University of East Anglia
Norwich, United Kingdom

Dorin Dumitru
Cambridge Breast Unit
Addenbrooke's Hospital
Cambridge, United Kingdom

Francesco M. Egro
Department of Plastic Surgery
University of Pittsburgh Medical Center
Pittsburgh, Pennsylvania

Chidi Ekwobi
The Royal Marsden Hospital
The Royal Marsden NHS Foundation Trust
London, United Kingdom

Francisco J. Esteva
Division of Hematology/Oncology
Laura & Isaac Perlmutter Cancer Center
New York University Langone Medical Center
New York, New York

Jian Farhadi
Department of Plastic Surgery
Guy's and St Thomas' NHS Foundation Trust
London, United Kingdom

Secondo Folli
Breast Surgical Oncology Department
Istituto Nazionale dei Tumori
Milano, Italy

Allen Gabriel
Department of Plastic Surgery
Loma Linda University Medical Center
Loma Linda, California

Patrick B. Garvey
Department of Plastic and Reconstructive Surgery
The University of Texas MD Anderson Cancer
  Center
Houston, Texas

Rolf Gemperli
Plastic Surgery Division
School of Medicine
University of São Paulo
São Paulo, Brazil

Fiona J. Gilbert
Department of Radiology
School of Clinical Medicine
University of Cambridge
Cambridge, United Kingdom

João Carlos Sampaio Goés
Instituto Brasileiro de Combate ao Câncer (IBCC)
and
Hospital Israelita Albert Einstein (HIAE)
São Paulo, Brazil

Mehra Golshan
Department of Surgery Brigham and Women's
Hospital
Dana Farber Cancer Institute
Harvard Medical School
Boston, Massachusetts

Isak Goodwin
Division of Plastic and Reconstructive Surgery
University of Utah Health
Salt Lake City, Utah

Gerald Gui
Breast Unit
Royal Marsden NHS Foundation Trust
London, United Kingdom

Sirwan M. Hadad
The Royal Marsden Hospital
The Royal Marsden NHS Foundation Trust
London, United Kingdom

Moustapha Hamdi
Department of Plastic, Reconstructive and
Aesthetic Surgery
University Hospital Brussels (Vrije Universiteit
Brussel)
Brussels, Belgium

Kathryn Huber
Tufts University School of Medicine
Boston, Massachusetts

Jane Y.C. Hui
Division of Surgical Oncology
Department of Surgery
University of Minnesota
Minneapolis, Minnesota

Amir E. Ibrahim
Division of Plastic Surgery
Department of Surgery
American University of Beirut Medical Center
Beirut, Lebanon

Marcelo Irigo
Henry Moore Institute of Oncology
Universidad de Buenos Aires
Buenos Aires, Argentina

Jordan Jacobs
Mount Sinai Hospital
New York, New York

Ismail Jatoi
Division of Surgical Oncology and Endocrine
Surgery
University of Texas Health Center
San Antonio, Texas

Ranjeet Jeevan
Clinical Effectiveness Unit
The Royal College of Surgeons of England
London, United Kingdom
and
The Manchester Centre for Plastic Surgery and
Burns
Manchester University NHS Foundation Trust
Manchester, United Kingdom

Megan Kalambo
The University of Texas MD Anderson Cancer
Center
Houston, Texas

Parisa Kamali
Amsterdam, The Netherlands

Cansu Karakas
Department of Experimental Radiation Oncology
The University of Texas MD Anderson Cancer
Center
Houston, Texas

Efstathios Karamanos
Department of Surgery
Henry Ford Health System
Detroit, Michigan

Fleur Kilburn-Toppin
Addenbrooke's Hospital
Cambridge, United Kingdom

John Y.S. Kim
Department of Plastic Surgery
The University of Texas MD Anderson Cancer
Center
Houston, Texas

Steven J. Kronowitz
Kronowitz Plastic Surgery, PLLC
Houston, Texas

Henry Kuerer
Breast Surgical Oncology
The University of Texas
MD Anderson Cancer Center
Houston, Texas

Ian Kunkler
Edinburgh Cancer Centre
University of Edinburgh
Edinburgh, United Kingdom

Steven T. Lanier
Department of Plastic Surgery
The University of Texas MD Anderson Cancer
Center
Houston, Texas

Joshua L. Levine
Breast Reconstruction Center of New York City
New York, New York

Samuel J. Lin
BIDMC/HMS Residency Training Program
Harvard Medical School
Boston, Massachusetts

Albert Losken
Emory Division of Plastic and Reconstructive
Surgery
Atlanta, Georgia

Laura Lozza
Radiation Oncology 1,
Fondazione IRCCS instituto dei tumori,
Milan, Italy

Robert Douglas Macmillan
Nottingham Breast Institute
Nottingham, United Kingdom

Fiona MacNeill
The Royal Marsden Hospital
The Royal Marsden NHS Foundation Trust
London, United Kingdom

Charles M. Malata
Department of Plastic and Reconstructive Surgery
Cambridge Breast Unit at Addenbrooke's Hospital
Cambridge University Hospitals NHS Foundation
Trust
and
Postgraduate Medical Institute
Faculty of Health Sciences of Anglia Ruskin
University
Cambridge, United Kingdom

Melissa Anne Mallory
Department of Surgery
Brigham and Women's Hospital
Dana Farber Cancer Institute
Harvard Medical School
Boston, Massachusetts

Andrea Manconi
Division of Plastic and Reconstructive Surgery
European Institute of Oncology
Milan, Italy

James Mansell
Hairmyers Hospital
Glasgow, Scotland, United Kingdom

Alessandra Marchi
Unita' Semplice Organizzativa for Breast

Reconstruction
Main Hospital Borgo Trento
Verona, Italy

Lee Martin
Aintree University Hospital
Liverpool, United Kingdom

Jaume Masià
Plastic Surgery Department
Hospital de la Santa Creu i Sant Pau
Barcelona, Spain

Patrick Maxwell
Department of Plastic Surgery
Loma Linda University Medical Center
Loma Linda, California

Beryl McCormick
Memorial Sloan Kettering Cancer Center
New York, New York

Icro Meattini
Radiation Oncology Unit
Azienda Ospedaliero–Universitaria Careggi
University of Florence
Florence, Italy

Babak Mehrara
Weill Cornell University Medical Center
and
Division of Plastic Surgery
Memorial Sloan Kettering Cancer Center
New York, New York

Katrina B. Mitchell
Breast Surgical Oncology
MD Anderson Cancer Center
Houston, Texas

Alexandra Molina
Department of Plastic Surgery
Queen Victoria Hospital
East Grinstead, United Kingdom

Tracy-Ann Moo
Weill Cornell Medical College
New York, New York

Michel Moutran
Plastic Surgery
Beirut, Lebanon

Katrina B. Mitchell
MD Anderson Cancer Center
Breast Surgical Oncology
Houston, Texas

Mukesh Bindish Mukesh
Colchester Hospital University NHS Foundation
 Trust
Colchester, United Kingdom

Alexandre Mendonça Munhoz
Breast Reconstruction Group
University of São Paulo School of Medicine
and
Plastic Surgery Division
Hospital Sírio-Libanês
São Paulo, Brazil

Maurice Y. Nahabedian
Department of Plastic Surgery
Georgetown University Hospital
Washington, DC

Maurizio B. Nava
Valduce Hospital
Como, Italy
and
University of Milan
Milan, Italy
and
University of Genoa
Genoa, Italy

Lisa A. Newman
Department of Surgery
Henry Ford Health System
Detroit, Michigan

Andrei Odobescu
Division of Plastic and Reconstructive Surgery
University of Iowa Hospitals and Clinics
Iowa City, Iowa

Georgette Oni
Department of Plastic and Reconstructive Surgery
Addenbrooke's Hospital
Cambridge University Hospitals NHS Foundation
 Trust
Cambridge, United Kingdom

Animesh Patel
Cambridge Breast Unit
Addenbrooke's Hospital
Cambridge University Hospitals NHS Foundation
Trust
Cambridge, United Kingdom

Nakul Gamanlal Patel
Health Science Centre
University of Manitoba
Winnipeg, Canada
and
The Royal Infirmary Hospital
Leicester University Hospitals
Leicester, United Kingdom

Jean-Yves Petit
Division of Plastic and Reconstructive Surgery
European Institute of Oncology
Milan, Italy

Sarah E. Pinder
Division of Cancer Studies
King's College London
London, United Kingdom

Vassilis Pitsinis
University of Dundee, School of Medicine
Ninewells Hospital and Medical School
NHS Tayside
Dundee, Scotland, United Kingdom

Gemma Pons
Plastic Surgery Department
Hospital de la Santa Creu i Sant Pau
Barcelona, Spain

Elena Provenzano
Cambridge Breast Unit
Addenbrooke's Hospital
Cambridge University Hospitals NHS Foundation
 Trust
Cambridge, United Kingdom

Andrea L. Pusic
Department of Surgery
Weill Cornell University Medical Center
and
Division of Plastic Surgery
Memorial Sloan Kettering Cancer Center
New York, New York

Guidubaldo Querci della Rovere (posthumous)
Cameron Raine
Edinburgh Breast Unit
Western General Hospital
Edinburgh, United Kingdom

Agustin Rancati
Henry Moore Institute of Oncology
Universidad de Buenos Aires
Buenos Aires, Argentina

Alberto Rancati
Henry Moore Institute of Oncology
Universidad de Buenos Aires
Buenos Aires, Argentina

Adam J. Reid
Blond McIndoe Laboratories
University of Manchester
and
Manchester University NHS Foundation Trust
Manchester, United Kingdom

Maria Rietjens
Division of Plastic and Reconstructive Surgery
European Institute of Oncology
Milan, Italy

Elena Rodríguez-Bauzà
Plastic Surgery Department
Hospital de la Santa Creu i Sant Pau

Barcelona, Spain

Jessica Rose
Department of Plastic and Reconstructive Surgery
The University of Texas Health Science Center at
  Houston
Houston, Texas

Margaret S. Roubaud
Department of Plastic and Reconstructive Surgery
The University of Texas MD Anderson Cancer Center
Houston, Texas

J. Peter Rubin
Plastic Surgery
Adipose Stem Cell Center
University of Pittsburgh
Pittsburgh, Pennsylvania

Jennifer E. Rusby
The Royal Marsden Hospital
The Royal Marsden NHS Foundation Trust
London, United Kingdom

Aysegul A. Sahin
Department of Pathology
The University of Texas MD Anderson Cancer
Center
Houston, Texas

Michel Hector Saint-Cyr
Baylor Scott & White Clinic
Temple, Texas

Andrew Salzberg
Icahn School of Medicine
Mount Sinai Medical System
New York, New York

Pierluigi Santi
Marianna Pesce
University of Genova
Genova, Italy

Karim A. Sarhane
Department of Surgery
University of Toledo Medical Center
Toledo, Ohio

Hani Sbitany
San Francisco, California

Michael Scheflan
Tel Aviv University
Tel Aviv, Israel

Jesse C. Selber
Department of Plastic Surgery
The University of Texas MD Anderson Cancer Center
Houston, Texas

Nicholas Serrano
Virginia Commonwealth University

Richmond, Virginia

Melvin J. Silverstein
Hoag Breast Program
Hoag Memorial Hospital Presbyterian
Newport Beach, California
and
Keck School of Medicine
University of Southern California
Los Angeles, California

Rache M. Simmons
Weill Cornell Medical College
New York, New York

Julian Singer
Princess Alexandra Hospital
Harlow, United Kingdom

Sumner Slavin
Beth Israel Deaconess Medical Center
Boston, Massachusetts

David Song
Georgetown University School of Medicine
Washington, DC

Andre Spano
Plastic Surgery Department
Istituto Nazionale dei Tumori
Milano, Italy

Aldona Spiegel
Institute for Reconstructive Surgery
Center for Breast Restoration
Houston Methodist Hospital
Houston, Texas

Eric Strom
Department of Radiation Oncology
The University of Texas MD Anderson Cancer
Center
Houston, Texas

Jessica Taff
Division of Hematology/Oncology
Laura & Isaac Perlmutter Cancer Center
New York University Langone Medical Center
New York, New York

Jeffrey S. Tobias
University College London Hospitals
London, United Kingdom

Gilles Tousson
Polyclinique du Val de Saône
Mâcon, France
and
Plastic Surgery Unit
Surgery Department
Centre Léon Bérard

Lyon, France

Luciano Tracia
Royal Aesthetic and Medical Clinic
Dubai Healthcare City, Dubai, United Arab
  Emirates

Todd M. Tuttle
Division of Surgical Oncology
Department of Surgery
University of Minnesota
Minneapolis, Minnesota

Chieh-Han John Tzou
Division of Plastic and Reconstructive Surgery
Department of Surgery
Medical University of Vienna
Vienna, Austria

Jayant S. Vaidya
University College London
London, United Kingdom

Sophocles H. Voineskos
Division of Plastic Surgery
Department of Surgery
McMaster University
and
Surgical Outcomes Research Centre (SOURCE)
McMaster University
Hamilton, Ontario, Canada

David Wazer
Tufts University School of Medicine
Boston, Massachusetts
and
Warren Alpert Medical School of Brown
University
Providence, Rhode Island

Eva Weiler-Mithoff
Canniesburn Plastic Surgery Unit
Glasgow Royal Infirmary
Glasgow, Scotland, United Kingdom

Wendy Woodward
Department of Radiation Oncology
The University of Texas MD Anderson Cancer
  Center
Houston, Texas

Winona Wu
Department of Surgery
Division of Vascular Surgery
Beth Israel Deaconess Medical Center
Boston, Massachusetts

Wei Tse Yang
The University of Texas MD Anderson Cancer
  Center
Houston, Texas

原书序一

　　乳腺癌的管理变得越来越复杂。在我开始接受手术训练时，乳腺手术的方法是乳房切除术，无论诊断是小叶原位癌、原位导管癌还是浸润性乳腺癌。基本上不需要思考或讨论腋窝手术的方式，腋窝淋巴结清扫是当时唯一的手术方式。从那时起，我们已经走过了漫长的道路，很大程度上要感谢 Bernard Fisher 和 Umberto Veronesi 等有志之士，他们的临床试验结果直接或间接地引领了保乳手术、即时重建、新辅助治疗可手术乳腺癌和前哨淋巴结活检等治疗方式的变革。在为更多患者提供创伤小的手术选择的同时，全身治疗的进步也降低了乳腺癌的死亡率。最近，我们认识到有效的全身治疗也可以改善局部病灶的情况，在保乳手术中减少了再次切除的可能性，并可以避免一些淋巴结阴性乳腺癌患者的腋窝淋巴结清扫。随着更多生存结果相同的可选择治疗方案出现，患者的价值观和偏好已成为决策过程的重要组成部分。所有这些都是好消息，代表了目前乳腺癌的治疗对比 30 年前有了巨大进步，但同时也使治疗决策过程变得越来越复杂。

　　面对一位新诊断的乳腺癌患者，医生需要考虑的问题不再是选择保乳手术或者乳房全切后重建还是单纯乳房切除术，而是以下 3 个问题：①该患者是否适合保乳手术？②如果不是，术前全身治疗或肿瘤整形手术是否可以让她免于乳房切除术？③先手术还是先化疗，哪种方法可以最大限度地减少腋窝淋巴结清扫的可能性？在试图回答这些问题时，医生必须考虑传统的解剖学特征（如肿瘤位置和相对于乳房大小的肿瘤大小），以及生物学特征（如激素受体状态和人类表皮生长因子受体 2 过度表达），来预测患者对新辅助治疗的反应。越来越多的单侧、非遗传性乳腺癌的患者选择双侧乳房切除，这在很大程度上取决于患者的偏好，但也使手术方式的讨论更加复杂。乳房切除术后放疗的适应证不断发展，但在诊断时对乳腺切除术后放疗的需求通常尚不清楚，因此值得讨论多种手术方式的相对美学意义，如保乳手术、单侧乳房切除术和重建乳房后放射治疗与否，或切除双侧乳房并重建但只做单侧放射治疗。鉴于治疗方式的多样化及其复杂程度，许多非专业乳腺外科医生认为乳腺癌的手术治疗是可以避免的，这一观点并不令人惊讶。

　　目前有大量的一级证据支持我们通过手术、放疗和辅助全身治疗来治疗乳腺癌。这使我们能够解决绝大多数患者提出的最重要的问题：这种治疗能否帮助我生存或最大限度地减少癌症复发的风险？然而，当我们针对需要接受术后放疗的患者讨论伴或不伴整形手术的保乳手术或其他乳房重建技术时，患者的生活质量是重要的考量因素。

　　在这部 *Oncoplastic and Reconstructive Management of the Breast, 3e* 书中，Kronowitz 博士、Benson 博士和 Nava 博士组织了一个国际编写小组，从各种角度探讨手术决策问题，并将这些信息整合成短小精悍、易于消化的文字。书中提供了一些关于保乳手术与乳房切除术、放射学和病理学评估、放射治疗技术和患者选择的相关信息，但这些材料在很多教科书中已有深入介绍。这里提供的信息可作为经验丰富外科医生的进修课程，也是尝试作为数量众多学员和年轻外科医生的有用总结。此外，书中部分章节提醒我们，在努力采用最新肿瘤整形和重建技术来改善美容效果的同时，必须始终牢记乳腺癌手术的首要目标，即最大限度地提高患者治愈的可能性。

本书的大部分内容都致力于详细讨论各种乳腺肿瘤和重建手术技术的临床应用，这正是本书的一大亮点。著者意识到这些章节中讨论的大部分内容都与"手术艺术"相关，并且目前尚缺乏支持选择一种方法而不是另一种方法的决定性一级证据，为了解决这个问题，他们明智地招募了不止一位专家来讨论他们针对各种常见临床情况的方法，并在各章末尾灵活使用"编者按"来解读争议。因此，本书实际上表明了"条条大路通罗马"，并且住院医师和高年资外科医生都应避免在临床实践中出现僵化的倾向。这种实用、简洁的方法使得治疗乳腺癌患者的内科医生可以获得足够的相关资料，对参与乳腺手术数量有限的外科医生、乳腺专业实习生或乳腺外科专业医生来说，他们可能永远不会亲自参与如此多的乳腺肿瘤手术方法研究与讨论，因此本书对他们而言极有价值。

总体而言，本书重点介绍了乳腺癌治疗决策和患者管理方面取得的巨大进展以及当今患者可选择的众多治疗方案。我希望在下一版出版时，我们将有新的高质量证据来解决这里讨论的诸多治疗决策困境。

Monica Morrow, MD, FACS

原书序二

作为已经编写和修订过 5 部作品的作者，我总是对非常特别的新书留下深刻的印象。*Oncoplastic and Reconstructive Management of the Breast, 3e* 汇集了来自不同相关从业者的经验和观点，即外科肿瘤学家、整形外科医生、放射专家、病理学专家，是乳腺肿瘤现代治疗方法的汇编。现在，乳腺癌的治疗需要多学科的团队合作，并且一个方面的专家所做的决策可能会深刻影响另一个治疗专家的决策。乳房重建对放射治疗的影响就是一个典型的例子，反之亦然。放射治疗专家必须与外科肿瘤学家和整形外科医生沟通，仔细规划治疗方案，以便确保患者得到最佳治疗。为了使更多医疗专业人员和乳腺癌患者获益，本书汇聚了众多想法和专家。本书的一大特色在于将主题相关的最新资讯编写为简洁、可读性强的章节。

书中我最喜欢的一点是每个主题都以"点对点"的方式进行讨论。即便包含大量精美的插图，大多数章节的篇幅也不会很长。人们可以快速提取主题的精华，而无须阅读过于冗杂的相关背景资料。目前最新文献中的相关研究也在书中被提及，这些研究有助于回答"如何在有乳房假体或自体重建的情况下进行放射治疗？""从病理学家、肿瘤内科医生、放射肿瘤学家和乳房外科医生的角度来看，保留乳头乳房切除术的作用是什么？"等问题。另外，书中还有相当多实际问题，如保留皮肤的乳房切除术的最佳切口选择和如何处理乳房下垂，这对刚刚开始进行这些手术的外科医生来说非常有帮助。

本书的一大重点在于肿瘤整形和保乳手术上。在美国，肿瘤整形手术一直是一个进展相对缓慢的领域，但在欧洲则受到更多重视。书中有来自各大洲的专家向我们介绍他们的个人观点和经验。因此，本书对全球乳腺癌专家来说都是一个非常有价值的学习工具。

有人可能会问，第 3 版与之前的版本有哪些不同？答案是"完全不同"！与上一版相比，第 3 版在最大限度地保持简洁的同时更加直观。本书所涉及和讨论的范围已大大扩展，包含了各种方法的先驱所描述的技术内容，以及所有新的"黄金标准"，以更短、更简洁地描述突出关键信息，而不做多余讨论。许多章节都讨论了与健康相关的生活质量和医疗保健成本。

我很高兴被邀请审阅本书，并与读者交流我从这部精彩作品中得到的阅读和学习乐趣。我预计它将成为众多乳腺癌治疗机构所配备的最有价值的资源。

James C. Grotting, MD, FACS

译者前言

在翻译本书过程中，美国癌症学会在《临床医师癌症杂志》上发表了 2021 年癌症发病死亡统计报告，这份最新的统计报告显示乳腺癌已成为女性发病率第一位、死亡率第二位的恶性肿瘤性疾病。关于乳腺癌的研究层出不穷，但多着重于基础研究和临床药物研究，针对乳腺癌手术治疗的研究较少，乳房切除手术在 20 世纪已成为非常成熟的手术技术，但随着社会和经济的发展，随着人们物质水平和精神追求的逐渐提高，乳房切除后外形的缺损成为不少乳腺癌患者长期、沉重的精神负担，为了解决这一问题，在不影响肿瘤治疗效果的前提下尽可能改善乳腺癌患者的生存质量，乳腺肿瘤整形及乳房重建技术应运而生。国际上对此已有多年研究，以 Kronowitz 博士等为代表的乳腺肿瘤整形专家汇集和整理了全世界各地的乳腺肿瘤治疗、乳房整形和重建技术，精心编写了这部 *Oncoplastic and Reconstructive Management of the Breast, 3e*。本书详细介绍了目前乳腺癌的治疗趋势、病理及放射相关专业知识、乳腺肿瘤切除的手术方式选择、部分乳房重建和全乳房重建的不同方式、乳房重建与放疗的关系、淋巴结移植及重建乳头乳晕等内容，涵盖了欧洲、北美、南美等全世界各地专家的独到经验。书中还提供了大量翔实的手术示意图、患者手术效果图及简明的操作技术介绍，对目前较为流行和通用的乳腺肿瘤整形和重建手术技巧进行了系统归类和总结，并按照乳腺癌治疗决策过程的总体顺序编排内容，为不同治疗阶段进行临床决策提供了相当可靠且有用的信息。在一些目前尚未达成共识的问题上，本书保持中立态度并展示了不同专家的观点，通过"编者按"进行讨论。总体而言，本书围绕当下乳腺肿瘤手术治疗和乳房重建手术技术的发展，用简短直接的表述和鲜明直观的插图呈现了临床治疗决策和手术技巧等，对于我国乳腺肿瘤整形及乳房重建相关专业的临床医师具有极高的实用参考价值，同时能够填补国内该领域权威著作的一部分空白，有利于推动我国乳腺癌治疗水平的发展。

由于本书内容丰富，原著由来自世界不同地区的专家编写，语言风格各异，加之中外术语规范及语言表述习惯有所不同，中文翻译版中可能存在疏漏之处，恳请广大读者批评指正。

华中科技大学附属协和医院

原书前言

作为现代乳腺外科专科医生，繁重的临床工作和相对有限的时间产生的紧张和压力是压倒性的，个人能用来进行学术期刊及教科书学习阅读的时间较少，与此同时，各级资历的医生都越来越受困于填报各种图表和临床文件。

编写本书首先要招募乳腺癌治疗方面的领先专家，包括乳腺外科医生、整形外科医生、放射/医学肿瘤学家、放射科医师及病理学家。这些专家的知识和经验为乳腺癌管理领域提供了先进而权威的实践意见。由于全球各地的医疗资源、培训和社会习俗不同，不同地区的医生对同一问题可能采取不同做法，因此国际化视角非常重要。例如，在英国有使用腹部皮瓣重建乳房增多的趋势，而在美国近年来则有基于补片辅助的植入物乳房重建变得流行的趋势。

由于大多数医生不再有时间仔细阅读包含过多多余材料的冗长文章，本书采用更短、更简洁的形式编写各章节，以应用和实用风格呈现基本信息，着重讨论目前富有争议的领域，对手术主题，个人和作者团体提供了"我的方法"或"我们的方法"的说明，这种传授知识的方式能够使读者快速了解相关领域领先专家的日常临床实践，并将读者吸引进入他们的临床世界。

本文的另一个特点是涵盖多学科，而不仅仅是一部肿瘤外科书。书中有几个部分致力于临床决策和患者选择，以实现手术和其他治疗方式（如放疗）的最佳方式和顺序。读者可以受益于多学科团队成员的不同观点，学习如何考虑患者的偏好并平衡决策。这种跨学科的方法可确保针对个别患者的临床治疗决策能够得到充分整合和优化。读者可以了解到关键的临床决策点，以及如何在复杂乳腺癌治疗途径的各个阶段应用临床算法。

本书的新颖之处在于编辑撰写的介绍性"概述"和"编者按"。篇头的概述部分介绍了"设定场景"并突出显示缺乏临床共识的问题，这些问题在篇末的"编者按"中进一步讨论，以强调临床事实的风格汇集相关受邀编写者的不同意见。

我们试图努力编写一部既实用又信息丰富的教科书，而不是强调全面综合的著作。我们希望出版一部对乳腺癌专家、乳腺癌研究者及护士从业人员具有多学科吸引力的著作。事实上，我们也希望本文能够激励其他作者采用这种创新形式，出版更多符合当代临床实践的更简洁可读的医学著作。

Steven J. Kronowitz
John R. Benson
Maurizio B. Nava

目　录

第一篇　乳房肿瘤整形与重建手术的当下趋势、基本原理和重建材料

第 1 章　乳房重建的趋势 …………………………………………………………… 002
一、美国 …………………………………………………………………………… 002
二、欧洲 …………………………………………………………………………… 004

第 2 章　肿瘤整形手术的生物学原理 …………………………………………… 008
一、概述 …………………………………………………………………………… 008
二、历史 …………………………………………………………………………… 008
三、保乳手术 ……………………………………………………………………… 009
四、肿瘤患者手术方式选择 ……………………………………………………… 009
五、整形手术技巧 ………………………………………………………………… 010
六、结论 …………………………………………………………………………… 011

第 3 章　对重建材料的生物反应 ………………………………………………… 013
一、对脱细胞真皮基质（ADM）的生物反应 ………………………………… 013
二、乳房植入物相关的间变性大细胞淋巴瘤 ………………………………… 018
三、对自体移植脂肪的生物学反应 …………………………………………… 021

第二篇　患者的选择 – 保乳手术还是全乳切除手术

第 4 章　肿瘤学的考量 …………………………………………………………… 032
一、影像学家的观点 ……………………………………………………………… 032
二、病理学家的观点 ……………………………………………………………… 034
三、肿瘤学家的观点 ……………………………………………………………… 047
四、放射肿瘤学家的观点 ………………………………………………………… 049
五、乳腺外科医生的观点 ………………………………………………………… 052

第 5 章　医生对乳房重建的观点 ………………………………………………… 054
一、乳腺外科医生的观点 ………………………………………………………… 054
二、整形重建外科医生的观点 …………………………………………………… 057

第 6 章　患者的选择和期望 ·· 059
一、重视患者的选择 ·· 059
二、评估患者的需求和期望 ·· 061

第 7 章　术前的影像学评估 ·· 067
一、概述 ·· 067
二、全数字化乳腺 X 线摄影和数字乳腺断层融合摄影技术的作用 ·········· 067
三、乳腺癌分期与乳腺 X 线摄影 ······································ 068
四、高分辨率全乳腺超声 ·· 069
五、超声对单病灶、多病灶和多中心疾病的评估 ························ 069
六、区域淋巴结分级与超声 ·· 070
七、对比增强磁共振成像 ·· 070
八、正电子发射计算机断层扫描和分子乳腺成像 ························ 072

第 8 章　肿瘤整形手术切除范围 ···································· 075
一、导管原位癌 ·· 075
二、浸润性癌 ·· 077

第 9 章　术中评估 ·· 079
一、病理学评估 ·· 079
二、影像学评估 ·· 081

第 10 章　肿瘤整形修复手术的时机 ································ 084
一、概述 ·· 084
二、即刻修复 ·· 085
三、延迟 - 即刻修复 ·· 087
四、延期修复 ·· 088
五、结论 ·· 090

第三篇　保乳手术和乳房部分重建（肿瘤整形修复手术）

第 11 章　放疗前的 I 期整形修复手术 ······························ 096
一、局部组织瓣调整 ·· 096
二、皮瓣缩乳成形术 ·· 102
三、基于皮瓣的修复重建方法 ·· 117

第 12 章　术后切缘评估（再次切除或者全乳切除术） ················ 138

一、概述 ·· 138

二、切缘阴性的定义 ·· 138

三、术中评估 ··· 139

四、肿瘤整形手术 ··· 141

五、结论 ·· 141

第 13 章　放疗前的Ⅱ期肿瘤整形修复手术 ······················ 143

一、与放疗前即刻修复的比较 ·· 143

二、肿瘤切缘的病理评估结果的影响 ································· 144

三、修复手术方式选择的不同 ·· 147

四、肿瘤修复整形手术时机的选择 ··································· 148

五、总结 ·· 149

第 14 章　放疗后的Ⅱ期肿瘤整形修复手术 ······················ 152

一、不同时期修复的对比 ·· 152

二、修复手术技巧 ·· 160

第四篇　保留皮肤和保留乳头的乳房切除术

第 15 章　乳房切除术和全乳房重建：保留皮肤和保留乳头的乳房切除术 ··············· 180

一、肿瘤学的考量 ·· 180

二、重建手术的考量 ·· 185

第 16 章　保留乳头的乳房切除术 ·································· 192

一、手术切口设计 ·· 192

二、在乳房下垂患者中的应用 ·· 194

第五篇　乳房切除和全乳重建（时机和患者选择）

第 17 章　乳房重建的时机 ·· 198

一、可能需要乳房切除术后放疗的患者 ····························· 198

二、确定需要乳房切除术后放疗的患者 ····························· 206

第 18 章　全乳重建最佳方式的选择 ································ 213

一、我的方法（美国） ·· 213

二、我们的方法（南美） ··· 219

第六篇　乳房切除和全乳重建（手术方法和技巧）

第 19 章　基于植入物的全乳重建（无须放疗） ··· 226

一、Ⅰ期植入物重建手术 ··· 226

二、Ⅱ期植入物重建手术 ··· 237

三、联合脱细胞真皮基质和植入物的重建手术 ··· 242

四、联合脂肪移植和植入物的重建手术 ··· 248

第 20 章　基于植入物的全乳重建（需放疗） ··· 261

一、重建手术的时机选择 ··· 261

二、重建手术技巧 ··· 267

三、脱细胞真皮基质（ADM）和脂肪移植在放疗后对乳房重建效果的影响 ················· 272

第 21 章　基于脂肪移植的全乳重建 ··· 279

一、我们的方法（欧洲） ··· 279

二、干细胞扩增和生长因子刺激 ··· 280

三、生物工程学人造乳房 ··· 282

第 22 章　基于自体皮瓣移植的全乳重建（初级术式） ································· 284

一、背阔肌（LD）皮瓣联合植入物 ··· 284

二、全自体背阔肌（LD）皮瓣 ··· 287

三、带蒂横行腹直肌（TRAM）皮瓣 ··· 295

四、游离横行腹直肌（TRAM）皮瓣 ··· 301

五、腹壁下深穿支（DIEP）皮瓣 ··· 308

第 23 章　基于自体皮瓣移植的全乳重建（高级术式） ································· 316

一、胸背穿支（TAP）皮瓣 ··· 316

二、机器人辅助下的背阔肌皮瓣获取 ··· 319

三、双蒂腹壁下动脉穿支皮瓣 ··· 321

四、股深动脉穿支（PAP）皮瓣 ··· 325

五、回旋镖式臀动脉穿支（R-GAP）皮瓣 ··· 327

六、横半月形股薄肌（TUG）皮瓣 ··· 333

七、腰动脉穿支（LAP）皮瓣 ··· 340

第七篇　乳房重建术后的修复手术（乳房局部和全部重建术后）

第 24 章　保乳术后的乳房整形和修复手术 ··· 350

部分乳房切除术后的乳房重建手术 ·················· 350

第 25 章　植入式乳房重建后的修复手术 ·················· 359

一、概述 ·················· 359

二、全乳重建术后的翻修手术 ·················· 359

三、患者评估、切口设计和重建方式的选择 ·················· 359

四、部分乳房重建术后的修复手术 ·················· 361

五、结论 ·················· 362

第 26 章　乳房切除术后的乳房修整、全乳房重建和乳房切除术后的放射治疗 ·················· 363

一、乳房即刻重建和延迟重建的差异 ·················· 363

二、假体植入术后的处理 ·················· 363

三、皮瓣移植术后的处理 ·················· 364

第八篇　放射治疗方法和技术的选择

第 27 章　保乳手术后局部还是全乳放疗 ·················· 370

一、保乳术后放疗的作用 ·················· 370

二、局部乳房放射治疗的基本原理 ·················· 370

三、全乳放疗与局部乳腺放疗的随机对照研究 ·················· 370

四、局部乳房放疗患者的选择 ·················· 372

五、低风险患者是否应常规进行局部乳房放射治疗 ·················· 372

六、结论 ·················· 373

第 28 章　乳房切除 – 全乳重建术后放疗 ·················· 377

一、乳房切除 – 重建术后进行放射治疗不影响放疗疗效 ·················· 377

二、全乳房切除 – 重建术后放疗：乳房重建会影响放疗吗 ·················· 379

第 29 章　保乳手术后乳腺部分放疗 ·················· 383

一、作为保乳治疗一部分的靶向放疗 ·················· 383

二、术后放疗技术 ·················· 389

第 30 章　保乳手术后全乳放射治疗 ·················· 394

一、保乳术后对肿瘤床进行加强或非加强的全乳房放射治疗 ·················· 394

二、保乳术后放射治疗剂量的选择 ·················· 397

三、术中近距离放射治疗联合术后直线加速器用于全乳腺放射治疗 ·················· 399

四、术中联合术后直线加速器用于全乳放射治疗 ·················· 400

第九篇　淋巴结移植技术

第 31 章　带血管蒂的淋巴结组织移植 ·· 408

一、我们的方法（中国台湾地区） ··· 408

二、我们的方法（欧洲） ··· 411

第十篇　乳头 – 乳晕复合体重建技术

第 32 章　乳头 – 乳晕复合体重建技术 ·· 416

一、乳头 – 乳晕复合体重建术（使用或不使用生物植入物） ······························ 416

二、乳头 – 乳晕三维文身 ·· 420

第十一篇　乳腺外科医生的专科培训

第 33 章　现代乳腺外科医生的专业性 ·· 426

一、概述 ·· 426

二、乳房肿瘤整形手术的安全性 ·· 426

三、乳房重建的安全性 ··· 427

四、研究成果资料 ··· 427

五、持续性专业化发展 ··· 427

六、技术与媒体 ··· 427

七、结论 ·· 428

第 34 章　乳腺外科专业培训体系 ·· 430

一、美国培训系统 ··· 430

二、欧洲培训体系 ··· 432

第一篇

乳房肿瘤整形与重建手术的当下趋势、基本原理和重建材料

GENERAL TRENDS, PRINCIPLES, AND MATERIALS

第 1 章　乳房重建的趋势
Latest trends in breast reconstruction ····························· 002

第 2 章　肿瘤整形手术的生物学原理
The biological rationale for oncoplastic surgical procedures ······· 008

第 3 章　对重建材料的生物反应
Biological reactions to reconstructive materials ················· 013

第 1 章　乳房重建的趋势

Latest trends in breast reconstruction

本章概要

在近 4~5 年中，脱细胞真皮基质（ADM）和脂肪移植的出现拓展了植入式乳房重建的应用范围。此外，越来越多患有单侧乳腺癌的女性选择即刻乳房重建手术，并接受对侧预防性乳房切除术（contralateral prophylactic mastectomy，CPM），同时进行重建。越来越多的女性选择 CPM 亦是为了同时进行双侧植入式乳房重建，以追求双侧乳房对称。英国乳房切除与重建审计委员会（United Kingdom National Mastectomy and Breast Reconstruction Audit）指出，在过去 4 年的时间里，即刻乳房重建的比率从 10% 增加到 20%，翻了一番。乳房重建术的推广和普及是更多女性选择植入式重建手术的一个重要因素。保留乳头的乳房切除术的出现进一步增加了进行一期乳房重建的可行性并改善了美容效果。虽然近年来自体组织重建术的开展有所减少，但由于自体组织重建的放射相关并发症发生率较低，该种手术方式仍有一定数目的开展。

一、美国

Jane Y. C. Hui　Todd M. Tuttle　著

（一）概述

在早期乳腺癌的治疗中，有两种疗效相仿的策略，即保乳治疗（breast-conservation therapy，BCT，包括肿瘤切除加放射治疗）和乳房切除术。因此，手术策略的选择对于大多数患者来说与个人意愿有关，而能否进行乳房重建术在手术策略的选择中起着一定的作用。1998 年，美国联邦妇女健康和癌症权利法案（United States Federal Women's Health and Cancer Rights Act）规定，为乳房切除术后的乳房重建和为追求对称而进行的对侧手术提供保险。在这一法案颁布后，美国即刻乳房重建手术的比率有所上升。尽管如此，在接受乳房切除术的患者中，也只有 20%~30% 接受了乳房重建术 [1-3]。

（二）外科医生和乳房重建技术

在美国，最常见的乳房重建术式是即刻植入式乳房重建术。在最近的一项调查中，81% 的整形外科医生和 64% 的外科肿瘤学医生表示即刻乳房重建术是他们最常推荐给患者的术式 [4, 5]。此外，目前大多数整形外科医生采用的是植入式乳房重建术 [4, 6]，这与 20 世纪 90 年代后期的做法形成了鲜明对比，当时自体组织乳房重建术是乳房重建术的首选方式 [7]。在过去的 20 年里，植入式乳房重建术的施行量稳步增加，而自体组织乳房重建术的施行量逐渐减少。

与在社区医院进行的单人操作手术相比，综合医院的整形医生更倾向于进行自体组织重建手术 [4]。这种差异的原因可能是综合医院拥有医疗团队或住院医师等作为主刀医生的熟练助手，有能力进行复杂手术和术后护理。此外，医院能否大量进行自体乳房重建手术的最重要因素在于是否开展微血管手术相关培训和住院医师培训，也佐证了这一点 [6]。Kulkarni 团队调查了一些整形外科医生从不进行微血管相关乳房重建手术的原因，发现大多数接受调查的外科医生认为可能面临的纠纷索赔和时间投入是主要障碍。只有少数人（17%）认为培训不足是障碍。

（三）决策过程：外科医生和患者

从患者的角度来看，与医生的讨论及在网上获得的信息是他们做出医疗决策的重要依据。对乳房重建的认识会影响患者对手术方式的最终选择。Alderman 团队调查了确诊乳腺癌 3 个月后的患者，发现只有 1/3 的人回忆在手术决策过程中被告知过乳房重建[8]。这些患者明显更年轻、肿瘤更大、受教育程度更高。不出意料的是，被告知乳房重建选项的女性接受乳房切除术概率是不知情女性的 4 倍。

医生在很大程度上影响着决策的制订和患者对该决策的满意度。最近一项针对年轻乳腺癌患者的调查发现，自己做出手术方式决策的女性中，60% 接受了 CPM，23% 接受了保乳手术治疗，17% 接受了单侧乳房切除术[9]。相比之下，由医生主导制订手术方式决策的女性中，只有 5.6% 接受了 CPM，其余患者大致平均分别接受了保乳手术治疗和单侧乳房切除术。在医患双方共同制订手术方式决策的女性中，这3 种术式的选择比例大致相当。有趣的是，在那些"非常相信手术治疗乳腺癌是正确决定"的女性中，接受 CPM（51%）的女性是接受保乳治疗（24%）或单纯乳房切除术（25%）的女性的 2 倍。近 80% 接受过乳房切除术（单侧切除或 CPM）的女性在确诊后 1 年内接受了乳房重建。

了解患者选择手术方式的动机有助于外科医生指导患者共同制订手术方案。Duggal 团队的一项调查显示，患者选择乳房重建并不是为了通过乳房表现性吸引力或女性特征，而是为了保持身体形象的平衡对称[10]。而患者拒绝乳房重建的最常见原因是为了避免额外的手术[3]。对于那些有乳房重建意愿但没有选择一期重建的患者，对肿瘤治疗疗效的关心是影响她们决定的主要因素。Alderman 团队的研究表明，如果外科医生自身是执业于大型医疗机构且手术经验丰富的女性，则更倾向于为患者推荐乳房重建[11]。最不倾向于推荐患者进行乳房重建的外科医生往往认为可行性问题是乳房重建的障碍，并不会优先选择推荐患者行乳房重建。确定患者的个体化目标可以帮助医生与患者讨论手术方式的制订。

（四）患者满意度

乳房重建是一个不可逆的过程，患者的长期满意度和优化决策制订过程一样重要。研究表明，患者对美容效果的满意度在保乳治疗和乳房切除后即刻乳房重建之间没有显著差异，但仅接受乳房切除术的患者的满意度明显较低[12, 13]。根据手术和乳房重建类型满意度评分，转腹部皮瓣乳房重建患者满意度最高，转背阔肌皮瓣重建患者满意度评分与保乳治疗相似[13]。植入性乳房重建在满意度评分上低于保乳治疗。乳房切除术在所有类型的手术中满意度评分最低。转腹部或背阔肌皮瓣重建的满意度评分没有随着时间的推移而改变，但植入性乳房重建和保乳治疗的满意度均随时间推移而逐渐下降。令人惊讶的是，尽管平均满意度得分最低，但仅接受乳房切除术的患者在术后随时间推移满意度得分越来越高（例如术后 20 年满意度高于术后 1 年），这可能因为患者随时间推移，对身体形象改变和乳房缺失逐步接受和适应。

（五）结论

尽管在美国乳房重建手术已被纳入保险范畴，仍有相当一部分乳腺癌患者没有接受即刻乳房重建。虽然有些女性希望避免接受复杂手术或更加关心对乳腺肿瘤本身的治疗，但调查显示选择即刻或延迟乳房重建的患者总体满意度可能更高。了解不同患者的不同视角可以帮助外科医生在建议新近确诊的乳腺癌患者选择手术方式时，可以有包括乳房重建在内的更加全面的考量。这将有助于患者在充分理解的情况下做出最符合自身意愿的决定，以保证患者远期的满意度。

参考文献

[1] Yang, Rachel L., Andrew S. Newman, Ines C. Lin, Caroline E. Reinke, Giorgos C. Karakousis, Brian J. Czerniecki, Liza C. Wu, and Rachel R. Kelz. "Trends in immediate breast reconstruction across insurance groups after enactment of breast cancer legislation," *Cancer* 119 (2013):2462–2468.

[2] Lang, Julie E., Danielle E. Summers, Haiyan Cui, Joseph N. Carey, Rebecca K. Viscusi, Craig A. Hurst, Amy L. Waer, Michele L. Ley, Stephen F. Sener, and Aparna Vijayasekaran. "Trends in postmastectomy reconstruction: A SEER database analysis," *Journal of Surgical Oncology* 108 (2013):163–168.

[3] Morrow, Monica, Yun Li, Amy K. Alderman, Reshma Jagsi, Ann S. Hamilton, John J. Graff, Sarah T. Hawley, and Steven J. Katz. "Access to breast reconstruction after mastectomy and patient perspectives on reconstruction decision making," *JAMA Surgery* 149 (2014):1015–1021.

[4] Gurunluoglu, Raffi, Aslin Gurunluoglu, Susan A. Williams, and Seth Tebockhorst. "Current trends in breast reconstruction: Survey of American society of plastic surgeons 2010," *Annals of Plastic Surgery* 70 (2013):103–110.

[5] Lee, Ming, Erik Reinertsen, Evan McClure, Shuling Liu, Laura Kruper, Neil Tanna, J. Brian Boyd, and Jay W. Granzow. "Surgeon motivations behind the timing of breast reconstruction in patients requiring postmastectomy radiation therapy," *Journal of Plastic, Reconstructive & Aesthetic Surgery* (2015). doi:10.1016/j.bjps.2015.06.026.

[6] Kulkarni, Anita R., Erika Davis Sears, Dunya M. Atisha, and Amy K. Alderman. "Use of autologous and microsurgical breast reconstruction by U.S. plastic surgeons," *Plastic and Reconstructive Surgery* 132 (2013):534–541.

[7] Hernandez-Boussard, Tina, Kamakshi Zeidler, Ario Barzin, Gordon Lee, and Catherine Curtin. "Breast reconstruction national trends and healthcare implications," *The Breast Journal* 19 (2013):463–469.

[8] Alderman, Amy K., Sarah Hawley, Jennifer Waljee, Mahasin Mujahid, Monica Morrow, and Steven Katz. "Understanding the impact of breast reconstruction on the surgical decision-making process for breast cancer," *Cancer* 112 (2008):489–494.

[9] Rosenberg, Shoshana M., Karen Sepucha, Kathryn J. Ruddy, Rulla M. Tamimi, Shari Gelber, Megan E. Meyer, Lidia Schapira, Steven E. Come, Virginia F. Borges, Mehra Golshan, Eric P. Winer, and Ann H. Partridge. "Local therapy decision-making and contralateral prophylactic mastectomy in young women with early-stage breast cancer," *Annals of Surgical Oncology* 22 (2015):3809–3815.

[10] Duggal, Claire S., Drew Metcalfe, Robyn Sackeyfio, Grant W. Carlson, and Albert Losken. "Patient motivations for choosing postmastectomy breast reconstruction," *Annals of Plastic Surgery* 70 (2013):574–580.

[11] Alderman, Amy K., Sarah T. Hawley, Jenifer Waljee, Monica Morrow, and Steven J. Katz. "Correlates of referral practices of general surgeons to plastic surgeons for mastectomy reconstruction," *Cancer* 109 (2007):1715–1720.

[12] Jagsi, Reshma, Yun Li, Monica Morrow, Nancy Janz, Amy K. Alderman, John Graff, Ann Hamilton, Steven Katz, and Sarah Hawley. "Patient-reported quality of life and satisfaction with cosmetic outcomes after breast conservation and mastectomy with and without reconstruction: Results of a survey of breast cancer survivors," *Annals of Surgery* 261 (2015):1198–1206.

[13] Atisha, Dunya M., Christel N. Rushing, Gregory P. Samsa, Tracie D. Locklear, Charlie E. Cox, E. Shelley Hwang, Michael R. Zenn, Andrea L. Pusic, and Amy P. Abernethy. "A national snapshot of satisfaction with breast cancer procedures," *Annals of Surgical Oncology* 22 (2015):361–369.

二、欧洲

Ranjeet Jeevan   著

（一）概述

在欧洲，对乳房重建最新趋势的综合评价必须考虑以下几点：①潜在的成本差异和可用的资金；②临床医生和患者对乳房重建认识上的一致程度；③国家层面制订的指南。这些因素导致了当前乳房重建推行中的纵向趋势和区域差异。

（二）乳房重建决策制订

在欧洲，很少有人对临床医生或患者制订的乳房重建手术策略进行研究。在英国，有 2 个独立的关于临床医生和患者观点的定性研究在一系列问题上报道了类似的担忧，包括①临床医师提供的信息从数量和质量上能否有效帮助患者做出决策；②短时间内能否达到良好的疗效；③患者在决策过程中的参与度；④医疗便利性、可及性和医疗机构能提供的有关重建范围的选项 [1, 2]。

一项基于法国癌症中心的导管原位癌患者的研究发现，外科医生的偏好和建议是影响患者是否进行即刻乳房重建的主要因素，术式选择与并发症相关性则相对较小 [3]。相比之下，在英国进行的一项前瞻性研究发现，由于患者自身的临床、健康或生活方式问题，或预期需要辅助放疗，外科医生经常认为即刻乳房重建是不合适的[4]。尽管许多女性选择不接受即刻乳房重建的原因是希望优先专注与肿瘤治疗，而不非常在意乳房的外观，然而还有相当一部分患者认为没有获得充足的专业信息指导以及没有足够的时间做决策，是她们没有选择即刻乳房重建的重要原因[5]。

（三）官方指南的作用

在英国，国家健康和临床优化研究所（National Institute for Health and Clinical Excellence, NICE）于 2002 年发布了早期乳腺癌指南，并于 2009 年进行了更新[6, 7]。更新后的指南规定，临床医生须"与所有拟行乳房切除术的患者讨论即刻乳房重建的可能性并予以推荐，除非患者有严重并发症或需要辅助治疗，方可不进行推荐。所有合适的乳房重建方案都应该提供给患者，并与他们讨论，无论这些手术方式在当地有无开展"。2011 年，NICE 制订了一项护理质量标准，要求医疗保健专员、医疗资源提供者和临床医生确保与所有因早期乳腺癌拟行乳房切除术的患者讨论即刻乳房重建[8]。相应的肿瘤整形指南已经由英国的乳腺及整形外科医生联合发布[9, 10]，而其他欧洲国家还没有发布类似的指南。

（四）乳腺癌乳房切除术后的即刻乳房重建率

欧洲发表的大多数研究都利用医院登记和数据库估计了即刻乳房重建率的纵向趋势（表1-1）。1997—2013 年，英国全国即刻乳房重建率增长了 3 倍，从 7% 增长到 23%[1, 11]。类似的变化也出现在德国，2006—2010 年间，德国的即刻乳房重建率从 10% 上升到 13%，而最近的研究表明，目前的即刻乳房重建率在 30% 左右[12, 13]。在法国，即刻乳房重建率从 2005 年的 11% 上升到 2012 年的 13%[14]。在西班牙加泰罗尼亚地区，即刻乳房重建率从 2005 年的 17% 上升到 2011

年的 23%[15]。与这些国家和地区的趋势相比较，丹麦全国的即刻乳房重建率在 1999—2006 年间都只有 1%[16]。

即刻乳房重建率在一些欧洲国家内的增加，可能的因素包括：①乳腺癌治疗水平的提高；②有关乳房重建范围的选项增加；③患者更加关注外观；④外科医生接受了更专业的培训；⑤拥有专门用于即刻乳房重建的资金。

（五）即刻乳房重建率的区域和制度差别

研究一直表明，欧洲国家内的即刻乳房重建率存在差异。在英国，三项独立的研究显示，基于对管理数据和前瞻性收集的审计数据的分析，各医保地区（癌症网络）的即刻乳房重建率存在差异[11, 17, 18]。一项回顾性分析（2006—2009）发现即刻乳房重建率在网络水平的差异范围为 8%～32%，而随后的国家审计数据（2008—2009）表明重建率差异范围在 9%～43%，而最近一次统计数据（2013—2014）显示该差异范围为 16%～56%。

在法国，专科癌症诊疗中心（19%）和地区教学医院（14%）的即刻乳房重建率明显高于全国所有医疗机构总体水平的 8%，而医院病例量也与即刻乳房重建率呈正相关[14]。在西班牙加泰罗尼亚地区也得到了类似的结论，那里的医院类型也决定了进行即刻乳房重建的可能性[15]。

表 1-1 欧洲国家和地区即刻乳房重建率的纵向趋势

国 家	研究时间跨度（年）	即刻乳房重建率（%）
英国	1997—2013	7～23
德国	2006—2010	10～13
德国	2015	30
法国	2005—2012	11～13
西班牙加泰罗尼亚	2005—2011	17～23
丹麦	1999—2006	1

（六）乳房重建的类型

2008—2009 年在英国全境进行的一项前瞻性研究报告称，41% 的即刻乳房重建和 58% 的延迟乳房重建仅使用自体组织进行重建。约 1/4 的即刻乳房重建（22%）和延迟乳房重建（26%）使用了皮瓣联合假体，37% 的即刻乳房重建和 16% 的延迟乳房重建仅使用了假体（表 1−2）[18]。最近的研究表明，在英国的乳房重建手术中使用自体组织重建的比例进一步增加，而近年来美国却已经减少使用自体组织进行重建，而相应地增加了植入性重建手术的开展（尤其是随着脱细胞真皮基质的出现）。

一个国家医疗体系内推行的乳房重建手术方式在一定程度上会受成本、关税和激励措施的影响。所以，治疗指南要求医生为患者提供所有合适的乳房重建选项。其他欧洲国家目前还没有即刻乳房重建和延迟乳房重建类型的可比数据。

表 1−2　2008—2009 英国乳房重建类型（例）

类　型	即刻乳房重建	延迟乳房重建
仅皮瓣（自体瓣）	1408（41%）	1012（58%）
皮瓣联合假体	735（22%）	438（26%）
仅假体	1246（37%）	281（16%）

（七）预防性乳房切除术后的乳房重建

欧洲国家关于预防性和为降低风险而行的乳房切除术（伴或不伴乳房重建）的资料很少。在英国进行的分析报告称，2002—2011 年期间，接受双侧乳房切除术的女性中，诊断非乳腺癌的例数从 71 例增加到 255 例，每年翻 3 倍；诊断为乳腺癌的例数从 529 例增加到 931 例，几乎翻了一番 [19]。此外，在研究期间，两组患者的即刻乳房重建率都翻了一番，截至 2011 年，非乳腺癌组重建率达到 90%。

（八）结论

欧洲与美国的即刻乳房重建率同步增长，但实施的重建手术类型以及不同等级医院和不同地区之间的开展程度存在很大差异。尚需要更多国内外数据对比来充分评价造成这些趋势和差异的影响因素。

参考文献

[1] Jeevan R, Browne JP, van der Meulen J, Pereira J, Caddy CM, Sheppard C et al. First annual report of the national mastectomy and breast reconstruction audit 2008. Leeds, UK: The NHS Information Centre; 2008.

[2] Potter S, Mills N, Cawthorn S, Wilson S, Blazeby J. Exploring inequalities in access to care and the provision of choice to women seeking breast reconstruction surgery: A qualitative study. *Br J Cancer*. 2013; 109(5):1181–1191.

[3] Naoura I, Mazouni C, Ghanimeh J, Leymarie N, Garbay JR, Karsenti G, Sarfati B, Leduey A, Kolb F, Delaloge S, Rimareix F. Factors influencing the decision to offer immediate breast reconstruction after mastectomy for ductal carcinoma in situ (DCIS): The institut gustave roussy breast cancer study group experience. *Breast*. 2013; 22(5):673–675.

[4] Jeevan R, Cromwell D, Browne JP, van der Meulen J, Pereira J, Caddy CM et al. Second annual report of the national mastectomy and breast reconstruction audit 2008. Leeds, UK: The NHS Information Centre; 2009.

[5] Jeevan R, Cromwell D, Browne JP, van der Meulen J, Pereira J, Caddy CM et al. Third annual report of the national mastectomy and breast reconstruction audit 2008. Leeds, UK: The NHS Information Centre; 2010.

[6] National Institute for Clinical Excellence. Guidance on Cancer Services. *Improving Outcomes in Breast Cancer–Manual Update*. London, UK: NICE; 2002.

[7] National Institute for Health and Clinical Excellence. *Early and Locally Advanced Breast Cancer: Diagnosis and Treatment* (Clinical Guideline 80). London, UK: NICE; 2009.

[8] National Institute for Health and Clinical Excellence. *Breast Cancer* (Quality Standard 12). London, UK: NICE; 2011.

[9] Association of Breast Surgery at BASO; Association of Breast Surgery at BAPRAS; Training Interface Group in Breast Surgery, Baildam A, Bishop H, Boland G, Dalglish M et al., Oncoplastic breast surgery—A guide to good practice. *Eur J Surg Oncol*. 2007; 33(Suppl 1):S1–23.

[10] Cutress RI, Summerhayes C, Rainsbury R. Guidelines for oncoplastic breast reconstruction. *Ann R Coll Surg Engl*. 2013; 95(3):161–162.

[11] Jeevan R, Mennie JC, Mohanna P-N, O'Donoghue JM, Rainsbury RM, Cromwell DA. National trends and regional variation in immediate breast reconstruction rates between April 2000 and March 2014. *BJS*. 2016; 103(9):1147–1156.

[12] Heil J, Rauch G, Szabo AZ, Garcia-Etienne CA, Golatta M, Domschke C, Badiian M et al. Breast cancer mastectomy trends between 2006 and 2010: Association with magnetic resonance imaging, immediate breast reconstruction, and hospital volume. *Ann Surg Oncol*. 2013; 20(12):3839–3846.

[13] Gerber B, Marx M, Untch M, Faridi A. Breast reconstruction following cancer treatment. *Dtsch Arztebl Int*. 2015 31; 112(35–36):593–600.

[14] Rococo E, Mazouni C, Or Z, Mobillion V, Koon Sun Pat M, Bonastre J. Variation in rates of breast cancer surgery: A national analysis based on French hospital episode statistics. *Eur J Surg Oncol*. 2016; 42(1):51–58.

[15] Escribà JM, Pareja L, Esteban L, Gálvez J, Melià A, Roca L et al. Trends in the surgical procedures of women with incident breast cancer in Catalonia, Spain, over a 7-year period (2005–2011). *BMC Research Notes*. 2014; 7(1):587.

[16] Hvilsom GB, Hölmich LR, Frederiksen K, Steding-Jessen M, Friis S, Dalton SO. Socioeconomic position and breast reconstruction in Danish women. *Acta Oncol*. 2011; 50(2):265–273.

[17] Jeevan R, Cromwell DA, Browne JP, Trivella M, Pereira J, Caddy CM et al. Regional variation in use of immediate breast reconstruction after mastectomy for breast cancer in England. *Eur J Surg Oncol*. 2010; 36:750–755.

[18] Jeevan R, Cromwell DA, Browne JP, Pereira J, Caddy CM, Sheppard C et al. Findings of a national comparative audit of mastectomy and breast reconstruction surgery in England. *J Plast Reconstr Aes*. 2014; 67(10):1333–1344.

[19] Neuburger J, Macneill F, Jeevan R, van der Meulen JH, Cromwell DA. Trends in the use of bilateral mastectomy in England from 2002 to 2011: retrospective analysis of hospital episode statistics. *BMJ Open*. 2013; 3(8):e003179. doi:10.1136/bmjopen-2013-003179.

第 2 章　肿瘤整形手术的生物学原理

The biological rationale for oncoplastic surgical procedures

John R. Benson　Maurizio B. Nava　著

本章概要　肿瘤整形手术结合了肿瘤学和整形外科的原理和技术，以进一步提高无病生存率和美容效果。乳腺局部治疗的范围和手术切缘的状况影响着远处转移的可能性和患者长期生存。肿瘤整形手术允许广泛切除肿瘤，减少再次切除的需要。然而，乳腺局部复发率与切缘间隙的宽度没有直接关系，阴性切缘定义为"切缘处无肿瘤"意味着，对于一些接受辅助治疗的患者来说，较小体积的切除而不进行任何肿瘤整形矫正可能是足够的。

一、概述

肿瘤整形手术通常是指广泛切除乳腺肿瘤，然后立即进行部分乳房重建。这种部分乳房畸形的修复作为一种单一阶段的手术，利用了整形外科医生开发的乳房整形技术，随后被肿瘤外科医生用于乳腺癌的保乳治疗。患者和外科医生都对肿瘤整形手术产生了极大的热情，这是基于患者的高满意度、卓越的美容效果和肿瘤安全性。

在决定乳腺癌患者的最佳手术类型时，需要考虑 3 个基本问题，这些问题将指导临床决策。

(1) 是否可以用标准的局部广泛性切除方法来切除肿瘤，仅伴或不伴轻微的腺体调整？

(2) 如果没有，肿瘤整形手术作为初次手术或新辅助化疗后的选择是否允许切除切缘阴性的肿瘤在放疗后获得良好的美学结果？

(3) 部分乳房重建术能够获得清晰的切缘和乳房体积及形状的恢复，是否因为机会太少而不建议采用保乳手术？

这些问题可能具有挑战性，需要在多学科团队和与患者直接讨论的背景下共同决策。细致的影像学评估是必需的，需整合来自临床检查、乳房 X 线摄影、超声和磁共振成像（magnetic resonance imaging，MRI）评估的信息。病变的范围，其与乳头乳晕复合体的距离，以及癌灶在径向或周向的分布是决定性的因素，这些因素对于任何肿瘤整形手术的最终计划都是重要的。现在已经证实，在广泛的局部切除术后，可能高达 1/4 的同侧乳腺肿瘤复发（ipsilateral breast tumor recurrence, IBTR）病例是远处转移的决定因素，并直接影响总体生存率[1]。尽管有证据表明复发率与"阴性切缘"的宽度没有关系，但 IBTR 的发病率必须降到最低[2]。肿瘤切除手术不应以获得较宽的安全边缘为目的，而应追求"阴性"切缘和最佳的美容效果[3]。肿瘤切除术通常允许广泛切除组织，这增加了无瘤切缘的机会，有证据表明，在这种情况下，阳性切缘通常反映了病灶的广泛性，需要进行全乳房切除术（而不是再次局部切除术）。有人认为，局部复发率可以通过更积极的宽边保乳手术来降低，但目前没有这类肿瘤患者的长期随访数据来支持这一观点[4]。

二、历史

根治性乳房切除术的出现归功于 William

Stewart Halsted，并在 20 世纪上半叶作为乳腺癌患者的常规外科手术迅速推广[5]。这种手术在引入化疗的现下已经过时，但其预测是基于这样的假设，即乳腺癌起源于单一病灶，并随着时间的推移连续和离心地扩散，逐渐累及邻近组织和乳房的淋巴系统。Halsted 术式在 20 世纪上半叶的大部分时间里盛行。Halsted 观察到，许多患者在出现任何远处复发转移或乳腺癌死亡的表现之前就出现了局部复发。所谓 Halsted 假说的基础是，在局部控制方面的最大努力将延长生存期；Halsted 坚信，乳腺癌起源于一种局部疾病，通过对乳房、胸肌和腋窝淋巴结进行整体切除的这种更细致和全面的手术方法，可以提高治愈率。局部复发被认为是远处转移的原因，手术的目的是最大限度地降低局部复发率[6]。Bernard Fisher 提出了另一种假设，认为乳腺癌是全身性疾病的局部表现，宿主、原发肿瘤和远处微转移之间存在复杂的相互作用关系[7]。这种对立观点的必然结果是，手术只能实现疾病的局部控制，必须进行某种形式的全身性治疗才能提高整体生存率。这种"生物预定论"的假设得到了 20 世纪 70 年代和 80 年代进行的随机对照临床试验结果的支持。这些研究证明了针对乳腺癌的隐匿性微转移病灶的辅助性系统治疗改善了其总体生存获益[8]。尽管如此，最近的 Meta 分析肯定了局部控制和长期生存率之间的关系，并强调了局部治疗的重要性[9]。

三、保乳手术

在过去的 30 年里，保乳手术已经被确立为早期女性乳腺癌患者的外科治疗的首选标准[10]。来自几项前瞻性随机对照试验的长期随访数据表明，与根治性或改良根治性乳腺癌手术相比，保乳手术的生存率是相当的[11-13]。美国国家乳腺和肠道外科辅助项目（National Surgical Adjuvant Breast and Bowel Project，NSABP）

B-06 试验长达 20 年随访的数据更新证实，对于改良根治性乳房切除术、广泛局部切除术加放疗或仅广泛局部切除术，术后放疗提高了局部无复发生存率和相近的远处无复发生存率[14]。这些发现表明残留癌细胞是局部复发的决定因素，但不影响远处转移。最近统计，接受保乳治疗的患者 IBTR 有限，其 10 年复发率仅为 3.5%～6.5%[15]。此外，系统性治疗可将 IBTR 的发病率降低约 1/3，而抗 HER2 靶向治疗的发病率可减半。乳房保乳手术代表了肿瘤无瘤要求和美容效果之间的平衡，旨在切缘为"阴性"的肿瘤切除和可接受的美容效果。乳房内复发率由阴性切缘决定，但边缘宽度和 IBTR 之间不存在直接关系[2]。一项共识声明指出，当肿瘤不接触墨水时，存在足够的边缘，并建议将其作为浸润性癌症的标准切缘阴性定义[16]。阴性切缘并不意味着剩余乳房组织中没有残留病灶，而是意味着肿瘤的残留负荷足够低，可以通过辅助治疗（放疗和化疗/内分泌治疗）来控制。局部手术并不能完全消除由手术、肿瘤生物学、放射和全身治疗联合决定的局部复发所带来的残余疾病负荷[15]。尽管乳房切除术标本的组织学病理检查提示，许多肿瘤是多灶性的，并有超过指数病变的额外肿瘤病灶，但保乳治疗后的当代 IBTR 发生率非常低。

四、肿瘤患者手术方式选择

大多数被认为符合保乳手术条件的患者，其癌灶与乳房大小的比例较好，适合常规的大范围局部切除，即切除肿瘤时切除 1～2cm 的周围乳房组织，而不需要对乳房进行任何形式的重塑。尽管在多达 1/4 的病例中可能需要再次切除以获得显微镜下清晰的阴性切缘，但在对乳房进行放射治疗后，应该可以获得长期最佳的美容效果。相反，根据肿瘤的大小和（或）位置、多灶性及患者的选择，一些患者明确表示要行乳房全切术。

在这两个极端之间是一个"灰色区域"，在这个区域中，逐渐接近了保乳手术的局限性，患者可以更好地接受保留皮肤或乳头的乳房切除术，并在手术室进行即刻乳房重建[4]。对于这些患者而言，存在着为避免乳房的美容损伤而不能充分切除肿瘤的风险。随着乳房组织切除比例的增加，获得良好的美容效果变得越来越困难。研究表明，美容效果与切除标本的乳房大小和重量有关。尽管被切除组织的绝对体积取决于外科医生，但更大比例的切除范围与肿瘤本身的大小有关。当切除超过 10%～20% 的乳房组织时，存在美容效果不令人满意的风险，但美容敏感区域（中间象限和下象限）的肿瘤，相对而言损失 5%～10% 的乳房体积即会对美容产生不利影响[17]。乳房 X 线摄影可用于测量术中估计切除的乳房体积百分比（estimating the percentage of breast volume excised，EPBVE）以及切除样本的重量的验证。乳腺癌保乳手术后的外周血管内皮功能是美容效果和患者满意度的关键性决定因素[17]。保乳手术后的心理调整与美容相关，迄今为止，30% 的保乳手术结局未能满足患者的期望[18, 19]。整形技术通过改善美容效果和心理健康为提高患者生活质量提供了契机。

尽管切缘状态和广泛原位癌成分的存在与否是局部复发的关键因素，且对于 > 2cm 的肿瘤已发现了一致的相关性[20]。对于淋巴结阳性患者，肿瘤 > 5cm 是多变量分析中局部复发的唯一风险因素[21]。因此，尽管手术切除充分，但较大癌灶其复发的风险可能仍然很高。广泛切除至边缘清晰的非高级别导管原位癌（ > 4cm）并用自体组织替代进行部分重建乳房是可能的。年龄 < 35 岁和乳腺癌家族史的患者是选择较高乳房体积切除百分比的肿瘤切除术或保留皮肤的全乳房切除重建术（局部复发风险或新发癌症风险较高）时必须考虑的额外因素。虽然在常规的临床实践中，从肿瘤和乳房大小的放射学测量中预估切除的乳房体积百分比是不可行的，但对所有患者进行 MRI 评估是可取的。这可以确认单灶或排除涉及不同象限的多灶性疾病。当影像学不明确且肿瘤参数对于保乳手术而言处于临界状态时，最好采取两期手术。肿瘤最初的"广泛"局部切除允许用组织病理学进行全面评估边缘。随后，可以在 2～3 周后或在对乳房进行放射治疗后进行明确的肿瘤切除术。一期手术是最佳的，并且避免了与前次手术和放疗的后遗症（瘢痕、纤维化）相关的任何技术困难。与软组织破坏和移位的更复杂的肿瘤整形术相比，在简单的癌灶切除术后进行完全乳房切除术不太可能出现皮瓣坏死。

五、整形手术技巧

进行局部乳房重建时，乳房整形手术包括容积置换和空间移位技术[4]。前者以瓣的形式引入额外的组织，并试图修补手术切除造成的体积损失。相比之下，后者使用腺体推进的方法来重新排列剩余的乳腺组织，这种方法用于重新分布残余腺体并最小化广泛局部切除的影响。实际上，体积损失在更大的区域被吸收，而没有伴随乳房的整形。空间移位手术的范围比自体组织移植小，并且没有供体部位的发病率。然而，重建乳房的整体体积较小，通常需要在对侧进行对称化的手术。这尤其适用于治疗性的乳房成形术，结合肿瘤切除的标准进行缩乳手术。

空间移位是局部乳房重建的最简单选择，通常优于体积置换技术，体积置换技术涉及更广泛的手术，包括肌皮瓣（如背阔肌）或皮下（如胸背/肋间动脉穿支）组织的获取。如果患者出现局部复发并需要乳房切除术，这些皮瓣不能随后用于全乳房重建。容积置换技术仅适用于中等至较大乳房的患者，而移位技术适用于小乳房女性。具体方法的选择由乳房体积和填充手术腔的大小决定。

六、结论

隆乳手术和局部乳房重建的发展是保乳手术在乳腺癌治疗中应用的自然演变。尽管如此，这些技术仍然存在争议，仔细选择患者至关重要。从肿瘤学的角度来看，不能接受保乳手术的患者以及需要行乳房全切术的患者不应尝试局部乳房重建。肿瘤整形术可以促进肿瘤的广泛手术清除，并真正改善需要较大乳腺切除患者的美容效果。这些技术应该与根治性乳房手术相结合，以避免出现"乳房瘫痪"。同时，还可以用来纠正因前次的保乳手术联合放射治疗所造成的畸形，局部乳房重建也可以按计划延迟进行（放疗前或放疗后）。跨专业的培训机会正在培养越来越多的乳房整形外科医生，那些没有整形能力的外科医生应该与整形外科医生精诚合作，提供全方位的支持。尽管有外科专业技术，但这些技术只适用于有限比例的患者，只应在大量乳腺癌患者的管理中个体化提供[22]。

在保乳手术的背景下，规范的容积置换和空间移位手术的适应证需要界定清楚。同时进行综合考量评估术后美容效果以及患者心理和肿瘤的预后信息，将指导患者的选择和管理。

参考文献

[1] Benson JR, Teo K. Breast cancer local therapy: What is its effect on mortality? *World J Surg* 2012; 1432–2323.

[2] Singletary SE. Surgical margins in patients with early-stage breast cancer treated with breast conservation therapy. *Am J Surg* 2002; 184: 383–393.

[3] Down SK, Jha PK, Burger A, Hussein MI. Oncological advantages of oncoplastic breast conserving surgery in treatment of early breast cancer. *Breast J* 2013; 19(1): 56–63.

[4] Benson JR, Shamim AM. Volume replacement and displacement techniques in oncoplastic surgery. *Adv Breast Cancer* 2008; 1–8.

[5] Halsted WS. The results of radical operations for the cure of cancer of the breast performed at the Johns Hopkins hospital from June 1889 to January 1894. *Ann Surg* 1898; 20: 497–455.

[6] Halsted CP, Benson JR, Jatoi I. A historical account of breast cancer surgery: Beware of local recurrence but be not radical. *Future Oncol* 2014; 10(9): 1649–1657.

[7] Fisher B, Anderson, S, Fisher, ER et al. Significance of ipsilateral breast tumour recurrence after lumpectomy. *Lancet* 1991; 338: 327–331.

[8] Benson JR, Querci della Rovere G. The biological significance of ipsilateral local recurrence of breast cancer: Determinant or indicator of poor prognosis. *Lancet Oncol* 2002; 3: 45–49.

[9] Early Breast Cancer Trialists Collaborative Group (EBCTCG). Effects of radiotherapy and of differences in the extent of surgery for early breast cancer on local recurrence and 15 year survival: An overview of the randomized trials. *Lancet* 2005; 366: 2087–2106.

[10] NIH Consensus Statement. Breast cancer screening for women ages 40–49. *NIH Consens State* 1997; 15(1): 1–35.

[11] Veronesi U, Cascinelli N, Mariani L et al. Twenty year follow up of a randomized study comparing breast conserving surgery with radical mastectomy for early breast cancer. *N Engl J Med* 2002; 347: 1227–1231.

[12] Litiere S, Werutsky G, Fentiman IS et al. Breast-conserving therapy versus mastectomy for stage I-II breast cancer: 20 year follow up of the EORTC 10801 phase 3 randomised trial. *Lancet* 2012; 13(14).

[13] Benson JR. Long-term outcome of breast conserving surgery. *Lancet Oncol* 2012; 13(14): 331–333.

[14] Fisher B, Joeng J-H, Anderson S et al. Twenty-five year follow up of a randomized trial comparing radical mastectomy, total mastectomy and total mastectomy followed by irradiation. *N Engl J Med* 2002; 347: 567–575.

[15] Morrow M, Harris JR, Schnitt SJ. Surgical margins in lumpectomy for breast cancer, bigger is not better. *N Engl J Med* 2012; 367: 79–82.

[16] Moran MS, Schnitt SJ, Giuliano AE et al. Society of surgical oncology—American society for radiation oncology consensus guideline on margins for breast-conserving surgery with whole-breast irradiation in stage I and II invasive breast cancer. *J Clin Oncol* 2014; 32(14): 1507–1515.

[17] Cochrane R, Valasiadou P, Wilson A et al. Cosmesis and satisfaction after breast conserving surgery correlates with percentage of breast volume excised. *Br J Surg* 2003; 90: 1505–1509.

[18] Olivotto IA, Rose MA, Osteen RT et al. Late cosmetic outcome after conservative surgery and radiotherapy: Analysis of causes of cosmetic failure. *In J Rad Oncol Biol Phys* 1989; 17: 747–775.

[19] Taylor ME, Perez CA, Halverson KJ et al. Factors influencing cosmetic results after conservation therapy for breast cancer. *In J Rad Oncol Biol Phys* 1995; 31: 753–764.

[20] Van Dongen JA, Bartelink H, Fentimen I et al. Factors influencing local relapse and survival and results of salvage treatment after breast conserving treatment in

operable breast cancer. EORTC trial 10801 *Eur J Cancer* 1992; 28A: 808–815.

[21] Fisher BJ, Perera FE, Cooke AL et al. Long term follow up of axillary node positive breast cancer patients receiving adjuvant systemic therapy alone: Patterns of recurrence. *In J Radiat Oncol Biol Phys* 1997; 38: 541–550.

[22] Down SK, Peirera J, Leinster S, Simpson A. Training the oncoplastic surgeon—Current and future perspectives. *Gland Surg* 2013; 2(3): 126–127.

第 3 章　对重建材料的生物反应

Biological reactions to reconstructive materials

本章概要

乳房重建技术一直高度依赖于非自体材料。这样虽避免了供体部位并发症的问题，但由于机体对外源物质固有的生物反应，导致非自体材料存在耐久性的问题。而且，相对较高的感染率和手术失败率常常导致这些材料被取出。50 多年前，"医用级硅胶"的出现使硅胶乳房假体得以发展。这些技术彻底改变了乳房重建，同时对假体的潜在致癌性和自体组织重建的复杂性的担忧也随之而来。尽管如此，随着对切除的假体包膜做特定的细胞表面标记物检测，乳房假体与假体包膜附近的间变性大细胞淋巴瘤（anaplastic large cell lymphoma，ALCL）发展之间的罕见关联正日益被人们认识到。目前，迟发性血肿的出现被认为是 ALCL 的一种潜在表现形式。ALCL 的自然病程类似于良性皮肤淋巴瘤，治疗上行单纯包膜切除术即可治愈，不需要进一步化疗或放疗。在美国，50% 以上的假体乳房重建会使用到脱细胞真皮基质（acellular dermal matrix，ADM）来加强胸大肌下的假体腔隙。长期随访对于确认这些材料的安全性和适用性至关重要，而且这些材料相对昂贵，应该有选择地使用。本节将探讨在动物和人体研究中对未经放疗和经放疗的皮肤、脱细胞真皮基质和假体包膜进行活检的组织学发现。在过去的 5 年里，植入物乳房重建不断增加且相关技术得到了较好发展，如内聚凝胶植入物和脱细胞真皮基质，扩大了乳房重建的可选择范围。此外，初步结果表明脱细胞真皮基质可抑制放疗后乳房的炎症过程，减少假体包膜的形成。

一、对脱细胞真皮基质（ADM）的生物反应

Steven T. Lanier　John Y. S. Kim　著

（一）什么是脱细胞真皮基质

脱细胞真皮基质来源于真皮（通常来源于人尸体或猪），通过多种方法去除抗原、细胞成分，同时留下细胞外基质（extracellular matrix，ECM）。真皮的细胞外基质成分是真皮成纤维细胞分泌产物的三维结构，包括胶原蛋白、弹性蛋白、层粘连蛋白、纤连蛋白、糖胺聚糖（glycosaminoglycans, GAG）和许多生长因子。脱细胞真皮基质中这些残留的细胞外基质成分旨在作为功能性组织替代的再生模板。它们提供了组织结构框架和化学刺激，以促进组织特异性宿主细胞的迁移、分化和增殖，这一过程被称为"结构重塑"[1]。乳房重建中，细胞外基质的微观结构、糖胺聚糖和生长因子含量的保存是脱细胞真皮基质整合到机体组织床（乳房切除术后皮瓣）中的重要决定因素。

（二）为什么要用脱细胞真皮基质

脱细胞真皮基质是假体乳房重建中常用的辅助材料，具有的优点包括更好固定假体的解剖位置，更好地定位乳房下皱襞，更快更少地扩张以获得所需的乳房体积，减少包膜挛缩和改善美学效果。在乳房重建中使用脱细胞真皮基质的适应证已经过深入研究[2, 3]。主张的适应证包括：①行保留乳头的乳房切除术的假体重建；②乳房切除术后皮瓣与胸大肌间腔隙过大；③预期术后放疗；④非下垂乳房；⑤胸大肌覆盖不足以覆盖假体或扩张器；⑥乳房切除术后皮肤过多[3, 4]。建议的禁忌证包括肥胖、吸烟、

大乳房、术前放疗和乳房切除术后皮瓣过薄或血管化不良[3]。虽然这些因素在脱细胞真皮基质使用决策中的重要性因外科医生而异，但为指导合理选择患者以获得最佳结果提供了帮助[5]。

（三）细胞外基质对脱细胞真皮基质生物反应的影响

生物支架（如脱细胞真皮基质）具有进行"结构重塑"的潜力，通过细胞的迁移、干细胞的募集和分化，以及血管和神经的长入，可以重建新的功能性组织[6]。生物支架所需的功能特征因其要替代的组织类型而异。脱细胞真皮基质主要用于结构支持，并旨在作为组织再生框架，使成纤维细胞和血管长入，以促进新的胶原蛋白沉积[7]。这一过程由细胞外基质本身的超微结构以及残存在基质中的生长因子和趋化因子驱动。除了脱细胞真皮基质的这些内在特性之外，真皮脱细胞的方法以及患者特异性因素对植入脱细胞真皮基质的炎症反应及其最终与机体的整合程度也有显著影响。我们将宿主与脱细胞真皮基质间的相互作用统称为"脱细胞真皮基质的生物反应"。脱细胞过程涉及完全去除抗原性细胞物质（核酸、脂质和某些细胞蛋白质）和保留细胞外基质结构（胶原、弹性蛋白、糖胺聚糖和生长因子）这两个目标之间的平衡，从而为功能性宿主组织的再生提供最佳的基质环境。与肠黏膜下层等较薄的组织相比，皮肤真皮组织的厚度和复杂性需要更强的机械和化学方法来实现充分的脱细胞[8]。

这些严苛的加工处理方法已被证明会导致细胞外基质结构的降解以及糖胺聚糖和生长因子含量的降低。然而，如果没有达到脱细胞方法去除主要组织相容性复合体（major histocompatibility complex，MHC）抗原至低于临界水平的目标，将会导致新生组织基质重塑和整合的失败[7]。已经报道的脱细胞方法包括机械、化学、酶和基于组织洗涤剂的方法，并且通常是这些方法的组合[1]。最佳的脱细胞方法取决于组织类型、组织厚度、形状、细胞密度和基质密度，根据组织来源和重建目的的不同而变化[1]。虽然市场上出售的脱细胞真皮基质的脱细胞方案是专有的，但它们可能涉及以上方法的组合。

就去除细胞成分和保留细胞外基质这两个目标而言，每种脱细胞方法都有其优点和局限性。纯物理方法，如使用多次冻融循环，具有避免化学试剂残留在基质中的优点，但也可能难以导致较厚组织（如真皮）的充分脱细胞[7]。物理搅拌通常与化学试剂或组织洗涤剂结合使用，以实现较好的脱细胞效果。使用组织洗涤剂的一个缺点是它可能会削弱基质的胶原网络并使生长因子变性，而且残留在脱细胞真皮基质中的组织洗涤剂可能具有细胞毒性，会抑制细胞迁移和增殖[9]。同时，为了去除基质中残留的核酸，通常会在上述方法中加入核酸酶（脱氧核糖核酸酶或核糖核酸酶）。

虽然对同种异体器官移植的免疫反应已经有了较深的研究，但对脱细胞基质导致的机体免疫反应却知之甚少[10]。由于细胞外基质的许多成分在物种间高度保守，它们不会像残存的特异性细胞成分那样导致宿主免疫系统的激活[11]。此外，脱细胞过程本身可能会改变剩余的抗原表位，使得它们不会引起宿主免疫反应，或者可能存在为了在宿主组织中引起炎症反应而必须满足的抗原阈值浓度[11]。

与所有植入性材料一样，对脱细胞真皮基质的生物反应遵循所谓的组织级联反应包括一系列宿主反应，如组织损伤、血液－材料相互作用、临时基质形成、急性炎症、慢性炎症和异物反应[12,13]。

对植入的脱细胞基质的生物反应特征与正常伤口愈合的炎症反应类似，早期中性粒细胞浸润，72h 后转变为单核细胞或巨噬细胞浸润[14]。急性炎症反应是所有伤口愈合的重要组成过程。然而，多种因素可以影响急性炎症反应的持续时间，并决定生物材料能否被正常整合（即天然实质细胞的长入），或被包裹，或整合失败。脱细胞真皮基质的特性，如大小、形状、化学和物理性质，是这种急性炎症强度和持续时间的关键决定因素，也是它与宿主组织整合还是导致慢性纤维化炎症反应的关键决定因素[15]。

对植入的猪小肠黏膜下层来源的细胞外基质的组织学研究表明，在结构性重塑过程中，它能被完全降解并被功能性宿主组织替代[14]。然而，不同厚度的无细胞真皮组织的类似降解和替代程度各不相同。此外，在乳房重建中，还没有很好地确定是什么成分构成了完整的脱细胞真皮基质结构重塑[16]。在大鼠腹壁模型中对人和猪真皮基质的组织学评估显示，植入后1年多，材料中的细胞渗透不完全[17]，然而也有文献报道在较短的时间里，脱细胞真皮基质中就出现了显著的细胞浸润[18]。

基于去细胞化的程度，对植入的细胞外基质的生物学反应的主要差异已得到证实。Brown等[19]在实验性小鼠腹壁缺损模型中显示，植入具有残存细胞成分的猪膀胱来源的细胞外基质导致了宿主单核细胞向促炎性M1表型巨噬细胞转变，其特征标志为白细胞介素（interleukin，IL）-1B、IL-6和肿瘤坏死因子（tumor necrosis factor，TNF）-α。相比之下，植入相对完全脱细胞的细胞外基质导致M2表型巨噬细胞占优势，众所周知，它在组织修复和再生中起着重要作用[19, 20]。已有研究表明细胞外基质与宿主的整合和向M2单核细胞表型转变之间存在相关性[21]。因此，未能充分脱细胞可导致宿主的促炎状态，从而不利于脱细胞真皮基质的结构重塑和整合。此外，在小鼠腹壁植入模型中，未充分脱细胞的基质与血肿的形成有关[10]。

虽然商业性细胞外基质的脱细胞方案仍然是专有的，但独立研究者已经用不同的方法研究了这些脱细胞真皮基质的特征。Gilbert和他的同事测试了许多商业性细胞外基质中残留DNA含量，其中只有一种异体真皮（AlloDerm），是一种无细胞真皮基质，它没有被检测到残留DNA[22]。同时，他们最近在猪乳腺组织扩张器模型中比较了 AlloDerm 和 AlloMax，综合评估了基质的厚度、渗透性、残留核酸含量、多种生长因子和细胞相容性等[18]。他们发现 AlloDerm 比 AlloMax 更厚，孔隙率更低，尽管 AlloDerm 含有更多的碱性成纤维细胞生长因子（basic fibroblast growth factor，bFGF）和血管内皮生长因子（vascular endothelial growth factor，VEGF）。而且无论是 AlloDerm 还是 AlloMax 都没有完全脱细胞，都含有一定细胞成分和残留的 dsDNA 大片段。AlloDerm 明显残留了更多的 DNA，且含有完整的供体细胞。就细胞相容性而言，与 AlloMax 相比，成纤维细胞在 AlloDerm 上表现出更多的体外生长，而微血管内皮细胞则相反。对植入12周的脱细胞真皮基质进行组织学分析表明，在多个解剖位置，AlloMax 中长入的细胞成分比 AlloDerm 更多，尽管没有描述浸润基质的细胞类型，同种异体移植导致了更多的多核巨细胞形成。对两种基质观察到相似程度的时间依赖性新血管形成。在第12周，AlloDerm 被重塑了50%，而 AlloMax 被重塑了80%，这一差异与基质中的残留 DNA 密切相关。然而，研究人员没有将这些体内变化与任何机械性能指标联系起来。

其他多个研究小组从细胞浸润和新生血管形成比较了各种人尸体和猪真皮基质与宿主的整合程度[23-27]。对所有这些研究的回顾超出了本章的范围，但是没有一种真皮基质在动物模型和人活检材料中被确定为优越。

脱细胞真皮基质中的胶原交联情况已被证明是生物反应的另一个决定因素。交联胶原可以增强脱细胞真皮基质的机械性能并防止其降解[7, 28]。通过使用化学试剂（如戊二醛）可以对脱细胞真皮基质进行有意地交联，而对脱细胞真皮基质进行灭菌的 γ 射线等可能会造成意外的胶原交联[7]。与未交联的猪脱细胞真皮基质相比，交联的脱细胞真皮基质细胞浸润和新生血管形成较少[29]。然而，更新的交联技术可提高脱细胞真皮基质的机械强度和生物整合度[30]。

（四）影响脱细胞真皮基质生物反应的患者和技术因素

生物材料的完美整合是植入成功的关键决定因素，整合失败是许多重建并发症的根本原因。好与差之间的连续统一可以如图 3-1 概念化。整合不良时，植入引起的急性炎症将转化为持续的慢性炎症，其本质是宿主对植入材料的异物反应（图 3-2）[31]。这将会导致血肿的形成，而血肿的形成本身又将会导致额外的并发症[32]。相反，植入材料与宿主的成功整合会有利于急性炎症的缓解，其促进的组织重塑可

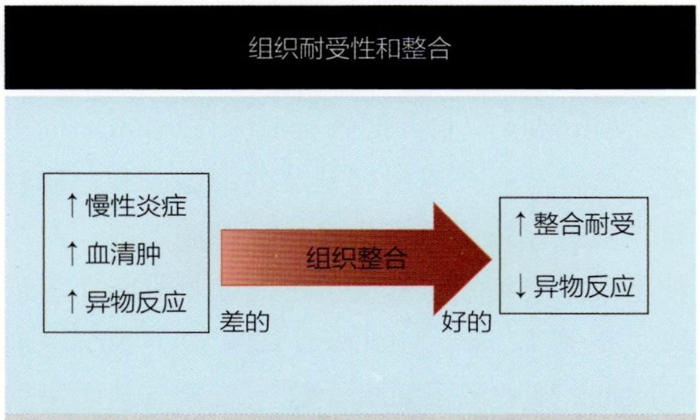

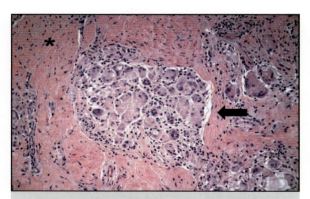

▲ 图 3-1　脱细胞真皮基质整合的连续性

ADM 整合不良会导致慢性炎症和异物反应，从而易于形成血肿和其他并发症

▲ 图 3-2　组织学显示在第二阶段乳房重建时围绕未整合的脱细胞真皮基质慢性炎症

箭头表示 ADM 材料在异物反应中被包裹。箭头附近可见多核异物巨细胞（引自 Buck, D.W.et al., *Plast, Reconstr. Surg.*, 124, 174e-176e, 2009.）

以使得基质的血运重建，并降低机体的异物反应。

许多因素，包括细胞外基质本身的结构和功能以及所采用的脱细胞方法的影响已经被讨论过。虽然脱细胞真皮基质的这些内在特性非常重要，但患者自身也是一个额外的影响因素。重要的是，外科医生针对患者情况进行明智的选择，可以最大限度地减少与生物反应这一方面相关的不利影响。

Cavallo 和他的同事最近的研究利用了一个用于基质重塑的半定量评分系统，来分析来自 62 名处于第二阶段乳房重建患者的活检脱细胞真皮基质样本，并试图将脱细胞真皮基质的整合与各种患者因素相关联。在一个多变量模型中，作者发现吸烟史、皮质类固醇激素使用史和放疗时间均与统计学上显著较低的重塑评分相关[33]。一项前瞻性随机对照试验比较了 AlloDerm 和 DermaMarix，发现体重指数（body mass index，BMI）> 30kg/m^2、更大的乳房、更大的组织扩张器尺寸和更大的术中填充量是脱细胞真皮基质整合不良的预测因素，而这与更长的术后引流时间相关[34]。所有这些参数反映了更大的乳房尺寸可能转化为乳房切除术后皮瓣和假体腔隙之间的不匹配。这种不匹配阻碍了脱细胞真皮基质在乳房切除术皮瓣上的附着，进而导致整合不良。

将这些危险因素联系在一起的一个关键因素是乳房切除术后皮瓣血供。皮瓣血供对于伤口愈合和生物材料的整合都至关重要。皮瓣血供不佳与吸烟、外周血管疾病和高血压有关，因此这些因素可能会导致脱细胞真皮基质整合不良和其他并发症[35, 36]。在乳房重建中实现脱细胞真皮基质整合的另一个挑战是脱细胞真皮基质的两个表面与血管化的组织床不在同一位置[16]。深表面邻接假体，而浅表面与乳房切除术皮瓣相贴，而皮瓣可能具有不同的血供情况。

作为对术前放疗的纤维化反应的一部分，过度的成纤维细胞浸润可能会破坏脱细胞真皮基质在周围组织中的整合[3]。在用 AlloDerm 进

行第一阶段组织扩张器（tissue expander，TE）重建后进行化疗和放疗的联合治疗，在第二阶段重建时显示缺乏整合的样本的比例明显更高[16]。组织学分析证实，接受化疗的患者的脱细胞真皮基质具有较少的 I 型胶原、较少的细胞浸润及较少的细胞外基质沉积和新血管形成。整合失败会导致许多并发症，包括感染、血肿、植入物被迫取出和不良的美学效果。然而，在术后放疗的情况下，脱细胞真皮基质可以使假体囊袋加速扩张至最终体积，防止皮瓣坏死，降低移植率[37]。

（五）总结

临床医生和科学家们开始理解许多重要的脱细胞真皮基质特征对植入重建患者最终表现和临床结果的个体影响。了解去细胞化的基本方法以及在保留细胞外基质结构和生长因子功能的同时，完全去除细胞成分的需求对于执业外科医生至关重要。此外，对脱细胞不足对宿主炎症反应的影响的理解将使外科医生能够在这些细胞外基质被应用到临床实践中时，就它们的性质提出有根据的问题。基础研究中检查细胞外基质组成和整合的数据需要与临床结果相关，如机械性能和并发症发生率。这将产生有价值的信息，不仅有可能指导临床决策和细胞外基质的选择，而且有可能改善细胞外基质产品的生产质量。

参考文献

[1] Crapo, P. M., et al. (2011). An overview of tissue and whole organ decellularization processes. *Biomaterials* 32(12): 3233–3243.

[2] Nahabedian, M. Y. and S. L. Spear (2011). Acellular dermal matrix for secondary procedures following prosthetic breast reconstruction. *Aesthet Surg* J 31(7 Suppl): 38S–50S.

[3] Vu, M. M. and J. Y. Kim (2015). Current opinions on indications and algorithms for acellular dermal matrix use in primary prosthetic breast reconstruction. *Gland Surg* 4(3): 195–203.

[4] Zhong, T. et al. (2013). The multi centre Canadian acellular dermal matrix trial (MCCAT): Study protocol for a randomized controlled trial in implant-based breast reconstruction. *Trials* 14: 356.

[5] Jordan, S. W. et al. (2014). An algorithmic approach for selective acellular dermal matrix use in immediate two-stage breast reconstruction: Indications and outcomes. *Plast Reconstr Surg* 134(2): 178–188.

[6] Keane, T. J. et al. (2015). Methods of tissue decellularization used for preparation of biologic scaffolds and in vivo relevance. *Methods* 84: 25–34.

[7] Novitsky, Y. W. and M. J. Rosen (2012). The biology of biologics: Basic science and clinical concepts. *Plast Reconstr Surg* 130(5 Suppl 2): 9S–17S.

[8] Reing, J. E. et al. (2010). The effects of processing methods upon mechanical and biologic properties of porcine dermal extracellular matrix scaffolds. *Biomaterials* 31(33): 8626–8633.

[9] Boone, M. A. et al. (2015). Recellularizing of human acellular dermal matrices imaged by high-definition optical coherence tomography. *Exp Dermatol* 24(5): 349–354.

[10] Keane, T. J. et al. (2012). Consequences of ineffective decellularization of biologic scaffolds on the host response. *Biomaterials* 33(6): 1771–1781.

[11] Keane, T. J. and S. F. Badylak (2015). The host response to allogeneic and xenogeneic biological scaffold materials. *J Tissue Eng Regen Med* 9(5): 504–511.

[12] Anderson, J. M. (2001). Biological responses to materials. *Annu Rev Mater Res* 31: 81–110.

[13] Wells, A. et al. (2015). Skin tissue repair: Matrix microenvironmental influences. Matrix Biol 49: 25–36.

[14] Badylak, S. et al. (2002). Morphologic study of small intestinal submucosa as a body wall repair device. *J Surg Res* 103(2): 190–202.

[15] Anderson, J. M. et al. (2008). Foreign body reaction to biomaterials. *Semin Immunol* 20(2): 86–100.

[16] Myckatyn, T. M. et al. (2015). The impact of chemotherapy and radiation therapy on the remodeling of acellular dermal matrices in staged, prosthetic breast reconstruction. *Plast Reconstr Surg* 135(1): 43e–57e.

[17] Bryan, N. et al. (2014). The in vivo evaluation of tissue-based biomaterials in a rat full-thickness abdominal wall defect model. *J Biomed Mater Res B Appl Biomater* 102(4): 709–720.

[18] Carruthers, C. A. et al. (2015). Histologic characterization of acellular dermal matrices in a porcine model of tissue expander breast reconstruction. *Tissue Eng Part A* 21(1–2): 35–44.

[19] Brown, B. N. et al. (2012). Macrophage phenotype as a predictor of constructive remodeling following the implantation of biologically derived surgical mesh materials. *Acta Biomater* 8(3): 978–987.

[20] Orenstein, S. B. et al. (2010). Activation of human mononuclear cells by porcine biologic meshes in vitro. *Hernia* 14(4): 401–407.

［21］Lucke, S. et al. (2015). Acute and chronic local inflammatory reaction after implantation of different extracellular porcine dermis collagen matrices in rats. *Biomed Res Int* 2015: 938059.

［22］Gilbert, T. W. et al. (2009). Quantification of DNA in biologic scaffold materials. *J Surg Res* 152(1): 135–139.

［23］Glasberg, S. B. and D. Light (2012). AlloDerm and Strattice in breast reconstruction: A comparison and techniques for optimizing outcomes. *Plast Reconstr Surg* 129(6): 1223–1233.

［24］Chauviere, M. V. et al. (2014). Comparison of AlloDerm and AlloMax tissue incorporation in rats. *Ann Plast Surg* 73(3): 282–285.

［25］Richter, G. T. et al. (2007). Histological comparison of implanted cadaveric and porcine dermal matrix grafts. *Otolaryngol Head Neck Surg* 137(2): 239–242.

［26］De Silva, G. S. et al. (2014). Lack of identifiable biologic behavior in a series of porcine mesh explants. *Surgery* 156(1): 183–189.

［27］Sandor, M. et al. (2014). Comparative host response of 2 human acellular dermal matrices in a primate implant model. *Eplasty* 14: e7.

［28］Carlson, T. L. et al. (2013). Effect of cross-linked and non-cross-linked acellular dermal matrices on the expression of mediators involved in wound healing and matrix remodeling. *Plast Reconstr Surg* 131(4): 697–705.

［29］Mestak, O. et al. (2014). Comparison of cross-linked and non-cross-linked acellular porcine dermal scaffolds for long-term full-thickness hernia repair in a small animal model. *Eplasty* 14: e22.

［30］Lee, J. H. et al. (2015). Characterization and tissue incorporation of cross-linked human acellular dermal matrix. *Biomaterials* 44: 195–205.

［31］Buck, D. W. et al. (2009). Diagnostic dilemma: Acellular dermis mimicking a breast mass after immediate tissue expander breast reconstruction. *Plast Reconstr Surg* 124(1): 174e–176e.

［32］Kim. J. Y. S. and C. M. Connor. (2012). Focus on technique: Two stage implant-based breast reconstruction. *Plast Reconstr Surg* 130(5S–2S): 104S–115S.

［33］Cavallo, J. A. et al. (2015). Remodeling characteristics and collagen distributions of biologic scaffold materials biopsied from postmastectomy breast reconstruction sites. *Ann Plast Surg* 75(1): 74–83.

［34］Mendenhall, S. D. et al. (2015). The BREASTrial Stage II: ADM breast reconstruction outcomes from the time of implant exchange to 3 months post-op. *Plast Reconstr Surg* 136(4 Suppl): 111–112.

［35］Seth, A. K. et al. (2011). Additive risk of tumescent technique in patients undergoing mastectomy with immediate reconstruction. *Ann Surg Oncol* 18(11): 3041–3046.

［36］McCarthy, C. M. et al. (2008). Predicting complications following expander/implant breast reconstruction: An outcomes analysis based on preoperative clinical risk. *Plast Reconstr Surg* 121(6): 1886–1892.

［37］Spear, S. L. et al. (2012). Two-stage prosthetic breast reconstruction using AlloDerm including outcomes of different timings of radiotherapy. *Plast Reconstr Surg* 130(1): 1–9.

二、乳房植入物相关的间变性大细胞淋巴瘤

Mark W. Clemens　著

全世界每年约有 150 万个假体被用于隆乳和乳房再造[1]。2011 年，美国食品药品监督管理局（Food and Drug Administration，FDA）发布了一份安全通讯，称"隆乳女性在植入物附近的瘢痕囊中患 ALCL 的风险很小，但会逐步增加[2]"。此警告基于病例报告，可追溯至 Keech 和 Creech 在 1997 年描述的一个开创性病例[3]。乳房植入物相关的间变性大细胞淋巴瘤（breast implant–associated anaplastic large cell lymphoma，BI–ALCL）是一种罕见的恶性肿瘤，发生在乳房假体周围的积液或瘢痕包膜中[4]。迄今为止有 118 例个案报道和近 200 例病理确诊病例，尽管其发病率、病因和诱发风险因素尚未完全确定[5]。

淋巴瘤是一种由淋巴细胞发展而来的免疫系统癌症，是最常见的血液恶性肿瘤，广泛包括霍奇金淋巴瘤、非霍奇金淋巴瘤（non-Hodgkin's lymphoma，NHL）和各种淋巴增生性疾病[6]。在美国，约 68 000 例非霍奇金淋巴瘤中，包括估计 17 000 例纯 T 细胞非霍奇金淋巴瘤诊断的发病率，有近 2000 例 ALCL[7, 8]。系统性 ALCL 通过表达或不表达间变性淋巴瘤激酶（anaplastic lymphoma kinase，ALK）酪氨酸激酶受体基因易位进一步分类，其 5 年中位总生存率为 30%～50%。标准的一线化疗是环磷酰胺、羟基柔红霉素、长春新碱和泼尼松。当接受化疗时，ALK 阳性的 ALCL 总 5 年生存率高于全身 ALK–ALCL（分别为 58%、34%）[9]。

（一）认识乳房植入物相关的间变性大细胞淋巴瘤

自 2011 年美国 FDA 进行安全沟通以来，世界各地的许多主要政府机构都制订了 BI-ALCL 声明，其中包括 2012 年的国家综合癌症网络[10]、2014 年的世界卫生组织和国际癌症研究机构[11]、2015 年的美国国家癌症研究所[12] 和法国国家癌症研究所（国家医疗安全机构）[13]。荷兰的一项研究发现，与未植入乳房假体的女性相比，植入乳房假体的女性患上 ALCL 的优势比为 18.2［95% 置信区间（confidence interval，CI）为 2.1～156.8］。基于这些数据，作者估计在使用假体的女性中，BI-ALCL 病例的发生率为每年（0.1～0.3）/10 万。

所有报道的 BI-ALCL 病例都是纯 T 细胞、ALK 阴性并表达 CD30 细胞表面蛋白[14]。大多数病例是在植入物修复手术中诊断的（距离最近手术＞ 12 个月），包括持续的皮下积液，并可能伴有疼痛、乳房肿块、肿胀或乳房不对称的症状。在乳腺癌的初次强化和重建或预防中报道的 BI-ALCL 病例数几乎相等。所有主要的植入物制造商都与 BI-ALCL 病例有关。尽管如此，对于 ALCL 来说，还没有明确的风险因素，尽管已经提出了许多理论，但是这些理论都是基于带纹理植入物病例的主导地位。这些因素包括导致 T 细胞增生的亚临床生物膜、对反复包膜磨损的带纹理植入物颗粒的反应、遗传易感性或自身免疫性病因。然而，这些观察结果都没有在正式的流行病学研究中得到证实[15, 16]。需要进一步的研究来确定可以改变的危险因素、易感人群以及最佳的筛查和监测模式。

（二）对可疑和确诊病例的管理

BI-ACLC 患者的平均年龄为 52 岁（28—87 岁），从植入到诊断为淋巴瘤的中位时间为 9 年（1～32 年）[17]。任何在植入后 1 年以上发生的皮下积液，如果不能用感染或创伤来解释，则应认为是可疑的疾病。1/3 的患者出现肿块，这可能表明临床进程更有侵袭性。超声对 BI-ACLC 的灵敏度和特异性分别为 84% 和 75%，可作为疑似病例的筛查工具。此外，结合对确诊病例的正电子发射计算机断层扫描（positron emission-computed tomography，PET-CT），超声波可用于确定局部范围和监测疾病[18]。对于任何怀疑为 BI-ACLC 的病例，应将假体周围吸液送病理做细胞学检查和 CD30 免疫组化，并明确临床病史细节和明确"排除 BI-ACLC"的目的（图 3-3）。

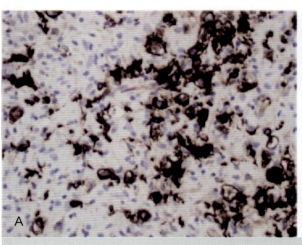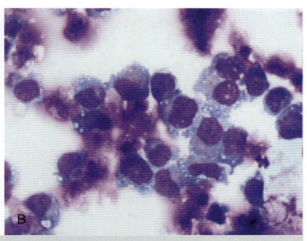

▲ 图 3-3　ALCL 恶性积液的瑞特 - 吉姆萨染色
A. 图示多形性细胞具有马蹄形细胞核、核折叠和丰富的空泡状细胞质；B. BI-ALCL 组织切片的 CD30 免疫组织化学

　　经活检证实为双 ALCL 的患者必须转诊至淋巴瘤肿瘤学家。BI-ALCL 的外科治疗需要完全的肿瘤消融，包括移除植入物、完全切除任何边缘阴性的疾病肿块和全包膜切除术[19]。因为植入物包膜可能引流到多个区域淋巴结，所以在 BI-ALCL 的治疗中，导向的前哨淋巴结活检似乎没有作用。对增大的淋巴结进行细针抽吸会产生假阴性，因此应对任何可疑的淋巴结进行切除活检。强烈建议多学科肿瘤小组的参与，以实现最佳的手术控制和整体管理。不完全切除或不充分的局部手术随后可以通过辅助治疗（如化疗和放疗）来补偿，而在大多数情况下，完全手术切除可能是最佳的治疗方法（图 3-4）。手术应采用严格的肿瘤学技术进行，包括使用标本定向缝线，将手术夹放置在肿瘤床内，如果进行对侧转移，则使用全新的器械。目前，FDA 不建议对无症状患者或家族性癌症易感性患者进行筛查或预防性移除植入物。放射疗法也被用于疾病的局部控制，需要进一步的研究来确定辅助治疗的具体适应证。乳房肿块患者的总体生存率和无进展生存率更差（P 分别为 0.052 和 0.03）。目前，尚不清楚肿块和不良预后的联系是否反映了更具侵袭性的变异、更严重的疾病，甚至是手术消融不足的后果。T 细胞淋巴瘤治疗的进展为单纯外科难治的 ALCL 淋巴瘤提供了治疗机会。维布妥昔单抗（Brentuximab Vedotin）是一种新型抗 CD30 单克隆抗体，它改变了全身性 ALCL 的治疗。据报道，在复发或难治性全身性 ALCL 中，客观缓解率为 86%，完全缓解率为 59%[20]。BI-ALCL 的总中位生存期为 12 年（中位随访 2 年，范围 0～14 年）[19]。

　　乳房植入手术的知情同意程序中应包括对 BI-ALCL 的风险了解[21]。美国 FDA 建议，所有 BI-ALCL 确诊病例应向美国整形外科学会（American Society of Plastic Surgeons，ASPS）开发的资料登记系统（乳房植入和间变性大细胞淋巴瘤病因和流行病学的患者登记和结果）报告（www.thepsf.org/ PROFILE）。

　　BI-ALCL 的及时诊断将取决于数百万接受乳房植入的女性能否获得加强的监测、知识渊博的医生以及适当的调查研究和医疗护理。BI-ALCL 是一种罕见的与乳房植入物相关的淋巴瘤，尽管确切的病因和发病机制仍不清楚。准确的诊断和完整的外科手术治疗对患者的最终治疗很重要。

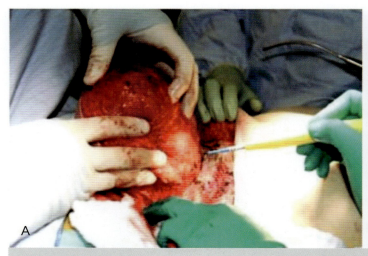
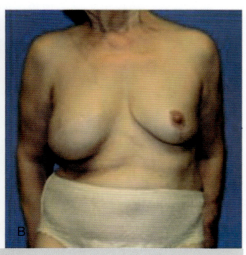

▲ 图 3-4　一名 77 岁女性的临床图像

患者接受了带纹理硅胶植入物的乳腺癌右乳房重建术。植入手术 11 年后，最近患者的右侧乳房出现肿胀，抽吸检查后被诊断为 BI-ALCL。患者接受了全囊切除术和植入物移除。患者没有接受进一步的辅助治疗，目前无复发及转移

参考文献

[1] International Society of Aesthetic Plastic Surgery 2015 Global Statistics Retrieved from http://www.isaps.org accessed January 1, 2016.

[2] U.S. Food and Drug Administration. (2011). Anaplastic large cell lymphoma (ALCL) In *Women with Breast Implants: Preliminary FDA Findings and Analyses*. Retrieved from www.fda.gov accessed January 15, 2016.

[3] Keech JA. and Creech BJ. Anaplastic T-cell lymphoma in proximity to a saline-filled breast implant. *Plas Reconstr Surg* 1997; 100(2):554–555.

[4] Kim B, Roth C, Chung KC et al. Anaplastic large cell lymphoma and breast implants: A systematic review. *Plas Reconstr Surg* 2011; 127:2141–2150.

[5] Brody GS, Deapen D, Taylor CR. Anaplastic large cell lymphoma occurring in women with breast implants: Analysis of 173 cases. *Plast Reconstr Surg* 2015; 135(3): 695–705.

[6] General Information About Adult Non-Hodgkin Lymphoma. *Nat Cancer Inst website accessed November 20, 2014.*

[7] SEER Data Fact Sheets: Non-Hodgkin Lymphoma website, http://seer.cancer.gov/statfacts/html/nhl.html accessed November 10, 2014.

[8] Altekruse SF, Kosary CL, Krapcho M et al. (Eds.). *SEER Cancer Statistics Review, 1975–2007*. Bethesda, MD: National Cancer Institute, 2010.

[9] Savage KJ, Harris NL, Vose JM et al. ALK- anaplastic large-cell lymphoma is clinically and immunophenotypically different from both ALK+ ALCL and peripheral T-cell lymphoma, not otherwise specified: Report from the international peripheral T-cell lymphoma project. *Blood* 2008; 111:5496–5504.

[10] NCCN Clinical Practice Guidelines in Oncology (NCCN Guidelines®) for Non-Hodgkin's Lymphomas. January 25, 2012. www.nccn.org, accessed August 1, 2015.

[11] IARC Monographs on the Evaluation of Carcinogenic Risks to Humans. Report of the Advisory Group to Recommend Priorities for IARC Monographs during 2015–2019, April 18, 2014. http://monographs.iarc.fr, accessed August 1, 2015.

[12] US National Cancer Institute, Treatment for health professionals. http://www.cancer.gov/, accessed August 1, 2015.

[13] Institut National du Cancer. *Agence Nationale de Sécurité du Médicament. Breast Implant Associated Anaplastic Large Cell Lymphoma: Expert Opinion*, February 1, 2015.

[14] Clemens MW, Miranda RN. Commentary on: Lymphomas associated with breast implants: A review of the literature: Table 1. *Aesthet Surg J.* 2015; 35(5):545–547.

[15] Hu H, Aljohani K, Almatroudi A et al. Bacterial biofilm infection detected in breast implant associated anaplastic large cell lymphoma. *Plast Reconstr Surg* 2016; 137(6):1659–1669.

[16] Yoshida SH, Swan S, Teuber SS, Gershwin ME. Silicone breast implants: Immunotoxic and epidemiologic issues. *Life Sci* 1995; 56(16):1299–1310.

[17] Miranda RN, Aladily TN, Prince HM et al. Breast implant-associated anaplastic large-cell lymphoma: Longterm follow-up of 60 patients. *J Clin Oncol* 2014; 32:114–120.

[18] Beatriz EA, Miranda RN, Rauch GM et al. Breast implant-associated anaplastic large cell lymphoma: Sensitivity, specificity and findings of imaging studies in 44 patients. *Breast Cancer Res Treat* 2014; 147(1):1–14.

[19] Clemens MW, Medeiros LJ, Butler CE et al. Complete surgical excision is essential for the management of patients with breast implant-associated anaplastic large-cell lymphoma. *J Clin Onc* 2015; 34(2):160–168.

[20] Younes A, Bartlett NL, Leonard JP et al. Brentuximab vedotin for relapsed CD30positive lymphomas. *N Engl J Med* 2010; 363:1812–1821.

[21] Clemens MW, Butler CE, Miranda R. Breast implant informed consent should include the risk of ALCL. *Plast Reconstr Surg* 2016; 137(4):1117–1122.

三、对自体移植脂肪的生物学反应

Animesh Patel　Charles M. Malata　著

（一）概述

自体脂肪移植是一种已经应用了一个多世纪的外科技术。根据早期的报道，人们开始担心脂肪移植物的存活和寿命，这导致了受欢迎程度的下降。20世纪80年代吸脂术的出现为获取脂肪移植物提供了一种新的方法，人们对脂肪移植的潜力重新产生了兴趣。脂肪移植物的采集、加工和注射技术的进一步改进，提高了移植物的存活率，自体脂肪移植技术现已成为整形外科医生医疗能力的重要组成部分。然而，没有公认方法来收获和处理这些移植物，许多领域的争议仍然存在。在理解脂肪组织的生理学和脂肪作为干细胞来源的评价方面的最新进展，激发了医学界的持续的兴趣，并在该领域产生了更进一步的争议。

到目前为止，自体脂肪移植已经用于许多乳房美容和重建手术，其中一些列于表3-1。然而，关于自体乳房手术或乳腺癌手术（乳房

表 3-1　自体脂肪移植在乳房美容和重建手术中的潜在应用

- 用于小号乳房或萎缩乳房的隆乳
  - 改善隆乳术后乳房畸形
- 填充覆盖可触及或可见的乳房假体
  - 纠正结节性乳房畸形
- 纠正 Poland 乳房畸形
- 乳房肿块切除术后畸形的矫正
- 乳房切除术后重建
- 辅助其他形式乳房重建
  - 填充假体或皮瓣乳房重建术后的凹痕，改善轮廓
  - 增加重建后的乳房体积
  - 最小化假体乳房重建后的包膜挛缩发生率
  - 改善放疗引起的皮肤和软组织变化
- 乳头重建

切除术或广泛局部切除术）后脂肪移植的具体应用仍存在争议。

（二）脂肪生物学概述

1. 胚胎学

在人类中，脂肪的发育始于子宫内，在妊娠 14～16 周可以检测到脂肪组织。从妊娠中期开始，间充质细胞聚集发生，脂肪生成和血管生成之间的复杂联系得以建立。

在这个阶段，原始血管和毛细血管网发育，从多能胚胎干细胞衍生的间充质细胞围绕这些血管和毛细血管网分化为前脂肪细胞。随着发育的继续，前脂肪细胞分化为未成熟的脂肪细胞，随后分化为成熟的脂肪细胞。肉眼可见的脂肪小叶由这些脂肪细胞聚集而成。在妊娠晚期，小叶沉积在新生儿特有的解剖位置，并且在整个胎儿生命过程中尺寸逐渐增加。

2. 功能

脂肪组织有 2 种亚型，分别由棕色脂肪或白色脂肪组成。棕色脂肪在新生儿中含量丰富，它的主要功能是隔热和调节温度。随着成熟，棕色脂肪逐渐被白色脂肪所取代。

脂肪的功能包括以下几个方面。

- 三酰甘油的储存。
- 游离脂肪酸的释放。
- 雌激素的合成。
- 类固醇激素的储存。
- 瘦素的分泌。
- 参与脂肪细胞代谢的肽的外分泌。
- 脂肪来源干细胞（adipose-derived stem cell，ASC）的来源。

3. 脂肪组织和脂肪细胞的形态学

脂肪细胞分化始于多能干细胞，多能干细胞产生间充质前体细胞，这种细胞有可能分化为多种细胞系的其中一种，如骨、肌肉、软骨或脂肪。在正确的分子和细胞事件下，前体细胞分化为前脂肪细胞，然后最终分化为成熟的脂肪细胞。单个脂肪细胞通过间质的胶体渗透压紧密地堆积在一起。

前脂肪细胞是一个有中央核的扁平细胞，当它分化时，小脂滴开始在其中积聚。随着细胞进一步成熟，脂滴变大并结合，形成终末分化的脂肪细胞。成熟的脂肪细胞含有 95% 的三酰甘油（按重量计算），由一个大的中央的脂滴组成，被细胞膜内一层非常薄的细胞质包围。

随着饮食脂肪摄入量的增加，脂肪细胞将循环中的葡萄糖转化为脂肪酸，并以三酰甘油的形式储存在脂滴中。当饮食摄入量低时，相反的情况发生，储存的三酰甘油被激素敏感型脂肪酶分解，并以脂肪酸和甘油的形式释放出来。

脂肪组织遍布成人全身，其解剖分布存在显著的个体间差异。它大量存在于皮下组织和肠系膜。事实上，脂肪组织在特定部位的堆积，如腹部、臀部和大腿，为自体脂肪移植提供了来源。脂肪组织的血流和代谢也根据解剖位置而变化，这些过程是由参与脂质代谢的激素调节的，其中一些激素是由脂肪细胞自身分泌的。这些激素包括腺苷、血管紧张素 II 和前列环素。

除了脂肪细胞，脂肪组织的基质血管部分包含许多细胞谱系，包括成纤维细胞、平滑肌细胞、内皮细胞、脂肪来源干细胞和免疫调节剂如单核细胞和淋巴细胞。脂肪小叶由所有这

些细胞组成，这些细胞由细胞外基质框架结合在一起。组成脂肪组织的小叶由纤维隔隔开，每个小叶构成一个独立的形态学和血管学单位，包含数千个单独的脂肪细胞。血管的较大分支在隔膜内行进，轴向动脉分成包围单个脂肪细胞的毛细血管的精细网络。

了解这种复杂的血管排列对于理解自体脂肪移植的病理生理学原理很重要。

（三）什么是脂肪移植，它"需要"什么

移植物的定义是：一个组织块，它完全脱离了原有的血液供应，并转移到一个新的部位，依靠受体床进行营养作用和血运重建。如果这些过程成功，移植物存活下来，就称为"接纳"。

1. 脂肪移植的过程

(1) 缺血和血浆获取：脂肪移植物在取出后会经历一段缺血期，在这段时间内移植物内的血管衰竭和代谢暂时减慢（甚至可能根据缺血时间而停止）。脂肪细胞的代谢活动率很高，接近骨骼肌，因此缺血耐受性差。在移植物移植后的最初几天，在急性炎症阶段，受体部位的细胞浸润手术部位。随后，移植物经历了一个血浆吸收的过程——脂肪移植物"吸取"或从受体床吸收血浆，营养物质直接从受体血浆直接扩散到移植物中。

(2) 血管再生：约 4 天后，移植物的小血管内恢复血流，这可能是受体和移植物血管自发吻合的结果（这一过程在 48h 后开始）。从受体床到移植物的新血管形成是同时发生的。在体内，很可能这两个过程都有助于移植物的初始血运重建，尽管新生血运重建的过程可能需要更长的时间。不论病理生理机制如何，脂肪细胞和前脂肪细胞对血管化重建前的缺血时期都非常敏感，任何促进血管化的干预都会提高移植物的存活率。

(3) 增殖：一旦发生小血管再血管化，脂肪移植物就经历增殖期，其特征是大血管化，以及随后的现有脂肪细胞和前脂肪细胞的增殖，以及去分化脂肪细胞和脂肪来源干细胞的再分化。

2. 移植物存活率

Lyndon Peer 提出的"细胞生存理论"认为，移植后在缺血一段时间后，一些脂肪细胞会死亡，另一些会以脂肪细胞的形式存活，而剩下的则会去分化 [1, 2]。如果脂肪移植存活下来，组织将重新形成血管，细胞将继续以脂肪细胞的形式存活，或者那些去分化的细胞将重新分化为脂肪细胞。尽管这一理论被提出的时候还没有得到重视，但脂肪来源干细胞在移植物中的存在将通过改善血管重建和愈合进一步增强移植物的活力。此外，脂肪来源干细胞本身可以分化为新的脂肪细胞。

（四）技术方面

当适当取出脂肪组织时，完整的脂肪单位通常包含完整的活脂肪小叶。请记住，每个脂肪小叶可以被视为一个单一的组织血管生物单位，因此，当"……它们的血管和隔膜完好无损……"时，脂肪移植物更有可能存活，为了最大限度地减少损伤，从取出到放置在受体部位的每个阶段对脂肪移植物进行温和的无损伤处理是至关重要的。尽管多年来使用了多种技术，但最常见的自体脂肪移植方法是 Sydney Coleman 描述的方法，该方式的技术方面将在下面讨论 [3, 4]。

1. 供区选择

至于理想的供体部位是什么，目前还没有共识，大多数解剖部位都被使用，这取决于所需脂肪的数量、患者的体质和易获取性。

脂肪组织具有生物化学和形态学特征，具有解剖部位特异性。特别是大腿区域的脂肪组织（Illouz 称之为马背区 [5]）具有更强的获取脂质的能力，并且由于抗脂质 α_2 受体的表达增加，阻断了三酰甘油分解代谢，因此更能抵抗生化分解。大腿和臀部的脂肪细胞除了具有最高的成脂活性外，平均细胞大小也更大。结缔组织

隔较少使得脂肪组织血管相对较少，从那里取出的移植物将包含较少的渗出血液。来自前腹壁的脂肪（特别是脐旁区域）血管更多，与其他部位相比，可能有更多的血液污染。

在手术过程中，患者的体位也会影响供体部位的选择，许多外科医生会选择从腹部和大腿收集脂肪，因为这不需要在手术过程中转动患者。

众所周知，脂肪保留了供体部位的记忆。当使用腹部 [腹壁下深穿支（deep inferior epigastric perforator，DIEP）或腹横直肌肌皮瓣（transverse rectus abdominis myocutaneous，TRAM）] 重建乳房时，重建的乳房将以类似于腹部组织的方式对营养变化做出反应。因此，体重的增加或减少会反映在重建后的乳房上，就好像组织还保留在腹壁上一样。同样，当移植到受体时，脂肪移植物将保留供体部位的代谢和储存特性。因此，供体部位的选择对任何成功移植的脂肪移植的后续表现都有重要的影响。

外科医生应注意，如果患者随后体重增加或减轻，患者已知对脂肪摄入的饮食变化反应稳定的身体区域应当能抵抗这种变化。从这些特定区域移植的脂肪可能会有更长的寿命。

2. 通过脂肪抽吸获取

脂肪抽吸术是脂肪移植的首选技术。通过这种方式可以获得大量的脂肪细胞，而且对于大多数患者来说，有大量的供体可供选择。此外，手术可以在局部麻醉下进行，对患者的风险最小。由于脂肪是通过吸脂术摘取的，供体部位的皮肤切口较小（＜ 1cm），不需要切开切除脂肪的更大切口（伴随瘢痕）。吸脂术的一个显著优点是可以同时勾画出供体区域的轮廓，从而改善该部位的外观。

3. 浸润液对脂肪抽吸的影响

抽吸前用局部麻醉剂和肾上腺素的混合物对供区进行浸润麻醉是常见的做法。

(1) 利多卡因：利多卡因和其他酰胺类局部麻醉剂已被证明可通过减少白细胞迁移和活化以及减少氧自由基等有毒代谢物的释放来促进伤口愈合。另一方面，利多卡因对葡萄糖转运、脂肪分解和培养中脂肪细胞的生长有负面影响。尽管一些作者选择不使用利多卡因，但浸润的效果通过洗涤细胞而逆转，并且脂肪细胞可以快速恢复功能和生长，而与利多卡因暴露的持续时间无关。局部麻醉的主要优点是对供区有镇痛作用。

(2) 肾上腺素：脂肪抽吸物中血液（和血清）的存在被认为对脂肪细胞的生存能力有负面影响。这些因素引起受体部位炎症反应，已知与感染风险增加和最终移植失败相关。肾上腺素的血管收缩作用将在这方面有所帮助，尽管可能有人认为肾上腺素会在转移过程中进一步收缩脂肪细胞的血管系统并减少移植物的摄取（尽管这在实践中尚未显示）。

4. 抽吸方式对脂肪抽吸物的影响

吸脂术采用负压机械吸引，这与 Coleman 用连接到注射器的钝头插管进行手动抽吸的技术形成对比。在低抽吸压力下，通过手动或机械抽吸收获的脂肪之间的脂肪细胞存活力几乎没有差异。然而，在传统吸脂术的负压水平下，脂肪细胞存活率和存活率在转移后显著下降。因此，手动抽吸或低压机械抽吸技术是优选的。

Coleman 的技术包括使用一个连接到抽吸套管的 10ml 注射器。当外科医生取出移植物时，注射器上的柱塞抽出 2～3ml 并保持抽吸压力。如果柱塞被最大限度地抽出，压力将会达到与机械抽吸相同，最好避免这种操作。轻柔的注射器抽吸可最大限度地减少对脂肪组织的损伤，这是最大限度提高移植物存活率的一个重要方面。

5. 脂肪抽吸套管和注射器的选择

Pierre Fournier [6] 在 20 世纪 90 年代早期率先使用针头和注射器进行脂肪移植。尽管此后描述了各种套管设计，但关键因素是轴腔的直径和尖端的设计。

更大的吸脂套管或吸脂针与更高的移植物存活率有关，而较细的器械与增高的脂肪细胞损伤率有关。虽然锋利的尖端更容易穿过供体组织，但脂肪细胞受损的风险增加，外科医生也必须意识到神经血管结构的潜在损伤风险。这些问题可以通过常规使用钝头套管来避免。

Coleman 通过 3mm 皮肤切口将钝头套管（2mm 内径）插入供体部位。套管连接到一个带有鲁尔锁的 10ml 注射器上。柱塞的稳定缩回产生负压，并且温和的往复运动或刮匙运动将脂肪收集到套管的孔中，随后进入注射器筒。然后断开连接，并根据外科医生的偏好进行处理。

6. 收获脂肪的加工

无论使用手动还是机械抽吸，脂肪抽吸物都是由活脂肪细胞、非活细胞、浸润液、油、血液和碎片构成的异质混合物。为了最大限度地增加移植物存活的机会，需要去除活脂肪细胞以外的成分，以最大限度地减少受体部位的炎症反应。

沉淀技术包括让脂肪抽吸物静置，从而在重力（不同密度）下将脂肪从血液和组织碎片中分离出来。Fournier 描述了将收获脂肪的注射器垂直放置在试管支架中，并允许脂肪抽吸物分成上面的脂肪组织和下面的"血红部分"不同的两层。后者在倾析上部脂肪组织后被丢弃，脂肪抽吸物用盐水进一步洗涤。如此反复，直到脂肪几乎不含没有红色血液成分，然后就可以使用了。

一些外科医生选择在生理盐水溶液中洗涤脂肪抽吸物。然而，这种做法并不普遍，因为冲洗收获的脂肪可能会导致机械和渗透损伤。

目前用于纯化脂肪抽吸物的方法是离心法。在使用这项技术之前，外科医生熟悉基本原理是很重要的。如果产生过高离心力，脂肪移植物的生存能力可能会受到损害，建议 1200g 的力足以分离存活的脂肪细胞，同时最大限度地减少细胞损伤。Coleman 的技术包括以 3000r/min 的速度离心 3min，使用一台产生 1286g 力的小型离心机。必须记住，直径较大的离心机可能会产生较高的离心力，达到可能损坏脂肪细胞

的水平。根据牛顿力学的解释，当使用更大的离心机时，需要降低旋转频率以减少产生的离心力。许多离心机只有可调节的速度设置，因此，为了对离心力进行必要的计算，知道每分钟转数和相对离心力之间的关系是很重要的。这由公式给出

$$F = (1.118 \times 10^{-5}) RS^2$$

其中 R 是半径（从转子中心到样品，单位为 cm），S 是速度（单位为 r/min），F 是离心力，单位为 g。必须注意确保适当的设置，因为过大的离心力与脂肪细胞（> 4000g）减少和脂肪干细胞（> 3000g）生存能力有关。

离心根据密度将脂肪抽吸物分成 3 个不同的部分。脂肪抽吸物中密度最小的成分为油，其由破裂脂肪细胞的三酰甘油组成。最底层由血液、水和渗透液等含水元素组成。中心层由有活力的脂肪细胞组成，在转移前必须分离出这一层。通过倾析除去油层，并且通过毛细作用除去任何残余的油脂成分，如用无菌纱布的末端，小心地移除注射器鲁尔锁端的塞子，并虹吸出最下层，同时小心不要干扰任何中间层。

这是至关重要的，因为脂肪层的下部实际上更致密，并且除了含有更浓缩的脂肪之外，它还含有大量的抗坏血酸。正是这些重要的祖细胞，可能对移植物的短期和长期存活具有重要意义。

离心技术是常用的纯化方法，其他纯化技术包括洗涤、倾析和过滤也有被报道，但没有证据表明任何一种方法的优越性。

研究已经尝试在移植前用化学方法改善脂肪抽吸物特性，以"启动"脂肪细胞。脂肪细胞分化需要胰岛素和胰岛素样生长因子，可以在收获的脂肪中加入胰岛素来促进这一点。同样，自体富血小板血浆在注射前与脂肪抽吸物结合，可以通过血小板衍生生长因子稳定脂肪移植物并促进愈合。实验研究表明，用促血管生成因子如血管内皮生长因子刺激脂肪抽吸物，

可以进一步提高移植物的存活率和移植脂肪的质量。然而，这些生长因子在临床实践中很少被使用。

除了增加移植物的存活，移植前脂肪的纯化还有其他原因，如果残留污染物，那么注射的真实体积将不能反映移植的活脂肪移植物的实际量。因此，外科医生和患者都会对正在"移植"的脂肪组织的真实体积产生错误的印象。脂肪抽吸物的非活性成分确实可能导致不良后遗症。此外，只有将脂肪抽吸物纯化到脂肪细胞，外科医生才能对移植脂肪体积进行计量和重现，才能更客观地评估和比较结果。

7. 脂肪注射技术

为了使脂肪移植物的损伤最小化并使脂肪细胞存活最大化，注射套管的选择和脂肪移植物的正确放置非常重要。注射之前，处理过的脂肪必须从抽吸注射器转移到注射用的注射器，这是通过特殊的连接器完成的。

8. 注射套管

选择使用锋利的还是钝的注射套管将取决于接受部位的条件和手术的目的。锋利的尖端将更容易穿过组织，如果脂肪位于皮下平面或纤维 / 瘢痕组织中，这可能是有用的。另一方面，可能有较高的出血风险（这可能危及移植物的获取）和对邻近结构造成意外伤害。血管内注射和脂肪栓塞也是一种罕见但潜在的致命风险。使用钝头套管进行注射可以降低这些风险，但它可能更难穿过以前手术留下的瘢痕组织。

9. 移植物尺寸

1994 年，Carpaneda[7] 和 Ribeiro 的研究表明，直径＞ 3mm 的脂肪移植物的存活率低于较小的脂肪移植物，直径＞ 3mm 的脂肪移植物的存活率与移植物的大小成反比。脂肪移植物必须在带血管化的受体床的 1.5 mm 范围内，才能有效地进行血浆吸取。为了避免超过 3mm 的脂肪移植尺寸，必须限制套管的尺寸。因此，脂肪移植的主要支持者们提倡移植小滴而不是大滴的脂肪。

10. 移植平面

根据 Coleman 的描述，最常用的移植方法是使用钝头套管连接到 1ml、2ml 或 3ml 注射器。

通过 2mm 的皮肤切口，套管进入受体部位，从而形成一个隧道。当套管被拔出（即逆行拔出）时，柱塞被压下，小块脂肪沿着管道沉积。这一过程是手动完成的，低注射压力的稳定维持将使移植物沿着隧道均匀地移植，避免堆积成更大的体积。一旦看到脂肪从切口部位挤压出来，就可以合理地认为隧道已经饱和，此时不应该在该部位再注射更多的脂肪。逆行拔出套管也可将意外血管内注射的风险降到最低。而形成隧道的受体组织将锚定移植物并提供营养与血供。

即使需要相对大量的脂肪移植，Coleman 重申了减少每次退针注射时堆积的脂肪量（0.2ml）的重要性，以最大限度地增加移植物和血管化受体床之间的接触。每一小片移植物应放置在单独的隧道中，以避免孤立的结块，否则会导致移植物不均匀的轮廓和因移植物失败而形成的脂肪坏死囊肿。应在多个方向和不同深度制作隧道，以等份移植，最大限度地扩大移植物与受体床的接触面积。因此，在术区建立一个三维网格状结构，移植物的注射平面需要一丝不苟的技术操作。

脂肪注入的解剖层取决于手术的目的和可用的潜在受体组织。试验研究表明，与肌肉下或皮下间隙相比，移植到肌肉上平面的移植成功率更高。由于穿支血管起源于肌肉表面，在这一层内的移植物可以更好地建立血供。直接注射到肌肉中可能会使脂肪移植更好存活，如"脂肪塑形"技术用于补充自体背阔肌皮瓣乳房重建。

11. 过矫正

由于移植脂肪吸收的高发生率，许多外科医生主张在移植脂肪时过度纠正缺陷。然而，如果操作不当，在单一受体部位放置过多的移植物会不利于移植物的生存，带来不良后果。

通过适当的技术，可以转移大量的脂肪，但必须遵守上述基本原则。因此，多次少量移植比单次大量移植更可取。

（五）脂肪来源干细胞

脂肪组织是干细胞的重要来源。脂肪组织的基质血管部分含有一种特殊的多能干细胞亚群，其特征与骨髓来源的间充质干细胞相似，并具有向多种间充质细胞系分化的能力。成人的脂肪组织每克脂肪含有多达 5000 个脂肪干细胞（约相当于成人骨髓体积的 500 倍）。

在自体脂肪移植中，脂肪干细胞的影响可能是多方面的。首先，已知脂肪干细胞会分泌大量促血管生成生长因子，改善手术部位的血管密度，甚至可能自身分化为血管内皮细胞，通过促进血供重建进一步增强移植物的吸收。其次，这些脂肪干细胞是前脂肪细胞的前体，向"新"脂肪细胞的分化会增加移植物的体积。最后，许多脂肪干细胞将保留并发挥脂肪干细胞的作用。这些干细胞在修饰局部细胞事件中的确切作用目前尚不清楚，但它们可能在长期内促进移植物和受体床以及周围组织之间的相互作用。

脂肪干细胞在切除脂肪标本中比抽吸脂肪标本更普遍。这一相对缺陷可能部分解释了吸脂移植术后脂肪吸收率高的原因。在天然脂肪组织中，脂肪干细胞位于脂肪细胞和细胞外基质之间，已知它能影响脂肪细胞的细胞周期，这是一个缓慢的过程。如果抽吸的脂肪转移到脂肪干细胞相对缺乏的受体部位，可以想象脂肪不会像原来的（供体）部位那样活跃。然而，如果脂肪干细胞与抽吸脂肪一起转移，在移植存活率方面理论上应该更有优势。因此，能够浓缩脂肪干细胞和活脂肪细胞是主张离心纯化的另一个原因。制备分离脂肪干细胞的单独部分来补充标准脂肪移植（所谓的细胞辅助脂肪转移）的技术已经被提出了。早期结果令人鼓舞，与常规脂肪注射相比，移植物存活率有所提高。

脂肪干细胞被认为对乳腺癌患者放疗引起的皮肤和软组织改变有特定的有益作用。有报道称，注射移植纯化的脂肪后，皮下纤维化、皮肤萎缩甚至辐射诱发的溃疡均有显著改善。有趣的是，自体脂肪移植也被证明可以降低放疗后假体乳房重建中常见的严重包膜挛缩的风险。同样地，先前接受过假体重建的患者也可以减轻包膜挛缩的严重程度。尽管这些临床观察的潜在机制尚不清楚，脂肪干细胞也牵涉其中。

然而，注射脂肪组织，特别是脂肪干细胞仍然存在争议，因为对受体组织的影响未知，特别是对容易患癌的器官（如乳房）的肿瘤风险。试验研究表明，除了能促进组织愈合外，脂肪组织和脂肪干细胞能通过几种已确立的病理生物学机制表现出促癌变的潜力。

- 促血管生成因子的分泌。
- 抗凋亡因子的分泌。
- T 细胞功能的抑制。
- 芳香酶活性促进雄激素向雌激素的转化。
- 对雌激素受体（estrogen receptor，ER）阳性和 ER 阴性癌细胞的促生长作用。

因此，许多外科医生对有遗传倾向或有明显乳腺癌家族史的患者进行天然乳房的自体脂肪移植持谨慎态度。同样，在接受乳房保护治疗的患者中，脂肪移植过程是否会以某种方式诱导或加速随后的同侧乳腺癌复发仍不清楚。

应该记住，每转移一个脂肪细胞，都伴随着干细胞。虽然研究表明这种联合移植在某些患者群体中是有益的，但需要进一步的研究来阐明隆胸后对天然乳腺组织，特别是保乳手术后残留乳腺组织的确切影响。迄今为止，尽管有理论上的担忧，但目前的证据并没有表明在接受脂肪移植作为重建一部分的患者中癌症复发的风险增加。

（六）并发症和争议

由于大量的变量可能会影响结果，因此需要严格的方案和细致的技术来最大限度地降低并发症的风险。报道的并发症包括感染、血肿和浆膜瘤形成，可发生在受体或供体部位。据报道，在头颈部注射脂肪后，出现了更严重的并发症（如脂肪栓塞），但很少发生在乳房。脂肪注射更不可预测的结果是吸收率和移植物寿命。

1. 移植失败和吸收

移植物吸收在不同程度上存在，但随着技术的改进，移植物保留率会更高。

早期血管重建对移植物存活至关重要，任何干扰这一过程的因素都可能导致移植物失败，这些可能包括以下内容。

(1) 剪切：如果没有被正确固定，移植物可能会从受体床上脱落，从而阻碍移植物愈合的初始阶段。在术后早期使用合适的敷料可以最大限度地减少剪切力，尽管这些剪切力不会太大。

(2) 感染：在存在污染（血液或油脂）的情况下，感染的风险更高，这突出了纯化移植物的重要性。无菌技术至关重要。预防性抗生素的使用可能有助于降低感染风险。

(3) 移植物体积过大：与受体部位的血运重建能力相比，过大的移植物会妨碍整个移植物有效的血浆吸收。虽然移植物的外围可以从受体床获得足够的营养，但中心位置会坏死，导致脂肪坏死区域。

2. 脂肪囊肿

在移植失败的情况下，小面积的无活性脂肪移植物可以被受体部位巨噬细胞吞噬，但是更大的体积将发生坏死并导致脂肪坏死囊肿的形成。组织学分析揭示了 3 种类型的囊肿。

(1) 由含有液化脂肪的薄胶原膜构成的薄壁囊肿。

(2) 由含有退化脂肪和多核细胞的厚胶原膜构成的厚壁囊肿。

(3) 由膜内不规则胶原膜构成的非典型囊肿。

虽然囊肿形成的确切发病机制尚不清楚，但随着移植的脂肪细胞死亡，脂滴被释放到受体组织中，脂肪与循环钙结合形成钙化。伴随的受体部位炎症反应产生炎性肿块，最终发展成成熟的囊肿，在其壁内包含不同程度的钙化。因此，移植失败的地方可能会出现微钙化和囊肿形成。

3. 干扰乳腺癌检测

钙化和囊肿形成的迹象可以在移植后 3～6 个月内通过放射学检测到，脂肪坏死囊肿往往在数月后变得明显（有时表现为可触及的肿块）。正是这些脂肪坏死的后遗症导致了 20 世纪 80 年代末对乳房脂肪移植安全性的严重保留。著名外科医生 Carl Hartrampf Jr.[8] 评论说，试图检查一个在脂肪移植后出现这种肿块的患者将是"……医生的噩梦。如果忽略这些结节，可治愈的早期癌症很容易被错过……"。

其他外科医生也表达了类似的反对意见。Mel Bircoll[9] 反驳并指出，许多对乳房的"常规"整形和重建手术，包括乳房缩小和隆乳，也可能导致钙化。

尽管如此，在 1987 年，美国整形外科医生协会宣布，考虑到这些问题，不应该使用自体脂肪移植隆胸。随后，将脂肪注入乳房的想法成为一个禁忌话题，并不受大多数从业者的欢迎。少数外科医生坚持改进技术，试图最大限度地降低风险，实现更可预测的结果。

20 年后，美国整形外科学会 [10] 的一个工作组对现有文献进行了审查，并建议：

"……脂肪移植可考虑用于隆胸和矫正与医疗条件和以前乳房手术相关的缺陷……由于移植物的寿命未知，可能需要额外的治疗才能获得预期的效果。此外，随着时间的推移，体重的波动会影响移植物的体积……

应使患者意识到潜在的并发症，并应提供书面的知情同意书，承认他们对这些风险的理解。"

值得注意的是，这个工作组强调了以前提出的关于乳腺癌患者自体脂肪移植的关注。

"当确定患者是否是自体脂肪移植到乳房的合适候选人时，医生在考虑高危患者 [即具有乳腺癌危险因素的患者，如 BRCA-1、BRCA-2 和（或）乳腺癌的个人或家族史] 时应谨慎。建议进行钼靶检查（在美国外科医生学会或美国癌症协会指南范围内）。"

尽管存在明显的困难，但成像技术的最新进展增加了放射科医生区分脂肪坏死钙化与恶性肿瘤相关钙化的信心。

这些影像学特征可能有助于区分良性脂肪坏死囊肿和恶性病变，但应记住，任何程度的影像学怀疑都应促使进一步调查以确定诊断，这可能需要手术活检。脂肪移植前应进行钼靶检查，随后由在乳腺疾病诊断和评估方面具有专业知识的医生进行临床和放射学随访。

到目前为止，在接受自体脂肪移植的患者中，还没有确诊乳腺癌延迟诊断的病例，但是在接受这种形式的手术之前，必须对所有患者进行适当的咨询并给予充分的知情同意。最近的证据表明，作为患者重建手术的一部分，乳房脂肪移植是安全有效的。

（七）结论

自体脂肪具有许多特性，使其成为理想的"填充物"包括如下优点。

- 便宜。
- 容易获得。
- 生物相容。
- 低致敏性。
- 可个性化定制。
- 具有与正常组织相似的感觉。

尽管符合上述标准，但多年来一直存在的

一个问题是无法预测移植物的存活率和确保寿命。并发症的风险相对较低，但成本效益未经证实，许多患者需要多次手术才能达到预期效果。自体脂肪移植在美容和乳房重建手术中的潜在应用很多，尽管长期临床随访数据有限。

参考文献

[1] Billings E Jr., May JW Jr. Historical review and present status of free fat graft autotransplantation in plastic and reconstructive surgery. *Plast Reconstr Surg.* 1989; 83(2):368–381.

[2] Peer LA. Loss of weight and volume in human fat grafts: With postulation of a "cell survival theory." *Plast Reconstr Surg.* 1950; 5(3):217–230.

[3] Coleman SR. Facial recontouring with lipostructure. Clin *Plast Surg.* 1997; 24(2):347–367.

[4] Coleman SR, Saboeiro AP. Fat grafting to the breast revisited: safety and efficacy. *Plast Reconstr Surg.* 2007;119(3):775–785.

[5] Illouz YG. Present results of fat injection. *Aesthetic Plast Surg.* 1988;12(3):175–181.

[6] Fournier PF. Fat grafting: My technique. *Dermatol Surg.* 2000;26(12):1117–1128.

[7] Carpaneda CA, Ribeiro MT. Percentage of graft viability versus injected volume in adipose autotransplants. *Aesthetic Plast* Surg. 1994;18(1):17–19.

[8] Hartrampf CR Jr., Bennett GK. Autologous fat from liposuction for breast augmentation. *Plast Reconstr Surg.* 1987;80(4):646.

[9] Bircoll M. Reply (letter). *Plast Reconstr Surg.* 1987;80(4):647.

[10] Gutowski KA, ASPS Fat Graft Task Force. Current applications and safety of autologous fat grafts: A report of the ASPS fat graft task force. *Plast Reconstr Surg.* 2009;124(1):272–280.

编　者　按

在过去的 20 年里，在美国和欧洲都可以看到即刻乳房再造的比率稳步上升，目前这一比率为 20%～30%。世界各地有不同的医疗资金体系，在美国等国家私人医疗保险支付占主导地位，而与此同时公共医疗保险的使用受到越来越多的限制，特别是在乳房重建等领域。无论出于何种原因，在发达国家，大量女性选择在接受乳房切除术后不立即进行乳房重建。近些年的外科手术中，乳房重建的方法发生了很多变化，20 世纪末以自体组织为基础的乳房重建在美国最为普遍，但是现在有更为先进的手段。在英国，随着脱细胞真皮基质的出现，背阔肌联合假体重建方法的使用大幅下降。近几年流行胸大肌前平面假体重建，这样可以避免胸壁肌肉组织被破坏，缓解术后疼痛，保护乳房功能。单纯用假体和脱细胞真皮基质重建在技术上比转移背阔肌或腹部皮瓣的方法更简单，但尚不清楚这些方法是否能耐受乳腺癌术后放疗。在美国，针对乳房重建的学术研究与临床医疗实践有很大的差别，这能够反映初级住院医师是否能够协助更复杂的基于皮瓣的手术，同时医疗报销方式深刻地影响着世界各国的乳房重建手术方式。而在英国，个人医保针对某些乳房重建方法的报销标准也在提高，报销越来越难。有证据表明，如果患者清楚地了解乳房重建术，在手术方法的选择上，他们更倾向于切除乳房而不是保留。患者的临床决策和满意度很大程度上受到外科医生的影响，当医生对于手术方式存在个人偏好时，真正的外科平衡决策也就不复存在。研究证实，随机分配患者进行不同类型的重建是困难的，患者往往希望在治疗方法上保留自己选择的权力。也许并不奇怪，如果女性在决策中占主导地位，她们更有可能要求预防性的对侧乳房切除。女性要根据证据而不是情感或直觉做出正确的决定，这是非常重要的。共同决策往往会有更好的效果，医生也要尽可能去理解患者决策背后的原因。有趣的是，仅接受乳房切除术的患者在术后数年后对生活质量更为满意。

即刻乳房重建的比率受国家指导方针的影响。英国已经颁布法令，在适当情况下所有接受乳房切除术的女性（除非有禁忌证）都应立即被提供乳房重建术。以癌症治愈为目标，患者和医护人员在即刻乳房重建的时机和实施方面都有一定的压力，这最终可能导致部分患者推迟乳房重建。对患者进行仔细筛选在乳房重建中是至关重要的，不能完全按照患者的需求进行手术。并发症可能会妨碍某些类型的重建，当延迟手术计划时，患者可以趁此减轻体重和优化 BMI。

欧洲接受即刻乳房重建术的比率越来越高，逐渐与美国持平，这反映了癌症治疗手段的进步、技术手段的多样性、外科医生培训和资金的普遍改善。过去的几年里，虽然脱细胞真皮基质的出现彻底革新了乳房重建的方式，但是目前这种方式有何净效益还是个未知数，脱细胞真皮基质能否降低放疗所导致的包膜挛缩，而无须更少的扩张也有待考证。脱细胞真皮基质的生物学整合至关重要，这将减少长期并发症的发生。脱细胞真皮基质等材料与原生组织的整合不良将导致慢性炎症问题，如血肿和"红乳房"综合征。在未来的几年里，对用于乳房重建的新设备进行评估将是至关重要的，确定每种诊疗手段的特征和属性如何决定其性能和临床效果。自 2011 年发布了一份关于瘢痕 ALCL 的安全通讯警告后，人们开始关注乳房植入物中的 ALCL。文献中的病例数量有限，ALCL 的确切病因和发病机制尚不清楚。关于 ALCL 的详细信息应被记载于患者的病例登记簿中，并上传到全球范围内的现存患者数据库中。医生应当保持警惕，对患者加强监测。

第二篇

患者的选择－保乳手术还是全乳切除手术
Patient selection—breast-conserving surgery or mastectomy?

第 4 章　肿瘤学的考量
Oncologic considerations ·················· 032

第 5 章　医生对乳房重建的观点
Reconstructive perspectives ·················· 054

第 6 章　患者的选择和期望
Patients' perspectives ·················· 059

第 7 章　术前的影像学评估
Preoperative radiological assessment ·················· 067

第 8 章　肿瘤整形手术切除范围
Oncoplastic parenchymal resection ·················· 075

第 9 章　术中评估
Intraoperative assessment ·················· 079

第 10 章　肿瘤整形修复手术的时机
Timing of oncoplastic repair ·················· 084

第4章 肿瘤学的考量

Oncologic considerations

本章概要

保乳手术临床研究的长期随访已确定了与乳房切除术的总生存率相当。肿瘤整形技术为乳房较大、肿瘤超过 4~5cm 而边缘清晰的女性提供了切除的可能，尽管新辅助化疗可以缩小初始肿瘤。如果有真正的外科手术可选方案且无乳腺切除术的明确指征，如多中心性，则有几个因素会影响保乳手术或保留皮肤的乳腺切除术（skin-sparing mastectomy，SSM）并重建的决定。诸如年轻（＜35 岁）和乳腺癌家族史的因素可能倾向于乳房切除术，以最大限度地减少局部复发或新发癌症的风险。同样，乳房切除术可以避免放射疗法对自身乳腺 / 皮瓣的有害和不可预测的影响以及对未来重建选择潜在的限制。保留皮肤的乳腺切除术并重建可以在尺寸和形状方面完美匹配，而伴有部分乳房重建的保乳治疗通常需要对侧调整。保留乳头的乳腺切除术（nipple-sparing mastectomy，NSM）抵消了 BCT 的一项优势，将影响患者对每种方法相对优点的看法，临床决策过程必须整合疾病、治疗和患者的相关因素。

一、影像学家的观点

Fiona J. Gilbert 著

肿瘤学的讨论：影像学诊断

钼靶和超声都是对可疑乳腺癌的基本诊断工具。两种方法都提供了评估肿瘤恶性的风险指数，病灶大小及是否存在其他疾病。钼靶倾向于给出一个肿瘤大小的精确评估，而超声依赖于操作者，可能低估肿瘤大小。规范的报告提倡不仅描述两个维度的肿瘤大小，而且需要描述肿瘤到乳头及到胸壁的距离。钼靶还可以给出乳腺相对于肿瘤的大小，这有助于制订手术计划。

对于年轻或者乳腺致密的女性，因为有纤维腺体组织遮蔽肿瘤，钼靶的敏感度要远远低于绝经后的女性。如果没有足够的周围脂肪来衬托，与纤维腺体组织衰减值类似的肿瘤就无法被发现。对于 ＜40 岁或者乳腺致密的女性，既往研究表明钼靶敏感度低于 50%[1]。超声对于小癌灶敏感度很低，一些高危筛查研究报道超声敏感度低于 50%[2]。因此推荐将超声作为钼靶的一个补充检查，而不是主要工具。然而，在那些乳腺致密不适合钼靶的人群，超声是提高癌症检出率的重要补充检查。乳腺密度有多种测量方法，但是自动测量法似乎更优，并且结果稳健[3]。

当肿瘤位于纤维囊性变的区域时，钼靶或者超声的精确测量肿瘤大小都存在问题，遑论肿瘤的边缘。进一步讲，小叶癌的大小用传统影像学手段检查会被严重低估。

以下这些情况，选择保乳手术的患者需要 MRI 来优化：①乳腺致密；②小叶癌；③肿瘤大小测量相差 10mm 以上；④对侧乳腺癌风险高[4]。MRI 发现乳腺其他疾病的敏感度比钼靶或者超声更高，给肿瘤划边界更准确。然而 MRI 的特异性存在问题，需要影像学引导的活检确认病理诊断，尤其是可能改变治疗计划时。多达 60% 被 MRI 发现的其他疾病将会被超声"再看一遍"确认，然后粗针活检。然而，如果可疑区域没有被超声看见，那么只好用 MRI 来引导活检。这应该在多学科背景下，仔细检查所有图像后执行；外科团队应该确认任何一处可能影响手术方案的病灶，从保乳手术到广泛局部切除或乳房全切术[5]。反之，如果即便是阳性的活检结果也不对治疗方案产生影响，那么进一步的活检是不需要的，应避免。

术前是否需要 MRI 的争论已久。支持者相信术前 MRI 会降低再次切除率（因为肿瘤边界的划定），降低局部复发率，以及提高对侧疾病的诊断。反对者认为术前 MRI 增加了术前活检，延迟了手术，导致非必需的医疗支出增加，全乳切除率增加。有间接的证据表明放疗和其他辅助治疗能成功治疗任何钼靶或者超声发现不了的额外病灶。在一篇 Meta 分析中，3112 例患者被随机分为做或不做 MRI，再手术率是一样的（11.4%），但是 MRI 组乳房全切率增加（25% vs. 18.2%）[6]。患者资料分析发现两组的 8 年局部无复发生存是无差异的（MRI 组 97%，非 MRI 组 95%）[7]。其他疾病的检出有赖于高分辨率的设备及高放射性造影剂[8]。特别是导管原位癌，磁共振是很难发现的，因为它的增强程度比侵袭性疾病小而出现增强的时间晚。乳腺导管原位癌（ductal carcinoma in situ，DCIS）具有 1 型增强曲线，信号随时间稳定增加，而不是 3 型恶性曲线（快速强化和消退）。尽管如此，高级别 DCIS 通常比低级别 DCIS 更可靠地被检测到[9]。

术后残留病灶的评估是困难的，但 MRI 的敏感性为 80%，当有边缘受累时可能需要进行乳腺切除术（而不是再次切除）来清除所有残留病灶的时候，MRI 也许是值得的[10]。在新辅助化疗患者中，尤其是那些使用阿霉素或紫杉醇治疗方案的患者，由于血管减少，造影增强明显减少，这使得残留病灶的检测更具挑战性[11]。化疗前的 MRI 检查是有帮助的，并允许绘制出肿瘤范围，这使得随后的 MRI 解释更加直接。

在这些情况下，如果对治疗有超过 90% 的反应，MRI 无法检测到单个活细胞。

对比增强光谱钼靶摄影术（contrast-enhanced spectral mammography，CESM）是一种广受欢迎的被公认的技术。静脉注射碘造影剂后，进行高能量和低能量乳房 X 线检查。低能量图像类似于普通的乳房 X 线片，峰值电压低于 33kV。高能图像使用 45～49kV 峰值千伏和额外的 X 线荧光，以确保 X 线束光谱几乎完全在碘的 k 边缘以上，只增加 20% 放射剂量。这种 X 线减影技术可以最大限度地增强对比和高光区域，分辨率是 MRI 的 10 倍[12]。这项技术与 MRI 灵敏度相当，但是增加了特异性。在评估病变大小时，CESM 优于钼靶摄影，与病理尺寸相当一致，与 MRI 尺寸估计值相差 10mm 以内[13, 14]。为了确定病变范围，CESM 在评估肿瘤指标方面，与 MRI 的敏感性相等，但在评估其他病灶时稍差（CESM 的敏感性与 MRI 相比分别为 83%～100%、93%～98%）[13, 15, 16]。

一个根本的挑战在于了解哪些放射学检测到的癌症需要治疗，哪些可以观察。国家筛查计划认识到癌症正在被过度诊断（发现在没有筛查测试的情况下，在女性一生中不会患明显的癌症），这意味着必须小心，不要过度。LORIS 试验正在通过将低风险 DCIS 女性随机分配到主动成像或标准护理来解决这个问题[17]。识别需要更积极干预的 DCIS 形式的能力将来自组织病理学和分子参数的组合，这部分讨论在本书的其他部分。这也将为其他疾病提供最合适的治疗方法。然而，考虑来自 MRI 的功能信息，其形式为来自动态对比度增强的药代动力学参数，用于评估邻近肿瘤的基质的表观弥散加权 MRI 可能与治疗计划相关。PET 可以提供有关细胞更新、血管分布和缺氧的代谢信息，这可能会影响后续管理。然而，在将这些潜在的预测性生物标志物引入常规治疗计划之前，需要进行大量研究。

参考文献

[1] Kolb TM, Lichy J and Newhouse JH. Comparison of the performance of screening mammography, physical examination, and breast US and evaluation of factors that influence them: An analysis of 27,825 patient evaluations. *Radiology* 225 (2002): 165–175.

[2] Leach MO, Boggis CR, Dixon AK, Easton DF, Eeles RA, Evans DG, Gilbert FJ et al., Screening with magnetic resonance imaging and mammography of a UK population at high familial risk of breast cancer: A prospective multicentre cohort study (MARIBS). *Lancet* 365 (2005): 1769–1678.

[3] Morrish OW, Tucker L, Black R, Willsher P, Duffy SW and Gilbert FJ. Mammographic breast density: Comparison of methods for quantitative evaluation. *Radiology* 275 (2015): 356–365.

[4] Sardanelli F, Boetes C, Borisch B, Decker T, Federico M, Gilbert FJ, Helbich T, et al. Magnetic resonance imaging of the breast: Recommendations from the EUSOMA working group. *Eur J Cancer* 46 (2010): 1296–1316.

[5] Dall BJ, Vinnicombe S, Gilbert FJ. Reporting and management of breast lesions detected using MRI. *Clin Radiol.* 66 (2011): 1120–1128.

[6] Houssami N, Turner R and Morrow M. Preoperative magnetic resonance imaging in breast cancer: Meta-analysis of surgical outcomes. *Ann Surg.* 257 (2013): 249–255.

[7] Houssami N, Turner R, Macaskill P, Turnbull LW, McCready DR, Tuttle TM, Vapiwala N and Solin LJ. An individual person data meta-analysis of preoperative magnetic resonance imaging and breast cancer recurrence. *J Clin Oncol.* 32 (2014): 392–401.

[8] Gilbert FJ, van den Bosch HCM, Petrillo A, Siegmann K, Heverhagen JT, Panizza P, Gehl H-B et al., Comparison of gadobenate dimeglumine-enhanced breast MRI and gadopentetate dimeglumine-enhanced breast MRI with mammography and ultrasound for the detection of breast cancer. *J Magn Reson Imaging* 39 (2014): 1272–1286.

[9] Kuhl CK, Schrading S, Bieling HB, Wardelmann E, Leutner CC, Koenig R, Kuhn W and Schild HH. MRI for diagnosis of pure ductal carcinoma in situ: A prospective observational study. *Lancet* 370 (2007): 485–492.

[10] Chae EY, Cha JH, Kim HH, Shin HJ, Kim H, Lee J and Cheung JY. Evaluation of residual disease using breast MRI after excisional biopsy for breast cancer. *AJR* 200 (2013): 1167–1173.

[11] Denis F, Desbiez-Bourcier AV, Chapiron C, Arbion F, Body G and Brunereau L. Contrast enhanced magnetic resonance imaging underestimates residual disease following neoadjuvant docetaxel based chemotherapy for breast cancer. *EJSO* 30 (2004): 1069–1076.

[12] Lobbes MB, Smidt ML, Houwers J, Tjan-Heijnen VC, Wildberger JE. Contrast enhanced mammography: Techniques, current results, and potential indications. *Clin Radiol.* 68 (2013): 935–944.

[13] Jochelson MS, Dershaw DD, Sung JS, Heerdt AS, Thornton C, Moskowitz CS, Ferrara J and Morris EA. Bilateral contrast-enhanced dual-energy digital mammography: Feasibility and comparison with conventional digital mammography and MR imaging in women with known breast carcinoma. *Radiology* 266 (2013): 743–751.

[14] Lobbes MBI, Lalji UC, Nelemans PJ, Houben I, Smidt ML, Heuts E, de Vries B, Wildberger JE and Beets-Tan RG. The quality of tumor size assessment by contrast-enhanced spectral mammography and the benefit of additional breast. *MRI J Cancer* 6 (2015): 144–150.

[15] Fallenberg EM, Dromain C, Diekmann F, Engelken F, Krohn M, Singh JM, Ingold-Heppner B, Winzer KJ, Bick U and Renz DM. Contrast-enhanced spectral mammography versus MRI: Initial results in the detection of breast cancer and assessment of tumour size. *Eur Radiol.* 24 (2014): 256–264.

[16] Łuczyńska E, Heinze-Paluchowska S, Hendrick E, Dyczek S, Ryś J, Herman K, Blecharz P and Jakubowicz J. Comparison between breast MRI and contrast-enhanced spectral mammography. *Med Sci Monit.* 21 (2015): 1358–1367.

[17] Francis A, Fallowfield L and Rea D. The LORIS trial: Addressing overtreatment of ductal carcinoma in situ. *Clin Oncol (R Coll Rdiol)* 27 (2015): 6–8.

二、病理学家的观点

Cansu Karakas 和 Aysegul A. Sahin　著

（一）概述

在过去的几十年里，早期乳腺癌的标准治疗方法越来越倾向于保乳治疗，包括局部切除肿瘤，然后进行放射治疗。保乳治疗的目的是手术切除肿瘤，保留乳房轮廓和身体形象。仔细选择患者对减少局部复发的可能性至关重要。尽管保乳手术在可能的情况下是优于乳房切除术的，但对有些患者，出于更有效的控制肿瘤和更满意的预后考虑，乳腺全切术可能优于保乳手术。

对原发肿瘤进行准确的组织病理学评估，包括组织学亚型、分级、手术切缘状态和分子标记物，是选择符合保乳治疗（图 4-1）或乳腺切除术（图 4-2）的患者的关键因素。综合考虑肿瘤学的临床特点，结合肿瘤学、病理学等多学科的特点，确定合适的放射治疗方案。本章中将讨论与局部复发相关的特定生物学和组织病理学特征，因为它们与临床治疗决策相关。

（二）原位癌

1. 导管原位癌

自乳腺 X 线筛查建立以来，DCIS 的发病率急剧增加。DCIS 在形态学、潜在的遗传改变和生物标志物表达方面包括异质性病变组。由于这种生物学和临床异质性，基于复发风险的差异，有多种治疗选择。目前，DCIS 的治疗选

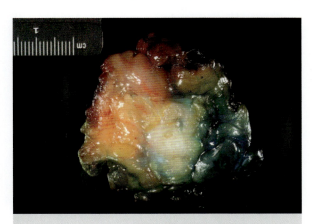

▲ 图 4-1　保乳治疗标本的大体图
用于边缘评估。切面显示白色，质硬的肿瘤，边缘相对不规则

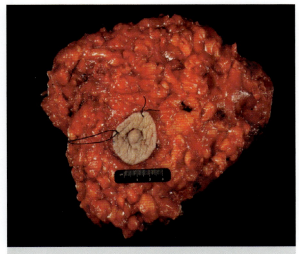

▲ 图 4-2　保留皮肤的全乳切除标本
皮肤边缘包含用于样本定位的缝合线

择包括单独保乳手术、保乳手术加放疗和全乳房切除术。但是，关于哪些是最佳的尚无明确共识。因此，评估与复发风险相关的临床和病理因素对确定应该接受乳房切除术而不是保乳手术的患者亚组非常重要。

虽然保乳方法的成功率很高，但在某些情况下建议进行全乳房切除术。这些包括广泛或多中心的 DCIS、无法获得阴性手术切缘、患者偏好、大的侵袭性肿瘤大小，以及在成像研究中可见的弥漫性微钙化[1]。临床算法可以帮助做出最佳治疗的决策。例如，Van Nuys 预后指数量化并给出 5 个已知危险因素（切缘状态、组织学亚型、坏死程度、肿瘤大小和患者年龄）的综合评分，这对于预测局部复发非常重要。该算法继续被一些临床医生用于做出治疗决定。已经发表了用于分级 DCIS 的替代病理分类系统，其区分具有特别差的结果的患者亚组。具有超过 50% 固体结构和相关粉刺型坏死的高级别肿瘤的女性比肿瘤仅表现出高核级特征的患者具有显著更高的复发性 DCIS 或浸润性癌的风险[2]。在单变量分析中，高细胞核分级、较大的病灶大小、坚实的结构生长模式、坏死或慢性炎症的存在、切除的不完全性和较小的切缘宽度与同侧复发相关。

评估 DCIS 患者复发风险的研究显示，患有粉刺型 DCIS、高度病变、筛状和固体生长模式、阳性手术切缘，与没有这些特征的患者相比，保乳治疗后年轻患者的局部复发率更高[3-8]。此外，病变范围和获得足够的无肿瘤切除切缘（"安全"切缘）对于最大限度地降低 DCIS 患者保乳治疗后复发的风险非常重要[6, 9]。最近的一项研究比较了所有类型的 DCIS 患者接受局部切除 / 局部切除放疗和乳房切除术。本研究特别评估了选择低风险 DCIS 病变的不同标准。中位随访 6.7 年，保守治疗与局部复发率较高有关（P=0.025）。在选定的肿瘤大小 < 10mm、低级或中级、切缘 > 2mm 的患者群体中，局部切除 + 放疗与单纯切除治疗的女性局部复发

无显著差异（*P*=0.91）[10]。10 年总生存率为 99.7%，治疗组间无差异。

最近的研究还集中在生物标志物和基因组评分，以确定低风险和高风险的 DCIS 病变。p16、Ki-67 和 COX-2 过表达已被确定为高危病变的预测标志物，可用作治疗的生物标志物 [11, 12]。利用 Oncotype DX 乳腺癌检测 DCIS 患者表明肿瘤生物学在局部复发中的重要性。Oncotype DX 测定是一种独特的基因组测试，使用临床病理学特征提供基于 21 种特定基因的个体化风险评分，从而能够预测用保乳治疗的 DCIS 患者局部复发的风险。这一重要进展可以更深入地了解每位患者的肿瘤生物学，以帮助指导治疗决策 [13, 14]。Oncotype DX 的初步验证已经在 327 名患者的前瞻性试验中进行了研究，主要目的是确定测定的 DCIS 评分是否与同侧乳房事件的风险相关。研究结果符合目标，DCIS 评分与发生同侧乳房事件的风险显著相关（*P*=0.02）。第二项验证研究包括仅接受保乳治疗且边缘清晰的 DCIS 患者。他们的结果证实了先前研究的结果，2/3（62.2%）的研究患者具有低风险评分。其余患者评分中等或高分，中危组和高危组 10 年局部复发率显著高于低危组（*P*=0.002）[14]。

总之，有或无放疗的保乳治疗和乳房切除术都是 DCIS 的有效治疗选择。最佳治疗取决于肿瘤的特征、临床特征和患者偏好。病理学家的作用是充分对病变进行取样，确定正确的诊断，并明确报告临床上重要的病理信息，如病变大小、核级、坏死的存在和切缘距离，以指导治疗。基因组研究或生物标志物可以进一步帮助选择合适治疗策略的患者。

2. 导管原位癌伴微浸润

在最终病理分析中，一部分 DCIS 患者具有少量侵袭性疾病。具有微浸润的 DCIS，也称为"微浸润癌"，是乳腺癌的侵袭前阶段，并且在病理学上被定义为存在极少量癌细胞侵入周围基质的基底膜的最小侵入，如通过常规光学显微镜评估 [15]（图 4-3）。具有微浸润的 DCIS 占所有乳腺癌的不到 1%，占所有 DCIS 病例的 5%～10% [16]。由于其相对罕见，对该疾病的生物学行为的理解仍不清楚。目前还没有全面的研究和完善的标准来确定这一点实体。

关于乳腺微浸润癌作为单独实体的治疗结果的信息很少。几项研究评估了保乳治疗或乳房切除术治疗的 DCIS 与单纯 DCIS 相比微侵袭的临床病理特征，并表明微浸润与微钙化、更高的核级、更大的 DCIS 肿瘤大小和粉刺坏死有关 [17, 18]。然而，具有微浸润和单纯 DCIS 在疾病复发和总体存活方面没有显著差异 [17]。虽然大多数现有的 DCIS 微浸润数据是少数患者的回顾性数据 [18-20]，但最近一项相对较大的研究

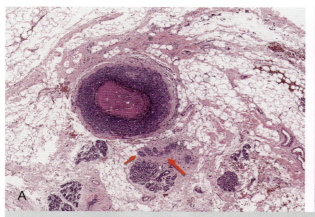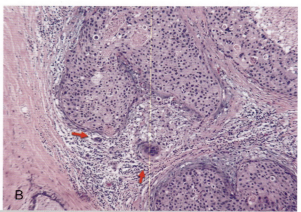

▲ 图 4-3　乳腺导管原位癌病理图
A. 高级别 DCIS 伴微浸润（微浸润癌）。箭示间质浸润的区域；B. DCIS 伴肿瘤细胞群微浸润导管周围间质

评估了 321 例 DCIS 患者和 72 例 DCIS 伴微浸润患者采用保乳手术和放疗治疗的长期结果[15]。与单纯 DCIS 患者相比，微浸润并不能显著预测局部区域无病生存率、无远处转移生存率或总生存率[15]。虽然 DCIS 伴微浸润的预后被认为与单纯 DCIS 和早期乳腺癌相似，但一些研究报道 DCIS 伴微浸润患者淋巴结转移的可能性为 2%～29%[15, 21-30]。Lyons 及其同事[31] 研究了 112 例接受前哨淋巴结活检的 DCIS 伴微浸润的患者。在这些患者中，12% 有前哨淋巴结活检阳性，其中 2.7% 有宏转移，10% 有微转移或孤立的肿瘤细胞。所有宏转移患者均进行腋窝淋巴结清扫，67% 的患者发现额外的阳性淋巴结。中位随访时间为 6 年，98 例前哨淋巴结阴性的患者中，有 5 例局部复发，4 例对侧原发性乳腺癌。在 14 例前哨淋巴结活检阳性的患者中（82% 接受全身辅助治疗），没有局部复发或转移的病例[31]。

总之，这些结果表明，具有微浸润的 DCIS 患者的临床病理特征和结果似乎与没有微浸润的 DCIS 患者的临床病理特征和结果相当。具有微浸润的 DCIS 具有良好的预后，并且保乳治疗或乳房切除术后复发的风险似乎很小。但是，具有微浸润的 DCIS 患者发生淋巴结转移的机会为 2%～29%，因此应进行腋窝淋巴结取样。为了确定合适的治疗方法，广泛的采样、对存在微浸润的高级别 DCIS 进行仔细的病理评估以及切缘状态的评估是非常重要的。

3. 小叶原位癌

当代研究证实小叶原位癌（lobular carcinoma in situ，LCIS）（图 4-4）是同侧和（或）对侧浸润性乳腺癌或非必需的癌前病变发展的危险因素[32-34]。文献中描述的 LCIS 的适当治疗选择包括局部切除并定期随访和单侧或双侧全乳房切除术。

LCIS 通常是多中心和双侧的，并且与导管或小叶浸润性乳腺癌的风险增加有关[32, 35, 36]。Chuba 及其同事[35] 研究了 4853 例 LCIS 患者随

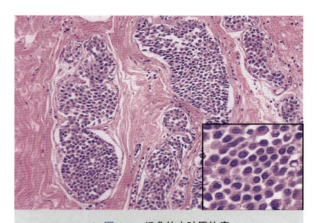

▲ 图 4-4　经典的小叶原位癌

图示单调的肿瘤细胞，在扩张的小叶中具有最小的异型性。插图显示高放大倍数。肿瘤细胞具有圆形的增色核和局灶性胞质内黏蛋白

后的浸润性乳腺癌风险。LCIS 患癌症的风险较高，双侧乳房的风险相等。几个研究小组评估了 LCIS 作为浸润性癌症的一个组成部分，是否与没有 LCIS 的浸润性癌症相比具有更高的局部复发率。Sasson 及其同事[36] 研究了超过 1000 名 I 期和 II 期乳腺癌女性接受保乳治疗后 LCIS 对同侧局部复发风险的影响。1274 例患者中有 65 例存在 LCIS。LCIS 相关女性 10 年累积同侧局部复发率明显高于无 LCIS 女性（29% vs. 6%；P=0.0003）[36]。这些复发大多数是侵入性的。然而，其他研究支持这样的观点：即使在切除边缘，LCIS 的存在也不是 DCIS 或浸润癌局部复发的危险因素[37]。

评估有或无 LCIS 的患者手术切缘局部复发风险的研究结果一直存在争议。几项研究评估了 LCIS 在保乳治疗患者乳房肿瘤切除切缘的影响。当切缘存在 LCIS 时相较于切缘无 LCIS，肿瘤复发风险增加[38, 39]。然而，在一项回顾性研究中，超过 2000 例 T_1 期和 T_2 期乳腺癌患者接受了乳腺肿瘤切除术和放疗，切缘 LCIS 的存在并没有增加局部复发的风险，这与以前的研究一致[40]。在目前的实践中，除非伴有浸润性癌或 DCIS，否则在保乳治疗中不需要重新切除 LCIS 阳性切缘。

多形性小叶原位癌（pleomorphic lobular

carcinoma in situ，PLCIS）是 LCIS 的一种变体，具有不同的临床、组织学和影像学表现。PLCIS 病变往往有中央性坏死和较高的核级，这可能导致不正确的分类为 DCIS（图 4-5）[41]。然而，缺乏 E- 钙黏蛋白表达是有助于区分 PLCIS 与经典 DCIS 的特征。PLCIS 显示与经典 LCIS 不同的标志物表达，例如高 Ki-67 增殖指数和更多 p53 蛋白积累，这表明更具攻击性的行为。因此，PLCIS 的诊断需要仔细评估整个病变，充分取样和更深入的治疗[42-44]。一些研究显示，与经典 LCIS 相比，在手术切缘发现的 PLCIS 与复发率增加有关。出于这个原因，建议在保乳治疗中手术切缘 PLCIS 阳性时重新切除[42, 45, 46]。

　　总之，如果 LCIS 与原发肿瘤相关并存在于手术切除边缘，则应在病理报告中注明。不需要进一步切除以获得 LCIS 的阴性边缘，但建议对 PLCIS 进行额外的边缘切除。重要的是让临床医生了解这些病例的含义，避免过度解释。在大多数情况下，没有进一步的重新切除。LCIS 不应被视为保乳手术的禁忌证。

（三）浸润性癌

乳腺癌的组织学亚型

　　乳腺癌包括多种形态学特征、免疫组织化学特征和具有不同生物学行为的组织学亚型。验证组织学类型并将这些结果与临床表现相关联对于乳腺癌患者的治疗至关重要。浸润性乳腺癌有 20 多种组织学亚型。当浸润性癌未显示特定的组织学特征时，将肿瘤分类为"浸润性癌，未另作说明，或浸润性导管癌"。浸润性导管癌是乳腺癌最常见的亚型[47]，占所有乳腺癌的 60%～70%（图 4-6 和图 4-7）。在特殊的组织学亚型中，浸润性小叶癌是最常见的，其特征是小而均匀的圆形细胞，多形性最小，细胞质少，单个切片中浸润基质[48]（图 4-8）。由于其复杂的侵袭性生长模式和缺乏周围的促结缔组织（纤维）反应，这种类型的癌症倾向

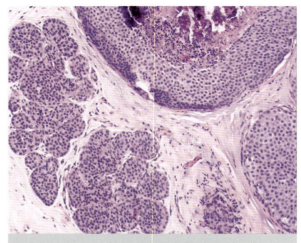

▲ 图 4-5　多形性小叶原位癌
肿瘤细胞涉及小叶单位，并与粉刺型坏死有关

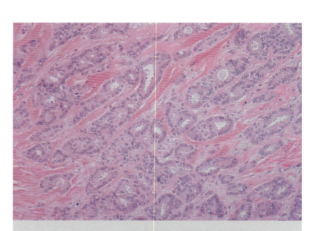

▲ 图 4-6　HE 染色的高分化浸润性导管癌切片
肿瘤细胞排列在纤维化基质以及形成良好的腺体中

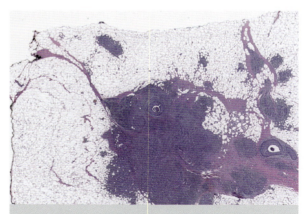

▲ 图 4-7　HE 染色的低分化浸润性导管癌切片
肿瘤主要表现为具有局灶性 DCIS 组分的固体生长模式。肿瘤远离着墨边缘

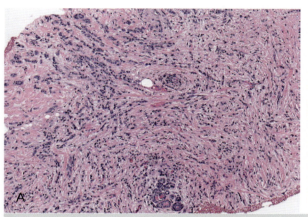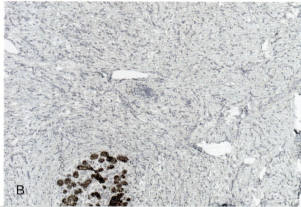

▲ 图 4-8　浸润性小叶癌

A. 典型的浸润性小叶癌，具有典型的肿瘤细胞流动模式。肿瘤细胞通常很小，圆形，多形性最小，松散地分散在整个纤维基质中。B. 肿瘤的相应 E- 钙黏蛋白染色显示缺乏免疫反应性，而正常乳腺导管显示强膜染色并用作内部对照

于不形成明显的肿块，使得它们难以在体格检查中触诊或在乳房 X 线中被检测。通过各种成像方式确定肿瘤的这些挑战可能使疾病程度的评估更加困难，并可能导致保乳治疗后再次切除率增加 [49, 50]。

浸润性小叶癌的生物学基础与浸润性导管癌不同。一些研究表明浸润性小叶癌对新辅助化疗的病理完全应答率明显低于浸润性导管癌 [51, 52]。此外，小叶亚型与多灶性和对侧疾病的发病率增加有关 [53]。

在过去的 10 年里，有几项研究集中在对浸润性癌的外科治疗方法进行比较。然而，大型随机试验和回顾性研究的结果已经证实了不同组织学亚型在保乳治疗后复发的风险。

尽管在肿瘤生物学方面存在差异，但一些回顾性研究表明，对于接受保乳治疗的小叶癌和导管癌患者，其长期疗效相当 [52, 54-56]。Braunstein 和同事 [57] 评估了 998 例保乳治疗患者（浸润性导管癌占 74%，浸润性小叶癌占 8%，混合病理占 18%）的局部复发率。这项分析考虑了生物亚型和切缘状态。浸润性导管癌 10 年局部复发率为 5.5%，浸润性小叶癌为 4.4%，混合组织学为 1.2%（P=0.08）。值得注意的是，与浸润性导管癌或混合组织学相比，浸润性小叶癌患者在保乳治疗后手术切缘呈阳性的可

能性更高（分别为 45.0%、17.5% 和 18.5%，$P < 0.001$）。浸润性小叶癌患者由于切缘阳性而增加了再切除率（分别为 57.1%、40.4% 和 36.9%，P=0.02）；然而，浸润性小叶癌和导管癌患者的最终边缘状态没有显著差异（P=0.88）。此外，在以浸润性导管癌为参照物的多变量分析中，组织学亚型不是局部复发的预测因子（P=0.52）[57]。

另一项回顾性研究评估了 736 例诊断为Ⅰ～Ⅲ期浸润性小叶癌的患者的局部复发情况。女性接受保乳手术（52%）或乳房切除术（48%）治疗，随访 72 个月后，保乳手术和乳房切除术后的局部复发率没有显著差异（4.5% vs. 3.4%，P=0.58）。病理肿瘤大小、高组织学分级和阳性边缘状态（墨迹边缘的肿瘤细胞）与局部复发率增加相关，而年龄＜ 40 岁和边缘阳性与同侧乳腺肿瘤复发相关 [58]。

这些研究的结论是浸润性小叶癌的诊断并不是保乳治疗的禁忌证。小叶型和导管型乳腺癌的治疗方案应该是相似的，组织学亚型不是复发或生存的显著独立预测因子 [53-56]。对于小叶亚型，再次切除以获得阴性边缘的比率似乎更高。尽管如此，如果肿瘤不完全存在于整个乳房，并且病变可以切除且切缘无瘤，则这些患者被认为是保乳治疗的候选者。

（四）乳腺癌的分子亚型

先进的分子技术，如基因表达谱，揭示了乳腺癌异质性的细节。因此，具有不同生物学和临床行为的不同的乳腺癌亚组已经被确定。在临床实践中，替代标记物已被用于识别这些分子亚型[59, 60]。由于在常规临床实践中，微阵列技术不适用于治疗计划，乳腺癌根据 3 种常见标记物的表达进行分类——雌激素受体（estrogen receptor，ER）、孕激素受体（progesterone receptor，PR）和人类表皮生长因子受体 2（human epidermal growth factor receptor 2，HER2），对常规处理的组织切片进行标准免疫组织化学检测（图 4-9）。除了标准患者和病理特征外，分子亚型可能从新的预后、预测和治疗靶点提供乳腺癌患者复发风险的进一步信息[59-61]。一些研究已经评估了特定分子亚型与乳腺癌保乳治疗或乳腺切除术后局部或远处复发增加的关系。在一项对 793 名患者的回顾性研究中，Nguyen 及其同事[61]发现，接受保乳治疗的女性中，三阴性乳腺癌（ER、PR 和 HER2 表达缺失）与局部复发风险较高相关[61]。同样，其他研究发现，无论是保乳治疗还是乳房切除术后，三阴性亚型的局部复发率高于接受保乳手术或乳腺切除术的 ER 阳性患者[62-64]。

研究还比较了接受保乳治疗或乳腺切除术的三阴性乳腺癌患者的长期预后。最近 MD-Anderson 的一项研究评估了 1325 例接受保乳治疗或全乳切除术的三阴性乳腺癌患者中治疗类型对局部复发率的影响[65]。平均随访 62 个月，保乳治疗组患者的局部无复发生存率高于乳腺切除组（76% vs. 71%，P=0.032）。此外，接受保乳治疗的患者的无远处转移生存率（分别为 68% 和 54%，$P < 0.0001$）和总生存率（74% 对 63%，$P < 0.0001$）也显著高于全乳腺切除术患者。多因素分析显示，临床病理因素如高核分级、淋巴血管浸润、T 分级、过窄的阴性切缘或阳性切缘与局部复发风险增加显著相关。然而，手术入路局部复发可能性的差异无显著性（乳房切除术与保乳治疗，P=0.55），显示了潜在的肿瘤生物学效应[65]。在另一项研究中，回顾了 202 例接受保乳治疗（61 例）或乳腺切除术（141 例）的三阴性乳腺癌患者的预后。两组的 5 年无病生存率无显著差异（P=0.14）。保乳治疗组的 5 年总生存率估计值明显高于乳腺切除术组（89% vs. 69%，P=0.018），很可能是因为乳腺切除术组的肿瘤体积更大，疾病分期也更高。然而，在多变量分析中，外科治疗方法对无病生存率或总生存率没有影响[66]。

肿瘤生物学知识的增加和全身靶向治疗的发展，如抗 HER2 治疗，有助于降低局部复发率。最近一项研究评估了 1000 名早期浸润性乳腺癌患者局部复发率与肿瘤生物学的关系。复发风险因生物标志物亚型而异，其中 HER2 过度表达和三阴性亚型的复发率最高。然而，当将复发率作为时间函数进行分析时（即在采用抗 HER2 治疗前后），HER2 阳性患者的复发率不再高于 ER 阳性、HER2 阴性患者。重

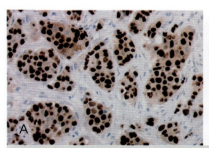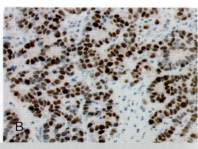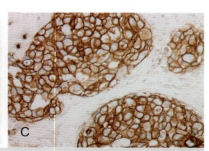

▲ 图 4-9　浸润性乳腺癌的免疫组化分析
A.ER 强阳性；B.PR 中等阳性；C.HER2 过表达，评分 3+

要的是，在接受最佳全身治疗的患者中，手术类型不会影响局部复发的风险；保乳手术后整体局部复发率为 3.2%，而乳腺切除术后为 3.8%（$P=0.617$）[67]。这些结果与先前评估乳腺癌亚型对乳腺切除术（5148 例）或保乳治疗（7174 例）患者局部复发影响的 Meta 分析一致。对于所有患者，无论手术类型，管腔亚型肿瘤的复发风险低于 HER2 过度表达（RR 0.34，95%CI 0.26～0.45）或三阴性（RR 0.38，95%CI 0.23～0.61）肿瘤的复发风险。此外，在保乳治疗后，HER2 高表达肿瘤患者的局部复发风险高于三阴性肿瘤患者（RR 1.44，95%CI 1.06～1.95）。相比之下，乳房切除术后两种肿瘤亚型之间没有差异（RR 0.91，95%CI 0.68～1.22）[68]。

分子亚型之间的另一个生物学差异是复发的时间，主要发生在三阴性和 HER2 表达患者诊断后的前 5 年内，而对于 ER 表达的癌症，局部复发需要更长的时间才能发展[62]。Pilewskie 及其同事[69] 研究了 535 例接受保乳治疗的三阴性乳腺癌患者局部复发的阴性切缘宽度的影响。在乳房切除术中获得较大边缘的患者中，局部复发没有减少。作者得出结论，局部复发与肿瘤生物学密切相关，侵袭性肿瘤生物学无法通过更广泛的手术来克服[62, 69]，需要改进辅助全身治疗，以进一步降低这些高危患者的复发率。综上所述，有证据表明，尽管三阴性乳腺癌具有侵袭性，但对于适当选择的患者，保乳治疗而非全乳房切除术可能是一种手术选择。因此，目前，没有分子亚型应该被认为是保乳治疗的禁忌证。

在当前广泛使用新辅助全身治疗的时代，新的分期标准对于准确描述患者的预后是必要的。Mittendorf 及其同事证明，内在的肿瘤生物学是接受乳腺癌新辅助治疗的女性的关键预后指标[70]。他们提出了一个评分系统，该系统使用来自 2377 名接受新辅助化疗和 HER2 靶向治疗（如果合适）治疗的侵袭性非转移性乳腺癌患者的信息进行开发和验证。以前应用的分期系统包括治疗前临床分期、ER 状态、分级和治疗后病理分期。但是，它们不包括 HER2 状态或对新辅助治疗的反应。与单独的临床分期或病理分期相比，这种新的评分系统有助于对疾病特异性生存进行更精确的分层，特别是在 HER2 阳性患者中。后者现在接受 HER2 靶向治疗以及化疗，这在患有这种亚型乳腺癌的患者中显著改善了临床结果。使用这种模型可能具有临床意义，因为 75% 的患者使用这种新系统进行了明确的预后分类，这些数据再次支持肿瘤生物学是长期结果的强大驱动力的观点[70]。

总之，了解个体患者肿瘤生物学对治疗管理具有重要意义。肿瘤活检材料的完整病理描述对于局部和全身治疗顺序的最佳决策至关重要。在选择手术方法时，应根据危险因素（如组织学肿瘤类型和肿瘤生物学）对患者进行单独评估，以更准确地确定可通过保乳治疗安全切除的肿瘤负荷。

1. 存在广泛的导管内成分

广泛的导管内成分被定义为导管内癌占浸润性肿瘤至少 25%，或主要由 DCIS 组成的具有一个或多个浸润性癌灶的病变[71]。

尽管以前广泛的导管内成分被认为是保乳治疗的禁忌证，但现在尚未评估或未知切除边缘状态时，它被认为是局部复发的危险因素[72-74]。Park 及其同事研究了影响 705 例乳腺癌患者保乳治疗结果的积极因素及阳性切缘对结果的影响。90 例（13.5%）患者在初次切除时有阳性切缘。初始切除时的阳性切缘与广泛的导管内成分的存在显著相关（$P < 0.001$）。

然而，如果达到阴性切缘，广泛的导管内成分不是局部失败的风险因素。与阳性切缘相关的其他因素是小叶亚型（$P=0.001$）和 4 个或更多淋巴结转移（$P=0.015$）。切缘阳性的患者表现为更高的淋巴结分期，这是局部失败的重要因素[75]。

研究报道，导管内成分广泛的患者残余病灶的发生率高于无导管内成分广泛的患者[76-78]。例如，在一项研究中，535 名接受保乳治疗的女性接受了与再次切除和复发率相关的重要因素的检查。在接受再次切除的患者中，较年轻的年龄和广泛的导管内成分是残余病灶的预测因子[78]。最近一项对 720 名乳腺癌患者的研究调查了保乳治疗后残余病灶的预测因子，发现广泛的导管内成分、淋巴血管侵犯、墨迹切缘的肿瘤，以及多于一个受累切缘与残留病灶更相关[79]。然而，如果切除范围达到负值，局部失败率就不会更高。这表明广泛的导管内成分本身并不是保乳治疗的禁忌证。

因此，常规评估切缘范围是进行保乳治疗的女性组织学评估的重要组成部分，特别是那些具有广泛导管内成分的女性。为了在保乳治疗中获得阴性手术切缘，临床、放射学和病理学评估相结合是必不可少的。病理报告应说明是否存在广泛的 DCIS。广泛的导管内成分的存在表明乳房中的疾病可能比临床怀疑的更广泛，但其本身并不是保乳治疗的禁忌证。具有广泛导管内成分和阴性切缘的患者仍然是保乳治疗的可接受候选者。

2. 切缘和术中切缘评估

为了减少保乳治疗后局部复发的风险，在手术过程中和术后评估手术切缘对于获得病理学上的清晰边界是很重要的。在仔细的大体检查后，手术标本必须适当地涂上墨水，切片，并充分取样，以便报告切除切缘是否有大体或显微镜下的癌细胞。几项研究表明，乳腺癌保乳治疗后，切缘阴性的女性局部复发率较低，而切缘阳性的女性局部复发率较高[80-84]。如果初次切除导致切除切缘接近或阳性，患者可能需要再次切除。

最佳切缘宽度的定义仍然存在争议。最近，一个多学科小组制订了一个定义性指南，目的是降低接受保乳治疗的 I 期或 II 期乳腺癌患者的高再切除率。该指南作者回顾了涵盖 28 162 例患者的 33 项研究并得出结论，与墨迹中没有肿瘤的切缘相比，更广泛的透明切缘并不能降

低同侧乳腺肿瘤复发的风险。在肿瘤生物学状况不佳的患者中，较宽的清晰边界并不能降低同侧复发的风险[85]。最近也为 DCIS 发布了类似的指南[86]。

目前，有几种术中切缘评估技术，包括冰冻切片[87, 88]、接触印迹细胞学[89] 和刮除切缘分析[90]。有人认为，获得额外的切缘可以将阳性切缘率降低近 50%，从而减少对额外乳房手术的需要[91]。仔细的术中评估结合标本 X 线是另一种评估切缘的方法。对于肿瘤体积较大、多灶性或导管内成分广泛的患者，应更仔细地评估，以减少再次切除的需要并避免再次手术。

3. 多灶性癌

多灶性乳腺癌是指在乳腺不同象限内发生 2 个或以上的癌或同一肿瘤在同一象限出现多个病灶。多灶性癌的存在在文献中有很大的不同，这取决于诊断和病理取样的方法[92]。

广泛的多灶性乳腺癌，有或没有相关的钙化灶和广泛的导管内成分，被认为是保乳手术的禁忌证。这类病例在保乳手术后可能有很大的肿瘤负担，局部复发的风险更高[93]。然而，一些研究表明，早期多中心疾病患者可以安全地接受保乳治疗，如果获得阴性边缘，复发风险很低[92, 94]。事实上，多中心 / 多灶性乳腺癌的临床意义仍存在争议。在一些研究多中心 / 多灶性肿瘤预后意义的研究中发现了相互矛盾的结果[95, 96]。尽管长期研究的数据很少，但基于临床病理学和放射学发现，多灶性疾病患者可能是保乳治疗的候选对象。

4. 淋巴血管浸润

淋巴血管浸润描述了当肿瘤细胞进入肿瘤周围的淋巴间隙和（或）血管时发生的情况，并且是转移的关键步骤[97]。淋巴血管浸润的常规组织学评估是乳腺癌患者病理报告的关键部分（图 4-10）。对乳腺癌淋巴管浸润的预后价值的研究表明，其在淋巴结阴性患者中的存在与较差的结果之间存在明确的关系。淋巴管浸润作为淋巴结阳性患者预后的预测因素尚不确定，

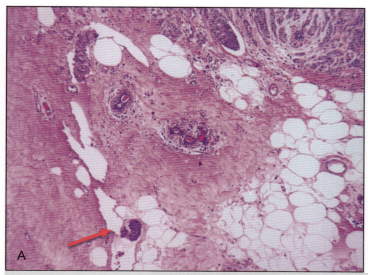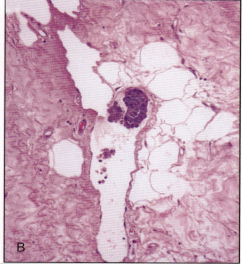

▲ 图 4-10 部分浸润癌伴淋巴血管侵犯

A.HE 染色。箭头表示淋巴空间内的肿瘤细胞。B. 更高放大倍数下显示肿瘤浸润淋巴血管

在临床管理决策中使用淋巴管浸润是值得商榷的。Rakha 等[97] 研究了一系列可手术乳腺癌患者（pT$_1$～pT$_2$ 肿瘤）淋巴血管浸润的预后价值。他们在整个患者队列中发现，淋巴血管浸润与乳腺癌特异性和无远处转移生存率之间存在密切关联；在多变量分析中，淋巴血管浸润成为可手术乳腺癌患者 2 种生存措施的独立预测因子。作者的结论是，在浸润性乳腺癌和阴性淋巴结患者中，淋巴管浸润可以作为预后的有力预测指标[97]。另一项研究评估了接受乳房切除术或广泛局部肿瘤切除术治疗的淋巴结阳性乳腺癌患者，发现淋巴管浸润与无病生存率（$P < 0.001$）和总生存率（$P=0.006$）显著相关[98]。最近的一项研究调查了淋巴血管浸润在诊断为局部晚期乳腺癌（T$_{3\sim4}$N$_0$，T$_{1\sim4}$N$_1$）的 40 岁以下女性中的预测作用。在该患者群体中，用多种方式治疗、三阴性状态、淋巴血管浸润和阳性淋巴结数量，与较差的总体存活率显著相关。此外，在所有治疗组中，淋巴管浸润与远处转移、局部复发和较差的无复发生存相关[99]。

（五）结论

总之，尽管乳腺癌在分子和组织学水平上具有高度的异质性，但当肿瘤生物学得到适当管理时，仅临床病理因素并不影响手术的选择。无论肿瘤亚型如何，先天性肿瘤生物学对患者预后都有重要影响。

<h2>参考文献</h2>

[1] Silverstein, M.J. and M.D. Lagios, Choosing treatment for patients with ductal carcinoma in situ: Fine tuning the university of Southern California/Van Nuys Prognostic Index. *J Natl Cancer Inst Monogr*, 2010. 2010(41): pp. 193–196.

[2] Pinder, S.E. et al., A new pathological system for grading DCIS with improved prediction of local recurrence: Results from the UKCCCR/ANZ DCIS trial. *Br J Cancer*, 2010. 103(1): pp. 94–100.

[3] Fisher, E.R. et al., Pathologic findings from the national surgical adjuvant breast project (NSABP) Protocol B-17. Intraductal carcinoma (ductal carcinoma in situ). The national surgical adjuvant breast and bowel project collaborating investigators. *Cancer*, 1995. 75(6): pp. 1310–1319.

[4] Fisher, E.R. et al., Pathologic findings from the national surgical adjuvant breast Project (NSABP) eight-year update of Protocol B-17: Intraductal carcinoma. *Cancer*, 1999. 86(3): pp. 429–438.

[5] Boyages, J., G. Delaney, and R. Taylor, Predictors of local recurrence after treatment of ductal carcinoma in situ: A meta-analysis. *Cancer*, 1999. 85(3): pp. 616–628.

[6] Bijker, N. et al., Breast-conserving treatment with or

without radiotherapy in ductal carcinoma-in-situ: Ten-year results of european organisation for research and treatment of cancer randomized phase III trial 10853–A study by the EORTC breast cancer cooperative group and EORTC radiotherapy group. *J Clin Oncol*, 2006. 24(21): pp. 3381–3387.

[7] Kong, I. et al., Age at diagnosis predicts local recurrence in women treated with breast-conserving surgery and postoperative radiation therapy for ductal carcinoma in situ: A population-based outcomes analysis. *Curr Oncol*, 2014. 21(1): pp. e96–e104.

[8] Donker, M. et al., Breast-conserving treatment with or without radiotherapy in ductal carcinoma In Situ: 15-year recurrence rates and outcome after a recurrence, from the EORTC 10853 randomized phase III trial. *J Clin Oncol*, 2013. 31(32): pp. 4054–4059.

[9] Sanders, M.E. et al., The natural history of low-grade ductal carcinoma in situ of the breast in women treated by biopsy only revealed over 30 years of long-term follow-up. *Cancer*, 2005. 103(12): pp. 2481–2484.

[10] Frank, S. et al., Ductal carcinoma in situ (DCIS) treated by mastectomy, or local excision with or without radiotherapy: A monocentric, retrospective study of 608 women. *Breast*, 2016. 25: pp. 51–56.

[11] Generali, D. et al., COX-2 expression is predictive for early relapse and aromatase inhibitor resistance in patients with ductal carcinoma in situ of the breast, and is a target for treatment. *Br J Cancer*, 2014. 111(1): pp. 46–54.

[12] Kerlikowske, K. et al., Biomarker expression and risk of subsequent tumors after initial ductal carcinoma in situ diagnosis. *J Natl Cancer Inst*, 2010. 102(9): pp. 627–637.

[13] Solin, L.J. et al., A multigene expression assay to predict local recurrence risk for ductal carcinoma in situ of the breast. J Natl Cancer Inst, 2013. 105(10): pp. 701–710.

[14] Rakovitch, E. et al., A population-based validation study of the DCIS Score predicting recurrence risk in individuals treated by breast-conserving surgery alone. *Breast Cancer* Res Treat, 2015. 152(2): pp. 389–398.

[15] Parikh, R.R. et al., Ductal carcinoma in situ with microinvasion: Prognostic implications, long-term outcomes, and role of axillary evaluation. *Int J Radiat Oncol Biol Phys*, 2012. 82(1): pp. 7–13.

[16] Adamovich, T.L. and R.M. Simmons, Ductal carcinoma in situ with microinvasion. *Am J Surg*, 2003. 186(2): pp. 112–116.

[17] Sue, G.R. et al., Predictors of microinvasion and its prognostic role in ductal carcinoma in situ. *Am J Surg*, 2013. 206(4): pp. 478–481.

[18] Vieira, C.C. et al., Microinvasive ductal carcinoma in situ: Clinical presentation, imaging features, pathologic findings, and outcome. *Eur J Radiol*, 2010. 73(1): pp. 102–107.

[19] Solin, L.J. et al., Microinvasive ductal carcinoma of the breast treated with breast-conserving surgery and definitive irradiation. *Int J Radiat Oncol Biol Phys*, 1992. 23(5): pp. 961–968.

[20] Margalit, D.N. et al., Microinvasive breast cancer: ER, PR, and HER-2/neu status and clinical outcomes after breast-conserving therapy or mastectomy. Ann Surg Oncol, 2013. 20(3): pp. 811–818.

[21] Klauber-DeMore, N. et al., Sentinel lymph node biopsy: Is it indicated in patients with high-risk ductal carcinoma-in-situ and ductal carcinoma-in-situ with microinvasion? *Ann Surg Oncol*, 2000. 7(9): pp. 636–642.

[22] Intra, M. et al., Sentinel lymph node metastasis in microinvasive breast cancer. *Ann Surg Oncol*, 2003. 10(10): pp. 1160–1165.

[23] Camp, R. et al., Sentinel lymph node biopsy for ductal carcinoma in situ: An evolving approach at the university of Florida. *Breast* J, 2005. 11(6): pp. 394–397.

[24] Zavagno, G. et al., Sentinel lymph node metastasis from mammary ductal carcinoma in situ with microinvasion. *Breast*, 2007. 16(2): pp. 146–151.

[25] Sakr, R. et al., Ductal carcinoma in situ: Value of sentinel lymph node biopsy. *J Surg Oncol*, 2006. 94(5): pp. 426–430.

[26] Katz, A. et al., Sentinel lymph node positivity of patients with ductal carcinoma in situ or microinvasive breast cancer. *Am J Surg*, 2006. 191(6): pp. 761–766.

[27] Gray, R.J. et al., The optimal management of the axillae of patients with microinvasive breast cancer in the sentinel lymph node era. *Am J Surg*, 2007. 194(6): pp. 845–848; discussion 848–849.

[28] Guth, A.A. et al., Microinvasive breast cancer and the role of sentinel node biopsy: An institutional experience and review of the literature. *Breast* J, 2008. 14(4): pp. 335–339.

[29] Pimiento, J.M. et al., Role of axillary staging in women diagnosed with ductal carcinoma in situ with microinvasion. *J Oncol Pract*, 2011. 7(5): pp. 309–313.

[30] Ko, B.S. et al., Risk factor for axillary lymph node metastases in microinvasive breast cancer. *Ann Surg Oncol*, 2012. 19(1): pp. 212–216.

[31] Lyons III, J.M. et al., Axillary node staging for microinvasive breast cancer: Is it justified? *Ann Surg Oncol*, 2012. 19(11): pp. 3416–3421.

[32] Haagensen, C.D. et al., Lobular neoplasia (so-called lobular carcinoma in situ) of the breast. *Cancer*, 1978. 42(2): pp. 737–69.

[33] Page, D.L. et al., Lobular neoplasia of the breast: Higher risk for subsequent invasive cancer predicted by more extensive disease. *Hum Pathol*, 1991. 22(12): pp. 1232–1239.

[34] Rosen, P.P. et al., Lobular carcinoma in situ of the breast. Detailed analysis of 99 patients with average follow-up of 24 years. Am J Surg Pathol, 1978. 2(3): pp. 225–251.

[35] Chuba, P.J. et al., Bilateral risk for subsequent breast cancer after lobular carcinoma-in-situ: Analysis of surveillance, epidemiology, and end results data. *J Clin Oncol*,

2005. 23(24): pp. 5534–5541.

[36] Sasson, A.R. et al., Lobular carcinoma in situ increases the risk of local recurrence in selected patients with stages I and II breast carcinoma treated with conservative surgery and radiation. *Cancer*, 2001. 91(10): pp. 1862–1869.

[37] Ciocca, R.M. et al., Presence of lobular carcinoma in situ does not increase local recurrence in patients treated with breast-conserving therapy. *Ann Surg Oncol*, 2008. 15(8): pp. 2263–2271.

[38] Apple, S.K. et al., Significance of lobular intraepithelial neoplasia at margins of breast conservation specimens: A report of 38 cases and literature review. *Diagn Pathol*, 2010. 5: pp. 54.

[39] Jolly, S. et al., The impact of lobular carcinoma in situ in association with invasive breast cancer on the rate of local recurrence in patients with early-stage breast cancer treated with breast-conserving therapy. *Int J Radiat Oncol Biol Phys*, 2006. 66(2): pp. 365–371.

[40] Sadek, B.T. et al., Risk of local failure in breast cancer patients with lobular carcinoma in situ at the final surgical margins: Is re-excision necessary? *Int J Radiat Oncol Biol Phys*, 2013. 87(4): pp. 726–730.

[41] Downs-Kelly, E. et al., Clinical implications of margin involvement by pleomorphic lobular carcinoma in situ. *Arch Pathol Lab Med*, 2011. 135(6): pp. 737–743.

[42] Chivukula, M. et al., Pleomorphic lobular carcinoma in situ (PLCIS) on breast core needle biopsies: Clinical significance and immunoprofile. *Am J Surg Pathol*, 2008. 32(11): pp. 1721–1726.

[43] Chen, Y.Y. et al., Genetic and phenotypic characteristics of pleomorphic lobular carcinoma in situ of the breast. *Am J Surg Pathol*, 2009. 33(11): pp. 1683–1694.

[44] Masannat, Y.A. et al., Challenges in the management of pleomorphic lobular carcinoma in situ of the breast. *Breast*, 2013. 22(2): pp. 194–196.

[45] Pieri, A., J. Harvey, and N. Bundred, Pleomorphic lobular carcinoma in situ of the breast: Can the evidence guide practice? *World J Clin Oncol*, 2014. 5(3): pp. 546–553.

[46] Flanagan, M.R. et al., Pleomorphic lobular carcinoma in situ: Radiologic-Pathologic features and clinical management. *Ann Surg Oncol*, 2015. 22(13): pp. 4263–4269.

[47] Dillon, D., A.J. Guidi, and S.J. Schnitt, Pathology of Invasive Breast Cancer, in *Diseases of the Breast*, Harris J.R., Morrow M., Osborne C.K., Editor. 2014, Lippincott Williams & Wilkins.

[48] Tavassoli, F.A., Lobular Neoplasia, in *Pathology of the Breast*, Tavassoli F.A., Editor. 1992, Stamford (CT): Appleton and Lange. pp. 263–291.

[49] Delpech, Y. et al., Clinical benefit from neoadjuvant chemotherapy in oestrogen receptor-positive invasive ductal and lobular carcinomas. *Br J Cancer*, 2013. 108(2): pp. 285–291.

[50] Katz, A. et al., Primary systemic chemotherapy of invasive lobular carcinoma of the breast. *Lancet Oncol*, 2007.

8(1): pp. 55–62.

[51] Loibl, S. et al., Response and prognosis after neoadjuvant chemotherapy in 1,051 patients with infiltrating lobular breast carcinoma. *Breast Cancer Res Treat*, 2014. 144(1): pp. 153–162.

[52] Cristofanilli, M. et al., Invasive lobular carcinoma classic type: Response to primary chemotherapy and survival outcomes. *J Clin Oncol*, 2005. 23(1): pp. 41–48.

[53] Arpino, G. et al., Infiltrating lobular carcinoma of the breast: Tumor characteristics and clinical outcome. *Breast Cancer Res*, 2004. 6(3): pp. R149–R156.

[54] Vo, T.N. et al., Outcomes of breast-conservation therapy for invasive lobular carcinoma are equivalent to those for invasive ductal carcinoma. *Am J Surg*, 2006. 192(4): pp. 552–555.

[55] Moran, M.S., Q. Yang, and B.G. Haffty, The Yale University experience of early-stage invasive lobular carcinoma (ILC) and invasive ductal carcinoma (IDC) treated with breast conservation treatment (BCT): Analysis of clinical-pathologic features, long-term outcomes, and molecular expression of COX-2, Bcl-2, and p53 as a function of histology. *Breast J*, 2009. 15(6): pp. 571–578.

[56] Santiago, R.J. et al., Similar long-term results of breast-conservation treatment for stage I and II invasive lobular carcinoma compared with invasive ductal carcinoma of the breast: The University of Pennsylvania experience. *Cancer*, 2005. 103(12): pp. 2447–2454.

[57] Braunstein, L.Z. et al., Invasive lobular carcinoma of the breast: Local recurrence after breast-conserving therapy by subtype approximation and surgical margin. *Breast Cancer Res Treat*, 2015. 149(2): pp. 555–564.

[58] Sagara, Y. et al., Surgical options and locoregional recurrence in patients diagnosed with invasive lobular carcinoma of the breast. *Ann Surg Oncol*, 2015. 22(13): pp. 4280–4286.

[59] Perou, C.M. et al., Molecular portraits of human breast tumours. *Nature*, 2000. 406(6797): pp. 747–752.

[60] Sorlie, T. et al., Gene expression patterns of breast carcinomas distinguish tumor subclasses with clinical implications. *Proc Natl Acad Sci U S A*, 2001. 98(19): pp. 10869–10874.

[61] Nguyen, P.L. et al., Breast cancer subtype approximated by estrogen receptor, progesterone receptor, and HER-2 is associated with local and distant recurrence after breast-conserving therapy. *J Clin Oncol*, 2008. 26(14): pp. 2373–2378.

[62] Millar, E.K. et al., Prediction of local recurrence, distant metastases, and death after breast-conserving therapy in early-stage invasive breast cancer using a five-biomarker panel. *J Clin Oncol*, 2009. 27(28): pp. 4701–4708.

[63] Voduc, K.D. et al., Breast cancer subtypes and the risk of local and regional relapse. *J Clin Oncol*, 2010. 28(10): pp. 1684–16891.

[64] Demirci, S. et al., Breast conservation therapy: The influence of molecular subtype and margins. *Int J Radiat*

Oncol Biol Phys, 2012. 83(3): pp. 814–820.

[65] Adkins, F.C. et al., Triple-negative breast cancer is not a contraindication for breast conservation. *Ann Surg Oncol*, 2011. 18(11): pp. 3164–3173.

[66] Parker, C.C. et al., Is breast conservation therapy a viable option for patients with triple-receptor negative breast cancer? *Surgery*, 2010. 148(2): pp. 386–391.

[67] Aalders, K.C. et al., Contemporary locoregional recurrence rates in young patients with early-stage breast cancer. *J Clin Oncol*, 2016. 34(18): pp. 2107–2114.

[68] Lowery, A.J. et al., Locoregional recurrence after breast cancer surgery: A systematic review by receptor phenotype. *Breast Cancer Res Treat*, 2012. 133(3): pp. 831–841.

[69] Pilewskie, M. et al., Effect of margin width on local recurrence in triple-negative breast cancer patients treated with breast-conserving therapy. *Ann Surg Oncol*, 2014. 21(4): pp. 1209–1214.

[70] Mittendorf, E.A. et al., The neo-bioscore update for staging breast cancer treated with neoadjuvant chemotherapy: Incorporation of prognostic biologic factors into staging after treatment. *JAMA Oncol*, 2016. 2(7): pp. 929–936.

[71] Schnitt, S.J. and J.R. Harris, Evolution of breast-conserving therapy for localized breast cancer. *J Clin Oncol*, 2008. 26(9): pp. 1395–1396.

[72] Smitt, M.C. et al., Predictors of reexcision findings and recurrence after breast conservation. Int J Radiat Oncol Biol Phys, 2003. 57(4): pp. 979–985.

[73] Swanson, G.P., K. Rynearson, and R. Symmonds, Significance of margins of excision on breast cancer recurrence. *Am J Clin Oncol*, 2002. 25(5): pp. 438–441.

[74] Holland, R. et al., The presence of an extensive intraductal component following a limited excision correlates with prominent residual disease in the remainder of the breast. *J Clin Oncol*, 1990. 8(1): pp. 113–118.

[75] Park, S. et al., The impact of a focally positive resection margin on the local control in patients treated with breast-conserving therapy. *Jpn J Clin Oncol*, 2011. 41(5): pp. 600–608.

[76] Atalay, C. and C. Irkkan, Predictive factors for residual disease in re-excision specimens after breast-conserving surgery. *Breast J*, 2012. 18(4): pp. 339–344.

[77] Smitt, M.C. and K. Horst, Association of clinical and pathologic variables with lumpectomy surgical margin status after preoperative diagnosis or excisional biopsy of invasive breast cancer. *Ann Surg Oncol*, 2007. 14(3): pp. 1040–1044.

[78] Rodriguez, N., L.K. Diaz, and E.L. Wiley, Predictors of residual disease in repeat excisions for lumpectomies with margins less than 0.1 cm. *Clin Breast Cancer*, 2005. 6(2): pp. 169–172.

[79] Alrahbi, S. et al., Extent of margin involvement, lymphovascular invasion, and extensive intraductal component predict for residual disease after wide local excision for breast cancer. *Clin Breast Cancer*, 2015. 15(3): pp. 219–226.

[80] Dunne, C. et al., Effect of margin status on local recurrence after breast conservation and radiation therapy for ductal carcinoma in situ. *J Clin Oncol*, 2009. 27(10): pp. 1615–1620.

[81] Meric, F. et al., Positive surgical margins and ipsilateral breast tumor recurrence predict disease-specific survival after breast-conserving therapy. *Cancer*, 2003. 97(4): pp. 926–933.

[82] Cowen, D. et al., Local and distant failures after limited surgery with positive margins and radiotherapy for node-negative breast cancer. *Int J Radiat Oncol Biol Phys*, 2000. 47(2): pp. 305–312.

[83] Park, C.C. et al., Outcome at 8 years after breast-conserving surgery and radiation therapy for invasive breast cancer: Influence of margin status and systemic therapy on local recurrence. *J Clin Oncol*, 2000. 18(8): pp. 1668–1675.

[84] Leong, C. et al., Effect of margins on ipsilateral breast tumor recurrence after breast conservation therapy for lymph node-negative breast carcinoma. *Cancer*, 2004. 100(9): pp. 1823–1832.

[85] Moran, M.S. et al., Society of surgical oncology-American society for radiation oncology consensus guideline on margins for breast-conserving surgery with whole-breast irradiation in stages I and II invasive breast cancer. *J Clin Oncol*, 2014. 32(14): pp. 1507–1515.

[86] Morrow, M. et al., Society of surgical oncology-American society for radiation oncology-American society of clinical oncology consensus guideline on margins for breast-conserving surgery with whole-breast irradiation in ductal carcinoma in situ. *J Clin Oncol*, 2016.

[87] Cabioglu, N. et al., Role for intraoperative margin assessment in patients undergoing breast-conserving surgery. *Ann Surg Oncol*, 2007. 14(4): pp. 1458–1471.

[88] Riedl, O. et al., Intraoperative frozen section analysis for breast-conserving therapy in 1016 patients with breast cancer. *Eur J Surg Oncol*, 2009. 35(3): pp. 264–270.

[89] Creager, A.J. et al., Intraoperative evaluation of lumpectomy margins by imprint cytology with histologic correlation: A community hospital experience. *Arch Pathol Lab Med*, 2002. 126(7): pp. 846–848.

[90] Camp, E.R. et al., Minimizing local recurrence after breast conserving therapy using intraoperative shaved margins to determine pathologic tumor clearance. *J Am Coll Surg*, 2005. 201(6): pp. 855–861.

[91] Chagpar, A.B. et al., A randomized, controlled trial of cavity shave margins in breast cancer. *N Engl J Med*, 2015. 373(6): pp. 503–510.

[92] Yerushalmi, R. et al., Is breast-conserving therapy a safe option for patients with tumor multicentricity and multifocality? *Ann Oncol*, 2012. 23(4): pp. 876–881.

[93] Kurtz, J.M. et al., Breast-conserving therapy for macroscopically multiple cancers. *Ann Surg*, 1990. 212(1): pp. 38–44.

[94] Carpenter, S. et al., Optimal treatment of multiple ipsilateral primary breast cancers. *Am J Surg*, 2008. 196(4): pp.

530–536.

[95] Joergensen, L.E. et al., Multifocality as a prognostic factor in breast cancer patients registered in Danish breast cancer cooperative group (DBCG) 1996–2001. *Breast*, 2008. 17(6): pp. 587–591.

[96] Litton, J.K. et al., Multifocal breast cancer in women < or =35 years old. Cancer, 2007. 110(7): pp. 1445–1450.

[97] Rakha, E.A. et al., The prognostic significance of lymphovascular invasion in invasive breast carcinoma. *Cancer*, 2012. 118(15): pp. 3670–3680.

[98] Song, Y.J. et al., The role of lymphovascular invasion as a prognostic factor in patients with lymph node-positive operable invasive breast cancer. *J Breast Cancer*, 2011. 14(3): pp. 198–203.

[99] Khwaja, S.S. et al., Lymphovascular space invasion and lack of downstaging after neoadjuvant chemotherapy are strong predictors of adverse outcome in young women with locally advanced breast cancer. *Cancer Med*, 2016. 5(2): pp. 230–238.

三、肿瘤学家的观点

Jessica Taff　Francisco J. Esteva　著

随机临床试验显示，与早期乳腺癌患者的乳房切除术相比，保乳手术的总生存率没有差异[1]。辅助化疗、内分泌和抗 HER2 靶向治疗可降低高危乳腺癌患者局部和全身复发的风险[2]。在 20 世纪 70 年代，假设在手术前给予化疗可以通过毫不拖延地根除微观转移来改善临床结果。然而，当术前或术后给予阿霉素和环磷酰胺时，国家外科手术辅助乳房和肠道方案 B-18 在无病生存率和总生存率方面没有统计学差异。虽然最初的假设被驳斥，但 B-18 试验确定了可手术乳腺癌患者新辅助化疗的安全性[3]。此外，这项研究表明，实现病理完全缓解（pathologic complete response，pCR）的患者与确诊手术时残余病灶患者相比，无病生存率和总生存率均有所提高。对涉及 11 955 名患者的 11 项临床试验进行的 Meta 分析证实了病理完全缓解的强预后价值，无论乳腺癌的初始阶段和分子亚型如何[4]，三阴性和 HER2 过表达乳腺癌患者的病理完全缓解率更高。曲妥珠单抗单克隆抗体治疗已被证明可提高 HER2 阳性乳腺癌化疗的

疗效，与单独化疗相比，有更高的病理完全缓解率[5]。帕妥珠单抗是一种单克隆抗体，可抑制 HER2 蛋白与其他 HER 家族成员的二聚化[6]。当这种药物加入多西紫杉醇和曲妥珠单抗时，不仅影响手术选择的肿瘤特征发生变化，而且延长了无进展生存期（对照组为 12.4 个月，帕妥珠单抗组为 18.5 个月，HR 0.62，95%CI 0.5 ～ 0.75，$P < 0.001$]）[7]。与 HER2 阳性或三阴性乳腺癌相比，新辅助化疗与激素受体阳性乳腺癌患者的病理完全缓解率较低有关。尽管如此，这些激素受体敏感的患者仍然可以接受新辅助化疗或内分泌治疗，以改善他们保乳手术的选择。总体而言，那些有病理完全缓解的患者具有优异的临床结果，治疗上的主要挑战之一是如何预先选择最合适的全身治疗。2014 年，美国 FDA 批准帕妥珠单抗联合曲妥珠单抗和紫杉烷化疗用于新辅助治疗，这代表了基于病理完全缓解作为肿瘤反应主要终点的任何新疗法的首次批准。

术前化疗可以为患者提供肿瘤整形乳房手术的选择，否则由于肿瘤特征（如大小和位置）而不可行。它的使用可以使不可手术的肿瘤变得可手术，并且可以使癌症降期以允许保乳治疗。肿瘤 > 5cm 的患者从新辅助化疗中获得最大的益处（独立于淋巴结受累），因为对于较大的肿瘤更难以实现成功的保乳。最初 > 5cm 的肿瘤患者可能会看到新辅助化疗后肿瘤大小的最大增量变化[8]。

在患有局部晚期乳腺癌的患者中，新辅助化疗（有或没有靶向生物制剂）可以促使肿瘤细胞负荷减少，使得患者在进行切除手术时实现病理完全缓解。在手术时乳房和腋窝淋巴结中没有疾病的病理学证据是所有乳腺癌亚型的无病和总体生存率的最强预测因子。此外，在 259 例接受保乳手术或肿瘤乳房手术治疗的患者队列中，接受肿瘤乳房手术的患者切除了较大体积的组织。在中位随访 46 个月时，两组局部和远处复发率相似[9]。

在讨论改善美容效果的新手术技术时，与化疗相关的时机是一个重要的考虑因素。

乳腺癌复发的风险在手术后的前 2～3 年最高，并且已知手术创伤会增加循环肿瘤细胞的数量。这可能为尽快开始化疗提供了理论依据[10]。对 285 名乳腺癌患者进行的一项研究显示，与接受改良根治性乳房切除术或乳房肿瘤切除术的患者相比，肿瘤整形术对延迟开始化疗的作用不大。至于任何手术技术，与伤口愈合相关的并发症对化疗的开始提供了最大的潜在威胁，但是在接受肿瘤乳房手术的组中这些并没有显著增加。

任何延迟开始化疗的影响都是有争议的，即使手术确实延迟了。英国的一项针对 686 名患者的研究未能确定早期乳腺癌患者在术后即刻化疗有任何显著性的生存获益[11]，但也有人认为术后 12 周以上开始辅助化疗的患者生存率较低[12]。当患者根据肿瘤特征和分期进行分层时，化疗延迟超过 8 周被认为会导致至少Ⅲ期乳腺癌，三阴性和曲妥珠单抗治疗的 HER2 阳性乳腺癌患者的预后更差[13]。

尽管有证据表明保乳手术的结果与乳房切除术相当，但越来越多的女性正在选择更激进的手术选择，包括对侧预防性乳房切除术。路易斯维尔大学的一份为期 14 年的报道指出，1995—2004 年间乳房切除术率有所下降，此后乳房切除术和对侧乳房切除术有所增加[14]。最近对 120 多万成年女性进行的一项研究表明，1998—2011 年期间，1/3（35.5%）被认为有资格接受保乳手术的患者接受了乳房切除术，其中女性乳房切除术率最高淋巴结阴性和原位疾病[15]。这种根治性手术的趋势被认为是由患者的偏好所驱动的，与单侧保乳手术相比，没有证据表明乳房切除术和对侧预防性乳房切除术有任何生存获益[16]。

总之，肿瘤乳房手术，特别是新辅助化疗后，可以为患者提供优异的美容效果，而不会影响乳腺癌复发的风险。使用肿瘤整形乳房手术技术进行保乳的机会特别适用于对新辅助化疗有反应的肿瘤，并且正在研究在最终手术时残留病灶的患者进行其他的全身治疗。

参考文献

[1] Simone NL, Dan T, Shih J et al. Twenty-five year results of the national cancer institute randomized breast conservation trial. *Breast Cancer Research and Treatment* 2012;132:197–203.

[2] Early Breast Cancer Trialists' Collaborative G, Peto R, Davies C et al. Comparisons between different polychemotherapy regimens for early breast cancer: meta-analyses of long-term outcome among 100,000 women in 123 randomised trials. *Lancet* 2012;379:432–444.

[3] Rastogi P, Anderson SJ, Bear HD et al. Preoperative chemotherapy: Updates of national surgical adjuvant breast and bowel project protocols B-18 and B-27. Journal of Clinical Oncology: Official Journal of the *American Society of Clinical Oncology* 2008;26:778–785.

[4] Cortazar P, Zhang L, Untch M et al. Pathological complete response and long-term clinical benefit in breast cancer: The CTNeoBC pooled analysis. *Lancet* (London, England) 2014;384:164–172.

[5] Buzdar AU, Valero V, Ibrahim NK et al. Neoadjuvant therapy with paclitaxel followed by 5-fluorouracil, epirubicin, and cyclophosphamide chemotherapy and concurrent trastuzumab in human epidermal growth factor receptor 2-positive operable breast cancer: An update of the initial randomized study population and data of additional patients treated with the same regimen. *Clinical Cancer Research* 2007;13:228–233.

[6] Nahta R, Hung MC, Esteva FJ. The HER-2-targeting antibodies trastuzumab and pertuzumab synergistically inhibit the survival of breast cancer cells. *Cancer Research* 2004;64:2343–2346.

[7] Baselga J, Cortes J, Kim SB et al. Pertuzumab plus trastuzumab plus docetaxel for metastatic breast cancer. *New England Journal of Medicine* 2012;366:109–119.

[8] Fisher B, Brown A, Mamounas E et al. Effect of preoperative chemotherapy on local-regional disease in women with operable breast cancer: Findings from national surgical adjuvant breast and bowel project B-18. *Journal of Clinical Oncology: Official Journal of the American Society of Clinical Oncology* 1997;15:2483–2493.

[9] Mazouni C, Naveau A, Kane A et al. The role of oncoplastic breast surgery in the management of breast cancer treated with primary chemotherapy. *Breast* (Edinburgh, Scotland) 2013;22:1189–1193.

[10] Dogan L, Gulcelik MA, Karaman N, Ozaslan C, Reis

E. Oncoplastic surgery in surgical treatment of breast cancer: Is the timing of adjuvant treatment affected? *Clinical Breast Cancer* 2013;13:202–205.

[11] Shannon C, Ashley S, Smith IE. Does timing of adjuvant chemotherapy for early breast cancer influence survival? *Journal of Clinical Oncology: Official Journal of the American Society of Clinical Oncology* 2003;21:3792–3797.

[12] Lohrisch C, Paltiel C, Gelmon K et al. Impact on survival of time from definitive surgery to initiation of adjuvant chemotherapy for early-stage breast cancer. *Journal of Clinical Oncology: Official Journal of the American Society of Clinical Oncology* 2006;24:4888–4894.

[13] Gagliato Dde M, Gonzalez-Angulo AM, Lei X et al. Clinical impact of delaying initiation of adjuvant chemotherapy in patients with breast cancer. *Journal of Clinical Oncology: Official Journal of the American Society of Clinical Oncology* 2014;32:735–744.

[14] Dragun AE, Pan J, Riley EC et al. Increasing use of elective mastectomy and contralateral prophylactic surgery among breast conservation candidates: A 14-year report from a comprehensive cancer center. *American Journal of Clinical Oncology* 2013;36:375–380.

[15] Kummerow KL, Du L, Penson DF, Shyr Y, Hooks MA. Nationwide trends in mastectomy for early-stage breast cancer. *Journal of the American Medical Association surgery* 2015;150:9–16.

[16] Benson JR, Winters ZE. Contralateral prophylactic mastectomy. *British Journal of Surgery* 2016;103: 10:1249–1250.

四、放射肿瘤学家的观点

Ian Kunkler 著

（一）概述

对于大多数患者[1] 及乳房切除术后风险较高的患者，术后放疗仍然是保乳手术的标准治疗方法[2]。牛津概述中有 1 级证据显示，超过 10 000 名女性参加了保乳手术临床试验，有或没有全乳放疗，放疗可将局部复发风险减半[3]。此外，长期的证据表明，在保乳手术和全乳放疗后[4]，特别是在 50 岁以下的女性中，增加对肿瘤床区域的照射是有价值的。将讨论与照射后乳房切除术和乳房重建及乳房保留后手术有关的几个问题，包括①放射毒性；②目标覆盖范围；③放射治疗的时机和特定于乳房保留手术；

④定位手术切除部位以靶向放射增强。外科医生和放射肿瘤学家需要密切联系，为重建和术后放疗的潜在候选人规划管理。

两组患者在肿瘤外科手术中放疗实践的证据基础都很薄弱。没有随机试验评估辅助照射对重建乳房的影响。大多数研究基于单一机构的回顾性数据，构成异质性、样本量小、评估方法不一致[5]，需要标准化的方法来评估有无照射重建的临床结果。然而，在中危乳腺癌术后放疗（目前处于随访阶段）的大型 2–04 MRC SUPREMO 试验[6] 中正在收集重建类型，并可能提供有关重建对生活质量影响的有用数据。

使用肿瘤外科技术进行乳房保留的快速增长［如用乳房缩小技术重塑（乳房成形术）］给放射肿瘤学家带来了新的挑战，特别是在放射治疗后用于放射治疗的肿瘤床的定位"加强计划"方面。乳房成形术。重要的是，局部控制的总体速率不受化妆品考虑的影响，这可能促使在指示时省略放射或使用次优剂量和分级或放射疗法技术。

（二）放射治疗的毒性

由于纤维化、水肿和微脉管系统的变化，放射可能对乳房重建的美容效果产生不利影响。

放射被认为在脂肪组织的基质中诱导纤维化，导致细胞死亡和脂肪坏死，尽管确切的机制尚不清楚[7, 8]。深部腹壁下穿支皮瓣和保留肌肉的腹直肌肌皮瓣特别容易发生放射引起的脂肪坏死。对 5000 多名患者进行系统回顾的脂肪坏死发生率显示，对于重建且无放疗的患者，脂肪坏死的发生率为 8.7%，而接受重建后放疗的患者为 22.3%（$P < 0.001$）[9]。放射是否对游离皮瓣重建产生有害影响是有争议的，并且已经公布了令人困惑的数据。据报道，乳房切除术后放疗增加了包膜挛缩、植入物脱脂或破裂、伤口裂开和感染的风险[10, 11]。在对文献汇总数据的系统回顾中，即刻自体乳房重建并发症的发生率与有或无辅助照射相似[12]。

在一项关于有或无放疗的两期植入物重建的大型前瞻性研究中，1415 名由单一外科医生治疗的患者平均随访 56.8 个月。照射患者的植入物丢失率（9.1% vs. 0.5%，$P < 0.001$）和包膜挛缩率（6.9% vs. 0.5%，$P < 0.01$）均较高[13]。此外，照射和未照射患者的植入物置换率没有差异，超过 90% 的患者具有良好至极好的美容效果。值得注意的是，没有证据表明植入物端口的金属成分会提高并发症发生率，并且在使用模型的研究中未发现植入物金属部分的过量剂量[14]。

（三）放疗和重建的时机

乳房切除术后放疗的患者进行乳房重建的最佳时机和技术仍存在争议，特别是没有强有力的证据表明即刻乳房重建后需延迟放疗。在接受或将接受乳房切除术后放疗的患者中，一般建议在照射后延迟自体组织重建[15]。在最近对文献进行的系统评价中，共有 37 项研究与乳房重建背景下的放疗时机相关[16]。

- 放疗后的自体重建。
- 放疗后的永久植入物重建。
- 放疗前自体重建。
- 放疗前永久植入物重建。

作者发现并发症发生率（8.7%～70.0%）和可接受的美容效果（41.4%～93.3%）的范围非常广泛。在放疗后进行基于植入物的重建时，发现更高的并发症和翻修率。对于自体重建，首先进行重建时纤维化更常见。在比较 1 类与 3 类和 2 类与 4 项研究的第二项分析中，未发现并发症发生率的显著差异。

（四）重建乳房的放射覆盖是否足够，关键结构的剂量是否可接受

关于重建乳房覆盖范围的充分性，有关放射计划质量的报告令人困惑[17,18]。在 Motwani 及其同事的研究中，立即重建胸壁放疗患者的目标体积覆盖率降低，正常结构剂量增加[18]。

相比之下，Koutcher 及其同事检查了 42 例接受现代调强放疗技术治疗的患者的结果，其中可以调整放射束的强度以最大化目标体积的覆盖范围，同时最小化正常结构的剂量。这项研究表明，在 73% 的病例中，所有胸壁边界都被覆盖，局部控制非常好，即使在治疗内乳淋巴结时，肺和心脏的剂量也是可以接受的[17]。然而，乳房切除术后放疗但不重建的患者没有比较，因为样本量很小。尽管如此，使用现代放疗技术，立即进行乳房重建，然后进行胸壁照射可能被认为是安全有效的选择。

（五）乳房成形术和术后放疗

放射肿瘤学家面临的主要挑战是正确识别原始荷瘤组织，以确定必须加强哪个区域。需要准确定义肿瘤床，以尽量减少局部复发风险和放疗局部并发症。乳房组织的转位、切除和旋转可能使得难以或不可能确定肿瘤切除的原始部位，已知加强照射与美容不良有关[19]。唯一发表的研究调查了肿瘤床肿瘤手术或标准乳房肿瘤切除术的相关性，连续 31 例患者（13 例单纯乳房肿瘤切除术和 18 例肿瘤手术[20]）。在手术前 1 周进行放射治疗位置的对比增强 CT 扫描。在乳房肿瘤切除术或肿瘤整形手术时，已经将一个或多个标记夹放置在肿瘤腔中。采用了如下 4 种肿瘤成形技术。

- 外象限病变的 V 型乳房成形术。
- 下极内象限病变的 V 型乳房成形术。
- 优越的带蒂倒 T 型乳房成形术治疗上极病变。
- 圆形块乳房成形术治疗上极病变（需要更大的组织切除）。

在手术后 4～5 周进行治疗位置的术后对比增强 CT 扫描。术前和术后 CT 扫描融合。放射肿瘤学家概述了涉及所有标记夹的总肿瘤体积，所有标记夹加上额外的 0.5cm 边缘的临床目标体积以及计划目标体积。后者包括临床目标体积夹和总体肿瘤体积加上横向 5mm 和头

尾方向 10mm 的整体边缘，以用于设置不确定性。通过电子或光子加强治疗肿瘤床，肿瘤切除手术的切除量明显大于乳房肿瘤切除术，尽管肿瘤组的平均肿瘤大小也明显较大（18.6 vs. 11.7mm，$P=0.03$）。肿瘤切除术切除正常组织的边缘明显大于乳房肿瘤切除术（9.06 vs. 5.42mm，$P=0.027$）。如果使用至少 3 个标记夹来确定肿瘤床，对于接受肿瘤整形手术或标准乳房肿瘤切除术的患者，可以同样令人满意地描绘。

参考文献

[1] "Early and locally advanced breast cancer: Diagnosis and treatment." *National Institute for Clinical Excellence* (2008).

[2] Coates AS, Winer EP, Goldhirsch A, Gelber RD et al. "Tailoring therapies-improving the management of early breast cancer: St Gallen international expert consensus on the primary therapy of early breast cancer 2015." Panel Members. *Ann Oncol* (2015): 26(8): 1533–1546.

[3] Early Breast Cancer Trialists' Collaborative Group (EBCTCG), "Effect of radiotherapy after breast-conserving surgery on 10-year recurrence and 15-year breast cancer death: Meta-analysis of individual patient data for 10 801 women in 17 randomised trials." *Lancet*, 378: (2011): 1707–1716.

[4] Bartelink H, Maingon P, Poortmans P, Weltens C et al. "Whole-breast irradiation with or without a boost for patients treated with breast-conserving surgery for early breast cancer: 20-year follow-up of a randomised phase 3 trial European organisation for research and treatment of cancer radiation oncology and breast cancer groups," *Lancet Oncol* (2015) 16:47–56.

[5] Potter S, Brigic A, Whiting PF, Cawthorn SJ et al. "Reporting outcomes of breast reconstruction; a systematic review." *J Natl Cancer Inst* (2011): 103:31–46.

[6] Kunkler IH, Canney P, van Tienhoven G, Russell NS; MRC/EORTC (BIG 2-04) SUPREMO Trial Management Group. "Elucidating the role of chest wall irradiation in 'intermediate-risk' breast cancer: The MRC/EORTC SUPREMO trial." *Clin Oncol* (R Coll Radiol) (2008): 20(1):31–34.

[7] Rogers NE and Allen RJ. "Radiation effects on breast reconstruction with deep inferior epigastric perforator flap." *Plast Reconstr Surg* (2002): 109:1919–1924.

[8] Garvey PB, Clemens MW, Hoy AE, Smith B et al. "Muscle-sparing TRAM flap does not protect breast reconstruction from postmastectomy radiation damage compared to DIEP flap." *Plast Reconstr Surg* (2014): 155:223–233.

[9] Clarke-Pearson EM, Chadha M, Dayan E, Dayan JH et al. "Comparison of irradiated versus non irradiated DIEP flaps in patients undergoing immediate bilateral DIEP reconstruction with unilateral postmastectomy radiation therapy (PMRT)." *Ann Plast Surg* (2013): 71:250–254.

[10] Chawla AK, Kachnik LA, Taghian AG, Niemierko A et al. "Radiotherapy and breast reconstruction: Complications and cosmesis with TRAM versus tissue expander/implant." *Int J Rad Oncol Biol* (2002): 54:520–526.

[11] Krueger EA, Wilkins EG, Strawderman M, Cederna P et al. "Complications and patient satisfaction following expander/implant breast reconstruction: Outcomes, complications, aesthetic results and satisfaction among 156 patients." *Plast Reconst Surg* (2004): 113:877081.

[12] Schaverien MV, Macmillan DR, McCulley SJ et al. "Is immediate autologous breast reconstruction with postoperative radiotherapy good practice? A systematic review of the literature." *J Plast Reconstr Aesth Surg* (2013): 66:1637–1651.

[13] Cordeiro PG, Albornoz CR, McCormick B, Hugh Q et al. "The impact of postmastectomy radiotherapy on two-stage implant breast reconstruction: An analysis of long-term surgical outcomes, aesthetic result and satisfaction over 13 years." *Plast Reconstr Surg* (2014): 134:588–595.

[14] Moni J, Graves-Ditman M, Cederna P, Griffith K et al. "Dosimetry around metallic ports in tissue expanders in patients receiving postmastectomy radiation therapy, an ex-vivo evaluation." *Med Dosim* (2003): 29:49–54.

[15] Kronowitz SJ, Robb GL. "Radiation therapy and breast reconstruction: A critical review of the literature." *Plast Reconstr Surg* (2009): 124:395–408.

[16] Berbers J, van Baardwij A, Houben R, Heuts E et al. "Reconstruction: Before or after mastectomy radiotherapy? A systematic review of the literature." *Eur J Cancer* (2014): 50:2752–2762.

[17] Koutcher L, Ballungrud A, Cordeiro PG, McCormick B et al. "Postmastectomy intensity modulated radiation therapy following immediate expander-implant reconstruction." *Radiother Oncol* (2010): 94:319–323.

[18] Motwani SB, Strom EA, Schecter NR, Butler CE et al. "The impact of immediate breast reconstruction on the technical delivery of postmastectomy radiotherapy." *Int J Rad Oncol Biol Phys* (2006) 76–82.

[19] Vrieling C, Collette L, Fourquet A, Hoogenraad WJ et al. "The influence of patient, tumor and treatment factors on the cosmetic results after breast-conserving therapy in the EORTC 'boost vs. no boost' trial." EORTC radiotherapy and breast cancer cooperative groups. *Radiother Oncol* (2000): 55:219–232.

[20] Furet E, Peurien D, Fournier-Bidoz NV, Servoir V et al. "Plastic surgery for breast conservation therapy: How to define the volume of the tumor bed for the boost?" *Eur J Surg Oncol* (2014): 40:830–834.

五、乳腺外科医生的观点

Efstathios Karamanos   Lisa A. Newman   著

接受新的乳腺癌诊断的女性同时受到与死亡风险相关的恐惧及潜在的毁容手术和全身治疗的发病率的创伤。这些患者面临的首要决定之一是选择乳房保留手术（乳房肿瘤切除术加乳房放疗）与乳房切除术。国际上进行的多项前瞻性随机对照试验已经证实了这两种手术方法的生存等效性，因为乳腺癌的死亡风险通常由潜在的肿瘤生物学及其远处器官转移潜能决定 [1-4]。多学科乳腺肿瘤小组通过评估由肿瘤大小和区域 / 腋窝淋巴结状态及肿瘤生物标志物表达（ER、PR 和 HER2/neu）决定的癌症阶段来评估转移风险。然后利用该评估来确定个体患者的全身治疗需求。

由于乳房切除术与保乳方法相比没有任何生存优势，因此鼓励大多数患有临床早期疾病的女性进行乳房肿瘤切除术是合理的。保乳要求患者承诺进行辅助放射治疗（通常在 3 周或 5 周内每天进行一次全乳治疗），并进行长期监测以检查局部复发的证据（通常发生在前 5 年治疗和乳房肿瘤切除床）或发展一种新的原发性乳腺癌（随着时间的推移是累积风险，可能发生在任一乳房中）。

尽管保乳手术和乳房切除术的生存等效性，但有几个标准被接受为通过乳房切除术从肿瘤学角度更好地服务的患者。

- 炎性乳腺癌与局部和远处复发的高风险相关，通常对这组患者进行更积极的治疗，包括新辅助化疗，然后改良根治性乳房切除术和乳房切除术后放疗（及激素治疗中的辅助内分泌治疗）受体阳性疾病。
- 无法获得放疗。
- 尽管再次切除，但无法获得边缘阴性乳房肿瘤切除术。
- 弥漫性乳腺 X 线摄影恶性微钙化。
- 不能在单边缘阴性乳房肿瘤切除术中切

除的多发性乳腺肿瘤。

- 放射治疗的禁忌证包括：①先前的乳房照射（如用于癌症的保乳手术或用于霍奇金淋巴瘤的外套膜照射）；②妊娠（如果放疗可以推迟到分娩后，妊娠晚期或妊娠中晚期接受化疗的患者，选择妊娠的乳腺癌患者可以进行乳房保护）；③结缔组织疾病，如干燥综合征或硬皮病，伴有明显的皮肤病，不能耐受对皮肤的放射毒性。

在过去的几十年中，已经取得了一些进展，扩大了保乳的适应证。

能够为乳房较大的女性肿瘤提供乳房肿瘤切除术，乳房大小可以适应切除并具有美容上可接受的结果。虽然所有患者都应该被告知大体积乳房肿瘤切除术和全乳房放疗相关收缩后乳房外观不对称的风险，但个别患者必须确定其不可接受的美学效果的个人阈值。乳房肿瘤切除术缺陷重建方案的改进已经解决了许多美容问题，如脂肪抓取、使用缩乳成形术样的乳房肿瘤切除术和（或）对侧乳房缩乳成形术。

使用新辅助化疗来降低原发性乳腺肿瘤的发生率，并提高小体积乳房肿瘤切除术的合格性。

最近发表的关于乳房肿瘤切除术边缘的共识声明被广泛采用，该声明将阴性切缘定义为在着墨乳房肿瘤切除术表面不存在癌细胞（"无墨迹肿瘤"）[5, 6]。

虽然许多患者因肿瘤学原因需要进行乳房切除术，但由于希望降低她们患上新的原发性乳腺癌的可能性（然后要求重复乳腺癌治疗经验），一些患者有动力将乳房切除术作为个人偏好。乳房重建技术的进步显著改善了接受乳房切除术患者的生活质量和社会心理满意度。

乳腺癌个人病史是新的原发性乳腺癌发展有据可查的危险因素。后者每年的发生率为 0.25%～1%，但通过利用激素受体阳性疾病患者内分泌治疗的化学预防作用，可以降低 50%～70%。对于有乳腺癌遗传易感性的女性（如 BRCA1 或 BRCA2 突变携带者），这种风险可每年增加 4%～5%。因此，年轻的乳腺癌患者和 BRCA1/2 突变携带者在被诊断为单侧时要求双侧乳房切除术并不少见。

任何考虑 CPM 的患者都必须清楚地被告知：① CPM 不能保证预防新的乳腺癌，并且乳房组织的微观病灶可以存在于乳房切除术皮瓣或腋窝中，且是随后恶性肿瘤的来源；② CPM 不会赋予任何生存优势，死亡风险往往取决于第一乳腺癌的先天侵袭性和阶段[7,8]。与预期的腋窝淋巴结手术相关的肿瘤学问题也可能影响患者选择乳房肿瘤切除术与乳房切除术。美国外科肿瘤学会 Z0011 前瞻性随机临床试验[9,10] 确定，当在 1 个或 2 个前哨淋巴结中确定微转移或宏转移病灶时，在接受乳房肿瘤切除术和全乳放疗的保乳手术患者中避免完成腋窝淋巴结清扫术（axillary lymph node dissection，ALND）的安全性。该试验将 T_1/T_2 浸润性乳腺癌和有限的腋窝淋巴结转移患者随机分组，以完成腋窝淋巴结清扫术或腋窝观察。结果的等效性至少部分由以下事实解释，即全乳放疗也将覆盖低腋窝，因此可以灭活非前哨淋巴结中的残留转移病灶。此外，在乳房切除术作为主要手术治疗的情况下，一般建议在切除转移性前哨淋巴结后完成腋窝淋巴结清扫术，并且可以指导进一步治疗，因为包含转移的腋窝淋巴结的总数可以确定患者是否接受了乳房切除术后的放射治疗[11]。患者在确定性乳房切除术之前进行前哨淋巴结活检可能是有利的，因为前哨淋巴结转移病灶的检测可能鼓励患者重新考虑乳房保存作为避免完成腋窝淋巴结清扫术的策略。前哨淋巴结活检还将提供关于乳房切除术后放射治疗可能需要的重要信息，因此也影响立即重建类型的计划。

如上所述，新诊断的乳腺癌患者面临各种治疗选择和顺序，并且肿瘤学上适当的咨询需要多学科团队的积极协调。这应该包括外科乳腺肿瘤学家、整形 / 重建外科医生、放射肿瘤学家和医学肿瘤学家，以实现最佳管理和充分知情的患者。

参考文献

[1] Newman LA, Washington TA. New trends in breast conservation therapy. *Surg Clin North Am*. 2003;83: 841–883.

[2] Agarwal S, Pappas L, Neumayer L, Kokeny K, Agarwal J. Effect of breast conservation therapy vs mastectomy on disease-specific survival for early-stage breast cancer. *JAMA Surg*. 2014;149: 267–274.

[3] Simone NL, Dan T, Shih J et al. Twenty-five year results of the national cancer institute randomized breast conservation trial. *Breast Cancer Res Treat*. 2012;132: 197–203.

[4] Fisher B, Anderson S, Bryant J et al. Twenty-year follow-up of a randomized trial comparing total mastectomy, lumpectomy, and lumpectomy plus irradiation for the treatment of invasive breast cancer. *N Engl J Med*. 2002;347: 1233–1241.

[5] Moran MS, Schnitt SJ, Giuliano AE et al. Society of surgical oncology-american society for radiation oncology consensus guideline on margins for breast-conserving surgery with whole-breast irradiation in stages I and II invasive breast cancer. *J Clin Oncol*. 2014;32: 1507–1515.

[6] Buchholz TA, Somerfield MR, Griggs JJ et al. Margins for breast-conserving surgery with whole-breast irradiation in stage I and II invasive breast cancer: American society of clinical oncology endorsement of the society of surgical oncology/American society for radiation oncology consensus guideline. *J Clin Oncol*. 2014;32: 1502–1506.

[7] Newman LA, Kuerer HM, Hung KK et al. Prophylactic mastectomy. *J Am Coll Surg*. 2000;191: 322–330.

[8] Newman LA. Contralateral prophylactic mastectomy: Is it a reasonable option? *JAMA*. 2014;312: 895–897.

[9] Giuliano AE, McCall L, Beitsch P et al. Locoregional recurrence after sentinel lymph node dissection with or without axillary dissection in patients with sentinel lymph node metastases: The American college of surgeons oncology group Z0011 randomized trial. *Ann Surg*. 2010;252: 426–432; discussion 432–423.

[10] Giuliano AE, Hunt KK, Ballman KV et al. Axillary dissection vs no axillary dissection in women with invasive breast cancer and sentinel node metastasis: A randomized clinical trial. *JAMA*. 2011;305: 569–575.

[11] Lyman GH, Temin S, Edge SB et al. Sentinel lymph node biopsy for patients with early-stage breast cancer: American society of clinical oncology clinical practice guideline update. *J Clin Oncol*. 2014;32: 1365–1383.

第 5 章　医生对乳房重建的观点

Reconstructive perspectives

本章概要　保乳手术（breast-conservation surgery，BCS）代表了肿瘤学任务和美容效果的平衡，其是以"阴性"边缘和可接受的美容效果为目的而进行的肿瘤切除。虽然许多肿瘤是多灶性的，在主要病灶之外还有额外的肿瘤灶，但同侧乳腺肿瘤在接受保乳治疗后目前的复发率却很低。局部复发是由手术、肿瘤生物学、放射和全身治疗的综合因素决定，局部手术并不能完全消除残留病灶。肿瘤整形技术推进了保乳手术的局限性，允许切除边缘为阴性、低 IBTR 的相对较大的肿瘤。此外，切除的乳腺组织、剩余体积的比例与肿瘤位置这些因素都特别重要，其将决定是否需要进行部分乳腺重建，甚至是乳腺切除术。在进行标准保乳手术、局部组织重新排列的保乳手术或区域性切除的保乳手术决策时，需要仔细判断。患者在一开始就选择进行乳房皮肤切除术和全乳房重建术，手术效果可能会更好。

一、乳腺外科医生的观点

Melissa Anne Mallory　Mehra Golshan　著

（一）概述

在美国，每年进行了近 10 万例乳腺重建手术，使其成为美国整形外科医生在 2014 年进行的最常见的重建手术[1, 2]。旨在恢复乳腺的大小、形状和外观，乳腺重建可以改善乳腺切除手术后的心理、社会、情感和功能的结果，并且与单独的乳腺切除术相比，可以显著提高审美效果[3, 4]。重建的选择可能会影响患者在保乳治疗和乳腺切除术之间的偏好，突出与需要进行乳腺癌手术的患者进行早期重建讨论的重要性。最终，关于重建的决定应该建立在患者与其多学科乳腺团队彻底讨论的基础上。乳腺外科肿瘤医生是确保所有符合条件患者都能接受重建的根本，因为他们是转诊给整形外科医生的把关人。

（二）乳腺切除和重建

乳腺切除术是乳腺癌患者和乳腺癌发病风险极高的患者肿瘤治疗的一种选择。目前，美国每年进行的所有乳腺切除术中，有 38% 涉及重建，也有一些中心的比例接近 60%[5-9]。数十年来，同时进行对侧预防性或治疗性乳腺切除术，无论是否进行重建，双侧乳腺切除术几乎增加了 3 倍[5-7, 10, 11]。在不进行即刻重建的患者中，改良型根治性乳腺切除术（包括切除乳腺和 I～II 级腋窝结节）和全乳或单纯乳腺切除术（相当于改良型根治性乳腺切除术，但不切除腋窝内容物）是首选。保留大部分天然乳腺皮肤包膜和乳腺下皱襞（同时切除所有腺体乳腺组织）的乳腺切除术，具有较好的美容效果，因为它提供了更自然的形状和轮廓，是大多数接受即刻重建的患者理想选择[12, 13]。对于 0～III 期乳腺肿瘤和高危女性来说，皮肤剥脱型乳腺切除术在肿瘤学上是安全的[14-16]。在选择接受即刻重建的患者中，可以考虑进行保留乳头的乳腺切除术。然而，患者的选择是一个关键，以避免损害手术的肿瘤完整性。理想的保留乳头的乳腺切除术候选者有小到中等大小的乳腺，轻微下垂，以及早期肿瘤，肿瘤到乳头—乳晕复合体的距离超过 2cm。保留乳头的乳腺切除术禁忌证，包括佩吉特病、乳头受累 / 乳头回缩、血性乳头分泌物和多中心性，对于需要术后放射线的患者和乳腺体积大的患者应谨慎对待，因为这些群体在保留乳头的乳腺切除术后发生皮肤 / 乳头坏死的风险会增加[17, 18]。

（三）在重建方案中进行选择

在做出重建决定时，应考虑患者和肿瘤相关因素。肿瘤治疗优先，重建选择应平衡这一原则和患者的意愿、患者的喜好、并发症及乳腺切除术后放疗（postmastectomy radiation，PMRT）和（或）化疗的需要，都应该由护理团队在为患者制订最终的重建计划前加以考虑。肥胖、胰岛素依赖性糖尿病、慢性阻塞性肺疾病、吸烟和结缔组织疾病可增加术后并发症的风险，当控制不佳时，可能是即刻重建的相对禁忌证[19, 20]。相比延迟重建，即刻重建有大量的社会心理受益，并经常实现改善的美学结果。然而，即刻重建程序有延长的操作时间（这可能成为多种并发症的标志），并可能有增加并发症发生率[20-22]。年龄较大本身不应禁止重建。虽然自体方法可以最大限度地减少与乳腺相关的并发症，但基于植入物的修复也有成功的报道[23, 24]。延迟手术最大限度地降低了重建结果的皮肤灌注不良的风险，并允许在最终重建之前完成辅助治疗。然而，他们需要额外的手术，并且与即刻重建技术相比，美学效果减弱[25]。

基于植入 / 扩张器的手术主要优势是减少了手术时间和手术创伤，减少了愈合时间，减少瘢痕生成。然而，两阶段的方法需要多次扩张访问和植入物交换手术。虽然乳腺切除术后放疗可以与植入物重建一起进行，但美学效果和辐射传递都会受到负面影响。自体手术提供了一个更持久、自然的重建，但时间较长，创伤性较大，可导致供体和重建部位的并发症。辐射对自体瓣的影响是不一样的，放置较大的

瓣膜并不总是导致最佳效果。理想情况下，乳腺切除术后放疗患者在术前就已经确定，不过有时需要术后病理评估才能确定。

乳腺切除术后放疗对重建提出了挑战，因为与辐射相关的坏死可能会影响重建。皮肤和底层组织的质量，这可能会降低美学效果，并增加种植体的损失率[26, 27]。一般来说，当需要进行乳腺切除术后放疗时，我们小组倾向于不进行重建或进行两阶段的植入 / 扩张器重建，在乳腺切除术时放置带有细胞真皮基质的扩张器。细胞真皮基质可以更好地覆盖扩张器，并已被证明可以改善美学结果，并最大限度地减少需要乳腺切除术后放疗患者的挛缩率[26, 28, 29]。根据剂量测定的要求，可能需要对扩张器进行适当的变形，以减少并发症并确保最佳的辐射质量。在乳腺切除术后放疗完成后至少 6 个月，使用植入或翻转技术进行最终的重建。

（四）结论

乳腺重建是所有接受乳腺切除术的患者的一种选择。然而，最好的技术是根据患者的个人喜好、并发症和癌症生物学而变化的。通过确保早期讨论乳腺重建的风险和益处，可以最好地避免治疗的延误。这应该包括外科、内科、放射肿瘤学家以及重建外科医生的多学科投入。通过协调的多学科护理，乳腺和整形外科医生可以共同改善美容效果，而不影响癌症治疗的质量。

参考文献

［1］ ASPS ASoPS. 2014 Plastic surgery statistics. Accessed October 23, 2015. http://www.plasticsurgery.org/news/plastic-surgery-statistics/2014-statistics.html. 2015.

［2］ Alderman A, Gutowski K, Ahuja A, Gray D. ASPS clinical practice guideline summary on breast reconstruction with expanders and implants. *Plast Reconstr Surg*. 2014;134(4):648e–655e.

［3］ Alderman AK, Wilkins EG, Lowery JC, Kim M, Davis JA. Determinants of patient satisfaction in postmastectomy breast reconstruction. *Plast Reconstr Surg*. 2000;106(4):769–776.

［4］ Jagsi R, Li Y, Morrow M, Janz N, Alderman A, Graff

J et al. Patient-reported quality of life and satisfaction with cosmetic outcomes after breast conservation and mastectomy with and without reconstruction: Results of a survey of breast cancer survivors. *Ann Surg.* 2015.

[5] Albornoz CR, Matros E, Lee CN, Hudis CA, Pusic AL, Elkin E et al. Bilateral mastectomy versus breast-conserving surgery for early-stage breast cancer: The role of breast reconstruction. *Plast Reconstr Surg.* 2015; 135(6):1518–1526.

[6] Kurian AW, Lichtensztajn DY, Keegan TH, Nelson DO, Clarke CA, Gomez SL. Use of and mortality after bilateral mastectomy compared with other surgical treatments for breast cancer in California, 1998–2011. *JAMA.* 2014;312(9):902–914.

[7] Kwok AC, Goodwin IA, Ying J, Agarwal JP. National trends and complication rates after bilateral mastectomy and immediate breast reconstruction from 2005 to 2012. *Am J Surg.* 2015;210(3):512–516.

[8] National Accreditation Program for Breast Centers. Chicago, IL: American College of Surgeons; 2014. Available from: https://www.facs.org/~/media/files/quality%20programs/ napbc /2014%20napbc%20standards%20manual.ashx.

[9] Golshan M, Losk K, Kadish S, Lin NU, Hirshfield-Bartek J, Cutone L et al. Understanding process-of-care delays in surgical treatment of breast cancer at a comprehensive cancer center. *Breast Cancer Res Treat.* 2014; 148(1):125–133.

[10] Cemal Y, Albornoz CR, Disa JJ, McCarthy CM, Mehrara BJ, Pusic AL et al. A paradigm shift in U.S. breast reconstruction: Part 2. The influence of changing mastectomy patterns on reconstructive rate and method. *Plast Reconstr Surg.* 2013;131(3):320e–326e.

[11] Kummerow KL, Du L, Penson DF, Shyr Y, Hooks MA. Nationwide trends in mastectomy for early-stage breast cancer. JAMA Surg. 2015;150(1):9–16.

[12] Simmons RM, Adamovich TL. Skin-sparing mastectomy. *Surg Clin North Am.* 2003;83(4):885–899.

[13] Cocquyt VF, Blondeel PN, Depypere HT, Van De Sijpe KA, Daems KK, Monstrey SJ et al. Better cosmetic results and comparable quality of life after skin-sparing mastectomy and immediate autologous breast reconstruction compared to breast conservative treatment. *Br J Plast Surg.* 2003;56(5):462–470.

[14] Downes KJ, Glatt BS, Kanchwala SK, Mick R, Fraker DL, Fox KR et al. Skin-sparing mastectomy and immediate reconstruction is an acceptable treatment option for patients with high-risk breast carcinoma. *Cancer.* 2005;103(5):906–913.

[15] Rivadeneira DE, Simmons RM, Fish SK, Gayle L, La Trenta GS, Swistel A et al. Skin-sparing mastectomy with immediate breast reconstruction: A critical analysis of local recurrence. *Cancer J.* 2000;6(5):331–335.

[16] Dawood S, Merajver SD, Viens P, Vermeulen PB, Swain SM, Buchholz TA et al. International expert panel on inflammatory breast cancer: Consensus statement for standardized diagnosis and treatment. *Ann Oncol.* 2011; 22(3):515–523.

[17] Munhoz AM, Montag E, Filassi JR, Gemperli R. Immediate nipple-areola-sparing mastectomy reconstruction: An update on oncological and reconstruction techniques. *World J Clin Oncol.* 2014;5(3):478–494.

[18] Nahabedian M. "Breast reconstruction following mastectomy: Indications, techniques, and results." In *Current Surgical Therpay.* 10th ed, edited by Cameron JL, Cameron AM, 559–563. Philadelphia, PA: Elsevier/Saunders. 2011.

[19] Lin KY, Johns FR, Gibson J, Long M, Drake DB, Moore MM. An outcome study of breast reconstruction: Presurgical identification of risk factors for complications. Ann Surg Oncol. 2001;8(7):586–591.

[20] Nahabedian M. Overview of breast reconstruction. In: UpToDate, Chagpar AB, Butler CE(Ed), UpToDate, Waltham, MA. Accessed on October 23, 2015. 2015.

[21] Nano MT, Gill PG, Kollias J, Bochner MA, Malycha P, Winefield HR. Psychological impact and cosmetic outcome of surgical breast cancer strategies. *ANZ J Surg.* 2005;75(11):940–947.

[22] Wilkins EG, Cederna PS, Lowery JC, Davis JA, Kim HM, Roth RS et al. Prospective analysis of psychosocial outcomes in breast reconstruction: One-year postoperative results from the Michigan Breast Reconstruction Outcome Study. *Plast Reconstr Surg.* 2000;106(5):1014–1025; discussion 26–27.

[23] De Lorenzi F, Rietjens M, Soresina M, Rossetto F, Bosco R, Vento AR et al. Immediate breast reconstruction in the elderly: Can it be considered an integral step of breast cancer treatment? The experience of the European institute of oncology, Milan. *J Plast Reconstr Aesthet Surg.* 2010;63(3):511–515.

[24] Walton L, Ommen K, Audisio RA. Breast reconstruction in elderly women breast cancer: A review. *Cancer Treat Rev.* 2011;37(5):353–357.

[25] Kronowitz SJ, Kuerer HM. Advances and surgical decision-making for breast reconstruction. *Cancer.* 2006;107(5):893–907.

[26] Clemens MW, Kronowitz SJ. Current perspectives on radiation therapy in autologous and prosthetic breast reconstruction. *Gland Surg.* 2015;4(3):222–231.

[27] Barry M, Kell MR. Radiotherapy and breast reconstruction: A meta-analysis. Breast *Cancer Research and Treatment.* 2011;127(1):15–22.

[28] Ibrahim AM, Koolen PG, Ganor O, Markarian MK, Tobias AM, Lee BT et al. Does acellular dermal matrix really improve aesthetic outcome in tissue expander/implant-based breast reconstruction? *Aesthetic Plast Surg.* 2015;39(3):359–368.

[29] Moyer HR, Pinell-White X, Losken A. The effect of radiation on acellular dermal matrix and capsule formation in breast reconstruction: Clinical outcomes and histologic analysis. *Plast Reconstr Surg.* 2014;133(2):214–221.

二、整形重建外科医生的观点

Michael Scheflan Robert Douglas Macmillan 著

在本章中，讨论了建议采用其中一种手术（肿瘤切除术与乳腺切除和重建术）而不是另一种手术的肿瘤学原因。虽然其中一些原因值得商榷，但大多数原因被认为是相关的，而且确实是手术规划的关键。将考虑这两种手术方案的相对优点，以及为什么一种方案优于另一种方案的原因。

乳腺切除和乳腺重建的禁忌证很少，而保乳手术的绝对禁忌证相对较少。对保乳手术的主要反对意见是在保持可接受的外观的同时，对可切除的体积有最大限度地限制。保乳手术是大多数女性治疗乳腺癌最有效的手术方法，可作为非住院手术进行，是保留有感觉的乳腺的最佳选择，当作为适当的选择在选定的患者中进行时，在大多数情况下与乳腺癌手术的最佳美学效果有关。然而，这种手术也有潜在的缺点，包括①可能出现边缘不完整的情况，需要进一步的手术；②需要进行放疗，同时伴有乳腺疼痛、乳腺肿胀、皮肤变化等不良反应，以及潜在的不同程度的长期萎缩；③长期的放射学监测，在 10 年内有多达 50% 的患者需要进一步调查或手术干预。此外，剩余的同侧乳腺组织还有可能发展为复发乳腺癌[1-3]。

与保乳术相当的美学效果可以通过乳腺切除和乳腺重建来实现，尽管这通常比较困难，并且可能与较高的并发症发生率有关。乳腺切除和重建的好处包括避免大多数患者接受放疗，避免进一步的乳腺筛查，避免在保留的乳腺中再出现癌症的风险。其"代价"包括以下几个方面：①更大的手术；②更长的恢复期；③并发症风险较高；④因并发症而增加手术次数；⑤翻修或两阶段，组织扩张器重建；⑥感觉丧失或降低；⑦供体部位有潜在的发病率，用于自体重建。

在现代实践中，乳腺癌手术治疗的满意结果可以定义为：不仅能实现疾病的局部控制，而且能以最小的发病率获得可接受的美学效果。

鉴于大多数乳腺癌患者的长期生存率很高，美学效果的持久性也很重要。从整形外科医生的角度来看，乳腺癌的诊断和治疗对生活质量的生理和心理方面都有负面影响。因此，如果能将这种创伤降到最低，那么就应该让所有没有禁忌证、希望进行乳腺重建的女性都能接受手术。重建乳腺的轮廓、平衡和对称性，调整乳腺的整体美感，使之更符合女性喜欢的形状和大小，可能会在一定程度上纠正平衡和幸福感，作者认为，治疗乳腺癌女性的外科医生在这方面有特殊的义务。

大多数关于保乳手术的研究都是以治疗对乳腺外观的不良影响程度来判断美学效果，最终目的是维持形态。如果有全面的选择，包括通过乳腺缩小术和治疗性乳腺整形术进行体积移位，以及体积置换技术，那么保乳手术几乎在所有情况下都可以保持形态，甚至可以与美学效果相联系[4]。接受比患者自然乳腺明显差的结果已经没有必要。同样，外科医生制造缺陷，期望以后可以纠正，或用生理盐水填充，并希望这就足够了，这是不可接受的。有一种普遍的观念认为，不良的美容效果是有效的肿瘤手术的代价，但事实上并非如此。然而，最佳的美容效果取决于是否具备提供一系列适当选择的专业知识，并认识到每种选择的适应证。根据具体实践中肿瘤的平均大小，至少有 50% 的接受保乳手术的女性适合进行肿瘤整形手术，这也扩大了保乳手术的限制，让更多的女性避免乳腺切除术。对于那些术前就能确定需要进行乳腺切除术后放疗的患者，保乳术后立即进行整形重建可能是一个不错的选择。一般来说，放疗对胸壁组织的影响比较深远，而乳腺切除后重建的乳腺比乳腺保护的风险要高。类似的考虑因素也适用于肥胖患者和吸烟者，他们很有可能进行"完全"乳腺重建，并因皮肤切除或乳头切除乳腺而出现并发症。患有巨乳症的女性通常是保乳术的极佳候选者，即使是较大的肿瘤，也应提供保乳术。

全乳腺重建可以为那些希望改变原生乳腺形状和形态的特定患者实现整体乳腺美感的改善。如果患者希望增加乳腺大小，可以通过植入物的乳腺重建来实现。

术前确定整形外科和重建外科的最终目标是非常重要的。当早期优先考虑的是癌症治疗和无法达成一致意见的手术途径时，这是很难做到的。重要的是，第一次手术的方式要与女性随后可能选择的长期解决方案相一致。因此，手术应考虑到切口的位置和皮肤的保存。重申一下，不再接受创造一个可以在未来某个阶段"填补"的"洞"，而不制订优化美容效果和生活质量的连贯计划。

可以说，在选择患者进行乳腺切除或乳腺保护方面取得的最大进展是在广泛实施整形外科的国家。当一个外科团队能够提供全面的癌症和乳腺重建治疗时，女性受益最大。重建服务和护理的提供不受地域障碍的影响。他们没有看到地域性的困难。患者不会理解这些问题，也不会接受这些问题持续存在的原因。

近年来，美国出现了一种保乳手术比例下降，双侧乳腺切除术比例增加的趋势，这可能与美国的报销政策有关[5]。有趣的是，这些趋势在大多数其他发达国家并没有观察到同样的程度，部分原因可能是与整形外科保乳手术的可用性不同有关。对于一种手术或另一种手术的"驱动力"，很可能是取决于文化，也受专业知识的可用性和感知到的力量的影响。治疗团队永远是决定患者选择的因素。乳腺肿瘤医生、乳腺外科医生、重建外科医生和放射肿瘤医生的良好协调是乳腺癌患者治疗成功的关键。比

如说，一个专业的乳腺切除和重建手术很可能比一个糟糕的乳腺保护手术效果要好得多。

在优化这些手术选择的结果和确认适当的适应证方面，都有改进的潜力。然而，也许最需要的是增加整形外科的专业知识，以最大限度地选择保留乳腺。当有选择的时候，大多数女性会选择保留乳腺而不是乳腺切除术（不管有或没有重建）。作为一个专业，在我们的多学科团队中，我们应该不断努力提高标准，为美学结果设定更高的标准。

参考文献

[1] Lee G. Wilke, Tomasz Czechura, Chih Wang, Brittany Lapin, Erik Liederbach, David P. Winchester, Katharine Yao. Repeat surgery after breast conservation for the treatment of stage 0 to II breast carcinoma: A report from the national cancer data base, 2004–2010. *JAMA Surg.* 2014; 149 (12):1296–1305.

[2] Larissa Nekhlyudov, Laurel A. Habel, Ninah Achacoso, Inkyung Jung, Reina Haque, Laura C. Collins, Stuart J. Schnitt, Charles P. Quesenberry Jr, Suzanne W. Fletcher. Ten-year risk of diagnostic mammograms and invasive breast procedures after breast-conserving surgery for DCIS. *J Natl Cancer Inst* 2012;104:614–621.

[3] Nehmat Houssami, Linn A. Abraham, Diana L. Miglioretti, Edward A. Sickles, Karla Kerlikowske, Diana S. M. Buist, Berta M. Geller, Hyman B. Muss, Les Irwig. Accuracy and outcomes of screening mammography in women with a personal history of early-stage breast cancer. *JAMA.* 2011;305(8):790–799.

[4] Macmillan RD, James R, Gale KL, McCulley SJ. Therapeutic mammaplasty. *J Surg Oncol.* 2014;110(1): 90–95.

[5] Albornoz CR, Matros E, Lee CN, Hudis CA, Pusic AL, Elkin E, Bach PB, Cordeiro PG, Morrow M. Bilateral mastectomy versus breast-conserving surgery for early-stage breast cancer: The role of breast reconstruction. *Plast Reconstr Surg.* 2015;135(6):1518–1526.

第 6 章　患者的选择和期望

Patients' perspectives

本章概要

在乳腺重建的情况中，患者的选择和期望值为首要考虑因素，这通常出于实际和情感的需求，前者包括避免使用外置假体及两性关系的改变，后者则涉及诸如维持女性魅力、重获信任和"重新感受自己"。重建工作正试图重新建立性别认同，而这种认同因乳腺切除术的残缺性质而受到威胁。然而，即使是最好的重建，也只能是模仿自然的乳腺，但可以帮助恢复改变的身体形象和性能力，并强调患者报告的结果措施（patient-reported outcome measures,PROM）对全球健康相关生活质量评估的重要性。PROM 不是由医生测评的，而是反映患者的感受和满意程度。BREAST-Q 等测评工具包含了生理、心理和性几种领域。PROM 可以改善乳腺术前教育、共同决策和重建结果，最终提高患者生活质量。

一、重视患者的选择

Claudia R. Albornoz　Andrea L. Pusic　著

（一）概述

传统上，外科手术的成功与否的评估是依据临床医生报告的结果，如发病率和（或）死亡率。然而现在我们越来越明白患者观点的重要性，特别是在生活质量和患者选择等方面。对于乳腺重建手术这类手术来说，手术的目的是改善身体的形象。虽然临床医生报告的结果很重要，但关于不同手术的生活质量结局和各种技术比较效果的信息，补充了对手术结果的理解[1]。与外科技术的发展一样，评估结果的方式也在改变，那就是越来越重视患者观点。

患者报告的结果是指任何直接来自患者健康状况的报告，不需要临床医生或其他任何人的解释。结果可以用绝对值（如症状的严重程度）来衡量，也可以用以前的变化来衡量（如术前和术后乳腺缩小术中身体健康／背部／肩部疼痛的变化）[2]。减少患者报告的结果测量是专门设计的问卷，可用于评估曾经被认为过于主观和难以测量的结果的各个方面。患者报告的结果测量提供了一种方法来量化患者对其健康的看法及症状／治疗对其健康相关生活质量的影响。患者提供的信息可使临床医生实施干预措施（如改善疼痛控制、提供物理治疗），比较不同治疗方式的有效性或改善手术技术。BREAST-Q 是一种专门为乳腺手术患者设计的患者报告结果测量方法，它的开发为可靠地评估患者对乳腺的满意度、与乳腺相关的生活质量提供了一种方法[3]。BREAST-Q 已经被翻译成 28 种语言，并在语言上得到验证，现在已经被用于国际上涉及 20 000 名患者的研究中[6]。这种研究越来越多地允许在不同的手术技术和患者群体中进行基准化和比较。

乳腺癌是女性最常见的恶性肿瘤之一，每 8 名女性中就有 1 名患乳腺癌。虽然大多数女性会在癌症中存活下来，但手术和辅助治疗可能会导致严重的身体形象和生活质量后遗症。乳腺重建可以最大限度地减少畸形，并减轻与乳腺切除术相关的痛苦。当 1 名女性被诊断患有乳腺癌时，她会面临几种可供选择的治疗方法，这些可能会让她不知所措。例如，需要进行乳腺切除术的患者必须决定是否要进行重建，如果要进行重建，则必须决定首选的类型和时间。对于这些决定，没有正确或错误的答案，如乳腺重建在很大程度上是一个"偏好敏感"的决定，应该由患者和她的重建外科医生一起考虑临床因素和患者自己的价值观和偏好。在乳腺癌手术中，决策的质量可以通过患者对预期结果的知情程度、参与决策的程度、接受治疗的程度来估计，以体现他们的价值[4]向潜在患者提供高质量的患者报告结果测量数据，可以帮助他们从患者的角度更好地理解预期结果。

为了减少对乳腺重建预期结果的认识差距，国家癌症研究所资助了乳腺切除重建结果联盟研究。该研究现已进入第 5 个年头，是一项来自美国和加拿大 11 个中心的前瞻性多中心研究，旨在解决并发症、患者满意度和生活质量，比较乳腺重建的主要选择。这项研究的信息将是重要的，以帮助新的乳腺癌患者了解预期的结果，并对他们的首选重建方法作出知情决定[5]。

（二）目前我们知道什么

选择接受对侧预防性乳腺切除术与双侧重建的单侧乳腺癌患者，对乳腺的满意度高于单独接受单侧乳腺切除术与重建的患者[6-8]。然而，生活质量的结果，如社会心理和性健康，并没有差异，胸部区域的身体健康可能会受到影响。

在重建时机方面，多项研究表明，选择立即进行乳腺重建的患者对乳腺的满意度及社会心理、性和身体健康的满意度均高于单纯乳腺切除术的患者[9-12]。Zhong 等的一项研究，前瞻性地比较了 106 名接受即时和延迟自体乳腺重建的患者。延迟重建的患者在重建前的身体形象、性生活和社会心理幸福感均有受损。立即重建可以恢复女性乳腺的外观和感觉，因为患者报告的满意度与 BREAST-Q 测量的术前状态相似[13]。

患者选择重建方法的依据有很多，包括恢复时间、手术的简单性和美学效果等[14]。众所周知，自体组织的长期生活质量和满意度高于假体装置，但在美国使用植入物进行重建的情况越来越多[10, 15]。Atisha 及其同事的一项大型研究调查了 7619 名志愿者，发现自体重建的患者比植入物重建、保乳治疗或仅乳腺切除术患者的乳腺满意度得分更高。与接受假体重建的患者相比，接受自体重建的女性有更高的身体健康评分，并减少了慢性疾病发病率[16]。

在选择种植重建时，女性必须做出的另一个重要决定是使用哪种类型的种植体，即盐水或硅胶种植体。硅酮植入物与生理盐水植入物相比，在乳腺重建中使用硅酮植入物与结果、社会心理和性健康的满意度更高[17, 18]。在乳腺重建中使用异型与圆形硅基植入物并没有与满意度或生活质量的差异有关[19]。

对于接受腹部自体乳腺重建的患者来说，乳腺的满意度确实因组织移植的方法而不同[20]，但身体的健康状况也是如此。腹部深部下腹穿孔器取栓与脚踏式腹直肌横纹肌皮取栓相比，控制混杂因素后，腹部深部下腹穿孔器取栓率较高[21]。

（三）结论

被诊断为乳腺癌并需要进行乳腺切除的女性面临着几个困难的决定，如是否进行重建，如果进行重建，重建手术的时间和类型。患者报告的结果数据可以帮助患者了解预期的结果，从其他已经经历过这些不同选择的患者那里得到启示。

参考文献

[1] Karanicolas PJ, Bickenbach K, Jayaraman S et al. Measurement and interpretation of patient-reported outcomes in surgery: An opportunity for improvement. *J Gastrointest Surg*. 2011;15(4):682–689.

[2] Food and Drug Administration. Patient-reported outcome measures: Use in medical product development to

support labeling claims. http://www.fda.gov/downloads/ Drugs/Guidances/ UCM193282.pdf. 2009;*Consulted October* 1, 2015.

[3] Pusic AL, Klassen AF, Scott AM, Klok JA, Cordeiro PG, Cano SJ. Development of a new patient-reported outcome measure for breast surgery: The BREAST-Q. *Plast Reconstr Surg.* 2009;124(2):345–353.

[4] Lee CN, Chang Y, Adimorah N et al. Decision making about surgery for early-stage breast cancer. *J Am Coll Surg.* 2012;214(1):1–10.

[5] U.S. National Institutes of Health. Mastectomy reconstruction outcomes consortium (MROC) Study (MROC). https://clinicaltrials.gov/ct2/show/NCT01723423. Consulted October 1, 2016.

[6] Cohen WA, Mundy LR, Ballard TN et al. The BREAST-Q in surgical research: A review of the literature 2009–2015. *J Plast Reconstr Aesthet Surg.* 2016; 69(2):149–162.

[7] Koslow S, Pharmer LA, Scott AM et al. Long-term patient-reported satisfaction after contralateral prophylactic mastectomy and implant reconstruction. *Ann Surg Oncol.* 2013;20(11):3422–3429. doi: 10.1245/s10434-013-3026-2. [Online May 13, 2013].

[8] Hwang ES, Locklear TD, Rushing CN et al. Patient-reported outcomes after choice for contralateral prophylactic mastectomy. *J Clin Oncol.* 2016;34(13):1518–1527.

[9] Dean NR, Yip JM, Birrell S. Rotation flap approach mastectomy. *ANZ J Surg.* 2013;83(3):139–145.

[10] Eltahir Y, Werners LL, Dreise MM et al. Quality-of-life outcomes between mastectomy alone and breast reconstruction: Comparison of patient-reported BREAST-Q and other health-related quality-of-life measures. *Plast Reconstr Surg.* 2013;132(2):201e–209e.

[11] Jeevan R, Cromwell DA, Browne JP et al. Findings of a national comparative audit of mastectomy and breast reconstruction surgery in England. *J Plast Reconstr Aesthet Surg.* 2014;67(10):1333–1344.

[12] Atisha DM, Rushing CN, Samsa GP et al. A national snapshot of satisfaction with breast cancer procedures. Ann Surg Oncol. 2015;22(2):361–369.

[13] Zhong T, Hu J, Bagher S et al. A comparison of psychological response, body image, sexuality, and quality of life between immediate and delayed autologous tissue breast reconstruction: A prospective long-term outcome study. *Plast Reconstr Surg.* 2016;138(4):772–780.

[14] Gopie JP, Hilhorst MT, Kleijne A et al. Women's motives to opt for either implant or DIEP-flap breast reconstruction. *J Plast Reconstr Aesthet Surg.* 2011;64(8):1062–1067.

[15] Hu ES, Pusic AL, Waljee JF et al. Patient-reported aesthetic satisfaction with breast reconstruction during the long-term survivorship period. *Plast Reconstr Surg.* 2009; 124(1):1–8.

[16] McCarthy CM, Mehrara BJ, Long T et al. Chest and upper body morbidity following immediate postmastectomy breast reconstruction. *Ann Surg Oncol.* 2014;21(1):107–112.

[17] Macadam SA, Ho AL, Cook EF, Jr., Lennox PA, Pusic AL. Patient satisfaction and health-related quality of life following breast reconstruction: Patient-reported outcomes among saline and silicone implant recipients. *Plast Reconstr Surg.* 2010;125(3):761–771.

[18] McCarthy CM, Klassen AF, Cano SJ et al. Patient satisfaction with postmastectomy breast reconstruction: A comparison of saline and silicone implants. *Cancer.* 2010;116(24):5584–5591.

[19] Macadam SA, Ho AL, Lennox PA, Pusic AL. Patient-reported satisfaction and health-related quality of life following breast reconstruction: A comparison of shaped cohesive gel and round cohesive gel implant recipients. *Plast Reconstr Surg.* 2013;131(3):431–441.

[20] Schwitzer JA, Miller HC, Pusic AL et al. Satisfaction following unilateral breast reconstruction: A comparison of pedicled TRAM and free abdominal Flaps. Plast Reconstr Surg Glob Open. 2015;3(8):e482.

[21] Macadam SA, Zhong T, Weichman K, Papsdorf M, Lennox PA, Hazen A, Matros E, Disa J, Mehrara B, Pusic AL. Quality of life and patient-reported outcomes in breast cancer survivors multicenter comparison of four abdominally based autologous reconstruction methods. *Plast Reconstr Surg.* 2016;137(3):758–771.

二、评估患者的需求和期望

John R. Benson

Guidubaldo Querci della Rovere（已故） 著

对立即进行乳腺重建的患者的期望可能与那些考虑延迟手术的患者不同。虽然这两组患者都希望得到一个可接受的美容效果，但前者可能会有更大的情绪和心理问题，因为需要同时应对失去乳腺和新的癌症诊断[1]。相比之下，寻求延迟乳腺重建的患者已经克服了最初对潜在生命威胁的恐惧，完成了治疗计划，并恢复了正常的生活方式。然而，这些女性具有复杂的心理，是一个有选择的准备接受进一步手术的群体。改善美容的好处，如果没有这些好处，生活就会变得很糟糕，这是很多人无法忍受的。延迟乳腺重建是在技术上比立即进行乳腺手术更具挑战性重建，其中大部分的皮肤包膜（伴或不伴乳头－乳晕复合体）可能被保存下来，大大提高了美容效果。然而，接受延迟手术的女性可能会将重建的乳腺与乳腺切除术的伤口进行比较，而立即进行乳腺重建的患者的参照物将是他们的正常乳腺。不同的人对乳腺重建的期望值不同。无论乳腺重建的时机如何，外科医生必须了解这一事实，并根据患者的需求调整他们的临床和技术专长，而不是反过来，外科医生不应该根据某些因素不适当地推荐一种特定的重建类型。首选手术技术。一般来说，那些寻求乳腺重建以避免佩戴外部假体，并希望进行相对简单的手术和最小并发症的女性，最适合采用基于植入物的重建（有或没有细胞真皮基质），只要能达到合理的对称性。另一方面，对于那些追求近乎完美的乳腺效果，希望避免植入假体并尽量减少供体部位的发病率的女性，应推荐肌肉松弛型腹部假体乳腺重建[2]。

（一）期望

1. 选择乳腺重建术的理由

女性对乳腺重建的期望与选择这一手术的原因密切相关，大致可分为实际和情感两类[3,5]。

（1）实用：对于许多女性来说，特别是那些生活活跃和参加体育活动的女性，使用外置假体非常不方便。这些装置让人感觉不那么安全，并且限制了衣服（尤其是沙滩装和晚装）的选择。重建可能有助于改善乳腺癌手术对性关系的任何影响，尽管恢复正常的性活动不仅取决于乳腺重建的美容效果，还取决于患者的情绪状态和其伴侣的态度。

（2）情感：女性会寻求乳腺修复术，以保持她们的女性意识，保持性吸引力并更加自信。这涉及"自我感觉"，是根深蒂固的生物、情感和性别认同的文化需求的一部分，而这种需求受到了乳腺外科手术的威胁。乳腺重建可以在大多数患者中不同程度地重建这些特征，虽然乳腺重建可以帮助恢复身体形象和性欲，但它充其量仍然只是一个自然乳腺的摹本。即使是最好的手术结果也会有瘢痕、感觉的改变和供体部位发病带来的功能限制。

2. 重建后的外观效果

患者对最终美容效果的期望值将是以下几点由任何相关的先前知识决定，并受来自朋友、媒体和越来越多的互联网的信息影响。在进行任何形式的乳腺重建手术前，应先纠正任何错误的认识，并获得充分的知情同意。必须为这一同意过程留出充足的时间，而专业乳腺护理护士在澄清并为患者处理信息方面发挥了宝贵的作用。获得显示各种结果的术后照片，并与其他经历过类似的手术患者交谈，可以有所帮助。应告知患者恢复期的长短、不良反应，以及可能出现的并发症等，并让其了解可能需要做的进一步矫正手术（即使缺乏并发症情况下）。患者对"完美"的追求，可能会以极度失望和不切实际的方式结束，期望必须有所节制。

（二）满足患者的期望

在乳腺重建的结果方面，必须对患者诚实和现实，并不断强调重建后的乳腺永远不能和正常乳腺一样。乳腺重建的一些目标是很容易实现的，而其他的目标则需要更复杂的手术干预，这可能涉及对侧乳腺手术[4]。

1. 乳腺对称性

这是乳腺重建最重要的一个目标，它将掩盖乳腺切除的缺陷，并帮助患者恢复正常的社会和情感生活。它有两个组成部分，即对称性 - 体积的平等和形状的平等。如今，通过可扩张的种植体和手术调整，前者更容易实现。对侧乳腺的乳腺形状的匹配性更强具有挑战性，但许多女性在佩戴胸罩时比不穿衣服时更满足于形状的对称性，并可穿低领口，平衡乳沟。肌肉下植入假体，会出现乳腺形状的暂时性改变，这就解决了乳腺形状的问题。随着时间的推移，随着肌肉的调整，变得不容易。植入物在体育活动中被"压扁"。

2. 皮肤感觉

用目前的技术创造一个有感觉的乳腺重建后的乳腺是很困难的，尽管正在探索再植的方法。与肌皮瓣相关的皮岛将不可避免地缺乏感觉，但原生乳腺切除瓣上的麻木区域可以自发改善。应事先提醒患者注意重建乳房的感觉丧失。

3. 乳头

乳头的丧失也许是乳腺切除术最重要的方面，因为它代表着一个性欲区，其感觉功能目前不能用任何手术技术可靠地恢复。在预防性乳腺切除术和选定的癌症切除皮肤保留的乳腺切除术病例中，乳头可以保留。尽管感觉可能会受到严重损害。此外，在较大的下垂的乳房中，乳头保留可能需要某种形式的乳腺切除术，这可能损害乳头的感觉和生存能力。外科医生可以从整容的角度通过手术重建乳头，但通常不耐用，随着时间的推移，乳头的凸起会消失而变得更加苍白。人造硅胶乳头可以用对侧乳头的模具制作，是一种令人满意的选择。

4. 瘢痕

有些女性错误地认为"肿瘤整形"一词意味着无瘢痕手术，但事实并非如此。瘢痕可以被小心翼翼地放置，以确保它们尽可能地被掩盖，但许多乳腺的重建和还原手术都涉及广泛的瘢痕，患者应该对此有所警惕。

5. 并发症

并发症的发生率与手术程序的规模及外科医生的经验有关。必须告知患者潜在的并发症，当这些并发症发生时，必须充分记录在笔记中，提供给以后查证。即使是轻微的并发症也会延迟恢复或需要进一步的手术干预，并给患者及其家属带来焦虑和挫折感。乳腺重建的完全失败并伴有乳头坏死，或详细说明，对于患者来说是一种心理上的打击，他们需要很多时间来重新获得对医生的信任，并重新建立对乳腺重建的期望。

（三）知情同意

体积移位和置换技术都是比标准的宽幅局部切除术更复杂和更有挑战性的手术，标准的宽幅局部切除术切除了不同数量的乳腺组织，但没有正式尝试重建乳腺。患者必须意识到瘢痕的产生可能比预期的置换手术更广泛。此外，患者必须被告知是否需要对侧乳腺进行手术以达到对称，以及在肿瘤切除不完全的情况下是否有可能完成乳腺切除术[6]。后者在双侧乳腺整形手术后可能会造成特别大的创伤，未来患者将面临整个乳腺重建的可能。女性可能选择一个正常大小的乳腺，但局部有缺损，而不是一个形状漂亮但较小的乳腺，同时伴有瘢痕和对侧乳腺缩小。相反，她可能会选择乳腺切除术，并立即进行乳腺重建，而不是尝试用整形技术保护乳腺，以尽量减少任何复发的机会或避免放射治疗。应警告患者在出现任何并发症的情况下可能会延误辅助治疗，并注意脂肪坏死，这可能会引起令人担忧的乳腺肿块。凡是容积置换技术使用，会出现明显的供体部位发病率，并有血清肿形成，甚至伤口开裂。

（四）结论

患者的需求和期望有很大的不同，外科医生必须考虑到这一点，并相应调整手术技术。知识和充分的信息提供是知情同意的基础。医护人员在面对乳腺重建患者时，必须采用诚实和现实的方法，他们的满意程度更多的是取决于充分的信息和咨询，而不是令人印象深刻的技术结果。

参考文献

[1] Rowland JH, Dioso J, Holland JC et al. Breast reconstruction and mastectomy: Who seeks it, who refuses? *Plast Reconstr Surg* 1995; 95: 812–822.

[2] Brandberg Y, Sandelin K, Erikson S et al. Psychological reactions, quality of life and body image after bilateral prophylactic mastectomy in women at high risk for breast cancer: A prospective 1-year follow up study. *J Clin Oncol* 2008; 26: 3918–3919.

[3] Reaby LL. Reasons why women who have mastectomy decide to have or not to have breast reconstruction. *Plast Reconstr Surg* 1998; 101: 1810–1818.

[4] Anderson SG, Rodin J, Ariyan S. Treatment considerations in postmastectomy reconstruction: Their relative importance and relationship to patient satisfaction. *Ann Plast Surg* 1994; 33: 263–270.

[5] Neill KM, Armstrong, Burnett CB. Choosing reconstruction after mastectomy: A qualitative analysis. *Oncol Nurs Forum* 1998; 25: 743–750.

[6] Harcourt D, Rumsey N. Mastectomy patients' decision-making for or against immediate breast reconstruction. *Psychooncology* 2004; 13: 106–115.

编 者 按

初步的乳腺成像评估旨在确定病灶的大小、数量和距离乳头的距离，以及它们与整个乳腺大小的比例关系。乳腺钼靶与辅助超声检查是诊断的主要手段，但乳腺钼靶检查相对年轻女性和那些具有致密的乳腺组织的敏感性较低。如果有乳腺囊性改变或小叶型的背景，就不能准确划分肿瘤范围。这些情况下，MRI 检查很有价值，可以作为一种额外的检查方式。MRI 不仅有助于规划更多复杂的整形手术，还可以改变手术策略，从保留乳腺到乳腺切除术（行或不进行整体乳腺重建）。重要的是，要对其他象限内发现的任何额外的肿瘤病灶进行活检，而这些病灶通常会被证实为恶性肿瘤而必须进行乳腺切除。当这些额外的病灶在二维超声中无法看到时，那么在可疑指数仍然很高的情况下，可能需要进行 MRI 引导下的活检。在传统的保乳手术中，术前 MRI 的适应证仍有争议，但对于所有接受治疗性乳腺整形或其他 II 级肿瘤整形手术的患者，应常规进行这项调查，以减少完成乳腺切除的机会。当标准的腔镜切除 / 广泛的局部切除术后获得阳性边缘时，可以在术后进行 MRI 评估残留疾病。CESM 与 MRI 相比，可能具有相当的灵敏度，更高的特异性和放射病理相关性，但价格却要便宜得多。

功能性 MRI 与来自药物代谢动力学参数的信息可以评估基质元素，并为术前规划提供信息。PET 尚未被纳入常规诊断途径，目前研究正在进行中。准确的肿瘤组织病理评估对选择保乳手术患者至关重要。目前对保乳手术后阴性切缘的定义更加明确，对先天性肿瘤生物学如何影响局部复发风险的认识也有所提高。基本的病理信息包括肿瘤大小、等级、类型、是否存在坏死、边缘宽度和标志物特征（ER、PR 和 HER2）。基因组信息可进一步帮助选择的患者，以利于今后的最佳治疗，并预测哪些原位导管癌病例有可能进展为侵袭性恶性肿瘤。反过来，这将允许减少辅助治疗，并最终避免在选定的低风险患者群体中进行手术切除。

现在已经确定，辅助性、系统性的疗法降低了局部区域以及远处复发的风险，尤其是抗 HER2 导向疗法的影响。新辅助化疗后具有完全病理反应的患者与有残留疾病的患者相比，无病生存率和总生存率均有所提高。作为"三明治"方法的一部分，残余组织中的癌症干细胞可以在手术后用辅助化疗进行靶向治疗，但这可能导致手术并发症发生率增加，特别是对于重建患者。新辅助化疗可以延缓疾病的发展，并在必须进行乳腺切除手术时允许进行乳腺整形手术。虽然肿瘤超过 5cm 的患者往往对化疗反应较好，但当最初的肿瘤相对较大时，保乳手术可能更难以实现。没有任何证据表明，复杂的乳腺整形手术延迟了化疗的开始，也不会与并发症发生率的增加有关。对于某些类型的肿瘤，如三阴性、HER2 阳性和局部晚期疾病（III 期），化疗延迟超过 8 周可能导致更差的结果。

放疗适用于大多数保乳手术病例和多达 1/3 的乳腺切除术患者。放射毒性会影响乳腺的外观、愈合和囊状物的形成，尽管没有随机数据显示放疗对手术结果的影响。肿瘤整形技术涉及腺体组织的重新排列，这可能会干扰随后对肿瘤床的定位，以便进行任何放疗促进。不能为了美容而省略或减少放疗的剂量而影响肿瘤治疗效果。目前没有证据表明，使用细胞真皮基质可以防止囊肿形成 / 挛缩，在预计进行乳腺切除术后放疗时，不应使用胸前植入物。深部下腹穿孔皮瓣和肌肉游离皮瓣容易引起脂肪坏死。对于以植入物为基础的重建，放疗带来的风险有据可查，包括囊状挛缩、植入物变形 / 断裂、伤口开裂和感染，因此乳腺切除术后放疗与并发症和翻修率的增加有关。有趣的是，一项使用汇总数据的系统回顾表明，自体乳腺重建的并发症发生率与乳腺切除术后放疗无关。对于已经接受过放疗的患者和计划进行照射的患者，可以推荐延迟乳腺重建。有一些证据表明，当放疗后进行腹部皮瓣重建时，纤维化（可能还有脂肪坏死）的比例增加。

目前仍不清楚乳腺重建在多大程度上导致靶体积覆盖率降低，并增加正常组织的放疗剂量。较新的乳腺部分照射技术，如强度调制放疗，可以最大限度地扩大相关组织的覆盖范围，并最大限度地减少正常组织的暴露。乳腺整形技术给放射肿瘤医生带来了挑战，即部分重建乳腺的哪些区域应该接受增强剂量。在肿瘤切除后，但在组织重新排列和破坏原手术腔之前，立即放置夹子，可以帮助规划随后的放疗。肿瘤床至少应放置 3 个夹子，但理想的情况是，在进行肿瘤整形手术和常规保乳手术后，6 个夹子就能充分划分出肿瘤床。对比增强 CT 可以协助治疗计划，并勾勒出肿瘤的轮廓和临床目标体积。

随机试验证实，接受保乳手术或乳腺切除术的患者的结果是相同的。前者适用于大多数患者，这些患者可以通过传统的保乳手术，在进行或不进行 I 级整形调整的情况下得到满意的控制。可能只有不到 15% 的患者需要更复杂的整形手术（II 级），以达到充分的切除和维持局部控制和最佳的美容效果。相反，由于以下原因，必须进行乳腺切除术，包括：①尽管重新切除，但仍不能获得阴性切除边缘；②涉及 1 个以上乳腺象限的多灶性癌症；③炎症性癌症；④无法接受放疗或有放疗禁忌证；⑤以前接受过照射；⑥妊娠；⑦结缔组织疾病。

肿瘤性乳腺手术推进了传统保乳手术的极限，允许切除较大的肿瘤，并利用肿瘤成形术和其他技术（如脂肪移植）矫正瘤体缺陷。用新辅助化疗对肿瘤进行减压，并将阴性缘正式定义为"墨处无瘤"，通过缩小肿瘤绝对大小和对手术再切除的要求不那么严格，促进了保乳手术的尝试。对侧预防性乳腺切除术作为"最大手术"（双侧乳腺切除和重建）的一部分，对于具有遗传性易感性的患者，如 BRCA1/2 突变，其每年发生对侧乳腺癌的风险为 2%～5%（一旦确诊为单侧乳腺癌）是有道理的。否则，没有基于遗传的危险因素的患者应该认识到，对侧预防性乳腺切除术并不赋予任何生存优势，死亡率是由最初同侧癌症的特征决定的。当代保乳手术与乳腺切除术的决策可能会影响腋窝的管理。因此那些有 1 个或 2 个阳性哨点的患者，如果按照 Z0011 路径进行管理，并进行乳腺照射（高位切缘）和全身治疗，就有可能避免进一步的腋窝治疗。那些接受乳腺切除术的患者，如果哨点结有大转移性疾病，不能安全地避免完成腋窝淋巴结切除术，特别是在没有进行乳腺切除术后放疗的情况下（可以增加一个腋窝野）。乳腺癌患者的手术方案很复杂，任何不确定的治疗计划必须包括多学科团队工作、共同决策和充分知情的同意程序。乳腺重建的目的是在乳腺切除术后恢复乳腺的物理形态，同时也改善心理社会、情感和功能方面的结果。关于重建的讨论可能会影响到主要的切除程序，乳腺肿瘤医生必须将患者适当地转诊给整形外科医生，但同时也

要充当负责任的"守门人"。必须为符合条件的患者提供重建，并提供全套技术。目前，皮肤切除形式的乳腺切除术已被广泛采用，并被证实对 0～III 期疾病是安全的。没有乳腺癌的高危女性（预防性手术）和经过仔细挑选的小到中等大小乳腺局部癌肿较小的患者，可以进行乳头疏松乳腺切除术，而不影响局部复发或总生存率。

所选择的重建类型必须平衡肿瘤学任务与患者和外科医生的偏好。并发症和乳腺切除术后放疗的需要是要考虑的主要因素，同时还要考虑 BMI 和年龄。当乳腺切除后的皮瓣灌注受到潜在威胁，并且在重建前完成辅助治疗是首选时，应考虑延迟乳腺重建。延迟手术可以在 6～12 个月后使用植入物或皮瓣技术进行。

乳腺重建的类型和时间必须对每个患者都要仔细判断，并取决于各种因素的平衡。基于植入物 / 扩张器的手术在技术上更简单、创伤更小、手术时间更短、瘢痕更少，但会对乳腺切除术后放疗的实施和放疗后的美容效果产生不利影响。从美学角度看，自体组织接骨一直被认为是乳腺重建的"劳斯莱斯"。然而，这些都是耗时的手术，并发症和供体部位发病率的风险也较高。如前所述，关于照射后脂肪坏死 / 坏死的发生率的报道各不相同，但在辅助治疗的情况下，这些皮瓣一般是持久的。当真正的手术装备存在时，患者决定切除乳腺（而不是保留乳腺），不仅受可用的重建选择影响，而且受诸如避免放疗、未来监测的需要及保留乳腺的新生癌风险等问题影响。然而，任何"大手术"的决定都必须考虑恢复时间、并发症、进一步的手术和潜在的供体部位发病率。还应该注意的是，重建的乳腺是不敏感的，而保乳手术则保留了乳头的保护。大多数情况下，各种体积移位和置换技术允许保乳手术保留美观的乳腺形态。声称美容效果不好是强大癌症手术的"代价"已经不合适了。在美容效果不佳的情况下，脂肪移植等辅助技术可以在一定程度上改善手术和放疗的不良后遗症。当术前无法达成一致的手术方案时，则应单独进行消融手术，以满足患者可能的长期重建愿望。

肿瘤整形手术的发展使许多女性受益于多学科团队提供的全面癌症和整形服务。所有的"乳腺外科医生"在某种意义上都是"肿瘤整形外科医生"，无论他们的类别是什么，都必须与整形外科医生合作，以确保手术技能的组合能够得到最佳应用，从而最大限度地提高肿瘤学、美学和患者报告的结果。现在，人们更加重视患者的观点和生活质量及患者

选择等问题。

这些都是对基于客观手术标准的传统结果的补充。越来越多地采用患者报告的结果测量来评估与心理社会、情感和功能领域有关的主观生活质量结果。现在已经有一些有效的问卷，包括 BREAST-Q，可以单独使用，也可以作为一个整体使用（有 28 种语言）。将患者报告的结果测量与更客观的临床参数相结合，将为未来患者的选择提供信息，并导致临床护理的改善。

尽管乳腺重建是一个"偏好敏感"的决定，必须由患者及其外科医生共同做出个体化的决定，但立即进行乳腺重建对心理、性和身体健康的好处已经得到了证实。当临床决策整合了信息提供、共享决策和患者的个人价值时，乳腺癌手术的结果是最好的。这反过来又会提高对预期结果的理解，并为决策过程提供信息。

尽管临床医生对 CPM 持保留态度，但选择双侧重建的 CPM 的单侧乳腺癌患者对"乳腺"的满意度更高，这可能部分反映了对称性的改善。有趣的是，在美国，以植入物为基础的即时乳腺重建的增加与自体组织重建的患者满意度和长期生活质量的提高是同步的。此外，解剖形状的植入物既不与患者满意度的提高有关，也不与生活质量的提高有关。

外科医生和其他医护人员在讨论乳腺重建的结果时，必须对患者坦诚和现实，并强调重建的乳腺是正常乳腺的摹本。患者的满意程度与充分的信息和强有力的共同决策过程有关，而不仅仅是美观的美容效果。

第 7 章 术前的影像学评估

Preoperative radiological assessment

Megan Kalambo　Wei Tse Yang　著

本章概要

在最终进行外科干预前，对乳腺肿瘤进行准确的影像学评估是非常必要的。不可触及的病灶需要通过超声或者立体定向技术来定位，更广泛的钙化区域可能需要大量的定位导丝。新辅助化疗前放置定位夹，可为临床和影像学完全缓解的患者提供有价值的引导。保乳手术的目标是通过切除肿瘤周围最小范围的正常腺体以达到阴性切缘。肿瘤通常位于广泛切除的局部标本中心，但在计划进行更复杂的肿瘤整形外科切除术时可能会偏心定位。仔细审查乳腺影像将把需要再次切除的可能性降到最小，这是具有技术挑战性的。

一、概述

目前，乳腺癌是女性第二大最常见癌症，这很大程度上归功于完善的筛查计划和诊断技术的进步。尽管它在美国女性新诊断出的癌症中排名第一，但总体生存率在过去 60 年里稳步提高 [1]。这些改善的结局与早期发现和诊断、引入系统治疗，以及通过手术和放射治疗提高的局部控制有关。

对于新诊断的乳腺癌患者，影像学检查首先可以绘制疾病范围为手术计划做准备，其次可以筛查对侧乳腺的病变，从而辅助进行临床分期。美国乳腺癌分期系统联合委员会（American Joint Committee on Cancer staging system for breast cancer，AJCC）（第 7 版）提供了一种 TNM 分期方案，供临床医生用于判断预后和决定治疗 [2]。生物肿瘤标志物逐渐成为分级和分期之外的一种辅助预后评估和决定治疗策略的额外手段 [3, 4]。分期信息有助于确定手术计划、化疗或激素治疗的作用和时机，以及放疗的范围。在这种分类模式下，随着肿瘤大小和局部淋巴结转移的增加，肿瘤分期普遍增加，预示着较差的预后和生存率的降低。

作者所在的机构通过局部和区域分期的多模态成像对乳腺癌患者进行评估。本章将讨论用于乳腺癌术前评估的主要方法、新兴的影像技术和相关的放射学信息，这些信息不仅可以改变分期、预后和治疗，而且可能对肿瘤整形治疗策略产生影响。

二、全数字化乳腺 X 线摄影和数字乳腺断层融合摄影技术的作用

全数字化乳腺 X 线摄影仍然是诊断乳腺癌的首选方式，有助于明确需要额外影像学评估的异常病灶的范围及三维定位。一般来说，通过乳房 X 线检查发现的癌症往往处于早期阶段，75% 通过筛查发现的癌症处于 0 期或 Ⅰ 期，而超过一半的临床发现的癌症处于 Ⅱ 期或更晚期 [5]。

随着高对比度分辨率和精细算法处理提升了钙化物的显著性，数字乳房 X 线摄影在过去 10 年稳步取代了胶片乳房 X 线摄影。这使乳腺癌得以早期发现，特别是常表现为微钙化的高级别导管原位癌 [6, 7]。

数字化乳腺断层融合摄影是一种新技术，

它利用沿 15°～50° 弧度获得的多幅低剂量数字图像重建乳房，进行全数字乳腺 X 线摄影的三维衍生。这一过程减少了组织叠加的影响，提高了非钙化病变在乳腺 X 线摄影中的分辨率、可检测性和评估准确性[8, 9]。数字乳腺断层融合摄影也有助于对疑似或已确诊乳腺癌患者的病灶定位以及确定非钙化病变的范围。

几项研究也表明，数字乳腺断层融合摄影技术提高了浸润性乳腺癌的分辨率，这在传统乳腺 X 线摄影技术中难以捕捉到[8-11]（图 7-1）。Mariscotti 和同事比较了乳腺癌多模态分期的准确性，发现数字乳腺合成比单纯数字乳腺摄影对恶性病变有更高的检测敏感性[8]。同样地，有其他研究报道称，高达 16% 的浸润性乳腺癌在常规乳腺 X 线检查中是隐匿性的，而数字乳房断层融合摄影术中只有 3% 是隐匿性的[9]。

乳房 X 线摄影显示的肿瘤因乳腺癌的组织学亚型而不同。在典型的单肿瘤生长模式的浸润性小叶癌中，病灶通常很难在全视野数码乳房 X 线摄影中被发现。数字乳房 X 线摄影与数字合成检测侵袭性小叶癌的比较研究表明，联合全视野数字乳房 X 线摄影与单独全视野数字乳房 X 线摄影相比，敏感性和诊断准确性都有所提高[12]。

为了降低全数字化乳腺摄影和数字化乳腺断层融合摄影（digital breast tomosynthesis，DBT）的总剂量、成本和扫描时间，将 DBT 采集图像利用集成二维合成技术重建的新方法正在被开发并引入临床实践（C-View 2D; Hologic, Bedford, Mass）。该软件将从 DBT 获取的图像生成一个合成的二维图像，从而降低患者的辐射剂量[12]。初始研究数据表明，目前重建二维图像与数字化乳腺断层融合摄影相结合，在肿瘤检出率和假阳性评分方面与全数字化乳腺摄影结合数字化断层融合摄影不相上下，但是平均腺剂量减少近 50%[12, 13]。

三、乳腺癌分期与乳腺 X 线摄影

Holland 和同事评估了浸润性乳腺癌患者的乳房切除术标本，发现超过 60% 的病例在同侧乳腺内有额外的恶性病灶[14]。浸润性小叶癌的多病灶发生率明显高于浸润性导管癌[15-17]。

乳房 X 线摄影可以发现额外的恶性病灶，

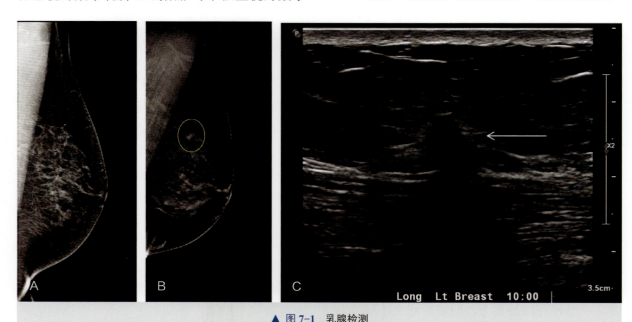

▲ 图 7-1　乳腺检测

A 和 B. 乳腺 X 线摄影和乳腺断层融合摄影显示左上方乳房中的不对称，仅在乳腺断层融合摄影成像时可见（黄色圆圈）；C. 随后超声示左侧乳房 10 点钟位置不规则低回声肿块（白色箭）。超声引导活检显示为浸润性导管癌

使疾病诊断为多病灶（同一象限内相距＜5cm
不止一个病灶）或多中心（不同象限中 2 个或
2 个以上病灶相距＞5cm）。这些有价值的信息
可能会改变患者的治疗路径。当多中心疾病被
确诊时，手术计划将可能从保乳手术变更到乳
房切除术。

　　一旦有一处病灶被确诊为乳腺癌或疑似乳
腺癌，就需要对整个乳房进行细致的检查。每
一病灶应记录其各自的时钟位置，距离乳头的
距离，以及与其他重要发现的关系。完整的乳
腺 X 线摄影应包括以下内容①疾病的总体范围；
②是否存在对侧疾病；③相关联的皮肤增厚；
④评估腋窝和锁骨上淋巴结；⑤累及皮肤、乳
头或胸壁。

　　当发现其他病变时，需要活检来确认那些
可能的多病灶或多中心病灶。这些额外病灶若
为微钙化可以通过立体定向活检，在非钙化病
变的情况下可以通过超声等可能的引导下组织
活检来评估。任何经活检证实的额外病灶也应
通过放置夹子进行标记，以帮助术前定位，并
确保手术时的切除（图 7-2）。

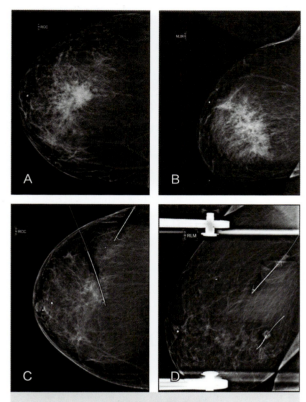

▲ 图 7-2　乳腺 X 线片
A 和 B. 显示患者广泛多中心右乳恶性肿瘤；C 和 D. 显
示患者化疗效果良好，最终在穿刺定位下行乳腺局部
切除及肿瘤整形重建术

四、高分辨率全乳腺超声

　　超声检查被公认为是诊断检查离散型乳房
肿块过程中乳腺 X 线摄影技术的最佳辅助手段。
在得克萨斯大学 MD.Anderson 癌症中心，超声
作为首选方式用于浸润性乳腺癌局部和区域分
期超过 20 年。

　　全乳超声也可用于确定多病灶或多中心疾
病的存在。对同侧区域淋巴结（包括腋窝、锁
骨下、锁骨上和内乳区域）转移情况进行评估，
影响疾病的分期和预后。

　　需要注意的是，超声并不是评估乳腺 X 线
摄影检查发现的可疑微钙化的标准方法，可疑
微钙化通常通过立体定向活检进行组织学评估。
超声对肿块有很高的检出率，但始终不能再现
乳腺 X 线摄影检查中既不伴有肿块病变也不伴

有结构扭曲的微钙化（这在导管原位癌中很常
见）。一些研究报道表明，由超声发现的单纯导
管原位癌的患者不到 50%[18-20]。

　　浸润性乳腺癌的局部分期包括记录最大浸
润灶的最长径，以确定 TNM 分期中的 T 分期。
在没有技术限制因素的情况下，高分辨率超声
可以准确地评估 T 分期，尤其是在肿瘤接近
2cm（T_1 期肿瘤界定值）的情况下[21]。

五、超声对单病灶、多病灶和多中心疾病的评估

　　超声可以发现在临床查体和乳腺 X 线摄影
检查中隐匿的肿瘤病灶，常见于乳腺 X 线摄影
检查中乳腺组织致密的患者[22]。一项研究发现，
在已知或疑似乳腺癌患者中行乳腺 X 线摄影检

查后行全乳超声，81% 的肿瘤病灶在乳腺 X 线摄影检查可见，而在超声检查中可达 94%[22]。在没有技术限制的情况下，超声有能力发现额外的恶性病灶，使疾病变成为多灶性或多中心。与乳腺 X 线摄影检查一样，超声需要对整个乳房进行细致的检查，并对每个病灶进行精确记录，包括时钟位置、与乳头的距离及与原发肿瘤的距离。当发现其他病灶时，要明确癌症为多病灶或多中心必须通过组织活检。在对主要病变进行粗针活检后，这些额外的病灶可以通过超声引导下的细针穿刺抽吸取样。其他任何经活检证实的病灶也应放置夹子进行标记，以帮助定位并确保手术时切除。

六、区域淋巴结分级与超声

超声对腋窝淋巴结转移的检测比体格检查更敏感，可以发现无法通过触诊或乳房 X 线摄影检查评估的腋窝高位、锁骨下和内乳淋巴结 [23, 24]。

在没有远处转移的情况下，腋窝淋巴结是否转移是乳腺癌最强有力的个体化预后指标，同时淋巴结状况对治疗决策有重要影响 [24-26]。ACOSOG Z0011 试验发现，临床淋巴结阴性伴前哨淋巴结 1～2 枚阳性的患者，接受保乳治疗时，无须进行腋窝淋巴结清扫。在 6 年的随访中，前哨淋巴结切除组与腋窝淋巴结清扫组在局部复发和 5 年无病生存率上没有显著差异 [24]。

ACOSOG Z1071 试验评估了临床淋巴结阳性患者接受新辅助化疗后前哨淋巴结活检的情况，证明在恰当选择的接受新辅助化疗的 cN_1 期患者中仅进行前哨淋巴结活检的可行性。这项数据明确了在 cN_1 期患者进行针导淋巴结活检时放置夹子的作用，即可以方便最终手术时切除经活检证实转移的淋巴结 [27-29]。

转移性淋巴结的超声表现在宽泛的频谱上各不相同，在评估转移性疾病是否存在时，皮质形态比大小更准确 [30, 31]。由于良性淋巴结和性质不确定的淋巴结的超声特征偶有重叠，细针穿刺细胞学或粗针活检术可以对超声不确定 / 可疑淋巴结提供比单纯超声检查更准确的诊断。据报道，超声引导下细针穿刺细胞学检查的敏感性为 73%～88%[30, 31]。由于假阴性率有限，腋窝超声或组织活检的阴性结果并不排除前哨淋巴结活检的必要性。

较高淋巴结分类中转移性疾病的检出可能改变疾病的分期和治疗建议（图 7-3）。因此，患者存在不同水平可疑淋巴结病变时，选择最高淋巴结分类中最大的异常淋巴结进行活检。

七、对比增强磁共振成像

术前 MRI 在新诊断乳腺癌局部分期中的作用仍然是一个不断发展的领域。鉴于 MRI 的高敏感性，术前 MRI 的应用可能改善临床结果，包括降低再切除率、乳房局部复发率及后期对侧肿瘤或远处转移的发生率。然而，术前 MRI 的常规使用仍然存在争议，因为关于 MRI 成像如何影响这些手术和长期预后的报道存在争议。

在新诊断的乳腺癌中，与常规乳腺 X 线摄影和超声相比，MRI 在确定肿瘤真实大小和疾病范围方面更准确（图 7-4）[32]。在对包括 2610 名患者的 19 项研究的一项 Meta 分析中，16% 的患者行术前 MRI 发现了在使用其他成像技术时隐匿的额外病灶 [33]。此外，以分期为导向的双侧乳腺 MRI 证实，有 3%～5% 的对侧乳腺同时存在肿瘤 [34]。尽管发现了额外的病灶，但一些回顾性研究得出结论，术前乳腺 MRI 不能降低：①局部或远处复发的风险；②再手术率；③从保乳手术转向乳房切除术的比率 [35, 36]。此外，Yi 和他的同事比较了术前有无 MRI 成像的新诊断乳腺癌患者的无病生存率，发现两组患者的局部区域或远处复发的风险没有降低。但是，在术前接受 MRI 的患者中对侧乳腺癌复发风险降低了 [37]。

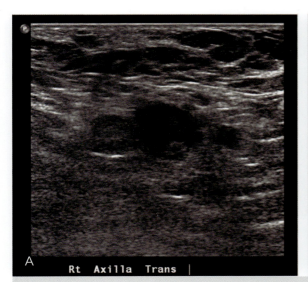
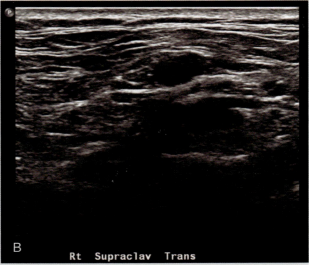

▲ 图 7-3　转移性淋巴结的超声表现

超声图像显示转移至腋窝 L_1 水平（A）和锁骨上淋巴结（B），符合 N_3 分级。诊断时记录的疾病范围和淋巴结受累情况可帮助制订辅助放射治疗计划

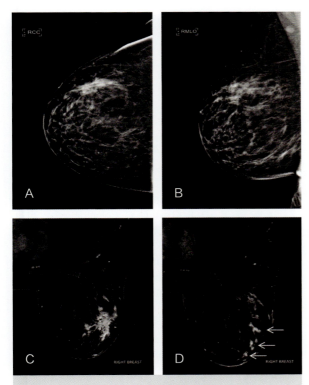

▲ 图 7-4　乳腺影像学检查

乳腺 X 线摄影（A 和 B）显示大的可触及的恶性肿瘤，表现为右乳房外上象限的结构纠集区域。随后的 MRI 成像（C 和 D）显示恶性肿瘤表现为不规则肿块，伴簇状非肿块增强。在已知的恶性肿瘤（箭）的下方，侧方和前方也出现了类似的伴簇状非肿块增强区域，进一步提示了疾病程度

MRI 的支持者列举了几个优点，包括①优化了保乳手术患者的选择；②减少了获得无瘤边缘所需的手术次数；③对侧癌症的同步检测（图 7-5）。然而，没有来自前瞻性随机试验的数据显示，在新诊断乳腺癌的诊断检查中加入乳腺 MRI 可以改善预后。此外，在制订最终的手术策略前，任何在 MRI 上看到的可疑病变都必须进行活检以确诊。MRI 的低特异性（68%）加上较高的假阳性率（30%～45%）可能导致额外的检查和活检，增加患者的焦虑和医疗费用，并可能延迟最终治疗。因此，应在那些预期可以对患者的局部分期有潜在好处的特定患者群中审慎使用 MRI 分期。这些患者包括以下群体。

(1) 诊断为腋窝淋巴结转移且有临床肉眼可见原发肿瘤的女性。

(2) 临床疾病范围大于乳腺 X 线摄影或超声显示的患者。

(3) 评估肿瘤侵犯胸肌筋膜 / 肌肉的可能（图 7-6）。

(4) 局部晚期乳腺癌，考虑行新辅助化疗。

(5) 可能罹患对侧乳腺癌的高危女性。

(6) 接受选择性对侧乳房切除术的患者。

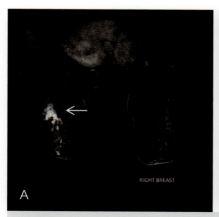 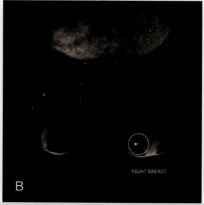 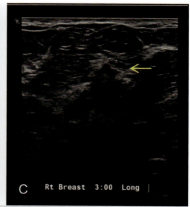

▲ 图 7-5　确诊为左乳恶性肿瘤患者的 MRI 图像

A. 已知的恶性肿瘤为左侧乳腺不规则肿块，伴簇状非肿块增强（白色箭）；B. 右乳房可见小的不规则肿块增强（黄色圆圈）；C.MRI 引导右乳超声示右乳肿物（黄色箭），超声引导下活检示浸润性导管癌

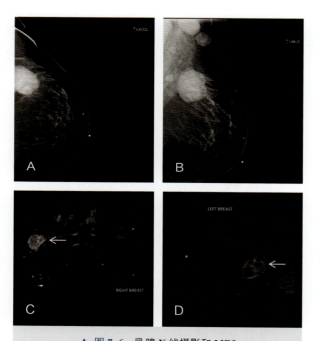

▲ 图 7-6　乳腺 X 线摄影和 MRI

乳腺 X 线摄影（A 和 B）和 MRI（C 和 D）展示了一个大的基底部单发的左乳恶性肿瘤，在对比增强磁共振成像上证实胸壁受累。相邻的胸大肌显影增强（箭头所示）证实肿块侵犯到胸大肌，即患者为 T₄ 期

八、正电子发射计算机断层扫描和分子乳腺成像

先进的功能成像技术也适用于特定的患者群体，以帮助乳腺癌的检测和分期。PET-CT 成像可考虑用于炎性乳癌或局部晚期的乳腺癌

患者，以检测远处是否转移[38]。分子乳腺成像在乳腺癌分期方面仍需更深入研究，但在进一步评估乳腺 X 线影像可疑病变，特别是在乳腺致密组织患者中，显示出提高敏感性和特异性的希望。

参考文献

[1] Budzar, A. U., T. A. Buchholz, S. H. Taylor, G. N. Hortobagyi, and K. K. Hunt. 2013. Chapter 4: Breast cancer. In *60 Years of Survival Outcomes at the University of Texas MD Anderson Cancer Center*, (Ed.) M.A. Rodriguez, R.S. Walters, and T.W. Burke, pp. 19–34. New York: Springer.

[2] Edge, S. B., D. R. Byrd, C. C. Comptom et al. 2010. *AJCC Cancer Staging Manual*. 7th ed. pp. 347–376. New York: Springer.

[3] Dawood, S., R. Hu, M. D. Homes et al. 2011. Defining breast cancer prognosis based on molecular phenotypes: Results from a large cohort study. *Breast Cancer Res Treat* 126(1):185–192.

[4] Yi, M., E. A. Mittendorf, J. N. Cormier et al. 2011. Novel staging system for predicting disease-specific survival in patients with breast cancer treated with surgery as the first intervention: Time to modify the current American Joint Committee on Cancer staging system. *J Clin Oncol* 29:4654–4661.

[5] Tabar, L., S. W. Duffy, B. Vitak et al. 1999. The natural history of breast carcinoma: What have we learned from screening? *Cancer* 86:449–462.

[6] Weigel, S., T. Decker, E. Korsching et al. 2010. Calcifications in digital mammographic screening: Improvement of early detection of invasive breast

cancers? *Radiology* 255:738–745.

[7] Del Turco, M. R., P. Mantellini, S. Ciatto et al. 2007. Full-field digital versus screen-film mammography: Comparative accuracy in concurrent screening cohorts. *AJR* 189:860–866.

[8] Mariscotti, G., N. Houssami, M. Durando et al. 2014. Accuracy of mammography, digital breast tomosynthesis, ultrasound and MR imaging in preoperative assessment of breast cancer. *Anticancer Res* 34(3):1219–1225.

[9] Dang, P. A., K. L. Humphrey, P. E. Freer et al. 2013. Comparison of lesion detection and characterization in invasive cancers using breast tomosynthesis versus conventional mammography [abstr]. In *Radiological Society of North America Scientific Assembly and Annual Meeting Program*, p. 156. Oak Brook, IL: Radiological Society of North America.

[10] Skaane, P., A. I. Bandos, R. Gullien et al. 2013. Comparison of digital mammography alone and digital mammography plus tomosynthesis in a population-based screening program. *Radiology* 267(1):47–56.

[11] Ciatto, S., N. Houssami, D. Bernardi et al. 2013. Integration of 3D digital mammography with tomosynthesis for population breast-cancer screening (STORM): A prospective comparison study. *Lancet Oncol* 14:583–589.

[12] Hilleren, D. J., I. T. Andersson, K. Lindholm et al. 1991. Invasive lobular carcinoma: Mammographic findings in a 10-year experience. *Radiology* 178(1):149–154.

[13] Zuley, M. L., B. Guo, V. J. Catullo et al. 2014. Comparison of two dimensional synthesized mammograms versus original digital mammograms alone and in combination with tomosynthesis images. *Radiology* 271(3):664–671.

[14] Holland, R., S. H. Veling, M. Mravunac et al. 1985. Histologic multifocality of Tis, T1-2 breast carcinomas: Implications for clinical trials of breast conserving surgery. *Cancer* 56:979–990.

[15] Lesser, M. L., P. P. Rosen, and D. W. Kinne. 1982. Multicentricity and bilaterality in invasive breast carcinoma. *Surgery* 91:234–240.

[16] Mann, R. M., J. Veltman, J. O. Barentsz et al. 2008. The value of MRI compared to mammography in the assessment of tumour extent in invasive lobular carcinoma of the breast. *Eur J Surg* Oncol 34:135–142.

[17] Lopez, J. K., and L. W. Bassett. 2009. Invasive lobular carcinoma of the breast: Spectrum of mammographic, US, and MR imaging findings. *RadioGraphics* 29:165–176.

[18] Scoggins, M. E., P. S. Fox, H. M. Kuerer et al. 2015. Correlation between sonographic findings and clinicopathologic and biologic features of pure ductal carcinoma in situ in 691 patients. *AJR Am J Roentgenol* 204(4):878–888.

[19] Moon, W. K., J. S. Myung, Y. J. Lee et al. 2002. US of ductal carcinoma in situ. *RadioGraphics* 22:269–280; discussion, 280–281.

[20] Park, J. S., Y. M. Park, E. K. Kim et al. 2010. Sonographic findings of high-grade and non-high-grade ductal carcinoma in situ of the breast. *J Ultrasound Med* 29:1687–1697.

[21] Fornage, B. D., O. Toubas, and M. Morel. 1987. Clinical, mammographic, and sonographic determination of preoperative breast cancer size. *Cancer* 60:765–771.

[22] Berg, W. A., and P. L. Gilbreath. 2000. Multicentric and multifocal cancer: Whole-breast US in preoperative evaluation. *Radiology* 214:59–66.

[23] Sacre, R. A. 1986. Clinical evaluation of axillary lymph nodes compared to surgical and pathological findings. *Eur J Surg Oncol* 12:169–173.

[24] Pamilo, M., M. Soiva, and E. M. Lavast. 1989. Real time ultrasound, axillary mammography and clinical examination in the detection of axillary lymph node metastases in breast cancer patients. *J Ultrasound Med* 8:115–120.

[25] Ecanow, J. S., H. Abe, G. M. Newstead, D. B. Ecanow, and J. M. Jeske. 2013. Axillary staging of breast cancer: What the radiologist should know. *RadioGraphics* 33:1589–1612.

[26] Carter, C., C. Allen, and D. Henson. 1989. Relation of tumor size, lymph node status, and survival in 24,740 breast cancer cases. *Cancer* 63:181–187.

[27] Beenken, S., M. Urist, Y. Zhang et al. 2003. Axillary lymph node status, but not tumor size, predicts locoregional recurrence and overall survival after mastectomy for breast cancer. *Ann Surg* 237:732–738.

[28] Boughey, J. C., V. J. Suman, E. A. Mittendorf et al. 2015. Factors affecting sentinel lymph node identification rate after neoadjuvant chemotherapy for breast cancer patients enrolled in ACOSOG Z1071 (Alliance). *Ann Surg* 261(3):547–552.

[29] Caudle, A., W. Yang, E. Mittendorf et al. 2015. Selective surgical localization of axillary lymph nodes containing metastases in patients with breast cancer: A prospective feasibility trial. *JAMA Surg* 150:137–143.

[30] Mainiero, M. B., C. M. Cinelli, S. L. Koelliker et al. 2010. Axillary ultrasound and fine needle aspiration in the preoperative evaluation of the breast cancer patient: An algorithm based on tumor size and lymph node appearance. *AJR* 33:1589–1612.

[31] Bedi, D. G., R. Krishnamurthy, S. Krisnamurthy et al. 2008. Cortical morphologic features of axillary lymph nodes as a predictor of metastasis in breast cancer: In vitro sonographic study. *AJR* 191:646–652.

[32] Berg, W. A., L. Gutierrez, M. S. NessAiver et al. 2004. Diagnostic accuracy of mammography, clinical examination, US, and MR imaging in preoperative assessment of breast cancer. *Radiology* 233:830–849.

[33] Houssami, N., S. Ciatto, M. Petra et al. 2008. Accuracy and surgical impact of magnetic resonance imaging in breast cancer staging: Systematic review and meta-analysis in detection of multifocal and multicentric cancer. *J Clin Oncol* 26:3248–3258.

[34] Liberman, L., E. A. Morris, C. M. Kim et al. 2003. MR imaging findings in the contralateral breast of women

with recently diagnosed breast cancer. *AJR* 180:333–341.

[35] Hwang, N., D. E. Schiller, P. Crystal et al. 2009. Magnetic resonance imaging in the planning of initial lumpectomy for invasive breast carcinoma: Its effect on ipsilateral breast tumor recurrence after breast-conservation therapy. *Ann Surg Oncol* 16:3000–3009.

[36] Solin, L. J., S. G. Orel, W. T. Hwang et al. 2008. Relationship of breast magnetic resonance imaging to outcome after breast-conservation treatment with radiation for women with early stage invasive breast carcinoma or ductal carcinoma in situ. *J Clin Oncol* 26:386–391.

[37] Yi, A., N. Cho, K. S. Yang et al. 2015. Breast cancer recurrence in patients with newly diagnosed breast cancer without and with preoperative MR imaging: A matched cohort study. *Radiology* 276(3):695–705.

[38] Le-Petross, C. H., L. Bidaut, and W. T. Yang. 2008. Evolving role of imaging modalities in inflammatory breast cancer. *Semin Oncol* 35(1):51–63.

第8章 肿瘤整形手术切除范围

Oncoplastic parenchymal resection

本章概要

通过允许切除更大体积的组织，同时产生可接受的美容效果，肿瘤整形技术继续提高了保乳手术的极限。虽然更广泛的切除可能伴随明显的乳房畸形，但切除的乳房组织的百分比而非绝对体积才是关键。当从平均大小的乳房中切除了超过 10%～20% 的乳房组织（或从大的乳房中切除了 30%），可能会导致整形结果不满意。此外，在较小的乳房或敏感区域（内 / 下象限），即使相对合适的 5%～10% 乳腺体积损失亦可能会影响整形效果。局部乳房重建的选择包括局部腺体重排或带非轴向血供的复合组织皮瓣、乳房缩小成形术和局部或远处皮瓣。最佳治疗方案根据乳房大小、乳房切除比例、肿瘤位置、是否需要再次切除、乳房下垂程度、放疗时机等因素选择。在满足肿瘤学要求的同时保留美观上可接受的乳房有着令人兴奋的前景。

一、导管原位癌

Katrina B. Mitchell Henry Kuerer 著

在现代乳腺 X 线摄影时代，DCIS 的诊断增加 [1, 2]，需要在肿瘤切除术和随后可能进行的肿瘤整形术之间协调一致。从肿瘤学的角度来看，关键问题包括①选择进行保乳手术还是全乳切除伴或不伴 CPM；②是否进行前哨淋巴结活检（sentinel lymph node biopsy，SLNB）；③手术切缘的状况。所有这些因素都会影响肿瘤整形手术，将在本章进行回顾。

DCIS 的肿瘤外科手术方式是由肿瘤大小、病理分类、年龄、患者或家属的选择、对复发风险的担忧，以及避免重复干预的愿望等因素决定的 [3, 4]。基因检测的最新进展也被证明会影响手术决策 [5]。保乳手术仍然是切除筛查出的乳腺导管原位癌最常见的方法，与某些特定病例潜在过度治疗和取消手术的可能性有关。尽管如此，DCIS 的全乳房切除术比率仍然很高，经常会促使要求即刻乳房重建。

最近的一项研究表明，在 1998—2004 年期间，DCIS 的全乳切除率从 36% 下降到 28%，但随后在 2011 年上升到 33% 左右，与 CPM 的比率随之上升有关。与年长女性相比，年轻女性更有可能接受全乳切除术。同样，医学并发症、更高的肿瘤分级、在学术机构接受治疗及居住在距离医疗机构更远的地方也是全乳切除术的预测因素 [6]。另一项研究发现，较年轻的女性及那些有 BRCA 突变或卵巢癌家族史的女性更有可能接受 CPM [5]。此外，有研究表明，DCIS 中高质量即刻乳房重建的可行性，可能会影响患者和家属选择进行全乳房切除术，而不是保乳手术 [7, 8]。

前哨淋巴结活检切除传统上被推荐用于接受全乳房切除术的 DCIS 患者和组织病理学上有微浸润的患者，并可酌情用于大的和（或）高级别肿瘤 [9]。然而，MD Anderson 最近一项研究得出结论，除非患者是浸润性疾病高风险，否则不应该进行常规的前哨淋巴结活检 [10]。这一建议代表了在改善 DCIS 外科治疗方面的临床进展。在 20 世纪 90 年代早期，多达 1/3 的患者接受了全腋窝清扫术 [11]。

自 20 世纪 80 年代发展了 Van-Nuys 预后指数来预测 DCIS 的复发风险以来，人们普遍认为，如果术后进行放疗，2～3mm 的手术切缘是可以接受的[12-15]。然而，考虑到目前对低风险 DCIS 病变过度治疗的担忧，切缘状态作为复发的独立预后因子已被重新审视。一些多学科小组信任 DCIS 墨染切缘没有肿瘤（如果所有的微钙化都被切除，患者接受放疗），而南加州大学最近称，仅需切缘 > 10mm，复发风险就与保乳手术联合放疗相似的[16]。MD Anderson 癌症中心得出结论，全乳切除术后放疗仅适用于有多个近缘或边缘阳性的患者[17]。此外，该机构的研究表明，基于术中放射学和大体组织检查评估，28% 的 DCIS 患者直接进行了腔体再切除[18]。

尽管高质量的乳房重建选择越来越多，再加上复发风险降低及将来全乳切除术干预的需求，为了更安全地提供保乳治疗，应当发展个体化的 DCIS 预后指标[19-21]。这包括结合肿瘤生物学分子评估来更好地预测肿瘤生物学行为，以及使用先进的成像技术来更准确地指导手术入路[21]。E5194 研究探讨了 Oncotype DX®（Genentech, Houston, TX）乳腺癌多基因检测预测 DCIS 复发风险的实用性。结果表明，连续 DCIS 评分（根据 Oncotype DX 分析中的 7 个肿瘤相关基因和 5 个参考基因计算）有助于辅助放疗的决策，并确定可以安全省略辅助放疗的病例[22]。此外，正在进行的 UK LORIS（低风险 DCIS）试验研究，在低风险 DCIS 的治疗算法中是否可以省略手术和（或）放疗，以支持主动监测。我们相信，这项试验不仅将对低风险 DCIS 的自然发展提供重要的见解，而且还将确定主动监测的情况下监测患者病情进展的方式。此外，这项开创性的试验将提供有关患者生活质量和健康经济学方面的信息[19,23]。

肿瘤整形计划将受到多种因素的影响，包括所进行的肿瘤手术切除的类型、放疗在治疗算法中使用与否，以及评估 DCIS 切缘状态的方法。在全乳切除术率不断上升且患者可选择的合适的重建方案越来越多的同时，乳腺外科肿瘤医师仍在质疑 DCIS 的过度治疗，并制定更好的策略以预测个体 DCIS 的病变行为。在未来 10 年，DCIS 的肿瘤学治疗方法可能会发生根本性的变化，这将影响到肿瘤整形干预在该疾病管理中的作用。肿瘤切除和肿瘤整形重建在外科以及放射和肿瘤内科的同事之间进行仔细的协调，将比以往任何时候都更为重要。

参考文献

[1] Kuerer HM, Albarracin CT, Yang WT, Cardiff RD, Brewster AM, Symmans WF et al. Ductal carcinoma in situ: State of the science and roadmap to advance the field. *J Clin Oncol* 2009; 27: 279–288.

[2] Siegel R, Naishadham D, and Jemal A. Cancer statistics, 2013. *CA Cancer J Clin* 2013; 63: 11–30.

[3] Silverstein MJ. The university of Southern California/Van Nuys Prognostic index for ductal carcinoma in situ of the breast. *Am J Surg* 2003; 186: 337–343.

[4] Sue GR, Lannin DR, Au AF, Narayan D, and Chagpar AB. Factors associated with decision to pursue mastectomy and breast reconstruction in the treatment of ductal carcinoma of the breast. *Am J Surg* 2013; 206: 682–685.

[5] Elsayegh N, Kuerer HM, Lin H, Guiterrez Barrera AM, Jackson M, Muse KL et al. Predictors that influence contralateral prophylactic mastectomy election among women with ductal carcinoma in situ who were evaluated for BRCA gene testing. *Ann Surg Oncol* 2014; 11: 3466–3472.

[6] Rutter CE, Park HS, Killelea BK, and Evans SB. Growing use of mastectomy for ductal carcinoma in situ of the breast among young women in the United States. *Ann Surg Oncol* 2015; 7: 2378–2386.

[7] Ashfaq A, McGhan LJ, Pockaj BA, Gray RJ, Bagaria SP, McLaughlin SA et al. Impact of breast reconstruction on the decision to undergo contralateral prophylactic mastectomy. *Ann Surg Oncol* 2014; 21: 2934–2940.

[8] Habermann EB, Thomsen KM, Hieken TJ, and Boughey JC. Impact of availability of immediate breast reconstruction on bilateral mastectomy rates for breast cancer across the United States: Data from the nationwide inpatient sample. *Ann Surg Oncol* 2014; 10: 3290–3296.

[9] Julian TB, Land SR, Fourchotte V, Haile SR, Fisher ER, Mamounas EP et al. Is sentinel node biopsy necessary in conservatively treated DCIS? *Ann Surg Oncol* 2007; 8: 2202–2208.

[10] Francis AM, Haugen CE, Grimes LM, Crow JR, Yi M, Mittendorf EA et al. Is sentinel lymph node dissection warranted for patients with a diagnosis of ductal carcinoma in situ? *Ann Surg Oncol* 2015; 22(13): 4270–4279.

[11] Baxter NN, Virnig BA, and Durham SB. Trends in the treatment of ductal carcinoma in situ of the breast. *J Natl Cancer Inst* 2004; 96: 443–448.

[12] Silverstein MJ, Poller DN, Waisman JR, Colburn WJ, Barth A, Gierson ED et al. Prognostic classification of breast duct carcinoma in situ. *Lancet* 1995; 345: 1154–1157.

[13] Silverstein M, Lagios M, Craig P, Waisman JR, Lewinsky BS, Colburn WJ et al. The Van Nuys Prognostic index for ductal carcinoma in situ. *Breast J* 1996; 2: 38–40.

[14] Silverstein MJ and Buchanan C. Ductal carcinoma in situ: USC/Van Nuys Prognostic index and the impact of margin status. *Breast* 2003; 12: 457–471.

[15] Boughey JC, Gonzalez RJ, Bonner E, and Kuerer HM. Current treatment and clinical trial developments for ductal carcinoma in situ of the breast. *Oncologist* 2007; 11: 1276–1287.

[16] Macdonald HR, Silverstein MJ, Lee LA, Ye W, Sanghavi P, Holmes DR et al. Margin width as the sole determinant of local recurrence after breast conservation in patients with ductal carcinoma in situ. *Am J Surg* 2006; 192: 420–422.

[17] Fitzsullivan E, Lari SA, Smith B, Caudle AS, Krishnamurthy S, Lucci A et al. Incidence and consequence of close margins in patients with ductal carcinoma-in situ treated with mastectomy: Is further therapy warranted? *Ann Surg Oncol* 2013; 13: 4103–4112.

[18] Cablioglu N, Hunt KK, Sahin AA, Kuerer HM, Babiera GV, Singletary SE et al. Role for intraoperative margin assessment in patients undergoing breast-conserving therapy. *Ann Surg Oncol* 2007; 14: 1458–1471.

[19] Kuerer HM. Ductal carcinoma in situ: Treatment or active surveillance? *Expert Rev Anticancer Ther* 2015; 7: 777–785.

[20] Rakovitch E, Nofech-Mozes S, Hanna W, Baehner FL, Saskin R, Butler SM et al. A population-based validation study of the DCIS Score predicting recurrence risk in individuals treated by breast-conserving therapy alone. *Breast Cancer Res Treat* 2015; 152: 389–398.

[21] Wells CJ, O'Donoghue C, Ojeda-Fournier H, Retallack HE, and Esserman LJ. Evolving paradigm for the management of DCIS. *J Am Coll Radiol* 2013; 10: 918–923.

[22] Solin LJ, Gray R, Baehner FL, Butler SM, Hughes LL, Yoshizawa C et al. A multigene expression assay to predict local recurrence risk for ductal carcinoma in situ of the breast. *J Natl Cancer Inst* 2013; 105: 701–710.

[23] Francis A, Fallowfield L, and Rea D. The LORIS Trial: Addressing overtreatment of ductal carcinoma in situ. *Clin Oncol* (R Coll Radiol) 2015; 27: 6–8.

二、浸润性癌

Tracy-Ann Moo　　Rache M. Simmons　著

多项随机对照试验表明，保乳手术治疗浸润性乳腺癌，在总体生存率和乳腺癌特异性生存率方面，效果与全乳切除术相当[1, 2]。早期乳腺癌试验专家协作小组分析了随机对照试验的数据，其中包括超过 78 项试验的 42000 名女性。对全乳切除术与乳房肿瘤切除术联合放射治疗进行比较，15 年时两组的总生存率或乳腺癌特异性生存率没有差异[3]。在局部复发率方面，自从这些随机试验进行以来，由于切缘评估方法和系统治疗方法的改进使得局部复发率下降。Cabioglu 和他的同事进行了一项纵向分析，研究人员研究了 1970—1996 年间接受治疗的浸润性乳腺癌患者同侧乳腺肿瘤复发情况。1994 年以前接受治疗的患者的局部复发率明显高于 1994 年以后接受治疗的患者，分别为 5.7% 和 1.3%（*P*=0.001）。1994 年以后接受治疗的患者出现阳性或未知切缘的可能性更小，接受系统治疗的可能性更大[4]。因此，选择保乳手术已成为浸润性乳腺癌患者的一项标准治疗。

在引入肿瘤整形技术之前，保乳的选择标准主要基于乳房的大小。这基本上使保乳手术限于小肿瘤或乳腺肿瘤体积比较大的女性。保乳手术的肿瘤整形技术的出现和术前全身化疗使用的增加使这些标准得以扩展，肿瘤较大的女性现在成为保乳手术的候选人。基于乳房成形术的肿瘤整形技术允许切除超过 20% 的乳房体积并保留美容效果。然而，保乳手术的核心原则保持不变。首先，切除肿瘤时应切缘应为阴性；其次，必须达到可接受的美学效果。

肿瘤切除术的切口方向和位置因肿瘤整形技术的方案而异。无法触及的病灶需要在术前通过金属丝或放射性粒子定位放置放射学标记物。肿瘤切除时应留有较宽的切缘，并采用现代的切缘评估方法。在进行乳腺肿瘤整形保乳术时，达到阴性切缘是非常重要的，因为阳性切缘的管理是一个重大挑战。如果边缘结果为阳性，组织重排将使确认腔体以再次切除变得非常困难，甚至在某些情况下是不可能的。在那些可以预见广泛切除可能无法保证阴性切缘的病例中，应计划分期手术或考虑术中切缘的评估方法。回顾性研究发现多种临床病理特征会降低成功获得阴性切缘的可能性。这些特征包括侵袭性小叶亚型、乳腺 X 线片上的广泛微钙化、多灶性疾病和乳腺导管原位癌。Clough 和他的同事分析了 272 名接受基于乳腺成形术的保乳手术患者，报告 11.9% 的阳性切缘率，肿瘤平均大小为 2.6cm，切除重量为 175g。在 33 例（12%）病例中，需要再次手术获取阴性切缘，91% 的患者最终能够通过肿瘤整形技术实现保乳。对影响阳性切缘的临床病理特征进行检查，发现组织学亚型、肿瘤大小和分级与阳性切缘相关。然而，多变量分析发现只有浸润性小叶癌患者的阳性切缘风险显著增高[5]。Amabile 和他的同事对 129 名在 2009—2013 年间接受过肿瘤整形手术的患者进行研究，其中包括接受过新辅助化疗的患者。他们分析了导致肿瘤整形保乳手术后再次切除的风险因素。据报道，再次切除率为 30.3%，预测再次切除的因素有多个，包括超重（$P=0.0.2$）、乳腺 X 线片上的微钙化（$P=0.003$）和肿瘤多灶性（$P=0.03$）[6]。同样，在对 1035 名接受保乳癌手术的患者的肿瘤学结局分析中，发现多病灶、多中心疾病和乳腺导管原位癌与阳性切缘相关（$P < 0.001$）[7]。

新辅助化疗在晚期乳腺癌治疗中的应用也扩大了保乳的适应证。在许多病例中，尽管肿瘤因新辅助化疗而明显缩小，但切除后仍可能存在明显缺陷。在这些情况下，需要进行肿瘤整形术以达到适当的美学效果。Mazouni 及同事回顾了 2002 年 1 月到 2010 年 11 月间 259 名新辅助化疗后接受保乳手术的患者。45 名患者接受了某种形式的肿瘤整形保乳手术，而大多数患者（214 人）接受了标准的保乳手术。两组肿瘤的中位大小均为 4cm，乳腺肿瘤整形手术组的手术标本中位体积为 180cm^2，而标准保乳组的手术标本中位体积为 98cm^2（$P=0.0001$）。标准手术组和乳腺肿瘤整形组的再切除率和全乳切除术率相似［再切除率分别为 9% 和 2%（$P=0.22$），全乳切除术率为 24% 和 18%（$P=0.03$）］。此外，在 46 个月的中位随访时间，局部和远处的复发率是相似的。因此，在新辅助化疗后，肿瘤整形保乳手术可以获得更大的切除体积，同时达到与标准保乳手术相当的肿瘤学结局[8]。

当代乳腺肿瘤整形手术技术坚持保乳手术的基本原则，切除腺体实质的首要目标是通过获得阴性手术切缘来维持肿瘤学安全性。肿瘤外科医生应考虑到可能增加阳性切缘风险的临床病理特征，以便规划合适的初次切除和任何后续可能需要的再次切除。

参考文献

[1] Simone, N. L. et al. Twenty-five year results of the national cancer institute randomized breast conservation trial. *Breast Cancer Res*. Treat. 132, 197–203 (2012).

[2] Fisher, B. et al. Twenty-year follow-up of a randomized trial comparing total mastectomy, lumpectomy, and lumpectomy plus irradiation for the treatment of invasive breast cancer. N. Engl. *J. Med*. 347, 1233–1241 (2002).

[3] Clarke, M. et al. Effects of radiotherapy and of differences in the extent of surgery for early breast cancer on local recurrence and 15-year survival: An overview of the randomised trials. *Lancet* 366, 2087–2106 (2005).

[4] Cabioglu, N. et al. Improving local control with breast-conserving therapy: A 27-year single-institution experience. *Cancer* 104, 20–29 (2005).

[5] Clough, K. B. et al. Positive margins after oncoplastic surgery for breast cancer. Ann. Surg. *Oncol*. (2015). doi:10.1245/ s10434-015-4514-3.

[6] Amabile, M.-I. et al. Factors predictive of re-excision after oncoplastic breast-conserving surgery. *Anticancer Res*. 35, 4229–4234 (2015).

[7] Rezai, M., Kraemer, S., Kimmig, R., and Kern, P. Breast conservative surgery and local recurrence. *Breast* (2015). doi:10.1016/j. breast.2015.07.024.

[8] Mazouni, C. et al. The role of oncoplastic breast surgery in the management of breast cancer treated with primary chemotherapy. *Breast* 22, 1189–1193 (2013).

第9章 术中评估

Intraoperative assessment

本章概要

充分细致的术中切缘评估对于即刻实施的部分乳房重建意义重大。那些通过重新调整腺体排列，或基于局部/远处皮瓣转移的重建手段，会妨碍追加局部切缘，因此在术后确定的阳性切缘患者可能不得不牺牲皮瓣，改行乳房全切。外科医生应该和病理学同事共同合作，通过确保切除标本的局部墨染、标本成像、连续切片等步骤，以达到肿瘤完整性切除、准确组织学分级，以及切缘阴性。

一、病理学评估

Sarah E. Pinder　Elena Provenzano　著

术中对 DCIS 或浸润性乳腺癌进行局部扩大切除（wide local excision，WLE）后的边缘进行评估，可能涉及多种方法，包括放射学、病理学（宏观和微观），以及一些新技术的采用，如术中超声、近红外荧光光学成像、X 线衍射技术、射频光谱和太赫兹和切伦科夫发光成像等。其中，更常用的病理学方法包括宏观检查（肉眼检查），结合或不结合穿刺细胞学或冰冻切片。有证据表明，结合放射学与病理学[肉眼和（或）显微镜下]进行检查，效果显著且与低再切率相关。更重要的是，与低局部复发率相关[1]。实际上，相对简单的大体标本检查，可以减少以"获得完整手术切除"为目的的第二次手术的需要[2]。这可有效地与标本切片 X 线检查相结合，以降低 DCIS 患者的再切除率[3]。

另一些人主张通过印片细胞学（touch imprint cytology，TIC）或冰冻切片，对肿块切缘进行显微检查。前一种方法包括对特定区域的选择，将这些区域"压"在显微载玻片上，对样品立即进行固定和染色，随后对产生的细胞学产物进行光学显微镜评估。"压"的方式还可以是在两张载玻片之间"压扁"一小块组织（1～2mm）或将手术刀刀片上的刮擦物涂抹在载玻片上。这种技术仅能检测存在于标本表面上的肿瘤细胞，即肿瘤细胞累及切缘，没有间隔距离。

冰冻切片检查切缘，首先需要肉眼初步识别标本切缘中最令人担忧的区域。随后取样一小部分进行快速冷冻，用低温恒温器切割切片，用苏木精和伊红染色（即 HE 染色），然后进行显微镜下检查。这一操作必须遵照相应规程，在对标本进行称重、测量和墨染（最好用不同的颜色）后进行。在这种情况下，有两种方法可以进行冰冻切片：①可以从标本边缘取一部分并面朝上进行检查，这样可以检测出标本表面上存在的肿瘤；②以垂直于标本边缘的方向，直角进行切片，这样可以检测到距离切缘很近的肿瘤细胞，并可以具体测量到切缘的距离。

所有的术中检测技术都需要病理学家的经验和专业知识，需要识别那些不可避免出现的假象。但是，冰冻切片检测中时有错误发生，其中 57% 来自误解，24% 来自显微取样失误，9.5% 来自大体标本取样失误，还有 9.5% 据报道是由于病理学家和外科医生缺乏沟通引起[4]。

此外，尽管冰冻切片检测技术可以用于包括切缘评估在内的快速诊断，但是它无法替代，或像甲醛固定、石蜡包埋制片的检测手段那样准确。除了采样误差的固有问题外，冰冻切片检测技术还需要丰富的专业经验，特别是在快速冰冻和切片切割会对切片解读造成极大影响的前提下。值得注意的是，术中切缘病理检测的另一个潜在问题，涉及外科医生对透热疗法 / 电灼烧的使用。这会导致热损坏，而这种损坏主要出现在标本表面，即评估切缘状态时要检查的区域。而透热疗法可损害上皮细胞，可能引起一些潜在问题，尤其是在评估导管内上皮细胞的增殖时（如将增生与 DCIS 区别开来）。

尽管存在这些技术难题，但各个研究组在对 TIC 或冰冻切片的研究中均获得了出色的结果。例如，根据 D'Halluin 及其同事报道，TIC 的平均反应时间为 10min，敏感性值为 88.6%，特异性为 92.2%，阳性预测值为 73.6%，阴性预测值为 97%。12% 的阳性切缘避免进行再次切除手术 [5]。同样，用于鉴别阳性切缘的冰冻切片技术据报道敏感性为 0.83，特异性为 0.93，阳性预测值为 0.62，阴性预测值为 0.97 [6]。但是，并非所有研究结果都报道了如此高的阴性预测值，这导致一些结论认为"术中冰冻切缘的术中检查并不优于肉眼检查和（或）细胞学检查" [7]。

出现这种差异的原因之一在于时间和资源所带来的实用性问题。病理学家无法通过冰冻切片检查来评估局部扩大切除标本的整个表面，而结合术中放射检查可以以最关注的区域为目标，提供足够快速的结果，这对于外科医生来说是非常有价值的。但是，也很明显，即使在固定样本中，所累及或接近的切缘也并非一定如宏观预期 [8]。因此，尽管通过对甲醛固定的标本进行充分的常规病理检测，以优化外科手术—放射学—病理学之间的关联，但使用 TIC 或冰冻切片进行术中切缘评估的假阴性率不太可能接近 0。

乳房肿瘤和手术标本边缘的狭窄切缘已经越来越受到多学科小组的认可，认为足以作为切缘清除的标志（包括"墨染处无肿瘤"）。这可能会减少切除的乳房组织的总体积，从而带来美容效果，但并不会简化术中病理评估。如果肿瘤的所有边界都比较靠近手术切缘，那么选择最适合的部位进行冰冻切片检查将变得更加困难，病理学家将很难确定要评估切缘的哪些方面。对相对较小的局部切除标本的所有切缘进行检查，会为标本固定之后的采样和检查造成困难。这将对细致的诊断和预后评估产生不利影响，因此不应鼓励。

TIC 的优势是保留了标本的整体结构并允许多种细胞学制剂的使用，但这需要大量的专业知识和时间。据估计，术中冰冻切片或 TIC 评估等手段会使整个手术时间平均增加 20～30min [9]。本质上，标本中要检查的部分越多，病理检查所需的时间就越长。从某种意义上讲，这在麻醉时间和整套手术的组织和计划等方面都将成为一个问题。

因此，术中病理评估的价值必须与所能提供的手术整体相平衡，并且要有足够的资源。它必须由经验丰富的病理学家在专家技术人员的支持下进行。并且应该认识到，即使遵循了这些注意事项，仍然可能出现假阴性或假阳性的结果。在术前针对各个病例进行的计划过程中，外科医生与病理医生的密切合作与充分沟通是至关重要的。这将确保病理学家拥有先前活检的所有相关信息，包括癌症的组织学等级和亚型。而局部扩大切除标本 X 线的病理学与放射学特征之间的相关性，将有助于优化结果并最大限度的降低再次切除的发生率。

参考文献

[1] Pinotti JA, Carvalho FM. Intraoperative pathological monitorization of surgical margins: A method to reduce recurrences after conservative treatment for breast cancer. *Eur J Gynaecol Oncol.* 2002;23(1):11–16.

［2］ Fleming FJ, Hill AD, Mc Dermott EW, O'Doherty A, O'Higgins NJ, Quinn CM. Intraoperative margin assessment and re-excision rate in breast conserving surgery. *Eur J Surg Oncol.* 2004;30(3):233–237.

［3］ Chagpar A, Yen T, Sahin A, Hunt KK, Whitman GJ, Ames FC, Ross MI et al. Intraoperative margin assessment reduces reexcision rates in patients with ductal carcinoma in situ treated with breast-conserving surgery. *Am J Surg.* 2003;186(4):371–377.

［4］ Rogers C, Klatt EC, Chandrasoma P. Accuracy of frozen-section diagnosis in a teaching hospital. *Arch Pathol Lab Med.* 1987;111:514–517.

［5］ D'Halluin F, Tas P, Rouquette S, Bendavid C, Foucher F, Meshba H, Blanchot J, Coué O, Levêque J. Intra-operative touch preparation cytology following lumpectomy for breast cancer: A series of 400 procedures. *Breast.* 2009;18(4):248–253. doi:10.1016/j.breast.2009.05.002.

［6］ Caruso F, Ferrara M, Castiglione G, Cannata I, Marziani A, Polino C, Caruso M, Girlando A, Nuciforo G, Catanuto G. Therapeutic mammaplasties: Full local control of breast cancer in one surgical stage with frozen section. *Eur J Surg Oncol.* 2011;37(10):871–875. doi:10.1016/j.ejso.2011.07.002.

［7］ Novita G, Filassi JR, Ruiz CA, Ricci MD, Pincerato KM, de Oliveira Filho HR, Soares JM, Baracat EC. Evaluation of frozen-section analysis of surgical margins in the treatment of breast cancer. *Eur J Gynaecol Oncol.* 2012;33(5):498–501.

［8］ Hodi Z, Ellis IO, Elston CW, Pinder SE, Donovan G, Macmillan RD, Lee AH. Comparison of margin assessment by radial and shave sections in wide local excision specimens for invasive carcinoma of the breast. *Histopathology.* 2010;56(5):573–580. doi:10.1111/j.1365-2559.2010.03518.x.

［9］ Butler-Henderson K, Lee AH, Price RI, Waring K. Intraoperative assessment of margins in breast conserving therapy: A systematic review. *Breast.* 2014;23(2):112–119. doi:10.1016/j.breast.2014.01.00.

二、影像学评估

Fleur Kilburn-Toppin　著

建立足够的手术切缘以降低保乳患者局部复发率的价值已得到公认[1]。尽管复发风险并不会随切缘宽度成比例地降低，但必须在平衡良好外观的同时，切除足够的组织以达到切缘阴性。理想的情况是只需进行一次手术，但是在多达40％的病例中发现接近或阳性的切缘，需要随后的再次切除或乳房切除术。这导致患者不得不进行额外的外科手术，同时增加医疗费用和患者焦虑。此外，当需要再次切除时，通常会去除较大体积的乳房组织，这可能导致较差的美容效果。

因此，从肿瘤学和美容学角度出发，对初次手术时的手术切缘进行充分的评估至关重要。放射学在评估非可触及病变的肿瘤切除是否充分方面具有重要作用。

标本射线照相术是用于评估和处理不可触及病变的常用放射学工具。该技术的使用已逐渐完善并得到公认，是许多医疗中心的金标准。其主要目的是确定目标病变是否已被成功清除，并评估肿瘤周围的边缘以确定是否必须进一步切除远端组织。对于不可触及的病变，通常会进行导丝引导下的局部广泛切除术，这项技术需要在超声或乳腺X线摄影引导下将细导丝插入肿瘤。手术切除后，在成像前根据各单位的操作规程对标本进行定向并仔细标记（图9-1）。

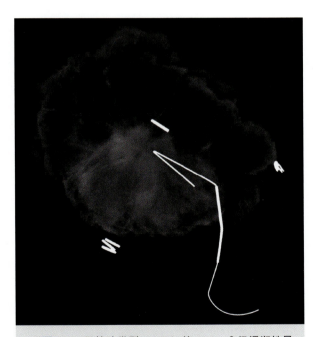

▲ 图9-1　无特殊类型（NST）的15mm Ⅰ级浸润性导管癌，在导丝引导下局部广泛切除后的标本X线片
定位线可以在原位看到。尽管肿瘤的毛刺看起来靠近内侧边缘（3个夹子标记处），但在组织学上肿瘤距离所有放射状切缘都超过2mm，因此无须进一步手术。诸如此类的假阳性可能是由于肿瘤的增生反应而不是真正的肿瘤累及所致

在标本的放射线成像中如何界定"累及"或靠近切缘，目前尚没有达成明确共识，但延伸至标本边缘的肿瘤已经证明对病理浸润具有很高的阳性预测价值。假阳性可能发生在例如毛刺征可能代表增生反应而不是真正受累的肿瘤中，或在 DCIS 的情况下，相邻的良性微钙化可能被误认为是受累。相反，在标本放射学成像中，当切缘包含有所谓"放射学阴性"征象时，被认为对组织病理学切缘阴性的预测价值较差 [2]。Graham 及其同事检查了标本放射成像技术在评估不能触及的乳腺癌手术切缘方面的功效，并证明肿瘤累及切缘的阳性预测值为98%，而无肿瘤切缘的阴性预测值仅为 32%。这很可能是因为乳腺 X 线摄影术低估了肿瘤的组织学范围，而标本 X 线摄影仅是一个视图 [3]。Britton 及其同事表示，仅有不到一半的 X 线片中，最接近的边缘对应于最接近的病理边缘。研究者们提出了各种可能性来解释这个问题，包括夹子标记的方向或解释错误，手术夹子放置的错误或在乳房 X 线摄影中隐匿的癌灶超出了标本边缘。某一研究中显示，对标本进行两个角度的乳腺 X 线摄影术，与常规的单视图相比，将再次手术率从 12% 降至 5% [4]。

目前已显示出的可能增加切缘阳性概率的各项因素，主要包括多病灶、较大肿瘤和广泛的导管原位癌 [5]。近年来，DCIS 的发病率有所增加，同时采用保乳手术的治疗方式也越来越多。已有 60% 的病例报道对 DCIS 患者实施保乳手术后，切缘接近癌灶或呈现阳性，但是通过大体病理学检查（肉眼检查）和切片标本的放射学成像技术，进行术中切缘评估，可能有助于术中决策，并减少了为保证切缘阴性所进行额外手术的需要 [6]。

标本放射学成像技术在预测切缘状态方面的局限性，使其作为评估肿瘤切除范围是否合适的工具，受到了一些批评 [7]，并促使开发新的技术来改善切缘评估。术中超声已被单独使用，或作为标准评估的辅助手段，用于可触及和不可触及病变的研究。一些结论表明，这样可以提高阴性切缘率，但仅适用于超声清楚可见的肿瘤。一些关于术中超声检查的考察显示，这一技术的使用，使阳性切缘率为 3%～11% [8]，从而减少了额外的治疗干预。但术中超声目前尚未在临床常规使用，部分原因可能是缺乏手术经验和放射学可用性 [9]。

便携式放射学成像系统（如 Faxitron）被越来越多地用于即刻提供对切缘的放射学成像评估。这允许手术外科医生在手术室中评估标本的 X 线片，从而减少与运送标本到放射科相关的后勤问题。这种便携系统可缩短手术时间最多 20min[10]。Bathla 及其同事 [11] 使用 2D Faxitron 进行的一项研究表明，术中评估切缘的敏感性和特异性分别为 58.5% 和 91.8%。尽管研究中检测的初始标本体积较大，但相较于之前提到的那些技术，结果中的切缘清除率有提高，再次手术率更低。其他研究则表明，经过适当的培训，外科医生对标本 X 线片的评估可以媲美放射线医师的评估 [12]。

实验阶段的新技术包括微型 CT[13]、近红外光学成像、高频超声和 X 线衍射 [14]。这些技术在放射学切缘评估方面都表现出有意义的结果，但是在引入临床实践之前需要进一步分析。

术中切缘评估是一个涉及多学科的过程，需要放射科医生、外科医生和病理学家的密切合作。在成像技术方面的金标准是标本放射学成像技术，但是由于阴性切缘预测不够准确，因此存在缺点，应配合其他工具谨慎使用。通过仔细检查术前影像，了解哪些肿瘤更可能具有阳性切缘，以及准确的术前定位，可以降低再次手术概率（图 9-2）。后者可以通过配合较新的技术（如术中超声、CT 和便携式放射成像系统）来改善。

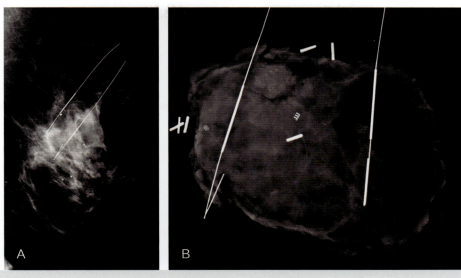

▲ 图 9-2　术前影像

A. 在乳腺摄影检查的引导下插入两根定位导丝，以标记左侧乳房外上象限可视的 28mm 微钙化簇的上下范围，活检证实为高级别导管原位癌。B. 随后的 X 线片显示钙化延伸至上缘（2 个夹子标记处），在随后的组织病理学上认为在上切缘阳性，需要再次切除

参考文献

［1］Cabioglu N, Hunt KK, Sahin AA et al. Role for intraoperative margin assessment in patients undergoing breast-conserving surgery. *Ann Surg Oncol*. 2007; 14(4):1458–1471.

［2］Graham RA, Homer MJ, Sigler CJ et al. The efficacy of specimen radiography in evaluating the surgical margins of impalpable breast carcinoma. *Am J Roentgenol*. 1994;162:33–36.

［3］Britton PD, Sonoda LI, Yamamoto AK, Koo B, Soh E, Goud A. Breast surgical specimen radiographs: How reliable are they? *Eur J Radiol*. 2011;79(2):245–249.

［4］McCormick JT, Keleher AJ, Tikhomirov VB, Budway RJ, Caushaj PF. Analysis of the use of specimen mammography in breast conservation therapy. *Am J Surg*. 2004;188(4):433–436.

［5］Saadai P1, Moezzi M, Menes T. Preoperative and intra-operative predictors of positive margins after breast-conserving surgery: A retrospective review. *Breast Cancer*. 2011;18(3):221–225.

［6］Chagpar A, Yen T, Sahin A et al. Intraoperative margin assessment reduces re-excision rates in patients with ductal carcinoma in situ treated with breast-conserving surgery. *Am J Surg*. 2003;186(4):371–347.

［7］Bimston DN, Bebb GG, Wagman LD. Is specimen mammography beneficial? *Arch Surg*. 2000;135(9):1083–1086.

［8］Olsha O, Shemesh D, Carmon M, Sibirsky O, Abu Dalo R, Rivkin L, Ashkenazi I. Resection margins in ultrasound-guided breast-conserving surgery. *Ann Surg Oncol*. 2011;18(2):447–452.

［9］Krekel NM, Haloua MH, Lopes Cardozo AM et al. Intra-operative ultrasound guidance for palpable breast cancer excision (COBALT trial): A multicentre, randomised controlled trial. *Lancet Oncol*. 2013;14(1):48–54.

［10］Kaufman CS, Jacobson L, Bachman BS et al. Intraoperative digital specimen mammography: Rapid, accurate results expedite surgery. *Ann Surg Oncol*. 2007;14:1478–1485.

［11］Bathla L, Harris A, Davey M, Sharma P, Silva E. High resolution intra-operative two-dimensional specimen mammography and its impact on second operation for re-excision of positive margins at final pathology after breast conservation surgery. *Am J Surg*. 2011; 202(4):387–394.

［12］Coombs NJ, Vassallo PP, Parker AJ, Yiangou C. Radio-logical review of specimen radiographs after breast localisation biopsy is not always necessary. *Eur J Surg Oncol*. 2006;32(5):516–519.

［13］Tang R, Buckley JM, Fernandez L et al. Micro-computed tomography (Micro-CT): A novel approach for intraoperative breast cancer specimen imaging. *Breast Cancer Res Treat*. 2013;139(2):311–316.

［14］Thill M, Baumann K, Barinoff J. Intraoperative assessment of margins in breast conservative surgery—Still in use? *J Surg Oncol*. 2014;110(1):15–20.

第 10 章　肿瘤整形修复手术的时机

Timing of oncoplastic repair

Francesco M. Egro　Albert Losken　著

本章概要　　尽管在乳腺部分切除后，对于具有阳性切缘的患者，进行乳房整形修复的概率，比不进行的要低，但最佳的修复时机仍然存在争议。术中肿瘤切缘评估的应用可以协助这一过程。但是，许多外科医生无法获得这种评估，而是依靠术前乳房X线检查和超声检查来确定最佳的修复时机。此外，是对患者采用局部组织修复技术，还是皮瓣成形技术，也会影响这一决定。

一、概述

保乳治疗涉及较小的切除范围和新增的治疗形式（化疗和放疗），代表了外科学与肿瘤学在寻求乳腺癌标准疗法替代治疗过程中的努力成果。这种治疗需要切除乳腺肿瘤及其周围边缘（保乳手术或肿块切除术），然后进行辅助放疗。目前，它已成为早期乳腺癌治疗的既定选择，并且与乳房切除术相比，可以在保留原始乳房的同时，保持相似的生存率[1-6]，而局部复发率与后者相当[3, 6]或者更高[1, 4, 5]。造成这一结果的原因似乎是缺少阴性切缘，而这对于避免复发至关重要。但是，乳房全切术可以挽救局部复发的后果，并且不会影响远期生存[7]。

放疗是保乳治疗的关键组成部分，可将复发率显著降低16%～25%[8, 9]，并使15年内的乳腺癌死亡风险降低4%[8]。辐射会通过增加乳房实质密度，使皮肤增厚、收紧，导致乳房变形、色素沉着、乳房收缩和纤维化等，可以使乳房体积平均减少10%～20%[10-13]，加剧肿块切除术后的局部畸形。以下因素可影响放疗后美学效果。

- 乳房大小：研究一致发现较大的乳房可

能出现更大程度的不对称、收缩和后期辐射变化[11, 14]。

- 乳腺组织：在乳腺组织比例较低和脂肪替代程度较高的患者中，预后较差[14]。

- 辐照技术：较差的效果可能与放疗剂量的增加以及治疗中采用了铱而非采用电子有关[15]。

- 手术技术：严重的乳房损伤和（或）去血管化，可导致愈合不良、皮瓣受损或脂肪坏死，这将是最严重的结果。

人们一方面寻找最佳的肿瘤控制方案，同时渴望将乳房畸形的风险降至最低，因此诞生了肿瘤整形修复的概念。该概念大致可分为：①容积替代技术，指组织从一个位置转移到另一个位置（如局部或远处皮瓣）；②容积移位技术，指重新排列乳房实质以重建缺损的部分（如乳房复位成形术）。每种方法的适应证取决于乳房的大小、缺损的大小和位置。最常用的容积移位技术（特别是在巨乳症患者中）是乳房复位成形术（reduction mammoplasty）[16, 17]。对于需要进行肿块切除的乳腺癌患者的肿瘤整形修复可以在不同的时期执行（图10-1），如即刻修复、延迟－即刻修复和延期修复。本章将讨论这几个方面，以及他们对肿瘤整形修复时机的影响。

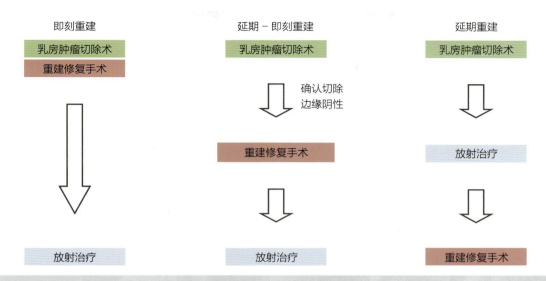

▲ 图 10-1　肿瘤整形修复的时机

即刻方案：在放疗之前，肿块切除术中进行重建。延期－即刻方案：在肿块切除术之后、放疗之前进行重建。延期方案：在肿块切除术和放疗之后进行重建

二、即刻修复

即刻修复是指在肿块切除时，即刻进行乳房肿瘤整形，因此整个操作在放疗之前完成[18]（图 10-2）。

（一）适应证

是否进行即刻修复是由多方面因素决定的，并且主要基于对肿瘤安全性的考虑。当计划对部分乳房切除术后的缺损进行重建时，90% 以上的病例首选即刻修复的方法[18]。即刻修复的适应证与任何肿瘤相关成形术相似，包括巨大乳房、肿瘤处在美观敏感部位（即乳房内侧、中央和下象限）、较大的肿瘤 / 乳房比例，以及需要进行大范围切除等情况。

（二）优势

1. 手术次数

在肿瘤切除的同时进行肿瘤整形修复，通常是一期手术，这将减少手术总次数[19]，并降低保乳治疗所导致的乳房畸形对患者的心理影响[20]。我们在最近的一项研究中发现，与延迟－即刻手术（平均 2 次，最多 4 次）或延期修复手术（平均 2.2 次，最多 3 次，$P < 0.001$）相比，即刻乳房复位成形术的手术次数最少（平均 1.2 次，最多 3 次）[18]。

2. 更宽的切缘

即刻采取的措施允许肿瘤外科医师广泛切除肿瘤，从而减少切缘受累的机会[21,22]。以即刻肿瘤整形方案切除的标本体积和放射状切缘中最接近处的宽度，要比单纯的传统保乳手术高。与标准的保乳手术相比，使用肿瘤整形手术更容易获得 ≥ 5 mm 或 10 mm 的游离手术切缘[23]。

3. 隐匿性肿瘤病灶的检测

在为了保持乳房重建的对称性而即刻进行的对侧乳房缩小成形术中，偶然会发现对侧乳房中的乳腺癌（1.2%～4.3%）[24,25]。该发现通常将要求患者进行其他治疗，包括腋窝分期（前哨淋巴结活检）和乳房照射。

4. 并发症风险最低

如果可能的话，人们更倾向于在未接受放射治疗的乳房上进行手术。本研究中接受即刻肿瘤整形乳房复位成形术的患者比其他两种方法的并发症更少（即刻修复 20.5%，延迟－即刻修复 33.3%，延期修复 60.0%，$P < 0.001$）。

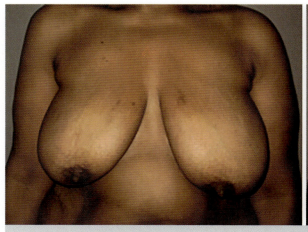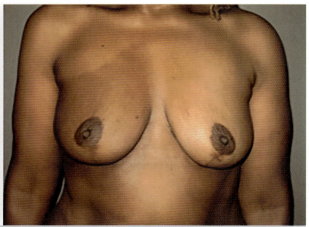

▲ 图 10-2　即刻修复

1 名患有巨乳症及右侧乳腺癌的 45 岁女性，患者切除了重达 85g 的肿块，并即刻对患侧进行了肿瘤整形乳房复位成形术，总重量为 397g。同时她的对侧乳腺进行了肿瘤整形乳房复位成形术，切除了重达 595g 的腺体。该图显示了术前（左）和放疗后 2 年（右）的照片（引自 Egro, F.M.et al., Plast. *Reconstr. Surg.*, 135, 963e–971e, 2015[18]，并经 Wolters Kluwer Health,Philadelphia, PA 授权转载）

显著降低的风险包括血肿形成（即刻修复 1.7%，延迟 – 即刻修复 11.1%，延期修复 0.0%，$P=0.040$），脂肪坏死（即刻修复 0.9%，延迟 – 即刻修复 0.0%，延期修复 8.0%，$P=0.047$），可观察到的不对称或畸形（即刻修复 8.5%，延迟 – 即刻修复 44.4%，延期修复 24.0%，$P < 0.001$）。此外，通过乳房复位成形术来减小乳房尺寸，有助于射线在较低的平均剂量水平下更均匀的辐射。因此，放疗前缩减乳房体积，可减少巨大乳房患者的放疗晚期并发症[14, 18, 26]，并且此时的乳房既不像延迟 – 即刻重建那样处于急性炎症期，也不像延期重建那样受到瘢痕和照射影响，此时进行手术从技术层面来说也更为简单。

5. 改善美观

放疗对保乳治疗后的乳房在美观方面有着重大影响，可导致乳房的实质和皮肤发生改变[11, 14]。通过减小乳房尺寸，或在乳房肿块切除术时对乳房的实质缺损进行重塑，可以将这些美学并发症降至最低，同时使组织保持柔软，保留可靠血供。此外，在了解放疗继发的乳房收缩和体积减小之后，可以预测体积变化，从而在缩小对侧体积时留出适当的余地。一系列研究证

实，尽管与其他组相比没有统计学意义，但即刻进行肿瘤整形修复手术的患者的乳房美容效果有进一步得到改善的趋势[18, 21, 27]。

6. 提高患者满意度

在数项测试了患者放疗前后满意度的研究中，进行了肿瘤整形修复的患者的满意度较高[17, 18, 28, 29]；与其他两种方法相比，即刻重建的女性患者的效果更好，但是没有研究表明这两种方法之间存在统计学差异[18, 27, 28]。这种患者满意度的积极趋势可能归因于多种因素，包括：①更高的美学效果；②并发症发生率更低；③需要的手术次数更少[18]。

（三）劣势

1. 对切缘靠近或切缘阳性的患者需要重新探查

由于残余的肿瘤可能难以定位，乳腺组织的重排使再次切除具有挑战性，并因此可能影响肿瘤的治疗结果[25]。Munhoz 等的研究结果表明，在不到 10%（9.4%）的病例中需要立即进行再次切除，在先前被认为切缘阴性的患者中，有 5.7% 发现了阳性切缘[25, 30]。研究确定了一些会增加阳性切缘概率的危险因素，包括年

龄 < 35—40 岁，广泛的原位癌和巨大肿瘤[29, 31]。为了使重新探查的风险最小化，延迟—即刻手术可能对这些患者有益。尽管如此，如果在即刻修复手术后，有必要进行再探查，则应由乳腺外科医生和整形外科医生共同进行，以最大限度提高成功识别瘤床的概率。如果未发现瘤床，则可能需要进行乳房全切术并进行适当的重建。

2. 术后随访

即刻修复和放疗所形成的乳腺瘢痕可能掩盖或混淆乳房 X 线片的恶性肿瘤，从而导致诊断的不确定性[25]，其中有 1/4（26％）进行了乳房复位成形术的患者在进行常规放射学随访检查时，需要进行组织活检，这一比例高于单纯的保乳手术[29]。尽管如此，即刻修复术后的患者的乳房 X 线筛查敏感性被证实与标准保乳治疗的患者相当。

3. 后勤

确保同时拥有肿瘤外科医生和整形外科医生可能会产生一些后勤问题，这些问题可能会影响服务的提供和手术流程的安排。

三、延迟 - 即刻修复

延迟 - 即刻修复是指在肿块切除术后 1～3 周之内、放射治疗之前进行的乳房肿瘤整形修复。修复的时机取决于确定的组织病理学报告以及先前预订的计划安排。如果需要，这种方法允许在确认了切缘的最终状态后，在进行修复之前进行任意形式的再切除[18]。当涉及局部组织转移（转皮瓣）时，延迟 - 即刻修复的方法将更为可取。

（一）适应证

是否进行延迟 - 即刻修复的决定一般是基于肿瘤治疗的安全性考虑，并要求由具有肿瘤整形技术知识的经验丰富的外科医生执行，这个"外科医生"可以是具有肿瘤整形能力的整形外科或乳腺外科医生。与即刻修复不同，该方法不需要对手术切缘进行术中评估。当癌灶累及切缘的风险较高时（即患者年龄 < 35—40 岁，广泛的原位导管癌，以及肿瘤较大），患者更适合进行延迟 - 即刻修复手术[18, 29, 31]。当乳腺外科医生担心无法获得阴性切缘，或两个部门的工作流程无法协调时，这也是一种合理的选择。另一方面，对于那些已经进行了肿块切除，并且对于局部缺损比较在意的患者，可以选择在放疗之前纠正这一缺陷。

（二）优势

1. 明确的手术切缘

延迟 - 即刻修复手术的主要优点在于，在患者进行乳房部分重建和接受放射治疗之前，可确认手术切缘阴性。因此，这种方法相较于即刻重建的特别优势在于肿瘤的安全性方面，尤其是对于那些具有较高阳性切缘风险的患者[29]。

2. 对切缘接近或阳性的患者更容易实现再次探查

由于可能难以找到残余的肿瘤，因此若在肿块切除的同时进行乳腺组织的重新排列，会使得再次切除具有挑战性。而延迟 - 即刻修复的好处在于，一旦确认阳性切缘，该方法将更容易重新切除肿瘤残腔。而这一操作通常可以在重建过程中安全地执行。

3. 并发症风险较低

如上所述，在没有放射线引起纤维化的情况下，重塑乳房从技术上来说将更加容易，并且带来更好的美学效果和更低的并发症风险[18,21]。与即刻修复的情况相似，延迟 - 即刻修复的意义在于重建早于放射治疗，放射线辐射的乳腺体积更小，因此并发症的特征类似于即刻修复[14, 18, 26]。与进行延期修复的患者相比，进行延迟 - 即刻修复的患者的并发症发生率显著降低，且在三种时机选择中有着最低的感染率（即刻修复 3.4％，延迟 - 即刻修复 0.0％，延期修复 16.0％，$P=0.019$）和脂肪坏死率（即刻修复

0.9%，延迟－即刻修复 0.0%，延期修复 8.0%，$P=0.047$）。

4. 提高患者满意度

两项研究表明，接受延迟－即刻修复的女性比放疗后接受修复的女性更为满意，但是不如即刻修复的女性（无显著差异）[18, 27]。这种积极趋势可能与更好的美学效果、较低的并发症发生率，以及进行延迟－即刻修复后，对肿块切除术后留下的缺陷在视觉上更好接受有关[18]。

5. 后勤

由于肿瘤手术和重建手术是在不同的日子分别进行的，因此乳腺外科医生和整形外科医生可以独立安排各自的手术流程。此外，延迟－即刻修复有利于那些无法满足术中手术切缘评估的机构单位。

（三）劣势

1. 手术次数

尽管在重建前确认切缘阴性可以消除对切缘状态的担忧，但延迟的即刻重建手术使得原本不需要进行再次切除的患者中，约 90% 进行了不必要的二次手术[29]。我们在最近的一项研究中发现，与即刻修复（平均 1.2 次手术，最多 3 次）和延迟手术（平均 2.2 次手术，最多 3 次）相比，接受延迟－即刻修复手术的患者平均需要进行 2 次手术（最多 4 次手术）[18]。

2. 标记变形

对于延迟－即刻修复手术来说，尽管对残余病灶的重新探查可能比即刻修复容易，但仍有可能遇到技术难题，例如炎症、水肿瘢痕组织和标记变形。

3. 血肿及外形不对称的发生率较高

尽管同样是在放疗之前进行手术，但当肿块切除后的残腔处于术后炎症期时，对乳房缺损进行重建将是一个巨大挑战，这种挑战在即刻修复的患者中是不常见的。当采用延迟－即刻修复方案时，血肿的发生率更高（即刻修复 1.7%，延迟－即刻修复 11.1%，延期修复 0.0%，

$P=0.040$），患者出现双乳不对称或畸形的可能性提高了 8.7 倍（$P=0.027$）[18]。

4. 美学效果受影响

延期修复为患者提供了可以评估肿块切除后的畸形程度的机会，允许患者参与决策过程，并决定是否继续进行重建。但尽管如此，与其他两种方法相比，延迟－即刻修复似乎与美学效果不理想有关，但是没有研究显示这种相关具有统计学意义[18, 27]。

四、延期修复

延期修复指的是在距离肿块切除和放疗后的一段时间后进行肿瘤整形干预（图 10-3）[18]，这个时间段没有特别制订，但通常不会在完成放射治疗后 1 年内进行。延期修复通常更倾向于使用局部皮瓣；但是对于部分乳房较大的特定患者，也可以采用腺体复位技术。

（一）适应证

进行延期修复的决策一般基于以下情况：畸形程度出乎意料，切除时无法联系整形外科医师，或者患者出于个人原因决定推迟进行重建手术。

（二）优势

延期修复的主要优势在于，在进行乳房重建之前，可以确保手术切缘阴性，并且完成术后辅助治疗[放疗和（或）化疗]。在开始重建之前完成肿瘤相关治疗，这样可以让患者更加放心。

（三）劣势

1. 并发症风险较高

射线会引起一系列皮肤变化，包括增厚、紧致和异常色素沉着。此外，它可以增加乳房实质密度，扭曲腺体，使乳房体积平均收缩 10%~20%，这些变化可以加剧肿块切除术后的乳房畸形[10-13]。如果没有射线引起的纤维化，重塑乳房将更加容易，并带来更好的美学

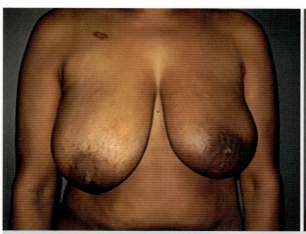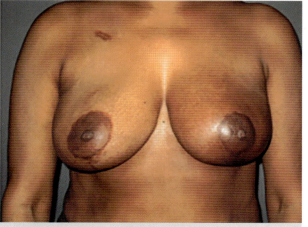

▲ 图 10-3　延期修复

一名 49 岁患有巨乳症和乳房不对称的女性，于 5 年前因诊断左侧乳腺癌，完成了保乳治疗。她延期进行了双侧乳房的肿瘤整形相关乳房复位成形术，去除了右侧 460 g 腺体和左侧 150 g 腺体，从而改善了双侧乳房的形状和对称性。图示术前（左）和术后 3 年（右）的照片。值得注意的是，与接受过放疗的乳房相比，未接受射线照射的乳房随着时间的推移逐渐下垂（引自 Egro, F.M. et al., *Plast. Reconstr. Surg.*, 135, 963e 971e, 2015[18]，并经 Wolters Kluwer Health, Philadelphia, PA. 许可转载）

效果和更低的并发症风险[18, 21]。由于可能发生并发症，效果不够理想，以及一些不可预测的风险升高，因此对接受过放疗的乳腺进行肿瘤整形重建是有争议的[18, 21, 27, 28]。我们的研究发现，延期修复的并发症发生率最高（即刻修复为 20.5%，延迟－即刻为 33.3%，延期修复为 60.0%，$P < 0.001$），并且感染发生风险最高（即刻修复为 3.4%，延迟－即刻修复 0.0%，延期修复为 16.0%，$P=0.019$），脂肪坏死风险最高（即刻修复为 0.9%，延迟－即刻修复 0.0%，延期修复为 8.0%，$P=0.047$）。多因素分析也证实，进行延期修复的患者发生任何并发症的危险性高达 7.7 倍（$P=0.015$），并发感染的风险高达 86 倍（$P=0.032$）。放射线的照射会使得从照射局部的胸壁到重排腺体的血供重建变慢，因此对于延期修复的患者，更高的脂肪坏死率并不令人意外[18]。许多患者在放疗后并不适合这种方法，更保守的乳头重新定位和有限的破坏可能可以改善最终效果。

2. 手术次数

在最近的一项研究中，我们发现接受延期肿瘤整形乳房复位成形术的患者，与放疗前进行的相比，需要的手术次数最多，平均需要 2.2 次手术（最多 3 次）（即刻修复平均 1.2 次，最多 3 次，延迟－即刻修复平均 2 次，最多 4 次，$P < 0.001$）[18]。伴随着乳房接受照射后的一系列变化所带来的额外挑战，通常需要更多的程序才能获得比较合适的形状和对称性。

3. 美学效果不理想

与即刻采取的修复相比，延期修复似乎会产生较差的美学效果，但没有研究表明两者之间有统计学上的显著差异[18, 21, 27]。此外，延期修复导致不对称或畸形的风险高达 9 倍（$P=0.027$）[18]。如果挑选了合适的患者并采用了最适合的技术，则大多数患者还是可以获得良好的美容效果的[18]。

4. 患者满意度较低

与另外两种方法相比，似乎延期修复的患者满意度较低，但目前尚无研究表面这种差异在统计学上具有显著意义[18, 27, 28]。尽管增加了并发症的发病率并降低了美学效果，但大多数患者还是对最终结果感到满意。这可能是因为寻求延期修复的女性在生活中承受乳腺畸形很多年，因此，乳房外观的任何改善都被认为是一种惊喜。此外，计划在放疗后进行修复的女性可能会进行更多的咨询，因此对于增加的手术风险有更好的认识[18]。

五、结论

为了在确保手术和肿瘤治疗安全性的同时，最大限度地提高患者的满意度和美学效果，对患者的宣教和选择至关重要。因为存在更大的并发症风险，这对于延迟进行乳房修复的患者特别关键。延迟—即刻方案的风险与即刻方案相似，修复手术在放疗之前进行，但前者通常仅用于那些担心手术切缘的患者。尽管有着可以确保切缘的优势，但是与即刻方案相比，还是需要进行额外的手术，并发症的风险也会更高。而对于大多数在放疗后呈现出肿块切除术后乳房畸形的患者而言，可能没有进行肿瘤整形修复的选择。然而，尽管接受延期修复手术的患者的并发症发生率更高，选择合适的患者进行修复手术，可以改善美学效果，提高患者满意度。

参考文献

[1] Jacobson, J.A. et al., Ten-year results of a comparison of conservation with mastectomy in the treatment of stage I and II breast cancer. *N Engl J Med*, 1995. 332(14): 907–911.

[2] Fisher, B. et al., Reanalysis and results after 12 years of follow-up in a randomized clinical trial comparing total mastectomy with lumpectomy with or without irradiation in the treatment of breast cancer. *N Engl J Med*, 1995. 333(22): 1456–1461.

[3] Arriagada, R. et al., Conservative treatment versus mastectomy in early breast cancer: Patterns of failure with 15 years of follow-up data. Institut Gustave-Roussy Breast Cancer Group. *J Clin Oncol*, 1996. 14(5): 1558–1564.

[4] van Dongen, J.A. et al., Long-term results of a randomized trial comparing breast-conserving therapy with mastectomy: European Organization for Research and Treatment of Cancer 10801 trial. *J Natl Cancer Inst*, 2000. 92(14): 1143–1150.

[5] Veronesi, U. et al., Twenty-year follow-up of a randomized study comparing breast-conserving surgery with radical mastectomy for early breast cancer. *N Engl J Med*, 2002. 347(16): 1227–1232.

[6] Blichert-Toft, M. et al., Long-term results of breast conserving surgery vs. mastectomy for early stage invasive breast cancer: 20-year follow-up of the Danish randomized DBCG-82TM protocol. *Acta Oncol*, 2008. 47(4): 672–681.

[7] Losken, A. and M. Hamdi, Partial breast reconstruction: Techniques in oncoplastic surgery. 2009, St. Louis, MO: Quality Medical Pub. xxiii, 589 p.

[8] Darby, S. et al., Effect of radiotherapy after breast-conserving surgery on 10-year recurrence and 15-year breast cancer death: Meta-analysis of individual patient data for 10,801 women in 17 randomised trials. *Lancet*, 2011. 378(9804): 1707–1716.

[9] Fisher, B. et al., Twenty-year follow-up of a randomized trial comparing total mastectomy, lumpectomy, and lumpectomy plus irradiation for the treatment of invasive breast cancer. *N Engl J Med*, 2002. 347(16): 1233–1241.

[10] Olivotto, I.A. et al., Late cosmetic outcome after conservative surgery and radiotherapy: Analysis of causes of cosmetic failure. *Int J Radiat Oncol Biol Phys*, 1989. 17(4): 747–753.

[11] Moody, A.M. et al., The influence of breast size on late radiation effects and association with radiotherapy dose inhomogeneity. *Radiother Oncol*, 1994. 33(2): 106–112.

[12] Braw, M. et al., Mammographic follow-up after breast conserving surgery and postoperative radiotherapy without boost irradiation for mammary carcinoma. *Acta Radiol*, 1991. 32(5): 398–402.

[13] Waljee, J.F. et al., Predictors of breast asymmetry after breast-conserving operation for breast cancer. *J Am Coll Surg*, 2008. 206(2): 274–280.

[14] Gray, J.R. et al., Primary breast irradiation in large-breasted or heavy women: Analysis of cosmetic outcome. Int J Radiat Oncol Biol Phys, 1991. 21(2): 347–354.

[15] Hill-Kayser, C.E. et al., Long-term clinical and cosmetic outcomes after breast conservation treatment for women with early-stage breast carcinoma according to the type of breast boost. *Int J Radiat Oncol Biol Phys*, 2011. 79(4): 1048–1054.

[16] Clough, K.B. et al., Mammoplasty combined with irradiation: Conservative treatment of breast cancer localized in the lower quadrant. *Ann Chir Plast Esthet*, 1990. 35(2): 117–122.

[17] Spear, S.L. et al., Experience with reduction mammoplasty combined with breast conservation therapy in the treatment of breast cancer. *Plast Reconstr Surg*, 2003. 111(3): 1102–1109.

[18] Egro, F.M. et al., The use of reduction mammoplasty with breast conservation therapy: An analysis of timing and outcomes. *Plast Reconstr Surg*, 2015. 135(6): 963e–971e.

[19] Losken, A., X.A. Pinell, and B. Eskenazi, The benefits of partial versus total breast reconstruction for women with macromastia. *Plast Reconstr Surg*, 2010. 125(4):

1051–1056.

[20] Clough, K.B., S.S. Kroll, and W. Audretsch, An approach to the repair of partial mastectomy defects. *Plast Reconstr Surg*, 1999. 104(2): 409–420.

[21] Kronowitz, S.J. et al., Determining the optimal approach to breast reconstruction after partial mastectomy. *Plast Reconstr Surg*, 2006. 117(1): 1–11; discussion 12–14.

[22] Kaur, N. et al., Comparative study of surgical margins in oncoplastic surgery and quadrantectomy in breast cancer. *Ann Surg Oncol*, 2005. 12(7): 539–545.

[23] Giacalone, P.L. et al., Comparative study of the accuracy of breast resection in oncoplastic surgery and quadrantectomy in breast cancer. *Ann Surg Oncol*, 2007. 14(2): 605–614.

[24] Colwell, A.S. et al., Occult breast carcinoma in reduction mammoplasty specimens: 14-year experience. *Plast Reconstr Surg*, 2004. 113(7): 1984–1988.

[25] Munhoz, A.M. et al., Critical analysis of reduction mammoplasty techniques in combination with conservative breast surgery for early breast cancer treatment. Plast Reconstr Surg, 2006. 117(4): 1091–1103; discussion 1104– 1107.

[26] Brierley, J.D. et al., The influence of breast size on late radiation reaction following excision and radiotherapy for early breast cancer. Clin Oncol (R Coll Radiol), 1991. 3(1): 6–9.

[27] Patel, K.M. et al., A head-to-head comparison of quality of life and aesthetic outcomes following immediate, staged-immediate, and delayed oncoplastic reduction mammoplasty. *Plast Reconstr Surg*, 2011. 127(6): 2167–2175.

[28] Munhoz, A.M. et al. Outcome analysis of immediate and delayed conservative breast surgery reconstruction with mastopexy and reduction mammoplasty techniques. *Ann Plast Surg*, 2011. 67(3): 220–225.

[29] Losken, A. et al., Management algorithm and outcome evaluation of partial mastectomy defects treated using reduction or mastopexy techniques. *Ann Plast Surg*, 2007. 59(3): 235–242.

[30] Munhoz, A.M. et al., Superior-medial dermoglandular pedicle reduction mammoplasty for immediate conservative breast surgery reconstruction: Technical aspects and outcome. *Ann Plast Surg*, 2006. 57(5): 502–508.

[31] Tartter, P.I. et al., Lumpectomy margins, reexcision, and local recurrence of breast cancer. *Am J Surg*, 2000. 179(2): 81–85.

编 者 按

新诊断的早期乳腺癌患者进行多模态成像，以评估疾病的程度和患者的局部分期（肿瘤大小、淋巴结状态）。除了非常年轻的患者外，乳腺 X 线摄影是筛查肿瘤和症状性癌症主要的放射学检查。全层数字乳房 X 线摄影（full-field digital mammography, FFDM）现已取代了传统的薄层胶片乳房 X 线摄影，对微钙化的检测具有更高的灵敏度（从而诊断高核级乳腺导管内癌）。数字化乳腺断层合成技术的进一步发展已经降低了组织重叠的影响，并使致密的乳房组织内的非钙化癌症更容易被发现。已有一些研究报道了通过将常规乳房 X 线摄影和数字乳腺断层摄影与 FFDM 进行比较的结果。尤其是将 FFDM 与数字乳腺断层合成相结合后，更容易发现乳腺小叶癌。这可能比 MRI 具有优势，因为 MRI 对这种组织学亚型的放射病理学的相关性较弱。

在评估分散的乳腺肿块时，通常将乳房超声作为放射学辅助手段。一旦通过乳房 X 线摄影检测到可疑病变，就可以使用超声来确认可能的恶性肿瘤及准确测量肿瘤的大小。现在，在对原发性乳腺病变进行穿刺活检时，通常需要对异常的淋巴结进行活检评估同侧腋窝淋巴结情况。美国的一些医院已经放弃了常规的术前超声检查，因为如果不进行前哨淋巴结活检，这可能会使经活检证实为淋巴结转移的患者进行腋窝淋巴结清扫术。如果在前哨淋巴结活检中仅发现 1～2 个具有宏观转移的淋巴结，则可以省略进一步的腋窝治疗（根据美国肿瘤外科医生学会 Z0011 组试验）。在欧洲，常规进行腋窝超声检查并记录异常淋巴结的数量。

由于再次切除率是未知的，同侧乳腺肿瘤复发及对侧或远处转移的发生率的不确定性，术前常规使用 MRI 仍存在争议。但是，对于肿瘤的局部分期，MRI 比乳腺 X 线摄影或超声检查更为准确，并且 MRI 用于明确肿瘤的范围，排除或确定任何多灶性疾病及小叶癌的可能。在 MRI 上发现的任一可疑病变，必须在第一时间进行再次超声检查，并在适当的情况下进行 MRI 引导的活检。值得注意的是，就局部复发和无病生存而言，没有随机数据支持常规使用术前 MRI，而有限的假阳性率会引起患者的焦虑和额外的活检所产生的额外费用，这可能会延迟确定性手术治疗的时机。

PET-CT 和乳腺分子成像可以潜在地改善乳腺成像的整体敏感性和特异性，但通过辅助治疗（包括乳腺局部放疗和全身疗法），可以充分治疗其他非常小的肿瘤灶。

对于正在进行保乳手术并立即进行部分乳房重建的患者，准确地评估肿瘤范围尤其重要，该乳房重建涉及更复杂的 II 级肿瘤治疗过程，如治疗性乳房成形术或胸壁皮瓣（胸背动脉穿支皮瓣、肋间外侧动脉皮瓣）。如果对侵入性或非侵入性疾病的手术清除率存在疑问，则采用两阶段体积置换方法是明智的（明确的组织学结果可能需要行乳房切除术）。

在大筛查时代，单纯 DCIS 病变的诊断已显著增加，占所有新乳腺癌诊断的 20%。经筛查的大多数 DCIS 病例都是小的局部病变，可通过标准导丝 / 放射性核素定位进行广泛局部切除术处理。较大的病灶最大到 6～7cm 可能适合乳房较大的患者行治疗性乳房成形术，否则必须进行乳房切除术并进行全乳房重建。对于所有采用保乳手术治疗的 DCIS 患者，均需进行放疗，但较小（< 15mm）低 / 中度核级病变的病例除外。此外，在过度治疗 DCIS 和最大限度降低局部复发率之间存在平衡，其中一半都是浸润性疾病。乳腺癌复发的各种分子预测现已纳入临床决策，例如 ER、PR，HER2 和其他分子亚型。基于限制性（12 基因）Oncotype-DX 分析的复发风险评分可以将 DCIS 患者分为低、高和非常高风险组。根据外科医生的建议或患者的偏好，年轻的患者更可能接受乳房切除术，并且近年来，单纯 DCIS 和浸润性乳腺癌的 CPM 率有所增加，在年轻女性和患有乳腺癌的女性中，乳腺癌或卵巢癌的家族史中再次出现得更加明显（或携带 BRCA1/2 基因突变）。

DCIS 不再行腋窝淋巴结清扫术，前哨淋巴结活检被指出仅适用于需要乳腺切除术的高中度级别的 DCIS 患者以及微创穿刺活检。保守治疗的 DCIS 很少需要前哨淋巴结活检。国际上已经达成共识，即"浸润无肿瘤"对于浸润性癌或与 DCIS 混合的癌具有足够的清除率。但是，此切缘要求不适用于单纯的 DCIS，其径向切缘至少为 1mm 且最好为 2mm（英国乳腺外科协会）。切缘的问题对那些未经放射治疗的病变很重要，但是不能提倡将最大 10mm 的切缘作为避免对某些患者进行放疗的手段。最近在全球范围内发起了三项试验，旨在探讨与低风险形式的 DCIS 的标准治疗相比，主动监测的可行性和安全性，这些是 LORIS（英国）、LORD（荷兰）和 COMET（美国）试验。

为 DCIS 进行肿瘤整形手术的计划需要外科医生、放射医师和病理医生的密切合作。在大多数保乳病例中，放射治疗的需求将影响到涉及胸壁皮瓣的部分乳房重建的时机。但是，针对局部复发的分子预测的开发，可允许在某些 DCIS 病例中安全地省略放疗，这些 DCIS 的病例可能是相对广泛和高质量的（有或没有坏死），但具有良好的分子表型分布。

标准的保乳手术后的再次切除率对于浸润性疾病约为 20%，而对于 DCIS 则高达 30%。病理学定义切缘阴性的严格度降低则导致许多医院的再切除率降低。尽管如此，15%～20% 的比率仍然相对较高，给患者带来不便，降低了美容效果，并产生了额外的医疗费用。尽管出现了几种可在手术过程中直接评估切缘的新颖技术，但通过 TIC 或冰冻切片的方法对切缘进行显微镜检查仍是最准确的方法。

综合切除标本的放射学检查和病理学评估结果的定向追加切除手术可降低再次切除率和局部复发率，但冷冻切片和 TIC 都存在逻辑的问题，后者需要经验丰富的细胞病理学医生来解释。这些术中病理检查的方法不能取整个标本，由于采用较窄的边界（肿瘤无浸润或 1mm），手术标本很可能变小。对较小标本的过度取样可能危及对固定的甲醛石蜡包埋标本的确定性检查。而且，如果肿瘤位于相对靠近所有表面的位置，对于病理医生而言，选择最合适的区域进行冰冻切片分析更具挑战性，与手术和放射学医生的讨论至关重要。

外科医生必须与他们的放射学医生密切联系，以确保术前准确定位无法触及的病变并充分切除肿瘤。有时，活检后夹子会迁移，并远离针刺活检部位。当唯一的异常是微钙化并且其中大部分已被清除时，这可能会成为问题。导丝的入口点可以远离病变，并且可以使用超声皮肤标记物来直接指示病变的皮肤投影并帮助规划手术切口。导丝定位仍然是标准方式，但是放射性元素定位和顺磁种子（磁化）正在评估中，并且与传统的导丝定位方法相比具有优势。术中超声可以作为标本 X 线检查的有价值辅助手段，可以降低超声可见和可触及的病变的阳性切缘率。便携式放射成像系统（如 Faxitron）方便且缩短了总体操作时间。此外，有证据表明由外科医生和放射科医生所做的评估的准确性是相当的，并且对于需要多种或多根支架导丝的更复杂病例将是有利的。尽管一些外科医生从所有放射面进行常规的追加切除且不会损害美容效果，但手术时应采取追加切除术，并应进行标本射线成像。

与乳房切除术患者相反，所有保乳手术患者都需要进行放射治疗，这会引起一系列改变，包括乳房密度增加，皮肤紧缩、增厚和色素沉着及乳房萎缩和纤维化，从而对美容产生不好的影响。这些变化共同导致乳房体积减小 10%～20%。因此，通常需要部分乳房重建，因为外科手术的缺损都会被放疗的作用所干扰。放疗与乳房重建的顺序和时间至关重要，因为放疗将影响初始残留的乳房组织和任何植入的组织，这是涉及某种形式的乳房成形术的容积置换技术的一部分。无论采用容积置换还是替代物，均可以立刻，延迟－即刻或延迟重建的方式进行肿瘤创面修复。相对于手术的扩张期和重建期，放疗在不同的时间进行。从外科手术的角度来看，即刻修复部分乳房切除术缺损是理想的，并且避免在瘢痕或受辐照的组织上进行手术，否则这些组织不会保持柔软并不具有良好的灌注效果。而且，这种方法与最少的手术次数并为患者带来心理上的好处存在关联。肿瘤整形手术包括广泛切除具有阳性切缘风险低（< 10%）的肿瘤，在切缘受累的情况下通常建议行乳房切除术而不是再次切除。对于那些乳房较大的患者，通过治疗性乳房成形术缩小乳房大小可以减少剂量不均匀和后期放疗反应的机会。如果延迟修复是可取的，并且可以在放疗之前进行（但是请遵循在重建时所做的组织学的确定性提示进行再次切除），但当有较高的阳性切缘（年轻、广泛 DCIS、肿瘤大）的可能性较高时，应在重建时进行即刻修复。这种延迟—即刻重建的方法特别适合于使用局部皮瓣进行修复，并有可以留出时间来协调手术安排。

延迟修复通常是由于先前采用放疗的肿块切除术后导致的意外缺陷或畸形所致。首选用局部皮瓣体积重建，但减少乳房成形术可能适合较大的乳房。尽管植入了新鲜的血管组织，但与即刻或延迟－即刻方法相比，延迟修复对部分乳房重建的并发症发生率更高（8 倍）。当胸壁来源的腺体组织由于放射治疗引起的闭塞性动脉内膜炎时，脂肪坏死的可能性更大，这不仅会损害腺体组织的活力，还会损害皮瓣和乳头—乳晕复合体的生存能力。尽管有更高的发病率和较差的美容效果，但患者的总体满意程度很高，与较直接的肿瘤修复没有显著差异。然而，研究已经证实，与延迟－即刻/延迟修复方法相比，即刻接受治疗的女性患者的满意度测量结果趋于更好。

即刻、延迟－即刻和延迟部分乳房重建方法均有临床应用，但必须评估每种方法的美学效果，患者满意度及潜在并发症，并根据患者相关因素和获得的外科专业知识达到平衡。

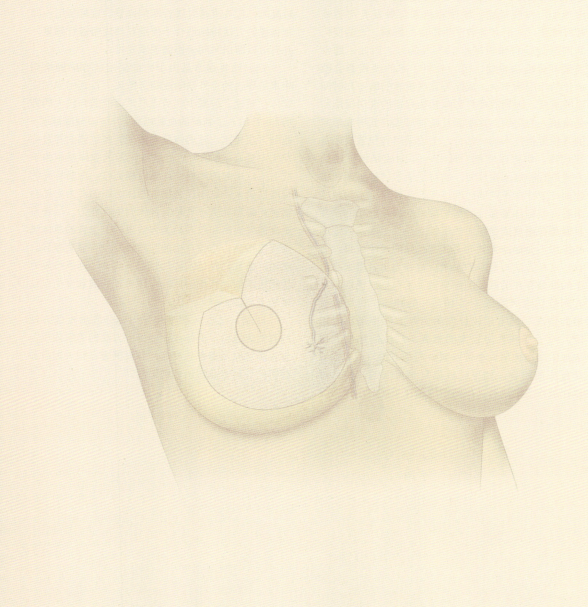

第三篇

保乳手术和乳房部分重建
（肿瘤整形修复手术）

Breast-conserving surgery and partial breast reconstruction
(oncoplastic repair)

第 11 章　放疗前的 Ⅰ 期整形修复手术
Immediate repair before radiotherapy …………………… 096

第 12 章　术后切缘评估（再次切除或者全乳切除术）
Postoperative margin assessment (re-excision or
completion mastectomy) ………………… 138

第 13 章　放疗前的 Ⅱ 期肿瘤整形修复手术
Delayed oncoplastic repair—before radiotherapy …………… 143

第 14 章　放疗后的 Ⅱ 期肿瘤整形修复手术
Delayed oncoplastic repair—after radiotherapy ……………… 152

第 11 章　放疗前的 I 期整形修复手术

Immediate repair before radiotherapy

一、局部组织瓣调整

本节概要

局部组织瓣调整的定义和技术在不同医生中存在着较大差异。乳房肿瘤外科医生通常会对肿瘤造成的缺损做简单修复，而乳房整形外科医生可能会选择更先进的修复技术，如用于乳房上极缺损的同心圆乳房提拉术。人们对局部组织瓣调整手术的指征也有争议，如对于乳房体积较小的（A 或 B 罩杯）的早期乳腺癌患者而言，许多肿瘤外科医生与放疗医生会建议保乳手术，但整形外科医师则更倾向于保留乳头乳晕的腺体切除术，并认为保乳手术仅适用于肿瘤体积小、乳房体积大的情况，并且不适用于乳房下垂或需要切除乳房皮肤的情况。

（一）保乳整形手术（美国）

Melvin J. Silverstein　著

传统观念认为，保乳手术仅适用于总范围不超过 50mm 的 I / II 期乳腺癌。保乳整形手术（极限肿瘤整形保乳）或根治性保乳手术，是一种利用肿瘤整形外科技术，让不满足传统保乳指征、一般认为需要乳房全切的患者，达到保乳目的的手术方式[1, 2]。由于这些肿瘤分期相对较晚，在这样的肿瘤整形手术后通常需要补充放射治疗[3]。保乳整形手术可用于①患者乳房体积足够大的情况下，肿瘤范围大于 50mm；②某些多灶或多中心肿瘤；③广泛 DCIS 或广泛 > 50mm 范围的导管内癌；④放射治疗后的新发肿瘤或局部复发肿瘤；⑤新辅助化疗后部分缓解的体积较大的局部晚期乳腺癌。这些患者通常不被认为具有保乳手术指征，因为前瞻

性临床试验结果，证明了 I / II 期乳腺癌患者保乳与乳房全切的等效性[4-6]，NIH 专家共识的保乳手术指征也是如此[7]。

那么，为什么要对这些患者采取保乳手术治疗呢？首先，有些患者即使并不符合保乳条件、也不被建议保乳，仍坚持选择保乳手术方式。保乳相关的前瞻性临床研究一般选取 5cm 为入组条件的上限，目前并没有针对超过这一长径限制的肿瘤进行保乳手术的相关研究。因此也许有人会提出疑问，为何 49mm 的乳腺癌即可考虑保乳手术，而 53mm 的则不满足条件呢？对于那些术前认为肿瘤并未超过 50mm 但术后病理证实其超过了 50mm 时，若手术切缘阴性，多数医生会建议放射治疗，而不是仅仅因为其长径超过 50mm 就选择补充乳房全切手术。这样的患者进行保乳手术治疗时，是没有任何 I 类证据支持的。

考虑选择保乳手术的最主要原因是，保乳手术与乳房切除、重建修复和放射治疗相比，拥有更高的生活质量，而总生存率基本相似[8]。

对于接受乳房切除、重建修复和放射治疗的患者，必须将总体生活质量作为一个评价指标。例如，在乳房切除术的同时在胸大肌深面放置扩张器就可能与术后疼痛相关。此外，扩张器还会带来引流、异物与感染风险，以及扩张皮肤所需要更长的恢复时间等。另外，无论选择硅胶假体置换或者自体材料填充，最终的重建修复也需要通过一台额外的手术来进行。如果使用自体材料填充，则手术时间更长、手术风险更大，且取材部位也可能出现损伤。若

要进行胸型及乳头位置的调整，或是通过文身重建乳晕，则又要另外进行一次手术操作。对侧乳房可能也需要进行预防性切除与重建，或是出于对称和美观考虑进行乳房缩小成形术。无论单侧还是双侧，乳房切除都会引起局部麻木，最终的重建效果也可能会有好有坏。从笔者对超过 1000 例乳房重建案例的观察来看，仅有不到 1/4 的案例可被称为效果很好。此外，残留的乳房组织也可帮助皮肤或乳头（若保留）维持血供。残留组织的多少取决于乳房切除的技术水平与皮瓣厚度。在乳房切除与重建后，多数高危患者需要进行放射治疗 [3]。目前，肿瘤 > 5cm 的患者与最终病理证实有 4 个或更多转移淋巴结的患者一起接受放射治疗。许多放疗医生还会建议乳房切除术后有 1~3 个转移淋巴结的患者进行放射治疗（不包括锁骨上淋巴结）[8]。建议广泛脉管浸润的患者及乳房切除术后切缘阳性或距离太近的患者进行放射治疗。也就是说，对于许多乳房切除术后的患者，以及大多数可接受保乳整形手术的患者，都会建议放射治疗。如果患者在进行乳房切除并重建后仍要接受放射治疗，那么作者在技术上可行且逻辑上合理的情况下，通常会建议保留患者的乳房。

放射治疗常常对重建手术并不"友好" [9]。尤其是对基于植入物的重建，放射治疗可能造成包膜挛缩；对基于自体组织填充的重建，放射治疗则可能造成填充物坏死与乳房萎缩。从患者角度看，放射治疗也常有不便之处，如可能造成并发症、干扰化疗时机，以及价格昂贵等。

若在乳房切除并重建后不追加放射治疗，则可能有 5%~10% 的乳腺组织（取决于皮瓣厚度）并未得到治疗，这其中还包括一部分皮肤淋巴组织。与此相对，与对侧的乳房缩小术共同进行、切口与切除范围都经过精妙设计的保乳手术则仅需一次手术即可完成 [10]，且无须放置引流，在手术后的即刻乳房外观即可比较美观。这样的保乳手术还能减轻疼痛、降低费用、缩短住院时间，取消异物或者自体材料的使用，

减少取材部位损伤。另外，乳房还可继续行使感觉功能，而这些因素共同塑造了患者一个更好的形象及让患者有更愉悦的心情 [11]。最重要的是，保乳手术可能能让患者在将来忘却自己曾罹患乳腺癌的事实。在术后半年或者 1 年后，患者可能可以换上好看的衣服，并拥有一对稍稍缩小但看起来基本正常的乳房。这对乳房外观不错、拥有知觉，患者就能感觉自己像一个完全正常的女性一样。她只会在电视上看到"乳腺癌"或者找医生复查时想起来自己是个乳腺癌患者。但如果她接受的是乳房切除手术，那么即使重建非常完美，她也将一生都活在乳腺癌的阴影当中。

保乳整形手术是应当加入我们对抗乳腺癌的武器库中的一项工具。这样的技术应当向所有乳腺肿瘤外科医生普及。没有肿瘤整形手术能力的普通外科医生应当与肿瘤整形外科医生通力合作，为自己的病人提供最优质、最美观的医疗服务。乳腺外科的专科培训应当拓展至涵盖乳房肿瘤整形外科的相关内容。保乳整形手术是保乳手术发展过程中的一次飞跃，甚至可能是革命性的。

案　例

案例 1：一名 51 岁的女性，其左乳外上象限发现一明显肿块，直径 6~7cm（图 11-1A）。钼靶检查显示为多灶病变，最大者达 69mm（图 11-1B）。肿块经穿刺活检确认为乳腺浸润性导管癌（组织学 II 级），ER、PR 阳性，HER2 阴性，Ki-67 值为 30%。腋窝淋巴结穿刺活检为转移性乳腺癌。患者接受了新辅助化疗，经影像学评估为部分缓解。患者接受了扩大的乳腺区段切除术与对侧的缩小提拉术（图 11-1C 至 H）。最终病理确认肿瘤范围有 61mm。淋巴结转移为 5/21。患者接受了全乳及腋窝放疗，目前在术后 2 年也没有复发或转移。乳房 MRI 和 PET-CT 均显示没有局部或远处复发或者转移病灶。

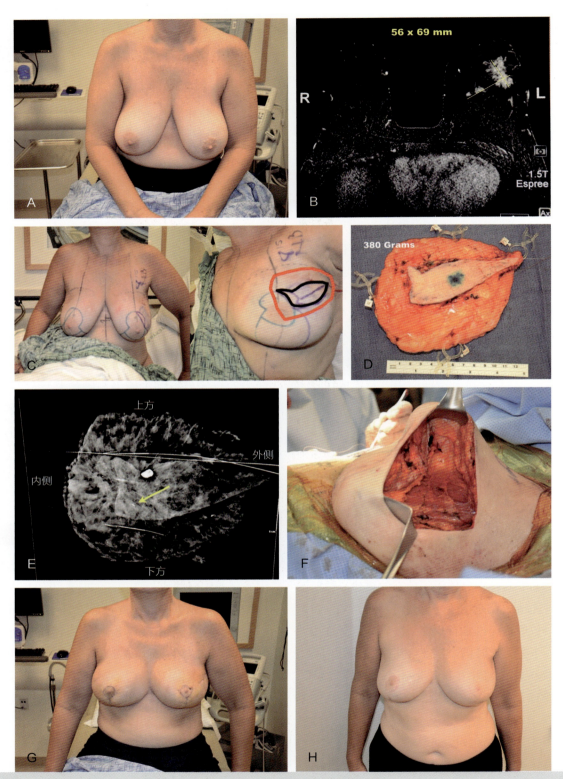

▲ 图 11-1　一名新辅助化疗后的 51 岁女性乳腺癌患者

A. 其左乳肿块大小 6～7cm；B. MRI 显示为左乳多灶性肿瘤，范围约 6.9cm×5.6cm；C. 患者的术前标记，其左侧乳房将行肿瘤切除与缩乳术，右乳将行对称性缩乳术（左）。黑色线条标记了拟切除的皮肤，红色线条标记了拟切除的腺体区域（右）。D. 手术切除了重约 380g 的乳腺组织；E. 标本钼靶检测可看到标记肿块的金属夹，以及切除的部分皮肤；F. 左乳腺体切除范围深达胸壁；G. 术后 6 天；H. 患者接受了全乳及腋窝放疗；术后 2 年无局部及远处复发

案例 2：一名 65 岁女性接受钼靶筛查（图 11-2A），结果显示其左乳多个结节，最长达 9cm（图 11-2B）。其中 2 个结节的穿刺活检显示为低级别浸润性导管癌伴导管原位癌。浸润性癌部分的 ER、PR 为阳性，HER2 阴性，Ki-67 表达低（＜ 14%）。患者接受了肿瘤扩大切除及乳腺缩小提拉术（图 11-2C 至 H）。最终的病理结果显示有 9 个独立的浸润灶，最大者为 13mm。低级别导管原位癌部分达 90mm。所有手术切缘均＞ 10mm 且淋巴结均阴性。她术后接受了全乳放疗和化疗。目前术后随访 7 年，患者存活且健康，无局部或远处复发（图 11-2H）。

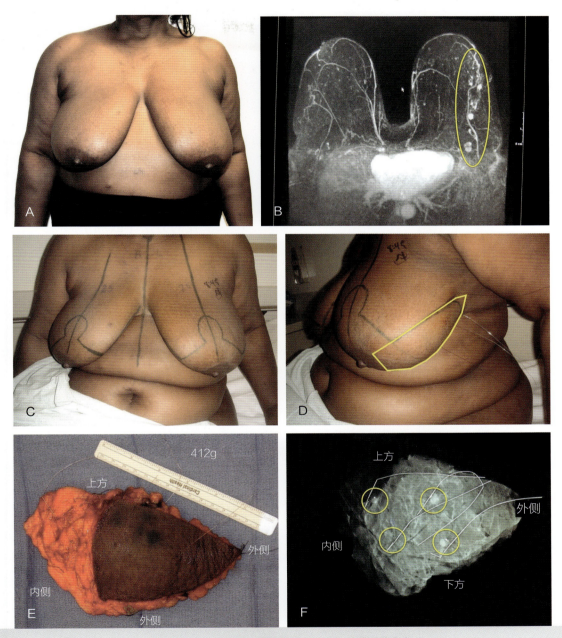

▲ 图 11-2 一名通过钼靶筛查发现的 65 岁乳腺癌患者

A. 左乳多灶性肿瘤范围达 9cm；B. MRI 显示该左乳多灶性肿瘤范围达 90mm；C. 患者的手术标记，显示其将在置入 4 根金属导丝后行肿瘤切除与缩乳术；D. 黄色线条标记了拟切除的皮肤，拟切除的腺体区域较此更大；E. 手术切除了重约 412g 的乳腺组织。标本左侧无皮肤覆盖的组织为乳头后方腺体组织。F. 标本钼靶检测可看到 4 块标为黄色的可疑区域，以及 4 根导丝

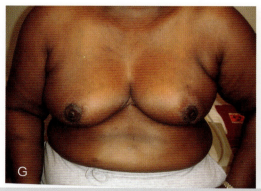
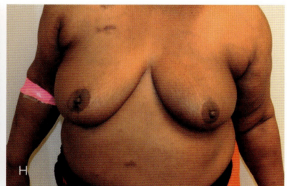

▲ 图 11-2（续） 一名通过钼靶筛查发现的 65 岁乳腺癌患者
G. 术后 6 天；H. 患者接受了全乳放疗与化疗；术后 7 年无局部及远处复发

参考文献

[1] Silverstein M. Radical mastectomy to radical conservation (Extreme Oncoplasty): A revolutionary change. *J Am Coll Surg*. 2016;222:1–9.

[2] Silverstein M, Savalia N, Khan S, Ryan J. Extreme oncoplasty: Breast conservation for patients who need mastectomy. *Breast J*. 2015;21:52–59.

[3] Vilarino-Varela M, Chin Y, Makris A. Current indications for post-mastectomy radiation. *Int Semin Surg Oncol*. 2009;6:5–6.

[4] Fisher B, Bauer M, Margolese R et al. Five-year results of a randomized clinical trial comparing total mastectomy and lumpectomy with or without radiation therapy in the treatment of breast cancer. *N Eng J Med*. 1985; 312:665–673.

[5] Van Dongen J, Bartelink H, Fentiman I et al. Randomized clinical trial to assess the value of breast-conserving therapy in stage I and II breast cancer, EORTC 10801 trial. *Monogr Natl Cancer Inst*. 1992; 11:15–18.

[6] Veronesi U, Saccozzi R, Del Vecchio M et al. Comparing radical mastectomy with quadrantectomy, axillary dissection and radiotherapy in patients with small cancers of the breast. *N Engl J Med*. 1981;305:6–10.

[7] NIH Consensus Group. NIH consensus conference. Treatment of early breast cancer. *J Am Med Assoc*. 1991;265:391–395.

[8] Early Breast Cancer Trialists' Collaborative Group (EBCTCG). Effects of radiotherapy and differences in the extent of surgery for early breast cancer on local recurrence and 15-year survival: An overview of the randomized trials. *Lancet*. 2005;366:2087–2106.

[9] Moulds JEC, Berg CD. Radiation therapy and breast reconstruction. *Radiat Oncol Invest*. 1998;6(2):81–89.

[10] Silverstein MJ, Savalia N, Khan S et al. Oncoplastic split reduction with intraoperative radiation therapy. *Ann Surg Oncol*. 2015;22(10):3405–3406.

[11] Crown A, Wechter D, Grumley J. Oncoplastic breast-conserving surgery reduces mastectomy and postoperative re-excision rates. *Ann Surg Oncol*. 2015;22:3363–3368.

（二）我的方法（欧洲）

Robert Douglas Macmillan 著

目前已经有了许多保乳手术技巧与方法，这些方法利用各种技术对局部缺损进行重建以达到较好的美观结果[1]。在经验丰富的医生手中，各种方法都可以取得良好的效果。但是对于缺乏经验的医生来说，太多的选择反而可能会令人迷惑，这使得他们很难选择正确的方法，导致结果不尽如人意。

因此，了解准备进行的保乳手术的具体方式尤为重要。宽泛来说，保乳技术主要分为 4 个类别。

图 11-3 中显示的图表说明了手术技术的类别。该图的 x 轴上为乳房大小（估计乳房体积或胸罩尺寸），y 轴为乳房切除的比例，是保乳手术中切除组织体积相对于乳房体积的百分比。据估算，对于任何给定的肿瘤大小，保乳手术均可能达到去除肿瘤病灶并留有 1cm 的切缘周围组织。考虑到术中需扩大切缘的可能性，且术前估算乳房体积的准确率存在局限性。因此，该图内容不宜作为准则，但可能可以为部分乳房整形手术提供指导。

图 11-3 显示任一给定肿瘤大小的相应乳房切除比例。我们的研究小组曾对未接受过保乳整形手术的女性进行过一项研究，以探究该比例与患者手术满意度的关系。研究表明，如果不使用整形外科手术技巧，依据肿瘤位置不同，切除率只要超过 5％～15％，通常就会导致患者对手术效果不满意[2]。如今，许多人会认为所有乳房手术都是具有肿瘤整形效果的，但实际上，肿瘤整形手术也有相对简单和更复杂的不同类型。

单纯扩大切除术适合于那些在筛查中发现肿瘤的瘤体较小的患者，其手术较为简单，对周围组织的破坏最小且缝合后手术缺损较少。在这种情况下，手术的主要难点是仔细处理局部组织与切口设计。当肿瘤造成的组织缺损不易形成塌陷时，进行单纯扩大切除术时可以游离皮肤以使得局部组织拥有更强的可塑性。然而，在真正的肿瘤整形手术当中，皮肤与局部组织的游离通常更具破坏性，并且可能不可预测。图 11-3 显示出适用这类"简单"的肿瘤整形术式的常见患者类型。

1. 配合缩乳术的肿瘤切除术

对于乳房较大的女性，尤其是那些因乳房过大造成困扰的患者，应建议双侧乳房缩小术。这对于追求或接受缩乳手术的女性来说是一个不错的选择，这也包括那些瘤体很小、被认为可以直接进行保乳手术的患者。缩小乳房体积可以最大限度地减少由于放疗剂量不均而导致的各类并发症，进而提高生活质量。对于那些癌灶较大的患者，与乳腺切除＋重建手术相比，配合缩乳的肿瘤切除因为可以保留乳房而成为了更好的选择。因此，在这类手术中，除了肿瘤周围常规扩大切除外，还切除了大量的正常乳房组织，进而使得患者的整体乳房体积被显著缩小。除了基本的乳头蒂以外，还可以通过建立第二个蒂来维持乳房外形。有许多方法可

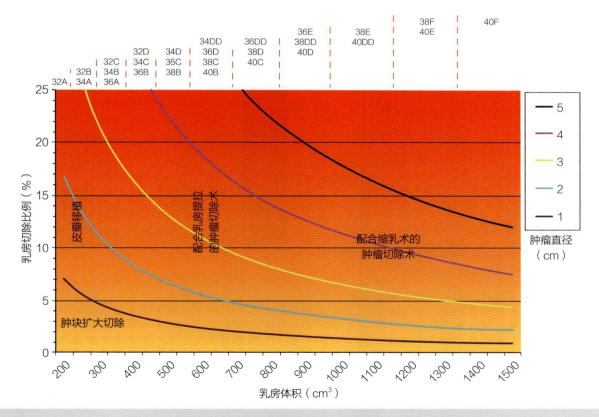

▲ 图 11-3　依据乳房体积与乳房切除比例划分的保乳技术的 4 个基本类型

以让术后乳房形状令人满意，但大多数乳腺癌患者都不适合采用常规的保乳手术方式。对于高危病例，如果患者能够接受术后瘢痕形成，那么简单的缩乳手术即可安全地实现目标。此外，如果患者接受手术切除乳头，那么配合缩乳术的肿瘤切除将变得更加简单。

2. 配合乳房提拉的肿瘤切除术

对于乳房下垂的女性来说，他们有时并不希望减少乳房体积，而是希望改变乳房形状，因此治疗性的乳房提拉术是很常见的选择。该术式的主要原则是在常规的扩大切除肿瘤外，并不切除多余的乳房组织。因此，通常情况下，该术式造成的乳房体积损伤较少，切除的乳腺组织是针对恶性肿瘤，而不是为了改善外观。这类手术具有很宽的适用性，并且多数时候在扩大切除肿瘤组织以外，涉及某种形式的皮肤切除及乳头移位。作者偏向于使用乳房全或半旋转。如图所示，乳房提拉术最常用于乳房体积匀称但有一定程度乳房下垂的女性。

3. 皮瓣移植术

对于乳房体积较小或没有下垂的女性，通过将局部扩大切除与某种形式的皮瓣移植相结合，可以使乳房保持最佳的形状。前人已开发了许多不同的方法。仅有少数病例没有适合进行重建的穿支皮瓣。肋间内、外、前动脉的穿支皮瓣及胸外侧动脉穿支皮瓣提供了普适的局部皮瓣移植方法，且其瘢痕常可接受。在需要更大容积、更深层次皮瓣的手术中，偶尔也可以使用胸背动脉穿支皮瓣。

因此，作者的做法是术式应尽可能简单，尤其是对于那些肿瘤较小的女性可以仅单纯扩大切除。对于乳房体积较大的患者可以考虑同时进行缩乳术。使用局部动脉穿支皮瓣进行皮瓣移植的做法，可以在常见乳房体积的范围内保持术后较好的乳房形状和双乳对称。采用上述这 4 种主要方法可以处理乳房任何部位的局部扩大切除造成的组织缺损，在必要时还可以进行小的调整。因此，不适用这些术式的情况

非常罕见。外科手术通常总是使用一侧进行，并根据具体术式进行对侧的缩乳、提拉等手术。总体而言，我们旨在为罹患乳腺癌的女性提供整形和重建手术。尽管手术方式已发展了许多年，但如前所述，在上述 4 个类别中，如果可选，通常更简单的技术可能相对更好。许多女性能接受小瘢痕和术后双乳不对称，但显然外科医生并不会"以此为傲"。我们应始终重点关注肿瘤切除的效果，但同时，肿瘤整形手术使该目标与美更好地结合了起来。

参考文献

[1] www.orbsweb.com.

[2] Cochrane RA, Valassiadou P, Wilson ARM, Al-Ghazal SK, Macmillan RD. Cosmesis and satisfaction after breast-conserving surgery correlates with the percentage of breast volume excised. *Br J Surg* 2003;90: 1505–1509.

二、皮瓣缩乳成形术

本节概要

皮瓣缩乳成形术通常适用于乳房体积较大（D 罩杯或更大）的患者，通常包含垂直术式和 Wise 术式。皮瓣的血供可随肿瘤切除的具体位置进行灵活调整。随着新辅助化疗的推广应用，这往往会使手术时肿瘤体积进一步缩小，进而使更多的大乳房患者接受这项技术。皮瓣缩乳成形手术对乳房体积较大但处于局部晚期的乳腺癌（Ⅲ期乳腺癌）患者也是合适的，因为他们在术前即已知需要接受放疗，而此时使用乳房植入物的重建手术并发症风险更高。

（一）我的方法（美国）

Steven J. Kronowitz　著

肿瘤整形手术是修复乳房肿瘤切除后造成缺损的最佳手段[1]。它最好在放疗之前进行，但这具体取决于病理、肿瘤切缘评估和外科医生的个人习惯等因素[2]。可以在切除肿瘤的同时进行肿瘤整形手术，也可以在放疗前进行二

期肿瘤整形手术，后者可以在整形修复前核实最终的病理结果。但是，放疗前进行二期修复手术需要两个单独的手术过程，并且美容效果常不如一期整形那么好。一期进行皮下组织修复常常需要一系列创新的手术设计，重新安排乳房肿瘤切除术后剩余的乳房组织。乳房较大的患者（包括 C 罩杯或更大乳房）可有更多的腺体组织可供修复，进而达到更好的美容效果[1]。

对于乳房体积较大且有一定程度乳房下垂的上象限肿瘤患者，同心移位法乳房提拉术可能是整形修复的理想选择（图 11-4）。这种方法的优点是可提高乳头 - 乳晕复合体的位置，并使下方乳腺组织移位至上方缺损部位。放疗后，可将脂肪填充至缺损区域，而对对侧乳房进行抽脂。由于缺损在放疗前已修复，因此通常局部没有凹陷，仅会因放疗造成乳房体积均匀缩小。因此，在放疗后进行二期修复时，可将脂肪填充到整个受累乳房，并做具体细节调整，以与对侧乳房保持对称。

乳房成形术是 D 罩杯或更大乳房的患者在放疗前进行乳房整形修复的最佳方法[3]。对整形技术进行标准化已成为美国一项重要举措，以鼓励乳房整形外科医生常规进行乳房肿瘤整形手术[4]。垂直切口用于基底宽度较窄的大型、下垂型乳房。Kronowitz 描述了一种方法，可使用垂直整形术修复乳房内任何部位的肿瘤切除缺损（图 11-5）。例如，对于乳腺上象限缺损的患者中，使用内上或外上组织瓣进行修复，并将下部中央乳腺组织顺时针或逆时针旋转至上方缺损部位（图 11-6）。而对于下象限的组织缺损，可使用双皮瓣抬高乳头 - 乳晕复合体，并同时填补缺损，此时使用的是上方和外下组织瓣进行修复（图 11-7）。同样，外下象限的缺损可用上方和内下组织瓣修复。上象限的组织瓣可以抬高乳头—乳晕复合体的位置，下象限组织瓣可向内侧或外侧移动以填补缺损。

对于乳房较大、基底部较宽、腺体一直延伸至腋窝的患者，我们首选 Kronowitz-Wise 乳

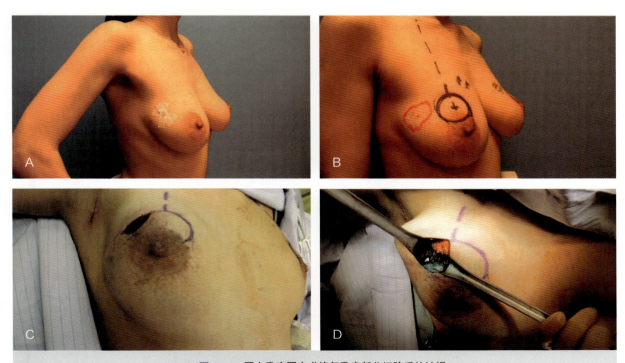

▲ 图 11-4 同心乳房固定术修复乳房部分切除后的缺损
A. 一名乳房 C 杯大小且未出现下垂的 37 岁女性，其右侧乳房 10 点钟的位置有一个大小约 2cm 浸润性乳腺癌病灶；B. 双侧同心乳房固定术的术前标记；C. 用于乳房部分切除术的切口；D. 在乳房部分切除术后出现的缺损

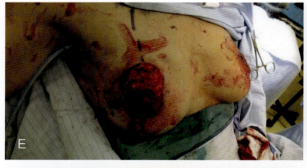

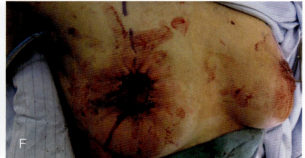

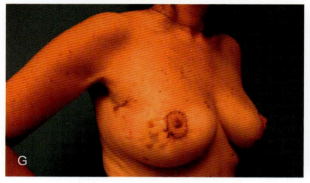

▲ 图 11-4（续） 同心乳房固定术修复乳房部分切除后的缺损

E. 直接修复缺损，同时对同心区域去上皮化；F. 用丝线采用荷包缝合法将同心区域缝合；G. 术后：右侧乳房Ⅰ期修复 6 周后，采用同心乳房固定术，左侧同心乳房固定术以保持对称

房成形术（图 11-8）。将乳房分割为 7 个与皮瓣设计相对应的区域并命名可简化修复这些患者乳房缺损的方法（图 11-9）[5, 6]。利用下侧皮瓣，其中最常见的是利用内下皮瓣，可为乳房外侧和腋窝区域的切除提供机会，以使乳头重新定位和收窄，同时为乳头-乳晕复合体和乳沟提供额外血供。

对肿瘤切除手术的切口设计可参考 Wise 法。形成皮下腺体瓣后，将 Wise 皮肤瓣重新覆盖在下方腺体瓣上。对内下、外下象限的缺陷，Wise 皮瓣可通过分别保留其下方内侧或外侧的乳腺组织来充当重建材料。在缝合用 Wise 法设计的切口时，Wise 皮瓣的较厚区域即可将乳房下侧的缺损修复。

对于位于区域 1 内的肿瘤，腺体瓣在设计时保留了乳腺组织的内侧楔形，并通过标准的缩乳术弃去多余组织。当闭合切口时，这不仅可以填补内上象限缺损，还可以通过肋间和乳腺内部血管为乳头-乳晕复合体提供额外血供（图 11-10）[7]。除了与肿瘤一起切除的内下象限外，所有部位的肿瘤都可保留内侧楔形，

因为乳腺肿瘤切除常倾向于沿着乳管系统向乳头-乳晕复合体下方延伸，并剥除血液供应。乳房肿瘤常见的另一个位置是区域 6，即乳房的外上象限。区域 6 的组织缺损可使用中外侧的腺体瓣进行修复。通常用下侧腺体瓣松解后，其外侧楔形被保留，并在闭合皮肤切口时用于填充外上象限的缺损。在这种情况下，内侧楔形也被保留，以维持乳沟并加强乳头-乳晕复合体的血液供应。

通常在进行同心移位提拉成形术或者垂直切口成形术时，对侧的对称性乳房成形术与肿瘤修复成形手术需要同时进行。但对于 Wise 法乳房成形术，患者可以选择对侧乳房成形术是立即进行还是放疗后 6 个月再进行。应使用与肿瘤修复相同的皮瓣设计进行对称性乳房成形术。与同心移位法和垂直法乳房成形术相比，在使用 Wise 法对侧肿瘤成形术时推迟对称性手术的原因是，如果放疗后需要的话，下侧乳房腺体切除术可以显著缩小乳房体积。对于同心和垂直乳房成形术，切除的组织体积则都会受到潜在限制。此外，如果在放疗

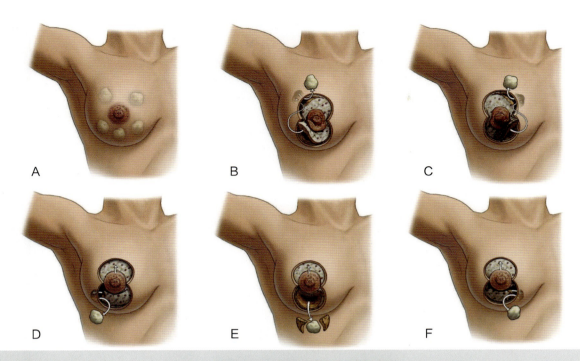

▲ 图 11-5　Kronowitz 乳房垂直整形术

A. 垂直整形术的设计是根据肿瘤在乳房内的 4 个不同象限来设计的；B. 对于乳房上外象限的肿瘤，采用内侧组织瓣顺时针旋转；C. 对于乳房内上象限的肿瘤，采用上外象限的组织瓣逆时针旋转填入缺损部位；D. 使用双组织瓣修复外下象限的缺损，上象限的组织瓣可以抬高乳头 - 乳晕复合体的位置，下象限组织瓣可侧移以填补缺损；E. 对于正下方的缺损，可以使用标准的上象限组织瓣修复；F. 类似于位于乳房下外象限的缺陷，位于下内象限的缺陷可使用 2 个组织瓣修复。上象限的组织瓣可以抬高乳头 - 乳晕复合体的位置，下象限组织瓣可向内侧或外侧移动以填补缺损

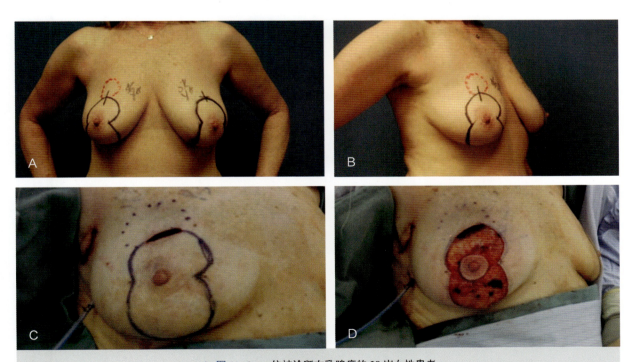

▲ 图 11-6　一位被诊断右乳腺癌的 38 岁女性患者

A 和 B. 术前：垂直皮肤切除方式和肿瘤位置（红虚线）；C. 术中：沿垂直皮肤切口用于肿瘤切除；D. 术中：去上皮的垂直组织瓣

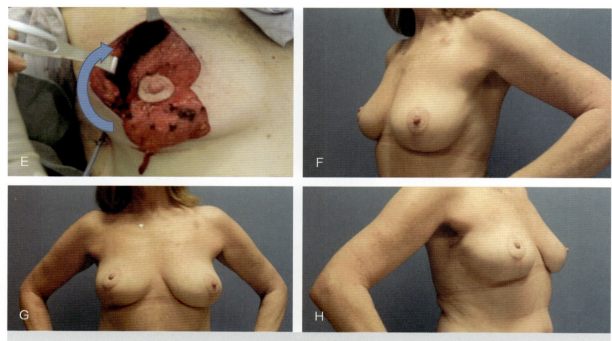

▲ 图 11-6（续） 一位被诊断右乳腺癌的 38 岁女性患者

E. 在顺时针旋转（蓝箭）进入上象限缺损前创建组织瓣；F 至 H. 放疗后乳房重建术前的观察图

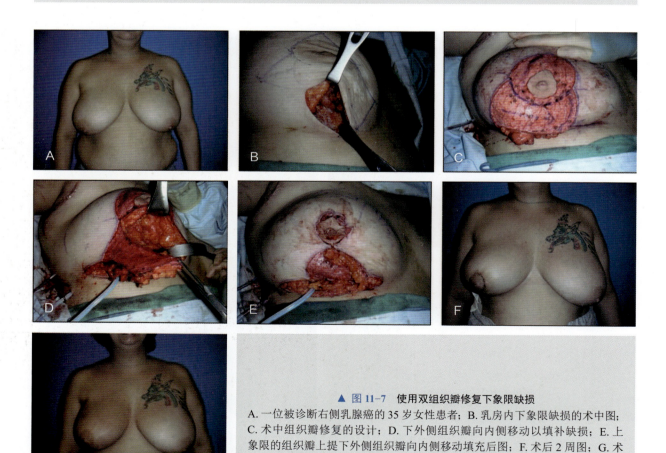

▲ 图 11-7 使用双组织瓣修复下象限缺损

A. 一位被诊断右侧乳腺癌的 35 岁女性患者；B. 乳房内下象限缺损的术中图；C. 术中组织瓣修复的设计；D. 下外侧组织瓣向内侧移动以填补缺损；E. 上象限的组织瓣上提下外侧组织瓣向内侧移动填充后图；F. 术后 2 周图；G. 术后观察：放疗后 2 个月。患者将接受右乳脂肪移植和左乳对称手术后需要进一步减少体积以保持与同心移位法或垂直切口的乳房对称，通常直接吸脂是最佳选择。因此，进行同心移位法或垂直法乳房成形术时，延迟对侧乳房成形术不会给患者带来任何好处。

时机是进行肿瘤整形手术的重要考虑因素（不管是Ⅰ期还是全乳放疗前进行Ⅱ期手术）[5]。全乳放疗后进行Ⅱ期修复手术是不安全的，因此作者不鼓励这种方法。乳房肿瘤切除术后发生的局部畸形应在放疗之前进行修复（图 11-

11）[6]。放射治疗的方法会显著影响修复肿瘤缺损的时机和手段。当需要采用全乳照射时，则通常需要进行Ⅱ期手术进行皮瓣移植修复，因为局部腺体成形等修复手术常因放疗有较高的并发症发生率。而局部腺体照射后则可使用腺体瓣乳房成形术进行Ⅱ期修复，该手术可利用周围未照射的乳腺组织。

尽管在美国，肿瘤的治疗程序差异很大，但通常建议在可行的情况下，最好在全乳放疗前进行肿瘤成形术[6]。这与尽量降低并发症发

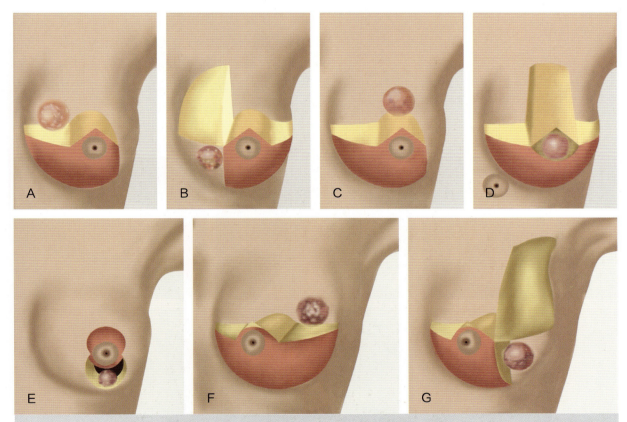

▲ 图 11-8　采用乳房缩小技术，直接进行皮下组织瓣设计，修复乳房部分切除术后的缺损与区域（肿瘤位置）相对应
A. 上内象限（1 区），下内侧组织瓣，保留的内侧组织会在闭合 Wise 皮瓣后填补缺损，并保持乳房的乳沟；B. 下内象限（2 区），下外侧皮瓣。如果肿瘤切除术侵犯了下象限组织瓣，保留的外侧成分为乳头 - 乳晕复合体提供额外的血液供应。在 Wise 皮瓣内侧保留一层厚的皮下组织，以便在 Wise 皮瓣模式闭合时填补缺损并维持乳房的乳沟。C. 中上象限（3 区），下内侧皮瓣，对于乳房较大、基底部较宽且下垂的乳房，保留的内侧成分提供了美容优势，也给乳头 - 乳晕复合体提供了额外的血液供应，可能避免了需要游离乳头移植；D. 中央区（4 区）。乳头乳晕分离设计，并在 Wise 皮瓣中央保留一层厚的皮下组织，以填充缺损并改善外形；E. 中下象限（5 区）。垂直皮肤模式与基于上部的组织瓣成形术。垂直乳房成形术也可用于修复 1 区和 7 区缺损，其方法是保留组织瓣的下侧面，并在此区域的血液供应基础上向外侧移动（7 区修复）或向内侧移动（1 区修复）。F. 上外象限（6 区）。下内外侧皮瓣。在闭合 Wise 皮肤模式后，保留的外侧成分使缺损得以修复，而保留的内侧成分则提供了美容方面的优势。G. 下外象限（7 区），下内侧皮瓣。如果外侧切除侵犯了乳头 - 乳晕复合体的血液供应，保留的内侧部分提供了美容优势和额外的乳头 - 乳晕复合体的血液供应。在 Wise 皮瓣的侧面保留一层厚的皮下组织来填充缺损

生率，简化使用的修复材料（乳腺组织），并保持了修复后乳房的颜色和质地与对侧匹配。另一个问题也至关重要，即修复手术应在肿瘤

切除术时立即进行，还是在肿瘤手术后推迟至放疗前进行。不幸的是，并非所有的外科医师都能获得可靠的术中肿瘤切缘评估，但大多数患者术前能够接受乳房 X 线与超声检查，这可以帮助乳房整形外科医师确定最合适的修复时机。乳房 X 线检查显示无或仅有局部微钙化的患者及单灶肿瘤患者可能适合在肿瘤切除术时立即修复。但是，那些乳房 X 线检查上存在弥漫微钙化或在超声上显示有多灶性肿瘤的患者可能会受益于推迟到最终的病理学评估后再做决定，届时再进行乳房成形手术。总之，对于 D 罩杯或更大乳房的乳腺癌患者，放疗前一期修复最好使用腺体瓣乳房成形术来完成。同心移位、垂直法与 Wise 法是极为通用的乳房整形技术，可以在大多数接受保乳手术的患者中常规使用。

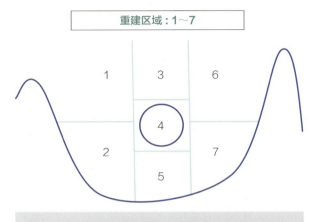

▲ 图 11-9 基于肿瘤位置的乳腺区域标识用于确定组织瓣的设计，以修复乳房部分切除术后的缺陷

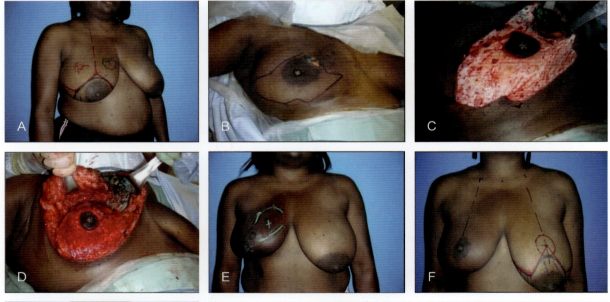

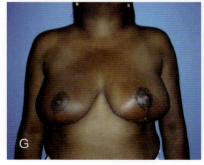

▲ 图 11-10 41 岁女性，胸围 36DD，乳房部分切除术后乳房修复，右内上乳腺（1区）T_2N_0（ⅡA 期）浸润性导管癌
A. 术前：Wise 皮肤模式标记和下内侧组织瓣为乳房缩小术修复做准备；B. 术中视图显示肿瘤切除，这是通过沿着 Wise 模式的上肢进入切口进行的；C 和 D. 术中视图显示组织瓣，并在皮下蒂和 Wise 皮瓣形成后，真皮腺蒂和真皮腺蒂下表皮脱落，在某些区域（2 区和 7 区）可作为单独的重建部分；E. 在放射治疗期间，显示出对肿瘤床和整个乳房治疗的增强；F. 术后观察：修复后 10 个月，显示保留的乳腺组织内侧楔形物如何使 1 区缺损得以消除。外科医生可以使用相同的下内侧组织瓣设计对侧乳房缩小术；G. 术后观察：对侧乳房对称整形 1 个月后

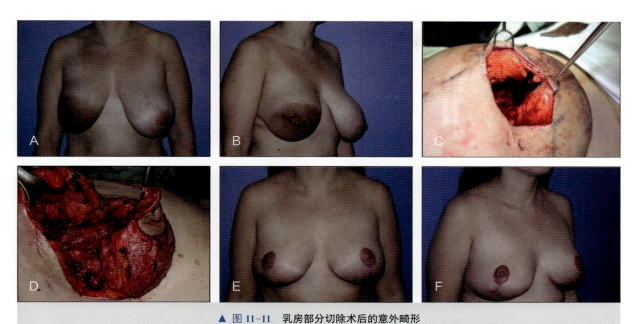

▲ 图 11-11　乳房部分切除术后的意外畸形

A 和 B.34 岁女性，右乳房部分切除后 2 周因严重担心美容效果而就诊；C.Kronowitz-Wise 乳腺成形术前探查组织瓣血供的术中观察；D. 术中视图显示血供充足，可以在放射治疗前使用组织瓣进行 Ⅱ 期修复；E 和 F. 术后视图

参考文献

[1] Kronowitz SJ. State of the art and science in postmastectomy breast reconstruction. *Plast Reconstr Surg.* 2015; 135(4):755e–771e.

[2] Kronowitz SJ, Kuerer HM, Buchholz TA, Valero V, Hunt KK. A management algorithm and practical oncoplastic surgical techniques for repairing partial mastectomy defects. *Plast Reconstr Surg.* 2008;122(6):1631–1647.

[3] Losken A, Hamdi M. Partial breast reconstruction: Current perspectives. *Plast Reconstr Surg.* 2009;124 (3):722–736.

[4] Losken A, Styblo TM, Carlson GW, Jones GE, Amerson BJ. Management algorithm and outcome evaluation of partial mastectomy defects treated using reduction or mastopexy techniques. *Ann Plast Surg.* 2007;59(3):235–242.

[5] Kronowitz SJ, Robb GL. Breast reconstruction and adjuvant therapies. *Semin Plast Surg.* 2004;18(2):105–115.

[6] Kronowitz SJ, Feledy JA, Hunt KK, Kuerer HM, Youssef A, Koutz CA, Robb GL. Determining the optimal approach to breast reconstruction after partial mastectomy. *Plast Reconstr Surg.* 2006;117(1):1–11; discussion 12–14.

（二）我们的方法（欧洲）

J. Michael Dixon　Cameron Raine　著

1. 概述

研究表明，保乳手术后局部复发率一直在持续下降。此外，更新的数据表明，与传统的乳房全切术相比，保乳手术的存活率和局部复发率甚至可能更好[1]。各亚组均不能从乳房全切术中受益，而如果采用现代的肿瘤整形技术，保乳的禁忌证也很少。治疗性乳房成形术允许越来越多的女性进行保乳手术。

2. 重要指导原则

与仅进行乳房切除术相比，保乳手术加上放射治疗的效果在局部复发和生存上都可能更好。与乳房全切相比，保乳手术对身体形象影响和短期 / 长期疼痛感受等方面也更有优势。与乳房全切术加上腋窝淋巴结清扫术相比，保乳手术及腋窝淋巴结清扫术相关的淋巴水肿发生率较低。

治疗性乳房成形术，将保乳手术的适用范围扩大到更多女性，结果也表明，这可以增加肿瘤切除的完整性。为了确保较高的完整切除率，可以通过新辅助化疗和新辅助内分泌治疗减小肿瘤体积，并与乳腺成形术相结合。作者在大量患者手术前都应用这样的新辅助治疗。通过新辅助疗法，可以更好地规划和安排手术，并让患者有更多时间考虑，以在选择乳房全切或乳腺成形术时做出明智的选择。

当对无法治愈的疾病时，特别是对于 DCIS 进行治疗性乳房成形术时，必须对疾病范围进行充分的术前评估。在大多数 DCIS 患者中，这需要进行乳房 X 线和 MRI 检查。在进行任何治疗之前，都应使用夹子标记非浸润性疾病的范围。在浸润性疾病中，所有癌灶均应切除。如果疾病无法治愈，则应在手术当天进行准确的术前定位。作者目前倾向于使用多根导丝进行精确定位。

3. 手术方法

作者使用的治疗性乳房成形术可用于多种情况，包括多中心肿瘤及长达 15cm 的广泛 DCIS。

乳房成形术应通过与整形外科手术相同的切口模式进行以缩小乳房体积。从本质上讲，这意味着大多数患者应使用 Wise 法或垂直法设计切口的乳房成形。尽管许多肿瘤整形外科医生使用圆形缩乳术，但作者很少使用这种术式，因为它仅允许切除少量乳房组织，并可能导致乳房中央部分的凹陷。除非肿瘤接近或累及皮肤，否则作者很少建议在肿瘤表面使用梭形切口切除皮肤。如果要切除乳头，则可以将其包括在垂直法切口设计中。有些切割可能会损害乳头的血液供应，或者当乳头必须移动到足够远的位置时，其生存能力也可能会受到不利影响。在这种情况下，通过离体乳头移植可以保留乳头。

在手术当天，经验丰富的外科医生会在术前仔细标记皮肤切口和乳头位置。画标记有一些指导性原则。乳头放置不可太高，作者的经验是标记新的乳房中线，并将新的乳头位置放置在乳房上缘的下方 8～10cm 处。当以站立位置投影到前乳房时，这通常与乳房下皱襞或之前的乳头位置相关（图 11-12 和图 11-13）。

作者支持同时进行双侧手术，这具有经济意义。在他们的实践中，很少有患者术后还需要再次进行对称性手术。理想情况下，双侧手术由 2 名外科医生同时进行，这在手术时间上

更具成本效益，对于患者而言也有麻醉时间较短的优点。2 位外科医生都应具有肿瘤整形专业知识，并且最佳组合是肿瘤整形外科医师和整形外科医师。由高年资的规培医师与一位专业的整形外科医师一起手术也是可行的。

在正常乳房上进行手术的外科医生将其缩小到最佳尺寸。外科医生在对侧的乳房上沿着缩乳切口标记的一部分切开一个切口，并以足够的余量切除肿瘤（图 11-14 至图 11-16）。肿瘤整形外科医生的作用是切除疾病及确保边缘。出于这个原因，最初的切除应该是肿瘤扩大切除，而不必担心切开任何皮瓣或切除任何乳房组织，这些组织随后可以作为缩乳的一部分进行切除。在

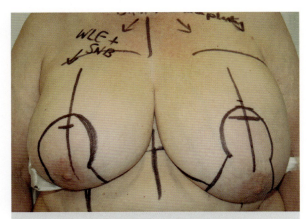

▲ 图 11-12　案例 1 右侧乳腺癌
这个乳房是手术前较小的乳房，标志着 Wise 模式的乳房缩小和癌症切除

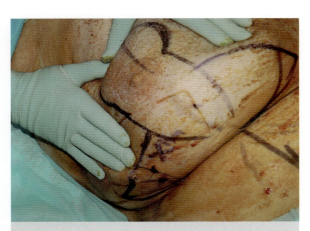

▲ 图 11-13　用一个 45mm 的乳头标记器标记乳头周围的切口

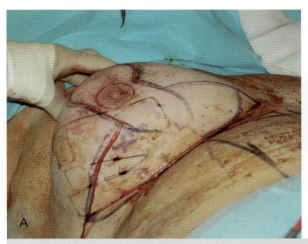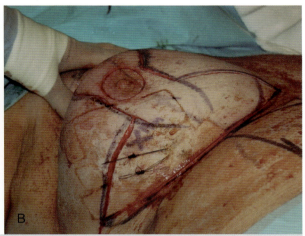

▲ 图 11-14　切口
A. 皮肤切口深度取真皮水平；B. 皮肤切口加深至真皮水平

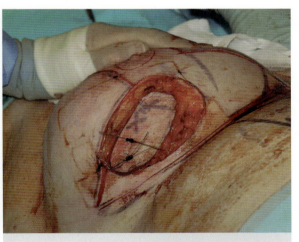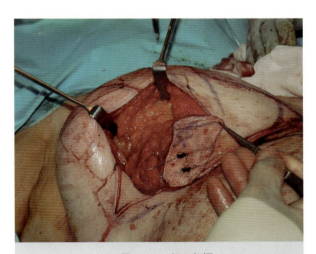

▲ 图 11-15　广泛切除皮肤
病灶离皮肤表面近，所以病灶上的皮肤被切除了

▲ 图 11-16　切口加深
包含癌细胞和钙化的部分组织从周围的正常乳房中剥离出来

患有无法手术治愈的肿瘤患者中，这种肿瘤通常不在乳房的解剖位置（根据乳房 X 线片估计）。不建议对肿瘤切除与缩乳手术的范围进行一次性切除，因为这会限制重建的选择。

行扩大切除的肿瘤标本应使用金属夹子定位，使其可以在射线照片上看到，并且最好在手术室内使用诸如 Faxitron 之类的设备进行 X 线显像（图 11-17）。若肿瘤出现在任何径向边缘附近，则从该边缘切除更多组织。所有标本均应称重。健侧乳房行缩乳切除的组织重量可

以指导患侧在扩大切除后行进一步整形修复所需切除的乳房组织量，以优化最终的对称性（图 11-18 和图 11-19）。作者的常规做法是使患侧乳房稍大于健侧，以便患侧行放疗后缩小至对称水平。鉴于最关键的手术目标是彻底切除肿瘤以确保安全的边缘，因此应在肿瘤扩大切除时尽可能多地切除乳房组织，然后才应考虑切除其他部位的乳房组织以优化最终形状和体积的对称性。作者的做法是，在进行乳房成形术之前，将金属夹放置在肿瘤切除残腔的边缘，

以便在需要补充切除的情况下标记边缘，通过灵活调整乳头与各种主、副皮肤瓣来关闭皮肤切口。重要的是，要确保所有皮肤瓣都有良好的血供。尽管在大乳房中较长的下侧皮肤瓣也得到了广泛应用，但与其他皮瓣相比，它更容易出现问题。在手术结束时确保乳头足够突起也至关重要。在使用本文所描述的方法进行手术时，切缘阳性率＜5%。

下列组图所示（图 11-20 至图 11-44）是 3 名接受了扩大切除和乳房成形术的患者。最后的两幅图显示了其长期美容结果（图 11-45 和图 11-46）。

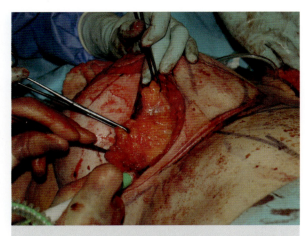

▲ 图 11-19　广泛切除下腔周围的组织以更清晰地显示边缘

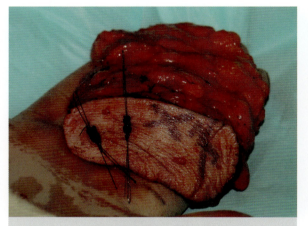

▲ 图 11-17　癌灶和周围组织已经被切除，并接受 X 线检查

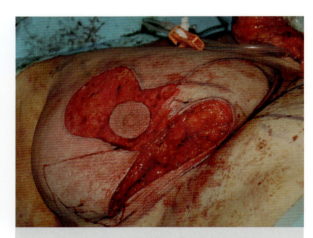

▲ 图 11-20　乳头周围的皮肤已经去表皮化

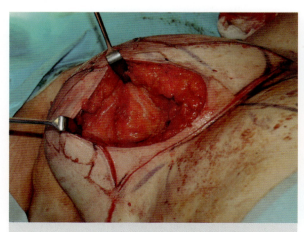

▲ 图 11-18　乳房广泛切除后的缺损

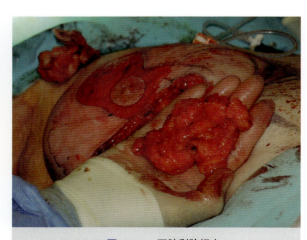

▲ 图 11-21　下腔刮除标本

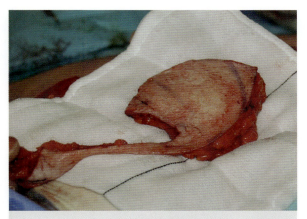

▲ 图 11-22　进一步切除乳房缩小组织，包括皮肤和广泛切除周围的更多乳房组织。根据从对侧乳房移除的组织的重量进行切除

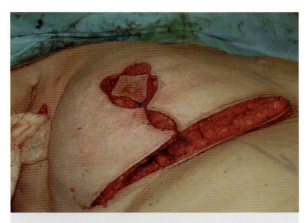

▲ 图 11-25　用多根皮下缝合线缝合皮肤，以确保乳头不处于紧张状态
注意同时缝合腋窝前哨淋巴结活检留下的切口

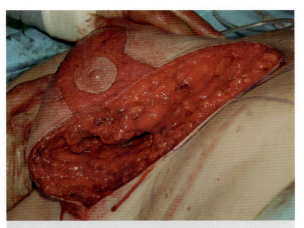

▲ 图 11-23　癌灶和周围的组织已经被切除
注意右乳房外侧的缺损和乳房内侧切除的组织数量有限

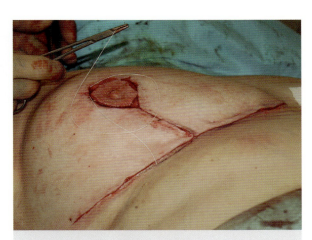

▲ 图 11-26　放置 Gore-Tex 缝合线，以防止乳头乳晕区域稍后被拉伸

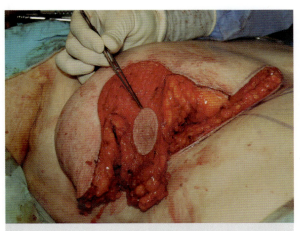

▲ 图 11-24　乳头两侧的乳腺组织被切除，乳头在组织瓣上仍存活

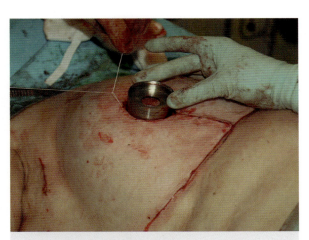

▲ 图 11-27　Gore-Tex 缝合线绑在乳头标记上

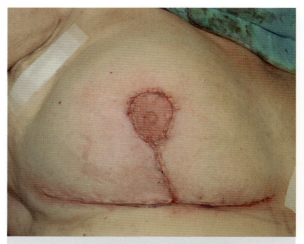

▲ 图 11-28　伤口用可吸收的皮下缝线缝合
可以看到胶水和消毒条是适用于后来的腋下伤口

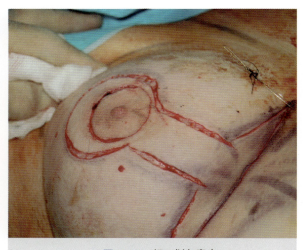

▲ 图 11-31　切口划入真皮
注意丝线在癌灶中间的标记

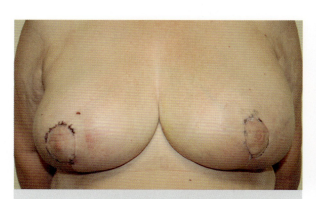

▲ 图 11-29　术后 3 周，伤口对称性良好，愈合良好。
还能看到一些胶水粘在伤口上

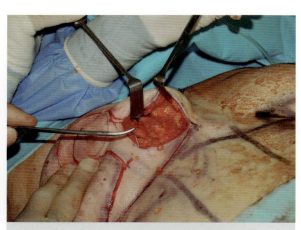

▲ 图 11-32　癌灶上方的皮肤被拉起，钢丝穿过皮肤，
可以看到它进入乳腺实质

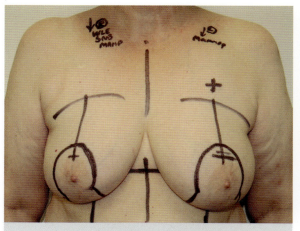

▲ 图 11-30　案例 2，术前。该患者右乳房中央有癌灶
图示术前 Wise 模式标记。癌灶位于乳房中央

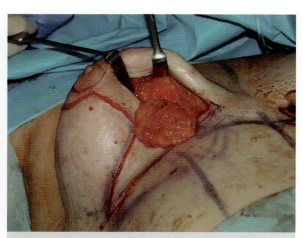

▲ 图 11-33　癌灶的切除基本是完整的
注意采用的是小体积切除

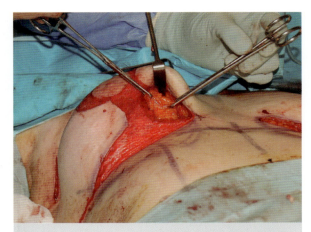

▲ 图 11-34　剩余的皮肤已经去表皮化，更多的组织从广泛切除的边缘被切除

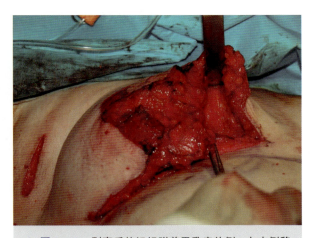

▲ 图 11-37　剥离后的组织附着于乳房外侧，向内侧移动以填补缺损
附着于真皮下的左内侧组织也用作闭合内侧缺损的组织瓣

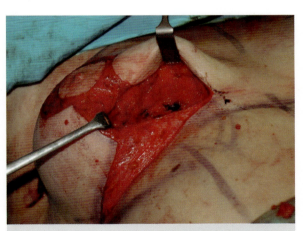

▲ 图 11-35　所有需要切除的组织都已经被切除

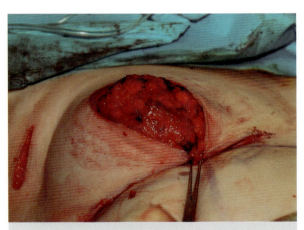

▲ 图 11-38　在缝合前将皮肤缝合在一起，以确保乳房缺损已被修复，且任何皮瓣都没有紧张感

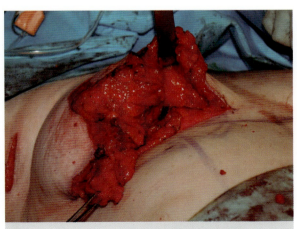

▲ 图 11-36　剩余的组织用于重建缺损
在这个患者中，部分去表皮的皮肤部分附着在侧乳上

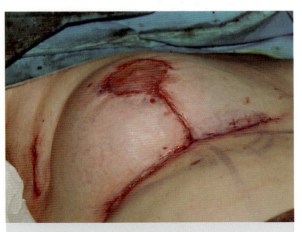

▲ 图 11-39　伤口用可吸收缝合线缝合

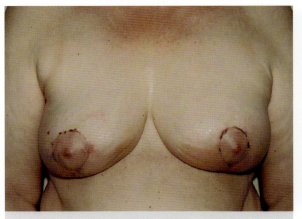

▲ 图 11-40　患者术后 3 周。右乳房比左乳房稍大，但放疗后通常会缩小

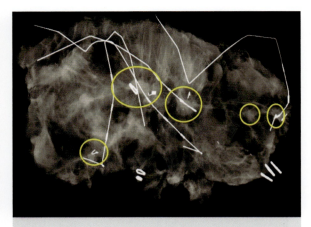

▲ 图 11-43　带有 4 根导丝线 5 个癌灶的标本进行 X 线检查

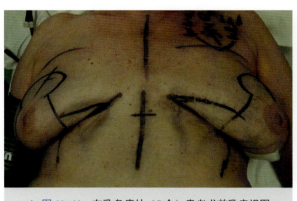

▲ 图 11-41　左乳多癌灶（5 个）患者术前乳房视图

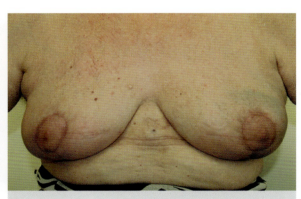

▲ 图 11-44　5 种肿瘤切除双侧乳房成形术后结果

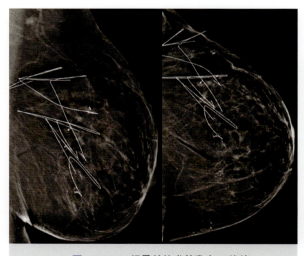

▲ 图 11-42　4 根导丝的术前乳房 X 线片

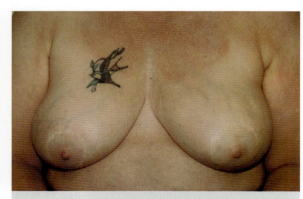

▲ 图 11-45　2 个乳腺癌灶切除后行乳房成形术和放疗 2 年后的结果

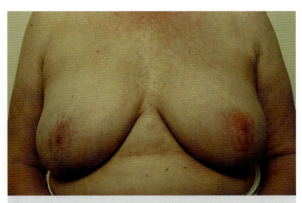

▲ 图 11-46　广泛切除后行乳房成形术加放射治疗在 2 年后显示良好的对称性

参考文献

[1]　Hwang ES, Lichtensztajn DY, Gomez SL, Fowble B, Clarke CA. Survival after lumpectomy and mastectomy for early stage invasive breast cancer: The effect of age and hormone receptor status. *Cancer* 2013;119(7):1402–1411.

三、基于皮瓣的修复重建方法

本节概要

过去，皮瓣仅用于在放射治疗后对乳房局部切除缺损进行修复，但如今越来越多地用于放射治疗前的一期修复。但是，许多在放射治疗之前进行皮瓣修复的外科医生更愿意等到放射治疗之前的最终病理结果，即进行所谓的二期修复。在放射治疗之前进行皮瓣修复的优势在于它们不需要置换皮肤，并且不需要使用植皮或者岛状皮瓣等技术。在这种情况下，皮瓣倾向于耐受放疗。这种方法对于患有局部晚期乳腺癌（术前已知需要放疗）的小乳房患者，或在放射治疗后没有自体组织选择的需要乳房重建的患者而言，是理想的选择。

（一）我的方法（美国）

David Song　著

肿瘤整形外科是一个新兴学科，旨在治疗乳腺癌的同时实现最佳的乳房外观保护。再怎么强调多学科方法对患者诊疗的重要性都是不过分的。为了获得最大的治疗成功，肿瘤整形

外科要求包括乳腺肿瘤外科医师、乳腺影像检查医师、放射肿瘤医师、病理医师和整形外科医师在内的各科专家进行合作。除患者选择外，其他问题（如肿瘤治疗时机、肿瘤切缘及时评估、瘤床的标记，以及适当的乳房影像学研究），对于肿瘤的成功切除及乳房的重建至关重要[1]。

1. 乳房内在皮瓣的肿瘤重建的术前评估

(1) 患者选择：我们应采取多学科的方法来确定患者是否可行保乳整形手术。如果仅通过保乳手术很可能达不到最好的美观效果，则将患者列为保乳整形手术的候选人，这尤其适用于肿瘤位于乳房中央或下极和（或）与乳房相比肿瘤相对较大的患者。如果在肿瘤切除过程中需要切除 1/3 以上的乳腺组织，那么可选择使用带蒂的胸廓内动脉穿支皮瓣进行填充。该皮瓣也可以用于重建。

(2) 重建时机：就重建而言，患者可能会经历 3 个时机：①立即（与乳房肿瘤的扩大切除手术同时进行）；②早期（获得病理结果，确认乳房切除的切缘阴性，但在放疗之前）；③延迟（乳房肿瘤切除术和放射治疗后）肿瘤重建。目前，作者首选的肿瘤重建时机选择技术是早期手术。因此，患者需经历两次手术，第一次是肿瘤切除和前哨淋巴结活检时，第二次是了解最终的切缘病理结果后。在第二次手术时，如果病理切缘阴性，则患者可进行整形修复手术。如果病理切缘为阳性，则再进行切缘的追加切除手术，然后进行肿瘤整形修复手术。若患者可能因切缘阳性而缺乏追加切除体积，则应考虑立即重建。

2. 乳房内在皮瓣肿瘤重建的手术方法

(1) 手术计划：在计划使用乳房内在皮瓣进行重建修复时，肿瘤外科和整形外科医生需共同拟定手术切口与标记。标记制订取决于肿瘤的位置及其切除后可能导致的缺损。通常，缺陷分为以下几个位置，即上、内、外、中央或下部。

(2) 手术原则：进行肿瘤重建时，无论乳腺象限如何，均应遵循以下原则。首先，选择皮

下腺皮瓣以保持血液供应并重新定位乳头－乳晕复合体。其次，实质性皮瓣重排以填补肿块切除术的缺陷，最后，在重排的实质上覆盖皮肤。需要切除乳头－乳晕复合物的手术采用垂直减少皮肤的方法，内侧乳腺皮蒂用于新乳头－乳晕复合物的置换及实质性乳腺皮瓣重排并重新覆盖皮肤进行重建。

(3) 乳房内在皮瓣肿瘤重建的缺损位置及其相应重建技巧。

- 下方缺损

通过垂直法取缩乳术切口形成接近中线下极的组织缺损（图 11-47）。下中线缺损两侧的腺体被抬高并带至中线以填补缺损，以腺体为依靠修整皮肤后将下方切口在中线处闭合。乳

头依靠其上蒂来提供血液，可在乳房下垂的情况下重新进行定位。

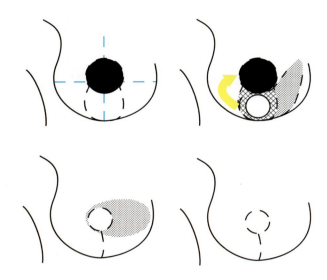

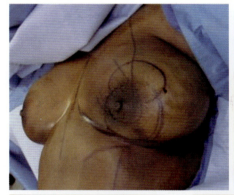
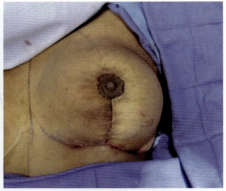
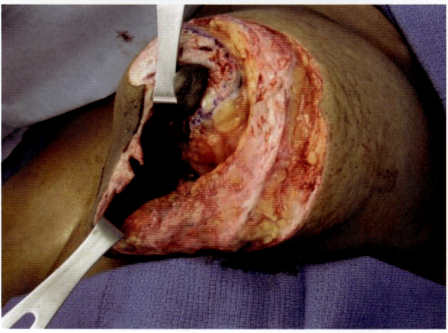

◀ 图 11-47 53 岁女性，腔镜术后下极和内极缺损较大，采用侧基乳瓣和垂直皮肤闭合术矫正

- 中央缺损

可通过垂直法取缩乳术切口形成接近位于乳房中心的组织缺损，有时包括切除乳头－乳晕复合体（图 11-48 至图 11-50）。利用下方皮肤制作一个新的乳头－乳晕复合体，其通常基于内侧或外侧的乳腺腺体蒂，该蒂被向上旋转至中央缺损位置。垂直的下切口以常规方式在中线处缝合。

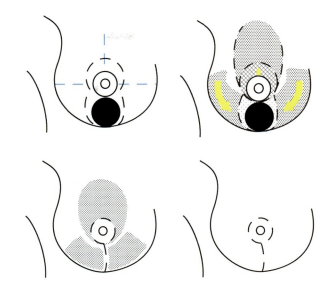

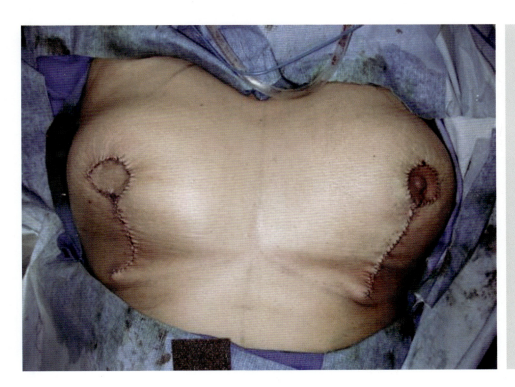

◀ 图 11-48　47 岁女性，中央极，乳头－乳晕缺损后，用内侧皮肤腺体蒂替代乳头乳晕缺损进行矫正

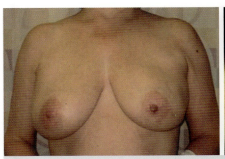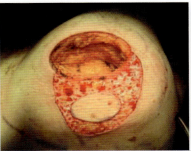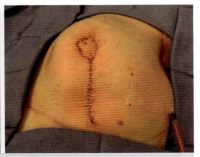

▲ 图 11-49　52 岁女性，左侧中央瘤体切除术后，采用内侧基皮－腺体蒂重建，台上立即效果

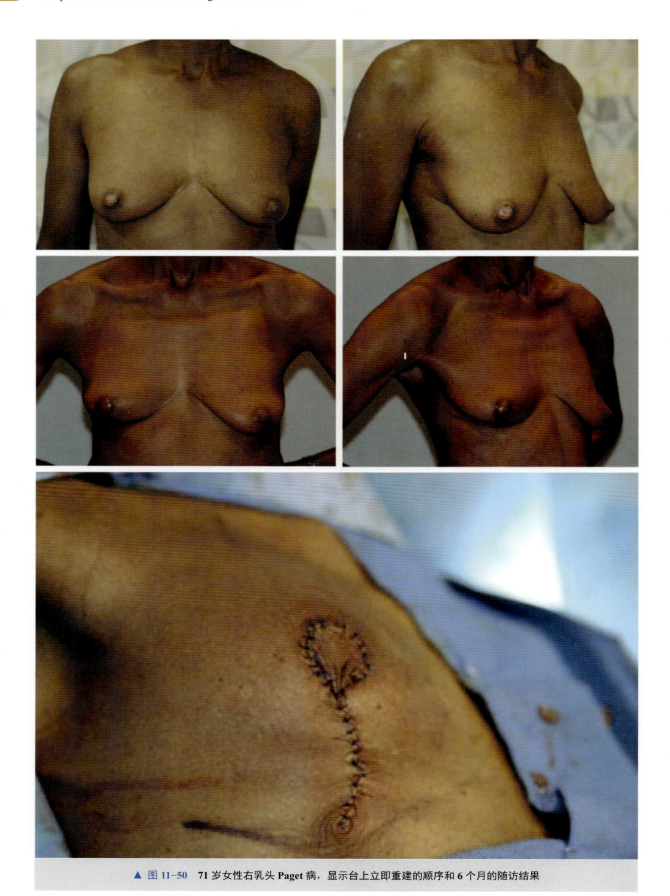

▲ 图 11-50　71 岁女性右乳头 Paget 病，显示台上立即重建的顺序和 6 个月的随访结果

● 上方缺损

　　上方的组织缺损最好使用 Z 型成形术进行处理。将下方延伸的外侧腺体升高，乳头－乳晕复合体的血供依赖于其内侧腺体蒂。随后进行 Z 型组织成形术，将内侧和外侧腺体瓣的位置进行交换，以填补上方的组织缺损。固定腺体后以常规方式缝合皮肤。

● 外侧缺损

　　外侧组织缺损可通过沿乳晕切口或乳房外侧切口进行（图 11-51 和图 11-52）。将下方的薄腺体瓣抬高并转入外侧缺损，乳头－乳晕复合体依靠其上方提供血供。外侧皮肤切口在固定腺体后以常规方式缝合。

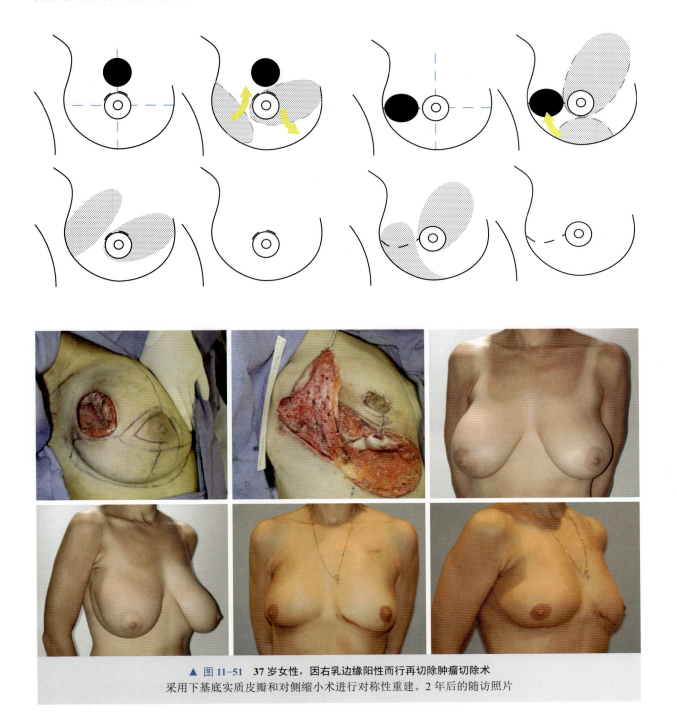

▲ 图 11-51　37 岁女性，因右乳边缘阳性而行再切除肿瘤切除术
采用下基底实质皮瓣和对侧缩小术进行对称性重建。2 年后的随访照片

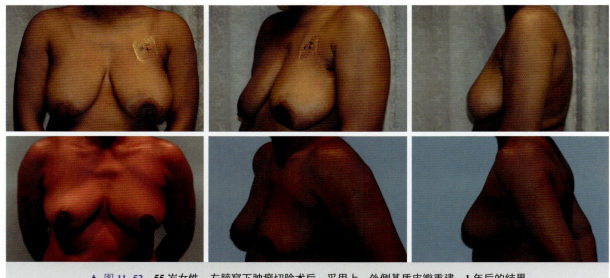

▲ 图 11-52　55 岁女性，左腋窝下肿瘤切除术后，采用上、外侧基质皮瓣重建，1 年后的结果

- 内侧缺损

内侧的组织缺损相对少见，可通过沿乳晕切口修复。先将内侧的组织缺损修整成一个楔形（图 11-53 和图 11-54），再将邻近楔形缺损的上、下腺体游离重排。这些腺体缝合至缺损处后，可以将皮肤重新覆盖在重排的腺体组织上。乳头－乳晕复合体的血供依赖于外侧蒂，在乳房下垂的情况下可以重新定位乳头位置。皮肤切口以常规方式缝合。

3. 乳房内在皮瓣肿瘤重建的术后护理

乳房重建手术可在门诊操作的基础上完成。术后通常不使用引流管。放射治疗通常在术后至少 4～6 周开始。如果在术中重建了新的乳头－乳晕复合体，则在术后 12 周时行再次手术，完成最终的乳头重建。

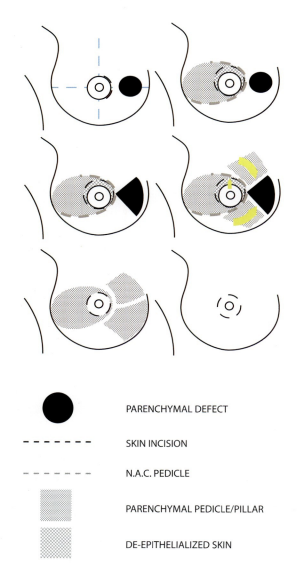

PARENCHYMAL DEFECT

SKIN INCISION

N.A.C. PEDICLE

PARENCHYMAL PEDICLE/PILLAR

DE-EPITHELIALIZED SKIN

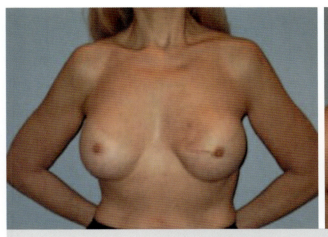
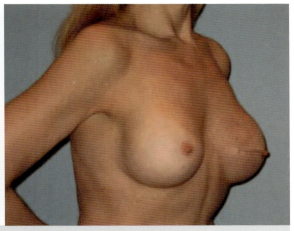

▲ 图 11-53　**62 岁女性，内侧腔隙缺损**
患者之前曾做过隆乳术，采用"饼状楔形"闭合技术进行重建

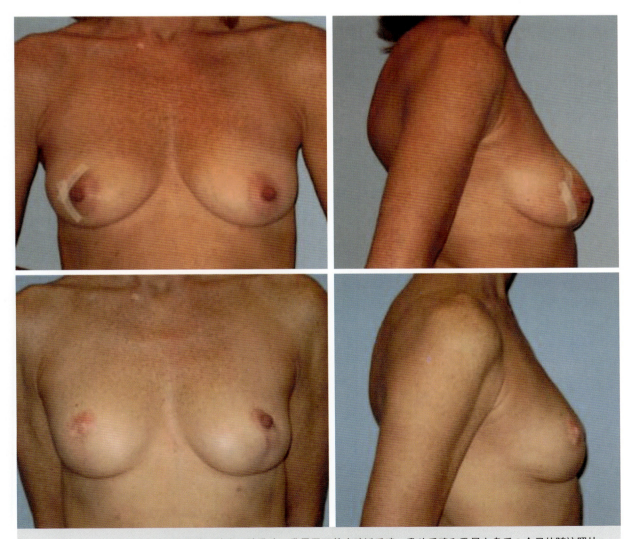

▲ 图 11-54　**40 岁女性，右乳乳腺切除术切除乳头，乳晕用下基皮腺瓣重建。乳头重建和乳晕文身后 8 个月的随访照片**

参考文献

[1] Roughton MC, Shenaq D, Jaskowiak N, Park JE, Song DH. Optimizing delivery of breast conservation therapy. *Ann Plas Surg*. 2012;69(3):250–255. doi:10.1097/SAP.0b013e31822afa99.

（二）我们的方法（欧洲）

Moustapha Hamdi　Luciano Tracia　著

1. 定义

带蒂穿支皮瓣的优点已得到广泛应用，并已被证明很有价值[1]。它们基于的原理是，在游离皮瓣时，保留其底层肌肉及其运动神经，这使乳腺外科医师可以进行更广泛的切除，而不必担心美容效果不佳。此外，这些皮瓣可作为血管组织的支架，可支持游离脂肪组织的存活。考虑到辅助的乳房放疗对于保乳手术是必不可少的[2]，并且脂肪移植技术可以用来克服放射治疗的后遗症，并获得更大的乳房体积，因此这一点尤其重要。可以根据产生穿支的来源血管，对可用于乳房重建的穿支皮瓣进行分类[3]。

- 胸背动脉穿支（thoracodorsal artery perforator，TDAP）。
- 肋间动脉穿支（intercostal artery perforator，ICAP）——起源于腹直肌的外侧区域（LICAP）或前区域（AICAP）。
- 前锯肌穿支（serratus anterior perforator，SAAP）。
- 腹壁上动脉穿支（superior epigastric artery perforator，SEAP）。
- 内乳动脉穿支（internal mammary artery perforator，IMAP）。

2. 解剖

(1) 胸背动脉穿支皮瓣：供应胸背动脉穿支皮瓣的主要血管与背阔肌相同，即胸背血管。胸背血管通常分为 2 支供应肌肉的分支，即内侧支与外侧支[4]（图 11-55）。第一个穿支位于腋后褶皱下方 6～8 cm，并通常来源于胸背

脉主干的远端分支，或者是外侧支。随后的穿支最多有 3 支，位于其外侧支下方 1.5～4 cm 处。在大多数患者中，第一和第二穿支的位置相对固定（图 11-56A）。每个穿支在肌肉纤维中斜形走行 3～5cm，然后穿过胸背筋膜以为其上覆皮肤和皮下组织提供血液供应。每条穿支动脉的直径为 0.3～0.6mm，并与伴 2 个穿支静脉伴行[5]。其外侧支不会进入肌肉，而是直接成为"胸背动脉穿支"。其内侧支则在到达皮肤和皮下组织前进入并穿过肌肉。

(2) 肋间动脉穿支皮瓣：肋间血管在主动脉和内乳血管之间形成连廊，并可分为 4 段，即椎骨段、肋间段、肌间段和腹直肌段（图 11-57）。肋间动脉穿支皮瓣的分类如下。

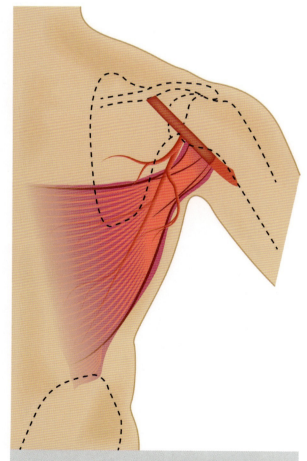

▲ 图 11-55　胸背血管的解剖
主干提供 5 个分支。然而垂直和水平分支是最发达的。穿支从两个分支上升。直接（隔膜）穿支见于 55% 的病例

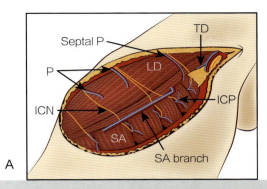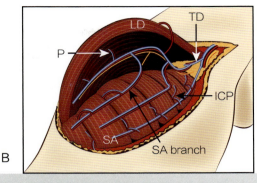

▲ 图 11-56　背阔肌、胸背血管及其穿支（肌肉和隔膜）的关系，肋间穿刺器和肋间神经及锯齿支的关系示意图

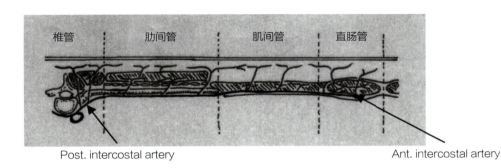

▲ 图 11-57　肋间血管及其四段，即椎管、肋间管、肌间管和直肠管

- 背侧肋间动脉穿支皮瓣，该皮瓣基于肋间血管椎骨段穿支。

- 外侧肋间动脉穿支皮瓣，该皮瓣基于肋间段穿支[6]。最大的穿支最常见于第六肋间隙，距背阔肌前缘 1.0～3.5 cm。

- 前侧肋间动脉穿支皮瓣。皮瓣的营养穿支来自肌间段或腹直肌段（见图 11-49）。

(3) 前锯肌穿支皮瓣：前锯肌穿支皮瓣是基于胸背动脉的前锯肌支与肋间动脉穿支的连接（图 11-56B）。这一连接约在 20% 的病例被发现，这使得我们可以使用以前锯肌穿支为主要血管蒂的肋间动脉穿支皮瓣。

(4) 腹壁上动脉穿支皮瓣：腹壁上动脉是内乳动脉向下的延续，并在肋缘下方约 7cm 处从其深面进入腹直肌（图 11-58）。该血管在肋缘和第一腱划之间的分支可再分出数个穿支[7]。基于腹壁上动脉的浅支或深支产生的穿支所产生的相应皮瓣分别命名为"SSEAP"

和"DSEAP"。在以纵向每 5cm 的距离划分的 4 个区域中，可分别找到其 4 个最主要的穿支，分别为 0～5cm、5～10cm、10～15cm 和 15～20cm[8]。通常使用的是距中线 2～6cm 和剑

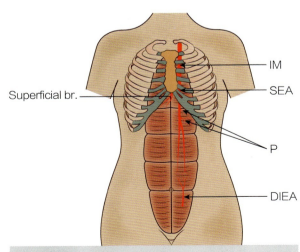

▲ 图 11-58　上级上腹动脉血管的解剖
SEA= 上级上腹动脉，P= 穿支，DIEA= 上腹深下动脉

突以下 0～10cm 的区域中，直径＞ 0.5mm 的穿支。

（5）内乳动脉穿支皮瓣：内乳（或胸廓内）动脉来自锁骨下动脉的第一分支。它的远端有 2 支伴行小静脉，通常在第三肋间和第四肋间合并，形成一条内乳静脉[9]。内如血管穿支自第一至第五肋间出现（图 11-59）。在 2/3 的患者中，其主要穿支位于第二肋间隙，该穿支的平均血管蒂长度为 47mm（范围 30～66mm）[10]。

3. 历史

1995 年，Angrigiani 及其同事[11] 首次将胸背动脉穿支皮瓣作为游离皮瓣进行移植，以治疗颈部瘢痕挛缩。随后，作者团队的前辈们将其带蒂皮瓣用于乳房重建。而早在 1984 年，Badran 和 El-Helaly[12] 就发现了肋间动脉穿支的皮肤瓣，但当时并没有将肌肉作为游离皮瓣的一部分。与其对应的腹壁下动脉穿支皮瓣相似，腹壁上动脉也有一系列穿支，这些穿支血管穿过腹直肌，为上腹部的皮肤提供血液供应。Taylor 和 Palmer 通过研究发现了这些血管的形态[13]。2000 年，Kalender 等首次描述了内乳动脉穿支皮瓣用于烧伤皮肤瘢痕挛缩患者的乳房重建[14]。

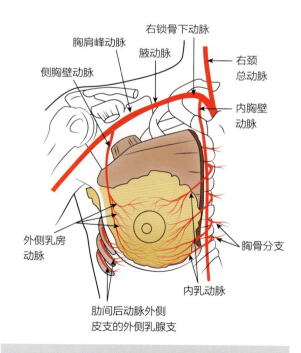

右锁骨下动脉
胸肩峰动脉
腋动脉
侧胸壁动脉
右颈总动脉
内胸壁动脉
外侧乳房动脉
胸骨分支
内乳动脉
肋间后动脉外侧皮支的外侧乳腺支

▲ 图 11-59　乳腺内穿支的解剖

4. 病史和体检

对于使用穿支皮瓣或者其他任何皮瓣的自体乳房重建术，术前评估都应包括标准的体格检查。体检应集中在几个方面。首先，在评估胸背动脉穿支、腹直肌的外侧区域肋间动脉穿支、前锯肌穿支皮瓣的适用性时，应检查胸壁外侧区域的皮肤是否有瘢痕或陈旧手术切口。其次，检查腹部皮肤是否有腹壁上动脉穿支、腹直肌的前区域肋间动脉穿支皮瓣，检查胸壁是否存在内乳动脉穿支皮瓣。最后，用挤压法核实组织体积。

5. 影像学检查

细致检查血管的位置是选择穿支的决定性步骤，可显著减少手术时间和并发症的发生率。使用单向多普勒（8Hz）识别潜在的穿支，然后将血管与皮瓣整合起来[15]。对于胸背动脉穿支、腹直肌的外侧区域肋间动脉穿支、前锯肌穿支皮瓣，多普勒检查是在患者侧卧位的肩侧进行的；对于内乳动脉穿支、腹壁上动脉穿支、腹直肌的前区域肋间动脉穿支皮瓣，则可以在仰卧位时，让患者肩关节外展并肘关节屈曲时进行。术前对各种穿支的定位也可以通过其他方式来确定，如 MRI 和 CT 的血管造影[16]。

6. 手术管理

带蒂穿支皮瓣的主要适应证是部分或全乳房再造（有或无植入物），可作为部分游离皮瓣坏死和自体脂肪隆胸的挽救办法[17]。应强调的是，如果组织足够，则在对患侧进行乳房重建的同时，缩小对侧乳房体积以获得对称性，这可能是某些患者的最佳选择。带蒂穿支皮瓣的主要适应证是存在乳房 30％ 以上体积的缺损，涉及乳房 2 个或多个象限的畸形，或者在肿瘤切除手术导致外观无法接受的情况。在大多数情况下，对健侧乳房进行对称性手术是手术的必要条件，如果最初的畸形很严重，则无论是否进行脂肪移植，均需要做进一步手术矫正。

（1）有或无植入物的乳房切除术后重建：扩

张器或植入物与背阔肌肌皮瓣的结合已被公认是一种用于乳房切除术后重建安全可靠的方法。用胸背动脉穿支皮瓣代替经典的背阔肌肌皮瓣对于乳房切除术后的重建很有吸引力，因为这可以避免切除背阔肌——体内最大的肌肉之一。尽管如此，胸背动脉穿支的体积比经典的背阔肌肌皮瓣要小，这可能更需要放置扩张器或植入物[18,19]。仅当腋背脂肪褶足够厚时，使用带蒂的胸背动脉穿支皮瓣进行全乳重建即可。在过去 10 年中，随着脂肪移植的兴起，使用带蒂的穿支皮瓣作为带血管的组织支架进行随后的脂肪移植，是游离穿支皮瓣用于完全自体乳房重建的有效替代方法。

(2) 乳房重建皮瓣部分坏死后的挽救方法：当坏死累及乳房 40% 以上时，胸背动脉穿支皮瓣是首选，腹直肌的外侧区域和前区域肋间动脉穿支皮瓣可分别覆盖乳房外侧和内侧的坏死区域。

(3) 自体隆胸：在诸如乳房不对称、双侧自体隆胸等情况下，带蒂穿支皮瓣可用于隆胸，并且可在减重患者中起到隆乳提拉的作用。胸背动脉穿支和腹直肌的外侧区域肋间动脉穿支皮瓣是根据自动填充原理重新分布多余组织以重塑乳房的宝贵技术。

(4) 禁忌证

● 手术经验不足：穿支皮瓣的使用需要相当多的专业知识和技术，并且对局部解剖结构有足够的了解。

● 特殊缺损部位：某些部位的缺损可能难以使用皮瓣修复，尤其是当缺损在内下象限时，腋下的穿支皮瓣很难转移至此。但是，腹直肌的前区域肋间动脉穿支或腹壁上动脉穿支皮瓣则非常适合填补该位置的缺陷。

● 既往手术可能对血管已有损伤：既往腋窝或胸腔外科手术对胸背动脉可能存在损伤，是使用胸背动脉穿支皮瓣的典型禁忌证，但不会影响腹直肌的外侧区域肋间动脉穿支皮瓣。

● 一般疾病：临床评估应考虑患者的一般状况和危险因素，如肥胖、吸烟史或任何其他疾病（如糖尿病、高血压等）。

(5) 定位

● 皮瓣的选择取决于组织的缺损位置，可用的供体部位及需要置换的组织体积和类型（图 11-60）[20]。

－ 胸背动脉穿支皮瓣适用于侧卧位，肩外展 90° 和肘部弯曲 90° 的患者姿势。

● 胸背动脉穿支皮瓣适用于修复胸廓外侧和前外侧缺损，在乳房的外上与外下象限的重建中也具有重要的地位。皮瓣还可用于含植入物的乳房重建手术，以在不损伤肌肉的情况下覆盖更多的皮肤，或用作减重患者的自体隆胸材料。

● 由于其解剖位置的关系，当胸背动脉穿支皮瓣不可用时，可使用前锯肌穿支皮瓣替代。

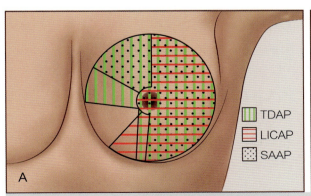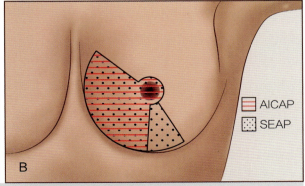

▲ 图 11-60　根据缺损位置，足底穿支皮瓣的适应证
A. 位于上、外上侧和侧下象限的缺损；B. 位于内侧或内侧下象限的缺损

- 腹直肌的外侧区域肋间动脉穿支皮瓣与胸背动脉穿支皮瓣的位置也有相似。该皮瓣主要用作带蒂皮瓣，最常用于胸廓外侧、上腹部外侧、腋窝及乳腺外侧的缺损。既往对胸背血管的损伤是该皮瓣的适应证。腹直肌的外侧区域肋间动脉穿支皮瓣还可用于减重的患者，这类患者需要减少胸廓外侧多余的组织[21]。当在这类患者中进行乳房整形时，多余的组织可以用作带蒂皮瓣，以增大乳房（带蒂皮瓣自体隆胸）。显然，在这种情况下，必须双侧同时使用腹直肌的外侧区域肋间动脉穿支皮瓣进行隆胸。

- 腹壁上动脉穿支和腹直肌的前区域肋间动脉穿支皮瓣适用于患者仰卧位时乳房内下象限的缺陷。由于外侧带蒂皮瓣无法转移至此，腹壁上动脉穿支和腹直肌的前区域肋间动脉穿支皮瓣则成为首选。

- 同样对于内乳动脉穿支皮瓣，患者也应取仰卧位。该皮瓣的适应证受对侧乳房状况的限制[22]。在以往的文献中，它主要被用于重建乳房内侧区域的对侧中小型胸壁缺损。

(6) 方法

- 胸背动脉穿支

－ 在开始手术之前，先对患者进行术前标记。患者取站立位，双手放置在臀部，然后标记背阔肌边界。皮瓣的设计类似于经典的背阔肌肌皮瓣，但要包括所有可能的穿支血管。

－ 皮瓣的前缘应覆盖背阔肌的前缘，并到达乳房下皱襞的侧缘。

－ 皮瓣的测量取决于缺陷的大小和通过挤压试验估计供体部位是否能够一期缝合。

－ 可以在穿支上的各个方向上设计皮岛。皮瓣应水平放置（沿着胸衣线），以更好地将瘢痕隐藏在胸罩中，并使瘢痕紧贴皮纹。

－ 在单个穿支上可抬起的皮瓣高达 14cm×25cm，且没有任何明显的并发症。

- 前锯肌穿支 / 腹直肌的外侧区域肋间动脉穿支

－ 与胸背动脉穿支皮瓣相似，术前应对患者进行局部标记，并定位穿支位置。皮瓣的覆盖范围可以达到 20～25cm 的长度、12cm 的宽度。

- 腹直肌的前区域肋间动脉穿支 / 腹壁上动脉穿支

－ 在上腹部区域标记皮瓣范围，并识别、标记局部穿支血管。皮瓣通常从中线开始，并在肋下向外延伸至乳房下皱襞。

－ 皮瓣宽度可通过挤压测试确定，范围在 4～8cm。供体位置一般在一期缝合，但若局部张力较高，则可能需要松解乳房下皱襞。

- 内乳动脉穿支

－ 尽可能多地将主要穿支标记在皮瓣上。在这种情况下，仔细设计皮瓣以保护供体部位并对对侧乳房的美观至关重要[23]。

7. 手术方法

(1) 胸背动脉穿支（图 11-61 和图 11-62）

- 如前所述，体表标记皮瓣轮廓与穿支位置（图 11-61A）。

- 在皮瓣的下部和前缘切开皮肤。解剖胸背动脉穿支皮瓣的第一步是寻找背阔肌前缘，这是穿支定位的参考线[24]。

- 在外侧筋膜（从外侧到内侧，从远端到近端）的疏松结缔组织层面中进行解剖，寻找一个好的穿支血管束，其中包括一条动脉和两条静脉，并对其大小和脉搏进行评估（图 11-61B）。

- 如果穿支的尺寸不足，则在保留背阔肌的情况下继续进行皮瓣手术，保留附着在穿支后壁的一小块肌肉，仅保留最小的纤维，最重要的是，保留肌肉的神经支配。

- 如果对穿支的质量有疑问，请将其留在原处并进行解剖，直到可以做最后决策。如果在肌肉内解剖过程中两个（或更多）穿支位于同一范围，建议将它们一起保留以改善皮瓣血流灌注。

- 一旦选择了穿支，在筋膜打开后，它会进一步回缩到肌肉中。肌肉解剖需要使用显微剪将肌纤维纵向切开（并不是将其直接切开）

来完成,同时用双极电凝将侧支剪断或凝结(图 11-61C)。

- 解剖穿支血管到达肌肉的深层,然后通过抬起肌肉的前缘,进一步使蒂完全游离开。与传统的胸背血管蒂一样,进一步向近端解剖,将背阔肌皮瓣抬高,同时保留运动神经的分支

(图 11-61D)。

- 皮瓣穿过背阔肌的外侧部分,这使得血管蒂变得更长,并最终通过腋窝到达乳房缺损(图 11-61E)。
- 将皮瓣送至腋窝区域(图 11-61F)。
- 将皮瓣定位于乳房缺损处(图 11-61G)。

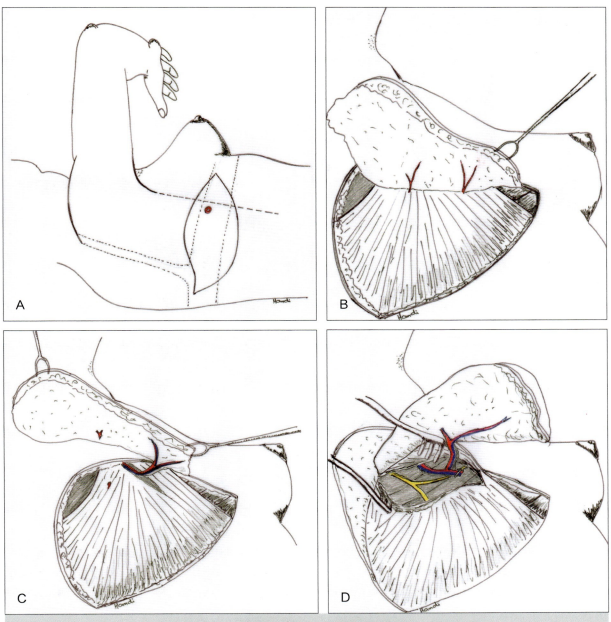

▲ 图 11-61　胸背动脉穿支皮瓣采集的手术技术

A. 皮瓣设计。利用单向多普勒定位穿支,通常在距腋后皱襞 6～8cm 处找到。皮瓣设计在胸衣区(虚线)内,并穿过背阔肌的前缘(虚线)。B. 将皮瓣从背阔肌上切开,直到遇到穿支;C. 背阔肌被劈开,穿支被解剖回主足;D. 胸背肌梗近端解剖以获得足够的长度,保留 TD 神经

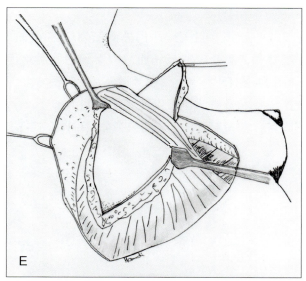

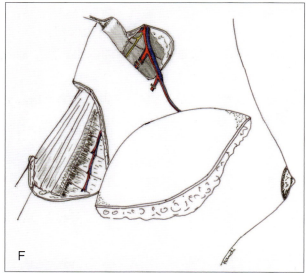

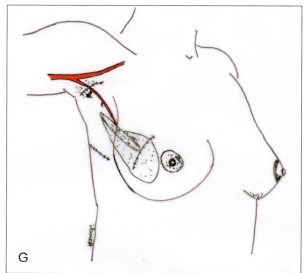

▲ 图 11–61（续）　胸背动脉穿支皮瓣采集的手术技术
E. 将皮瓣穿过裂开的背阔肌；F. 将皮瓣通过腋下切口拉入乳房缺损处；G. 胸背动脉穿支皮瓣折叠以适应乳房缺损

（2）腹直肌的外侧区域肋间动脉穿支 / 前锯肌穿支

● 从后向前将腹直肌的外侧区域肋间动脉穿支皮瓣游离、抬起。保留胸背血管穿支，直至找到肋间血管穿支为止。一旦发现较小的皮肤分支，即可沿该血管找到较大的分支[25]。手术技术见图 11–63。

● 如果肋间穿支的大小足够，则在前锯肌内进行进一步的解剖。

● 然后夹闭胸背穿支血管，并自肋间穿支抬起皮瓣。

● 可以在不分离肋间沟的情况下获得最长

5cm 的蒂。以此长度，一般可以达到乳房上方和侧面部分的缺损区域。

● 如果需要更长的蒂（用作带蒂或游离皮瓣），则应在肋沟内继续进行蒂的解剖。可以通过拉回前锯肌和背阔肌并游离其肌纤维，从而减少供体部位并发症发生率。随后应切除肋间肌，以便在确定主血管蒂与外侧皮肤支的连接处后暴露主蒂。若需要获取神经皮瓣，可以从肋间神经上分离足够长度的皮神经。

● 当发现肋间穿支和前锯血管相连时，则可以选择更长的蒂。当发现这种连接时（仅21％的病例），可以使用前锯动脉穿支皮瓣（前

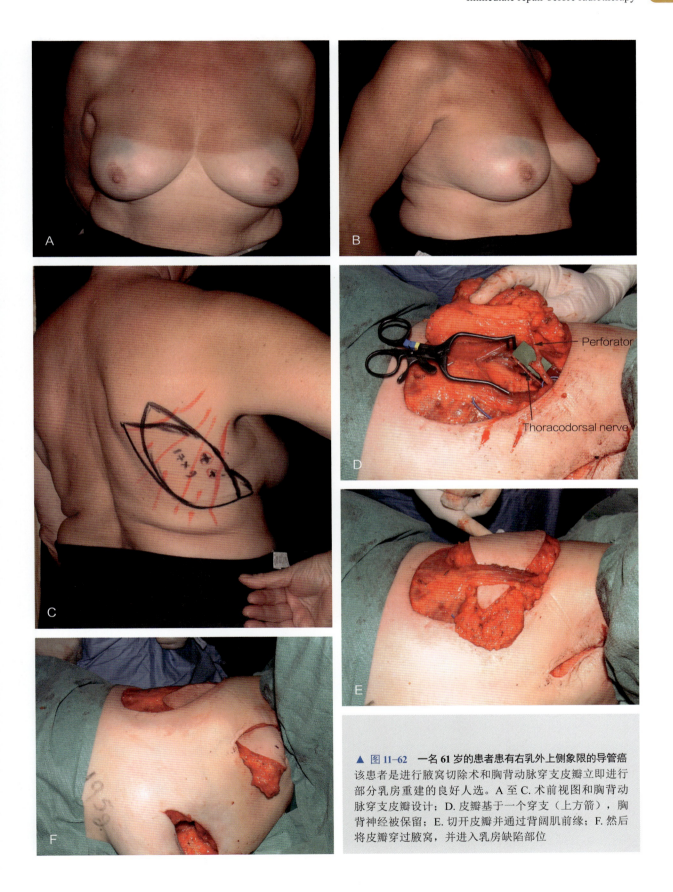

Perforator

Thoracodorsal nerve

▲ 图 11-62 一名 61 岁的患者患有右乳外上侧象限的导管癌 该患者是进行腋窝切除术和胸背动脉穿支皮瓣立即进行部分乳房重建的良好人选。A 至 C. 术前视图和胸背动脉穿支皮瓣设计；D. 皮瓣基于一个穿支（上方箭），胸背神经被保留；E. 切开皮瓣并通过背阔肌前缘；F. 然后将皮瓣穿过腋窝，并进入乳房缺陷部位

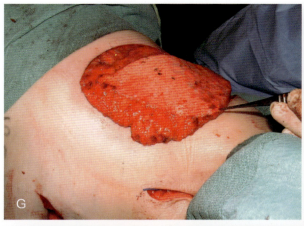

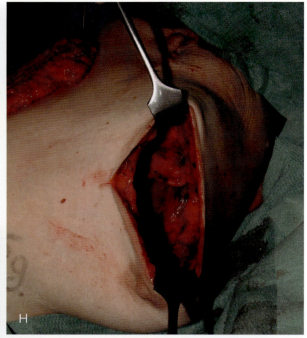

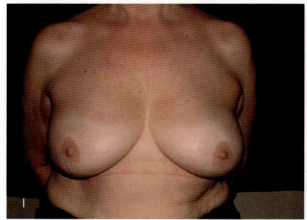

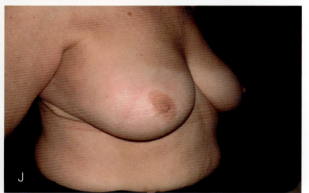

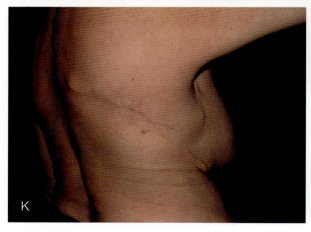

▲ **图 11-62（续）** 一名 **61** 岁的患者患有右乳外上侧象限的导管癌
G. 皮瓣皮肤去上皮化；H. 右乳超外侧象限切除后缺损 195g；I 至 K. 术后 18 个月的供体部位的外观

锯肌穿支皮瓣）。蒂长可达 6～9cm，可以很好地进入乳晕后区域。

（3）腹直肌的前区域肋间动脉穿支

● 解剖从外侧到内侧，从尾侧到颅侧。血管通过切开肌肉（胸大肌或腹直肌基于穿支位置）获得。在 7～9 肋间下间隙可能需要解剖肋骨[26]。

● 图 11-64 显示了腹直肌的前区域肋间动脉穿支皮瓣的临床病例。

（4）腹壁上动脉穿支

● 腹壁上动脉穿支皮瓣是基于上腹壁上动脉穿支的横向皮瓣，设计上可以越过中线。皮瓣通过旋转可应用于前胸壁下部和腹壁上方的缺损修复[27]。

· 根据皮肤松弛和适应证，将皮瓣垂直设计在旁中部区域，或横向设计在乳房下皱襞的下方，或从缺损下边缘的中线开始设计。

· 皮瓣从外侧到内侧分离，表面朝上，直到分离出穿支为止。腹壁上动脉穿支通常在深筋膜表面走行 1～3cm[28]。

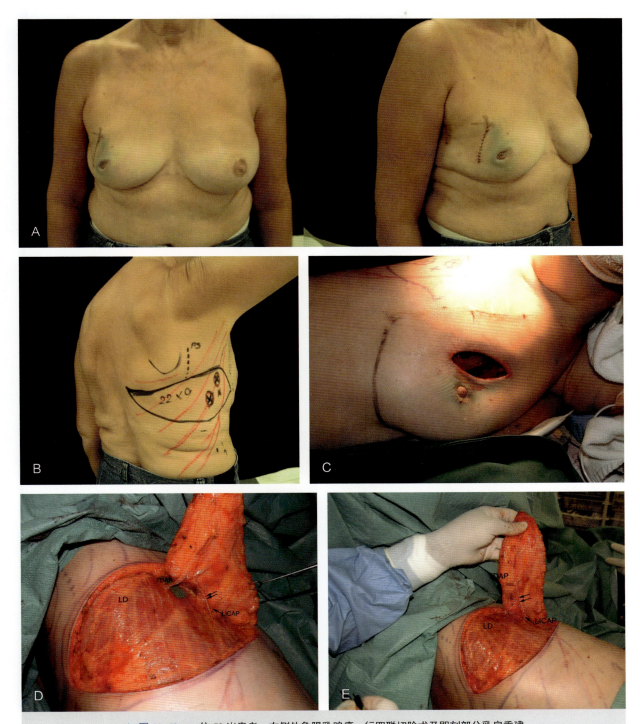

▲ 图 11-63　一位 59 岁患者，右侧外象限乳腺癌，行四联切除术及即刻部分乳房重建

A. 术前视图；B. 带映射穿支的皮瓣设计；C. 四角切除术后的缺损；D. 围术期视图显示两个穿支，一个胸背动脉穿支和一个腹直肌的外侧区域肋间动脉穿支（单箭）；IC 神经（双箭）被包括在皮瓣中；E. 胸背动脉穿支被剪掉，皮瓣基于腹直肌的外侧区域肋间动脉穿支（单箭）和 IC 神经（双箭）

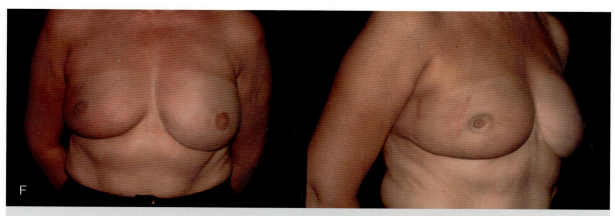

▲ 图 11-63（续） 一位 59 岁的患者，右侧外上象限乳腺癌，行四联切除术及即刻部分乳房重建
F. 术后视图

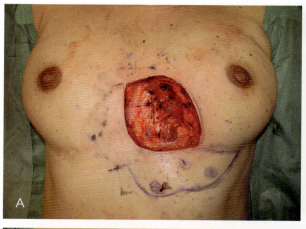

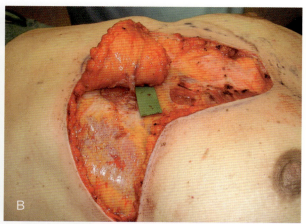

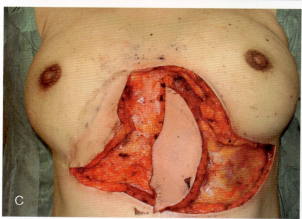

▲ 图 11-64 1 例皮肤纤维肉瘤患者，经右侧收获的腹直肌的前区域肋间动脉穿支皮瓣广泛切除并覆盖治疗。2 年后患者的局部复发延伸至左乳内侧象限
A. 做了广泛的切除，并在左上腹设计了腹直肌的前区域肋间动脉穿支皮瓣。术前用手持多普勒对穿支进行定位。
B. 在左腹直肌内切开前肋间穿支；C. 皮瓣完全岛化，逆时针旋转 90° 覆盖缺损。供体部位主要用腹部推进封闭。
D. 最终结果，伤口完全愈合

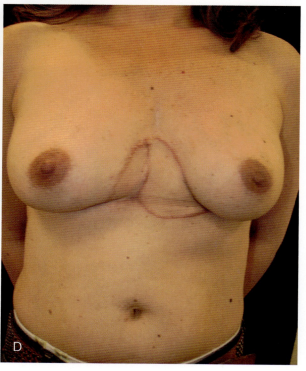

- 建议仅在穿支位置打开深筋膜。然后将腹直肌肌纤维分开并进行穿支解剖。

(5) 内乳动脉穿支

- 解剖内乳动脉穿支皮瓣是从胸外侧到内侧进行的，以接近胸大肌的穿支血管，并在距胸骨中线 3~4cm 的深面内侧进入皮瓣[29]。

- 解剖穿支是通过分离肌纤维，解剖至乳腺动脉和静脉停止。在解剖单个或多个穿支后，为了增加蒂的长度，还可以移除肋骨。

8. 经验和教训

皮瓣定位	- 纵向定位用于上臂、肘、肩、颈和上背部重建 - 横向定位主要用于重建乳房手术。闭合时利用背部的自然皮肤褶皱，瘢痕可以隐藏在女性的胸罩中，但仍会引起轮廓变形，特别是单侧手术时，尽管该缺陷远不如传统的背阔肌肌皮瓣显著
穿支定位	- 手术前使用所有可用的影像学方法标记穿支位置 - 尽管背阔肌的解剖结构是固定的，但是胸背血管和肋间穿支的位置常有变异 - CT 扫描和在多普勒超声科降低手术风险
皮瓣的获得	- 一般从外侧到内侧按体表标记寻找穿支。如果未能发现胸背穿支或血管很小，则应采取其他替代方案（腹直肌的外侧区域肋间动脉穿支或前锯肌穿支） - 在特定情况下，必须将胸背动脉穿支皮瓣转换为保留肌肉的胸背皮瓣 - 当发现细小但有搏动的穿支时，可使用保留肌肉的胸背血管（MS-TD Ⅰ）瓣，包括一块 2~4cm 的背阔肌瓣 - 如果穿支非常细小且无搏动，则应将皮瓣转换为最多 5cm 的 "MS-TD Ⅱ" 皮瓣，以便在皮瓣内合并最大数量的穿支 - 如果大部分背阔肌都已游离，则将皮瓣解剖为 "MS-TD Ⅲ"

9. 结果

- 我们的长期经验显示出稳定的结果。

- 但是，由于两个乳房之间的衰老程度不同，可能会导致乳房不对称。与接受放射治疗的患侧相比，健侧可能会下垂得更厉害。另一方面，患者可能会出现乳房萎缩。当乳房不对称变得明显时，需要考虑进行脂肪移植或对侧乳房重塑。

- 事实证明，乳房的脂肪填充是一种安全、可靠的方法，可在乳房轮廓变形区域转移自体脂肪组织[30,31]。

- 进行脂肪移植，可以消除由于脂肪坏死或皮瓣挛缩引起的体积缺损以及形状或轮廓的不规则。脂肪移植也用于放射治疗后乳房的皮肤萎缩[32,33]。

10. 术后护理

- 患者需要在平均 2.5 年的时间内进行平均 1.3 次手术（范围 1~3 次）。80％ 的患者仅进行了 1 次重建手术，14％ 的患者需要进行第 2 次手术，6％ 的患者进行了第 3 次手术。

- 对患者进行定期随访监测的方式与术前相同。整形外科医生、肿瘤科医生和放射科医生之间的良好沟通以及对这些患者的正确随访至关重要[34]。

11. 并发症

- 获得局部带蒂穿支皮瓣后的供体部位并发症率很低。

- 部分或全部皮瓣坏死是非常罕见的。

- 仅观察到非常有限的血肿形成，并且主要采用保守治疗。

- 供体部位的伤口在谨慎状态下直接缝合时，伤口裂开是罕见的；如果发生，则需要局部治疗。

- 瘢痕、皮瓣挛缩和体积减小等并发症较少见，可能需要进行二次手术治疗（脂肪填充术或吸脂术）。

- 由于放射治疗对最终结果的不确定性影响，很难预测使用带蒂的穿孔皮瓣进行部分乳房重建的长期效果。

- 最后，一些使用胸背动脉穿支皮瓣进行部分乳房重建的患者出现了一过性的手臂向前抬高和被动屈曲的活动功能影响，但可随着时间推移而逐渐恢复。

参考文献

[1] Hamdi M, Rasheed, MZ. Advances in autologous breast reconstruction with pedicled perforator flaps. *Clin Plast Surg.* 2012;39(4):477–490. doi:10.1016/j.cps.2012.07.016.

[2] Coopey SB, Tang R, Lei L, Freer PE, Kansal K, Colwell AS, Gadd MA, Specht MC, Austen WG Jr, Smith BL. Increasing eligibility for nipple-sparing mastectomy. *Ann Surg Oncol.* 2013;20(10):3218–3222. doi:10.1245/s10434-013-3152-x.

[3] Hamdi M, Van Landuyt K, Monstrey S, Blondeel P. Pedicled perforator flaps in breast reconstruction: A new concept. *Br J Plast Surg.* 2004;57(6):531–539.

[4] Angrigiani C, Rancati A, Escudero E, Artero G. Extended thoracodorsal artery perforator flap for breast reconstruction. *Gland Surg.* 2015;4(6):519–527. doi:10.3978/j.issn.2227-684X.2015.04.20.

[5] Heitmann C, Guerra A, Metzinger SW et al. The thoracodorsal artery perforator flap: anatomical basis and clinical application. *Ann Plast Surg.* 2003;30:343–346.

[6] Hamdi M, Spano A, Van Landuyt K et al. The lateral intercostal artery perforators: Anatomical study and clinical applications in breast surgery. *Plast Reconstr Surg.* 2008;121(2):389–396.

[7] Hamdi M, Craggs B, Stoel AM, Hendrickx B, Zeltzer A. Superior epigastric artery perforator (SEAP) flap: Anatomy, clinical applications and review of literature. *J Reconstr Microsurg.* 2014;30(7):475–482. doi:10.1055/s-0034-1376399.

[8] Schmidt M, Tinhofer I, Duscher D, Huemer GM. Perforasomes of the upper abdomen: An anatomical study. *J Plast Reconstr Aesthet Surg.* 2014;67(1):42–47. doi:10.1016/j.bjps.2013.08.017.

[9] Schellekens PP, Paes EC, Hage JJ, van der Wal MB, Bleys RL, Kon M. Anatomy of the vascular pedicle of the internal mammary artery perforator (IMAP) flap as applied for head and neck reconstruction. *J Plast Reconstr Aesthet Surg.* 2011;64(1):53–57. doi:10.1016/j.bjps.2010.03.054.

[10] Murray AC, Rozen WM, Alonso-Burgos A, Ashton MW, Garcia-Tutor E, Whitaker IS. The anatomy and variations of the internal thoracic (internal mammary) artery and implications in autologous breast reconstruction: Clinical anatomical study and literature review. *Surg Radiol Anat.* 2012;34(2):159–165. doi:10.1007/s00276-011-0886-7.

[11] Angrigiani C, Grilli D, Siebert J. Latissimus dorsi musculocutaneous flap without muscle. *Plast Reconstr Surg.* 1995;96(7):1608–1614.

[12] Badran HA, El-Helaly MS, Safe I. The lateral intercostal neurovascular free flap. *Plast Reconstr Surg.* 1984;73:17–26.

[13] Taylor GI, Palmer JH. The vascular territories (angiosomes) of the body: Experimental study and clinical applications. *Br J Plast Surg.* 1987;40(2):113–141.

[14] Kalender V, Aydm H, Karabulut AB, Ozcan M, Amiraslanov A. Breast reconstruction with the internal mammary artery pedicled fasciocutaneous island flap: description of a new flap. *Plast Reconstr Surg.* 2000;106(7):1494–1498; discussion 1499–1500.

[15] Hamdi M, Van Landuyt K, Van Hedent E, Duyck P. Advances in autogenous breast reconstruction: The role of preoperative perforator mapping. *Ann Plast Surg.* 2007;58(1):18–26.

[16] Hamdi M, Van Landuyt K, Ulens Sara et al. The role of the multi-detector CT scan images in preoperative perforator mapping and clinical applications of the superior epigastric artery perforators flaps. *J Plast Reconstr Asthet Surg.* 2009;62(9):1127–1134.

[17] Hamdi M, Rasheed MZ. Advances in autologous breast reconstruction with pedicled perforator flaps. *Clin Plast Surg.* 2012;39(4):477–490. doi:10.1016/j.cps.2012.07.016.

[18] Hamdi M, Salgarello M, Barone-Adesi L, Van Landuyt K. Use of the thoracodorsal artery perforator (TDAP) flap with implant in breast reconstruction. *Ann Plast Surg.* 2008;61:143–146.

[19] Santanelli F, Longo B, Germano S, Rubino C, Laporta R, Hamdi M. Total breast reconstruction using the thoracodorsal artery perforator flap without implant. *Plast Reconstr Surg.* 2014;133(2):251–254.

[20] Spear SL, Davison SP. Aesthetic subunits of the breast. *Plast Reconstr Surg.* 2003;112:440–447.

[21] Hamdi M, Van Landuyt K, Blondeel P, Hijjawi JB, Roche N, Monstrey S. Autologous breast augmentation with the lateral intercostal artery perforator flap in massive weight loss patients. *J Plast Reconstr Aesthet Surg.* 2009;62(1):65–70.

[22] Schwabegger AH, Piza-Katzer H, Pauzenberger R, Del Frari B. The internal mammary artery perforator (IMAP) breast-flap harvested from an asymmetric hyperplastic breast for correction of a mild funnel chest deformity. *Aesthetic Plast Surg.* 2011;35(5):928–932. doi:10.1007/s00266-011-9697-9.

[23] Vesely MJ, Murray DJ, Novak CB, Gullane PJ, Neligan PC. The internal mammary artery perforator flap: An anatomical study and a case report. *Ann Plast Surg.* 2007;58(2):156–161.

[24] Angrigiani C, Rancati A, Artero G, Escudero E, Khouri RK. TDAP: Island versus propeller. *J Plast Reconstr Aesthet Surg.* 2015;25:S1748– S6815(15)00555-0. doi:10.1016/j.bjps.2015.11.009.

[25] Hakakian CS, Lockhart RA, Kulber DA, Aronowitz JA. Lateral intercostal artery perforator flap in breast reconstruction: A simplified pedicle permits an expanded role. *Ann Plast Surg.* 2016;24. [Epub ahead of print].

[26] Carstensen L, Bigaard J. Management of central breast tumors with immediate reconstruction of the nipple-areola complex: A suggested guide. *Breast* 2015;24(1):38–45.

doi:10.1016/j. breast.2014.11.002.

［27］Kundu N, Chopra K, Morales R, Djohan R, Chung T, Gastman BR. Superior epigastric artery perforator (SEAP) flap: A novel approach to autologous breast reconstruction. *J Plast Reconstr Aesthet Surg*. 2015;68(4):519–524. doi:10.1016/j. bjps.2014.12.006.

［28］Hamdi M, Craggs B, Stoel AM, Hendrickx B, Zeltzer A. Superior epigastric artery perforator (SEAP) flap: Anatomy, clinical applications and review of literatur. J *Reconstr Microsurg*. 2014;30(7):475–482. doi:10.1055/s-0034-1376399.

［29］Rüegg EM, Lantieri L, Marchac A. Dual perforator propeller internal mammary artery perforator (IMAP) flap for soft-tissue defect of the contralateral clavicular area. *J Plast Reconstr Aesthet Surg*. 2012;65(10):1414–1417. doi:10.1016/j.bjps.2012.03.009.

［30］Masia J, Bordoni D, Pons G, Liuzza C, Castagnetti F, Falco G. Oncological safety of breast cancer patients undergoing free-flap reconstruction and lipofilling. Eur *J Surg Oncol*. 2015;41(5):612–616. doi:10.1016/j.ejso.2015.02.008.

［31］Rigotti G, Marchi A, Micciolo PR et al. On the safety of autologous fat grafting for breast reconstruction. *Plast Reconstr Surg*. 2012;130(1):206e–207e.

［32］Khouri RK, Smit JM, Cardoso E et al. Percutaneous aponeurotomy and lipofilling: A regenerative alternative to flap reconstruction? *Plast Reconstr Surg*. 2013; 132(5):1280–1290.

［33］Rigotti G, Marchi A, Micciolo R et al. Autologous fat grafting in breast cancer patients. *Breast* 2012;21(5):690.

［34］Veronesi U, Cascinelli N, Mariani L et al. Twenty-year follow-up of a randomized study comparing breast-conserving surgery with radical mastectomy for early breast cancer. *N Engl J Med*. 2002;347:1227–1232.

第 12 章　术后切缘评估（再次切除或者全乳切除术）

Postoperative margin assessment (re-excision or completion mastectomy)

Dorin Dumitru　John R. Benson　著

一、概述

在近 30 年内，对于早期乳腺癌的外科治疗，保乳手术是首选的标准手术方式（NIH 共识，1991）。成功的保乳手术需要切除肿瘤及周围有足够量的正常乳腺组织，使得切除边缘阴性。几个前瞻性随机对照试验的长期随访数据显示了相同的结果，即行保乳手术联合放射治疗与行根治术或改良根治术相比，患者的生存率是相等的[1~5]。保乳疗法推广与乳房 X 线检查的发展及更小的肿瘤大小是同步的。此外，辅助治疗进步包括放射治疗、化疗和激素 / 生物疗法可选择性降低同侧乳腺肿瘤复发率。保乳手术患者的同侧乳腺肿瘤复发率是比较低的。目前，据乳腺疾病专家评估，保乳手术的年复发率不到 1%，相应的 10 年复发率为 3.5%~6.5%[6]。全身化疗及激素治疗可使同侧乳腺肿瘤复发率降低约 1/3，靶向抗 HER2 治疗可使乳腺局部复发率减半。

二、切缘阴性的定义

尽管保乳治疗后局部控制率显著提高，但 20%~30% 的浸润性或者非浸润性乳腺癌患者在首次保乳手术后通常需要再次手术（扩大切除或者乳房全切）。这些较高再切除率往往是由 DCIS 引起的，而 DCIS 通常没有临床相关性，在放射学上可能被忽视。直到现在，外科医生和放射肿瘤学专医生对什么构成足够或"阴性"的手术切缘以维持术后生存的看法仍有很大差

异。手术切缘状态被认为是同侧乳腺肿瘤复发的主要预测因素，但直到 2014 年国际共识发表之前，还没有关于什么是手术切缘的"适当"宽度的共识[7]。保乳手术代表了肿瘤学要求和美容结果的平衡，外科医生的目标是切除肿瘤具有"阴性"边缘和切除之后可接受的美容效果；墨迹越接近肿瘤，则边缘越窄，阳性边缘与癌细胞上的墨水相关的（图 12-1）。切缘有肿瘤是不可接受的，因为与非阳性边缘相比，阳性边缘可导致同侧乳腺肿瘤复发率增加 1 倍。但手术切缘宽度与同侧乳腺肿瘤复发率无相关性[8]。对纳入 21 项共 14 571 例浸润性乳腺癌患者的研究的大型 Meta 分析证实，对于阳性切缘，局部复发的优势比为 2.42（$P < 0.001$）（比如肿瘤在墨迹上）。值得注意的是，单个切缘宽度 > 1mm、> 2mm 或 > 5mm 之间的局部复发率在统计学上没有显著差异。特别是，当根据随访时间和接受放射治疗和内分泌治疗调整结果时，2mm 或 5mm 的切缘宽度不一定比 1mm 的窄切缘好。因此，如果患者接受了最佳的辅助治疗，1mm 的边缘被认为是足够的[9]。这项更新的 Meta 分析纳入 28 162 例浸润性乳腺癌患者和 1506 例同侧乳腺肿瘤复发事件，采用随机效应的 logistic Meta 回归分析，并确定了在确定的距离（阴性切缘）和手术切除切缘（墨水迹无肿瘤）之间与癌细胞"接近"的相对类别[10]。同侧乳腺肿瘤复发的优势比，阳性或相近切缘与阴性切缘相比为 1.98（$P < 0.001$），以及阳性切缘与阴性切缘相比，为 2.44（$P < 0.0001$）。没有统计学证据表明，切缘宽度从"墨迹处无肿瘤"增加到 1mm、

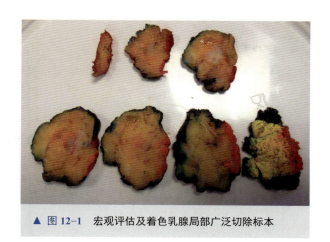

▲ 图 12-1　宏观评估及着色乳腺局部广泛切除标本

2mm 或 5mm 会影响调整随访时间的局部复发的概率。然而，值得注意的是，这项 Meta 分析包含了少数允许直接比较 1mm 切缘与"墨迹处无肿瘤"的病例，因此，一些病例采用 1mm 作为浸润性疾病（有或没有混合 DCIS）和单纯 DCIS 的最小切缘要求。尽管如此，"墨迹处无肿瘤"已被美国超过 2/3 的外科医生广泛采用，这种对切缘要求的最小化使得斯隆凯特林纪念癌症中心（Memorial Sloan Kettering Cancer Centre）的再次切除率从 21% 降低到 15%[11]。在作者所在的单位，将切缘要求从 2mm 改为"墨迹处无肿瘤"导致再次切除率从 21% 下降到 13%，采用英国外科医生协会的指导方针使再次切除率稳定在 16%～17%（大多数再次切除的病例切缘为 1～2mm）[12]（表 12-1）。

表 12-1　共识授权政策

	浸润性癌	导管原位癌
英国乳腺外科协会（ABS UK）	1mm	1mm
外科肿瘤学学会和美国放射肿瘤学学会（SSO-ASTRO）	墨水出无肿瘤	2mm

三、术中评估

尽管如此，对于可触及和不可触及的病变，常规保乳手术后再次切除和再次手术的比

率仍然很高，这也促使医生努力开发可靠的术中评估工具，以便在初次手术时及时提示是否需要再次切除手术区域的边缘。传统的影像学检查方法如标本放射学检查和术中超声检查都有局限性，对 DCIS 的检出和显微边缘的溶解有一定的局限性，而病理学检查采用冰冻切片和 TIC 检查是一项费力的工作。许多外科医生使用便携式 X 线设备（如 Faxitron）对不可触及（有时可触及）的病变进行术中放射学评估（图 12-2）。据报道，使用术中标本放射学检查可使阳性切缘率降低到原来的一半以下（从 12% 降至 5%）[13]，相应的高阴性切缘率可潜在地节省时间和成本。另一种术中影像学检查方法是术中超声检查，这种检查可以由越来越有超声能力的外科医生进行。COBALT 研究是一项前瞻性的多中心试验，它解决了这样一个假设，即术中超声应用于广泛局部切除可触及的乳腺癌可以潜在地保留健康组织，改善手术切缘状态和美容效果。这项试验是在荷兰进行的，但相对于中心和参与手术的医生较少，患者人数也相对较少。尽管有这样的情况，该试验有 80% 的能力检测到再切除率降低 18%。共有 120 名可触及的早期原发性乳腺癌患者（$T_{1\sim2}N_{0\sim1}$）被随机分为超声引导手术组和触诊引导手术组。一些患者有浸润性肿瘤伴 DCIS，影响了切缘阳性率。尽管如此，超声的使用显著增加了切缘阴性率，从触诊引导

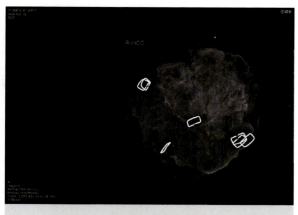

▲ 图 12-2　Faxitron：保乳手术术中边缘评估

手术组的 83% 增加到超声引导手术组的 94%（P=0.03）。此外，与触诊引导手术组相比，超声引导手术组第一次切除时的标本体积显著减少（P=0.048）。这项试验包含了一个生活质量的子研究，也检查了术后美容效果[14]。

1. 常规空腔扩大切除

一些观察性研究表明，当从手术腔的所有边缘常规切除额外组织时，再切除率显著降低（×6）[15, 16]。其中一些研究报告了对美容的不利影响，但一项试验将 235 名 0～Ⅲ 期乳腺癌患者被纳入保乳手术，随机将患者随机分为是否进行常规扩大切除。与随机分组前（扩切组 36%，非扩切组 34%）相比，观察到切缘阳性率在统计学上显著降低（19% vs. 34%，P=0.01）。与未扩切组相比，扩切组再次手术获得阴性切缘的比率相应降低（分别为 10% 和 21%，P=0.02），尽管两组之间的标本总重量在统计学上没有显著差异。比较不同的术中边缘管理技术检查了 3 种方法：常规空腔扩切边缘、边缘宏观评估和无正式边缘评估。从 4 个表面取最小厚度为 1cm 的常规扩切标本，病理学家检查标本以评估边缘状态。测量肿瘤与每个放射状边缘（内侧、外侧、上部和下部）的距离，如果＜ 5mm，则提示再次切除该边缘。其余组在手术医生的自由裁量下进行再次切除。两组患者进行比较，对切缘进行评估的患者再次切除率为 25%，而对边缘未进行正式评估的患者，再次切除率为 34%，且首次手术后残余病灶的发生率无统计学意义（P=0.02）[17]。

2. 术中病理评估

冷冻切片和 TIC 都是耗时的，需要病理学家的工作投入；在诊断准确性方面，在 Meta 分析上发现冷冻切片的综合敏感性为 0.86（95%CI 为 0.78～0.91），特异性为 0.96（95%CI 为 0.92～0.98），但研究之间存在显著的异质性[18]。在性能方面，这些基于组织的技术对于术中切缘评估最准确，但在常规临床实践中摄取非常差。这很可能与周转时间较长、手术名单中断

和病理稳定的可用性等后勤问题有关[18]。据报道，在美国实践中使用冷冻切片将再手术率从 13.2% 降低到 3.6%[19]，尽管目前尚不清楚美国有多少比例的手术使用术中评估切缘的方法[18]。

3. 新技术

近年来，针对上述方法的局限性，探索了几种新的边缘状态评估技术，特别是对不可触及的病变和 DCIS。重要的是，这些新技术具有与传统的组织病理检查方法相似的诊断准确性。然而，在引入常规临床实践（特别是在管理的医疗系统中）之前，它们还必须在周转时间、实用性和成本方面具有更大的优势。其中一些可以检测手术标本切缘的显微恶性肿瘤，因此有可能将切缘阳性率和再切除率降低到比术中标本造影的常规方法更低的程度。这些新的评估手术边缘的方法通常涉及某种形式的电磁波，这种电磁波可以穿透标本表面到不同的深度，并且可以实时区分良恶性组织。有趣的是，最近浸润性和非浸润性癌症边缘要求的减少有利于这些新兴技术，这些技术具有有限的组织外显率，非常适合检测墨水样本边缘 1mm 范围内的癌细胞[17]。这种紧急技术包括 MarginProbe、ClearEdge 和智能刀等设备，智能刀分析了透热烟雾的电外科羽流，以确定组织的结构脂质轮廓[20-23]（图 12-3）。这可能会改善术中切缘评估和降低再次切除率，但需要进一步的技术发展来增强图像处理和促进临床应用。此外，这

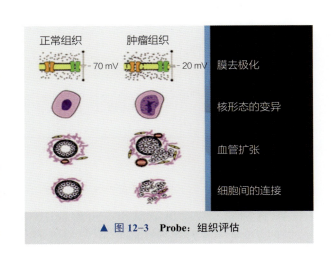

▲ 图 12-3　Probe：组织评估

些新技术必须与直接基于组织的方法（如冰冻切片和细胞学）相比较，后者比大多数其他边缘评估方法更敏感和特异。尽管如此，诸如时间、成本和可靠性等问题必须考虑到任何最终评估中，MarginProbe 和 ClearEdge 等设备可能会在手术工作量巨大的日常实践中影响临床效用。

四、肿瘤整形手术

肿瘤整形手术的出现允许广泛切除无瘤边缘的乳腺组织，这样在乳房非美容敏感区可以切除 20% 以上的乳腺体积。部分乳房重建的肿瘤保乳手术包括单纯组织动员（1 级）或局部皮瓣 / 治疗性乳房成形术（2 级）。容积移位包括剩余乳腺组织的重新排列，腺体向前推进和实质的分布。相比之下，容积置换技术以皮瓣的形式导入额外的组织，并补偿手术切除造成的容积损失。容积置换维持原乳房大小，无须调整对侧。肿瘤性乳房手术允许大量切除组织，有几份报道表明，平均肿瘤大小是常规乳房保存手术的 2 倍（2.7cm vs. 1.2cm）。此外，再切除率较低（14.6% vs. 4%）[24, 25]，阳性切缘率降低（12% vs. 21%，$P < 0.0001$），但迄今为止没有令人信服的证据表明乳腺复发率降低。也许具有讽刺的是，现在有一个最小限度的切缘要求，可以通过传统的保乳手术来实现，而不需要更复杂的 II 级手术，这通常与更宽的切缘边缘相关。Krishna Clough 将这些所谓的适应性视镜技术应用于一组 175 例连续的单灶性（n=148）和多灶性乳腺癌（n=27）患者，并报道，再手术率低，美容效果好，辅助治疗延迟最小。值得注意的是，单灶性乳腺癌（10.6%）和多灶性乳腺癌（17.2%）的边缘阳性率相当[26]。

在进行更复杂的乳房部分重建的整形手术时，必须对切除边缘进行仔细的研究。当对切缘是否阴性有疑问时，最好进行两阶段手术，首先广泛切除肿瘤，然后延迟部分乳房重建，用最薄壁穿支皮瓣或治疗性乳房成形术。在出现阳性边缘的情况下，确定相关腔表面是很重要的，并且可以在第二次手术时（在任何主要腺体重排或皮瓣移动之前）进行再次切除。乳腺放射治疗是在手术完成后 4～6 周进行的，不应被第一期和第二期手术中断。

EORTC 试验证明了单剂量增强剂量（16Gy）对局部控制经保乳治疗的单灶浸润性癌症的益处[27]。尽管局部控制有所改善，但增加剂量与潜在的不良反应有关，急性毒性和长期毒性增加。此外，对于多个同侧乳腺癌的病例，关于额外辐射剂量对乳腺组织的影响的数据也很少。后者可能涉及一个扩大的推进或两个单独的领域，为多中心癌症在一个大乳房治疗双肿块切除术。

五、结论

现在对乳腺保留手术后阴性切缘的定义已经很清楚了，最小的要求是"墨水处无肿瘤"，浸润性癌为 1mm，DCIS 为 1mm 或 2mm（表 12-1）。这些狭窄的切缘宽度促进了较低的再次切除率，节省了费用，减少了患者的焦虑和不便。有几种新兴技术可以潜在地改善术中切缘评估，从而降低再次切除率。然而，需要进一步的技术发展来增强图像处理和促进常规的临床应用。这些方法必须与直接基于组织的方法（如冰冻切片和细胞学）相比较，后者明显比大多数其他切缘评估方法更具敏感性和特异性。肿瘤整形手术允许切除手术边缘较宽的肿瘤，因此与较低的再次切除率相关，并且就同侧乳腺肿瘤复发而言，在肿瘤学上与标准保乳相当。此外，观察性研究的证据也证明了肿瘤整形外科手术治疗多发性同侧癌症的安全性。

参考文献

[1] Sarrazin D, Dewar JA, Arriagada, R et al. Conservative management of breast cancer. *Br J Surg* 1986; 73: 604–606.

[2] van Dongen JA, Voogd AC, Fentiman IS et al. Long-term results of a randomized trial comparing breast-conserving

therapy with mastectomy: European organization for research and treatment of cancer 10801 trial. *J Natl Cancer Inst* 2000; 92 (14): 1143–1150.

[3] Veronesi U, Cascinelli N, Mariani L et al. Twenty-Year follow-up of a randomized study comparing breast-conserving surgery with radical mastectomy for early breast cancer. *New Engl J Med* 2002; 347: 1227–1232.

[4] Litiere S, Werustsky G, Fentiman I et al. Breast conserving surgery versus mastectomy for stage I–II breast cancer: 20 year follow up of the EORTC 10801 phase 3 randomised trial. *Lancet Oncol* 2012; 13(4): 412–419.

[5] Benson JR. Longer term outcomes of breast conservation therapy. *Lancet Oncol* 2012; 13(4):331–333.

[6] Morrow M, Harris JR, Schnitt SJ. Surgical margins in lumpectomy for breast cancer—Bigger is not better. *N Engl J Med* 2012; 367: 79–82.

[7] Moran MS, Schnitt SJ, Giuliano AE et al. Society of surgical oncology–American society for radiation oncology consensus guideline on margins for breast-conserving surgery with whole-breast irradiation in stages I and II invasive breast cancer. *Ann Surg Oncol* 2014; 21: 704.

[8] Singletary SE. Surgical margins in patients with early-stage breast cancer treated with breast conservation therapy. *Am J Surg* 2002; 184(5): 383–393.

[9] Houssami N, Macaskill P, Marinovich ML et al. Meta-analysis of the impact of surgical margins on local recurrence in women with early-stage invasive breast cancer treated with breast-conserving therapy. *Eur J Cancer* 2010; 46: 3219–3232.

[10] Houssami N, Macaskill P, Marinovich ML, Morrow M. The association of surgical margins and local recurrence in women with early-stage invasive breast cancer treated with breast-conserving therapy: A meta-analysis. *Ann Surg Oncol* 2014; 21(3): 717–730.

[11] Rosenberger LH, Mamtani A, Fuzesi S et al. Early adoption of the SSO-ASTRO consensus guidelines on margins for breast conserving with whole breast irradiation in stage I and II invasive breast cancer: Initial experience form Memorial Sloan Kettering Cancer Center. *Ann Surgical Oncol* 2010; 23(10): 3239–3246.

[12] Jiwa N, Ayyar S, Provenzano E et al. The impact of a change in margin width on rates of re-excision following breast conserving surgery. *Eur J Surg Oncol* 2016; 42(5): S33.

[13] McCornick JT, Keleher AJ, Tikhomirov VB et al. Analysis of the use of specimen mammography in breast conservation therapy. *Am J Surg* 2004; 188(4): 433–436.

[14] Krekel NM, Haloua MH, Lopes Cardozo AM et al. Intra-operative ultrasound guidance for palpable breast cancer excision (COBALT trial): A multicentre, randomised controlled trial. *Lancet Oncol* 2013; 14(1): 48–54.

[15] Jacobson AF, Asad J, Boolbol SK et al. Do additional shaved margins at the time of lumpectomy eliminate the need for re-excision? *Am J Surg* 2008; 196(4): 556–558.

[16] Mook J, Klein R, Kobbermann A et al. Volume of excision and cosmesis with routine cavity shave margins technique. *Ann Surg Oncol* 2012; 19(3): 886–889.

[17] Bolger JC, Solon JG, Khan SA et al. A comparison of intra-operative margin management techniques in breast conserving surgery: A standardized approach reduces the likelihood of residual disease without increasing operative time. *Breast Cancer* 2015; 22(3): 262–268.

[18] St John ER, Al-Khudairi R, Ashrafian H et al. (2017) Diagnostic accuracy of intraoperative techniques for margin assessment in breast cancer surgery: A meta-analysis. *Ann Surg* 2017; 265(2): 300–310.

[19] Boughey JC, Hieken TJ, Jakus JW et al. Impact of analysis of frozen section margin on re-operation rates in women undergoing lumpectomy for breast cancer: Evaluation of the national surgical quality improvement program data. *Surgery* 2014; 156(1): 190–197.

[20] Thill M. MarginProbe: Intraoperative margin assessment during breast conserving surgery by using radiofrequency spectroscopy. *Expert Rev Med Devices* 2013; 10(3): 301–315.

[21] JM Dixon, Renshaw L, Young O et al. Intra-operative assessment of excised breast tumour margins using ClearEdge imaging device. *Eur J Surg Oncol* 2016; 42: 1834–1840.

[22] St John E, Rossi M, Balog J et al. Real time intraoperative classification of breast tissue with the intelligent knife. *Eur J Surg Oncol* 2016; 42(5): S25.

[23] St John E, Balog J, McKenzie JS et al. Rapid evaporative ionisation mass spectrometry of electrosurgical vapours for the identification of breast pathology: Towards an intelligent knife for breast cancer surgery. *Breast Cancer Res* 2017; 19(1): 59.

[24] Losken A, Dugal CS, Styblo TM, Carlson GW. A meta-analysis comparing breast conservation therapy alone to the oncoplastic technique. *Ann Plast Surg* 2014; 72(2): 145–149.

[25] Chakravorty A, Shrestha AK, Sanmugalingam N et al. How safe is oncoplastic breast conservation? A comparative analysis with standard breast conserving surgery. *Eur J Surg Oncol* 2012; 38(5): 395–398.

[26] Clough KB, Ganveia PF, Benyahi D et al. Positive margins after oncoplastic surgery for breast cancer. *Ann Surg Oncol* 2015; 22(13): 4247–4253.

[27] Bartelink H, Maingon P, Poortmanns P et al. Whole breast irradiation with or without a boost for patients treated with breast conserving surgery for early breast cancer: 20 year follow up of a randomized phase 3 trial. *Lancet Oncol* 2015; 16(1): 47–56.

第 13 章　放疗前的 II 期肿瘤整形修复手术

Delayed oncoplastic repair—before radiotherapy

Maurice Y. Nahabedian　著

本章概要

　　不是所有的外科医生都能在术中就得到关于肿瘤切缘的可靠病理评估结果，但是大部分患者在术前都会进行钼靶和超声检查，这些检查可以帮助决定进行肿瘤整形修复手术的恰当时机。外科医生如果考虑利用皮瓣修复乳房缺损，等术后明确肿瘤切缘为阴性再进行修复手术，会更合适。不管何种情况，先进行保乳手术，再在放疗前进行延迟整形修复，都是一个明智的选择。但手术的时机应尽量在部分乳房切除术后数周之内，这样放疗就不会因为修复手术而延迟。

　　乳腺肿瘤整形外科手术已经得到乳腺外科和整形外科医生的广泛接受。与单纯的肿块切除或部分切除的保乳手术相比，肿瘤整形手术显示出更少的乳腺外形轮廓的畸形，有效改善了双侧乳腺外观的对称性问题[1-3]；而与乳房切除术和放疗相比，肿瘤整形手术并发症更少[4]。与放疗后进行的整形修复手术相比，放疗前的整形修复手术效果更好，外形更佳[1]。

　　肿瘤整形外科手术的目的是在施行肿瘤切除手术的同时对缺损进行修复，以求尽可能地减少乳房外形的变形，减少手术的并发症，同时改善临床预后。关键是要争取在放疗治疗前，不论是即刻整形修复还是放疗前的延迟整形修复，都要优于放疗后的修复效果。本章将会就以下 4 个方面展开讨论，即放疗前的延迟修复和即刻整形修复相比的优缺点、病理边缘评估的作用、肿瘤整形修复的手术方法和最佳时机的重建差异。

一、与放疗前即刻修复的比较

　　对部分切除手术后的缺损进行修复，可以采用组织替代的方法，如乳房缩小整形术、邻近组织的重整、乳房上提固定术，也可以采用组织移位的技术，如局部皮瓣[5-7]。到底是选择即刻整形修复，还是放疗前的延迟修复，主要取决于术中肿瘤切缘的病理评估的可信度。即刻修复的优点是患者只需要进行一次手术，需要承担很小的风险，可能术后切缘病理结果为阳性，需要行补救性的全乳切除术。而放疗前的延迟修复完全不用考虑最后的肿瘤切缘结果带来的影响。只要明确了肿瘤的切缘结果，就可以采用组织替代或组织移位的技术进行第二次修复手术，避免了全乳切除术。第二次手术理论上应尽可能在 2 周之内完成，但是，各个地区因环境的因素各有不同。关键问题是要看这两组在肿瘤疗效和乳房外形上临床效果有没有区别。

　　这里有两项研究对不同时机的修复手术的治疗效果做了评估和对比。Patel 和他的同事研究了 16 例进行修复手术的患者，其中 5 例是行即刻修复手术，6 例是行放疗前的延迟肿瘤修复，5 例在放疗完成后行乳房缩小整形术[8]。他们的平均间隔时间为 0 天、49 天和 734 天。在 5 例即刻整形修复患者中，有 2 例最终切缘阳性，作为补救进行了全乳切除术（40%）。6 例延迟整形修复患者中，有 1 例最后局部复发，进行了全乳切除术（16.7%）。对手术后 3/4 的患者进行了生活质量量表分析，三组间没有统计学差异。但是，表中总分和各项评分都是即刻修复组最高，延迟修复组其次，放疗后修复组最差，除了生理状况这一项，是延迟修复组最高（表 13-1）。

Losken 在近期一个更大的队列研究中回顾了 160 例患者，其中即刻修复组有 117 例，延迟修复组有 28 例，放疗后修复组 25 例（表 13-2）。即刻修复组的平均得分为 1.2，而延迟修复组为 2.4，两者有统计学差异[9]（$P < 0.001$）。延迟修复组的平均间隔时间为 0.7 天。即刻组和延迟组的总并发症发生率分别是 20.5% 和 33.3%。两组最常见的并发症是愈合延迟、双乳不对称和乳房畸形。

二、肿瘤切缘的病理评估结果的影响

虽然存在肿瘤切缘模棱两可和阳性的问题，肿瘤整形手术仍是整个保乳治疗中极具价值的一项技术。容易引起争议的原因是由于缺少对肿瘤阴性切缘的明确定义。通常阳性切缘是指在样本切缘上可以看到癌细胞，或是距切缘 < 1mm 处有癌细胞累及；阴性切缘指肿瘤和正常细胞之间 > 1mm。但是切缘宽度在 1～2mm 时常常被认为切缘较近。

不同的研究评估了肿瘤切缘阳性和再切除手术、乳房切除术的关系。Kaur 和同事选取了 30 名行象限切除术和 30 名行肿瘤整形切除术的女性做前瞻性对比，发现肿瘤整形组切除了更多的组织量（200g vs. 118g；$P=0.16$），

表 13-1 利用 Breast-Q 量表对即刻整形修复、延迟 - 即刻整形修复和延迟整形修复进行的患者满意度对比

	总得分	即刻整形修复	延迟 - 即刻整形修复	延迟整形修复	P
乳房满意度	3.67	3.83	3.72	3.49	0.26
手术结局满意度	2.67	2.83	2.68	2.52	0.55
心理健康	4.23	4.41	4.29	4.03	0.73
性健康	3.58	3.67	3.6	3.5	0.67
躯体健康	4.29	4.31	4.5	4.04	0.42

引自 Patel, K. et al., *Plast. Reconstr. Surg.*, 127, 2167–2175, 2011.

表 13-2 即刻修复、延迟 - 即刻修复和延迟修复的手术并发症和患者满意度

	总数	即刻修复	延迟 - 即刻修复	延迟修复	P
例数	160	117	18	25	
并发症发生率	28.10%	20.50%	33.30%	60%	0.001
感染	5%	3.40%	0	16%	0.019
脂肪坏死	1.90%	0.90%	0	8%	0.047
满意率	69.80%	72.80%	68%	61.80%	NS
外形满意率	62.50%	63.90%	54.60%	58.80%	NS

引自 Ergo, F.M. et al., *Plast Reconstr Surg.*, 135, 963–971, 2015.

肿瘤切缘阳性率和较近切缘率更少（16.7% vs. 43.3%，*P*=0.5）[10]。Giacalone 对比了 43 例单纯行象限切除术的女性和 30 例行肿瘤整形重建手术的女性患者，发现单纯象限切除组的手术切缘超过 5mm 的比率是 42%，而肿瘤整形组是 67%（*P*=0.3）[11]。Fitoussi 及其同事在对 540 例连续肿瘤整形手术的回顾研究中显示，19% 的病例有不完全切除，其中一半需要完全乳房切除术，相当于所有患者的 10%[12]。Losken 等[13] 回顾 20 例经过肿瘤整形手术的女性患者，报道的再切除手术率为 15%，而 Kronowitz 等[14] 报道的阳性切缘占 7%，这些患者后来都接受了乳房切除术。虽然术后的阳性切缘的可能性总的来讲是低的，但研究表明也确实是有 5%～20% 的患者可能会出现肿瘤距切缘太近，或者是切缘有肿瘤累及的情况[12, 15]。

Losken 及同事为了解决肿瘤切缘的问题设计了试验，分别评估了两组乳腺切除手术患者的切缘情况[13]。其中，一组患者在切除肿瘤的同时进行即刻乳房整形手术，另一组单纯行肿瘤切除术。阳性切缘被定义为距切缘 1mm 以内有肿瘤累及（表 13-3）。研究对比了两组切除标本的重量分别为 161g vs. 57.3g（*P* < 0.001），阳性切缘比率分别为 24.1% vs. 41%，*P*=0.01。另外，两组的所有标本肿瘤距切缘的平均最近距离分别为 4.3mm vs. 2.8mm，*P*=0.01，也是

肿瘤整形组表现更好。同时它还有着更低的再切除手术率（12% vs. 25.9%，*P*=0.01）和更低的乳房全切手术率（2.4% vs. 9.4%，*P*=0.05）。肿瘤整形组降低了 50%（OR：0.47；95%CI 0.26～0.87，*P* =0.02）的阳性切缘（切缘 < 1mm）风险 和 60%（OR：0.41；95%CI 0.19～0.88，*P* =0.02）的再切除手术风险。因此，与单纯肿瘤切除术相比，通过肿瘤整形手术获得更宽的切缘，可以降低切缘阳性率，减少再次手术风险。

有很多方法可以帮助术中评估不可触及肿块的切缘。大多数外科医生会选择在钼靶引导下放置定位导丝（图 13-1），导丝的尖端指向肿瘤（图 13-2）。切除标本后用墨迹对切缘染色（图 13-3 和图 13-4），标记出上下内外侧切缘送病理学检查。标本通过拍片确定肿瘤和定位导丝的位置（图 13-5）。一旦放射科和病理科都确认切缘干净，就可以在残腔的四周放置定位的小夹子或小珠子，为放疗定位（图 13-6）。

对于范围较广、比较弥散的病灶，延迟整形修复可以有效地降低术后阳性切缘的发生率[14, 16]。有时术中冰冻切片会出现模棱两可的结果，或者是碰到肿瘤太大，多个病灶。Patel 等报道延迟修复组和即刻修复组相比阳性切缘率更低（0% vs. 40%）。不过这是一个很早期的小样本量研究结果。其他人的研究中肿瘤整形组的阳性切缘率（< 1mm）为 24%[13]。另一个

表 13-3　肿瘤整形手术和保乳手术的手术切缘对比

	肿瘤整形手术	肿瘤切除术	*P*
病例数	83	139	
切除组织重量	161g	57.3g	< 0.001
浸润性癌切缘距离	5.3mm	3.3mm	0.01
肿瘤距切缘最近距离	4.3mm	2.8mm	0.01
切缘阳性率（< 1mm）	24.10%	41.00%	0.01
再切除手术率	12%	25.90%	0.01
乳房全切手术率	2.40%	9.40%	0.05

引自 Losken, A. et al., *Aesthet Surg J.*, 34, 1185–1191, 2014.

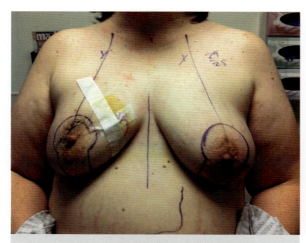

▲ 图 13-1　术前利用定位导丝对肿瘤进行定位

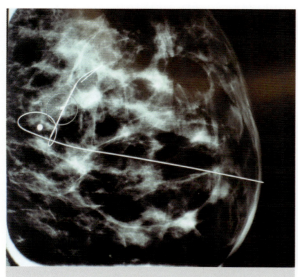

▲ 图 13-2　钼靶显示肿瘤在定位导丝的尖端

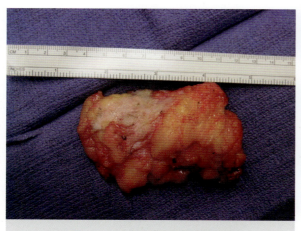

▲ 图 13-3　手术中切除的乳腺组织标本

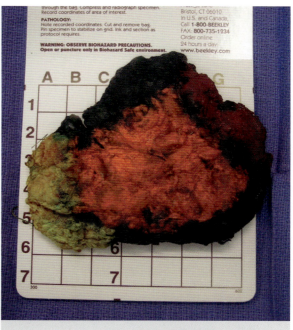

▲ 图 13-4　术中墨迹染色乳腺组织标本切缘

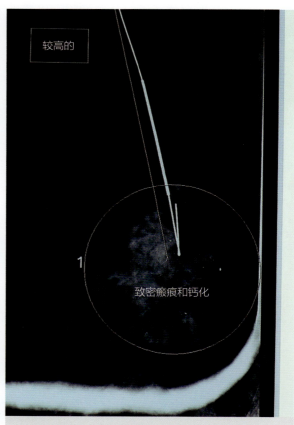

▲ 图 13-5　术后切除组织标本和定位导丝钼靶拍片显示肿瘤被完整切除

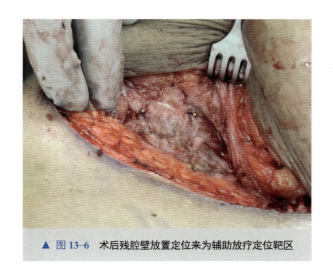

▲ 图 13-6　术后残腔壁放置定位来为辅助放疗定位靶区

病理检验。设计腺体蒂使其可以旋转至缺损部，完美地填充残腔。对侧乳房的缩小整形术全部按照整形的标准原则进行，依照对侧乳房的大小利用常规的整形缩乳手术技巧进行。图 13-7 至图 13-11 展示了一个延迟 - 即刻修复的病例。

　　当计划用背阔肌肌皮瓣或者是胸背动脉穿支皮瓣进行延迟 - 即刻修复时，开始手术前应做好术前标记。先切开原手术切口，明确肿瘤切除缺损的位置和大小，清除血清肿，同时可以切除残腔的表面组织。评估缺损的体积，检查原手术切除组织的重量。一旦切除完瘢痕组织，调整患者至上身直立位来评估乳房的外形

角度来看，区分切缘阳性和局部复发也很重要。在这些患者中，有 1 例进行延迟整形修复手术的患者出现了局部复发，最后进行了全乳切除术。

三、修复手术方式选择的不同

　　本节回顾即刻整形修复和延迟整形肿瘤修复乳房重建手术方式的不同。即刻修复手术必须要术前对肿瘤进行导丝定位，通常没有瘢痕组织需要切除，乳房轮廓更自然，腺体结构也不紊乱。延迟修复手术中，肿瘤已经被切除，通常会有少许乳房外形畸形伴有轻到中度的瘢痕组织形成，在切除部位经常可以看到血肿形成。这两种方式都是在放射治疗前进行。

　　计划进行延迟 - 即刻修复缩小整形手术时，皮肤标记画线可以用倒 T 形切口或者小瘢痕的切口（a short scar pattern）。选择何种腺体蒂主要决定于肿瘤切除术后缺损的位置和象限。原始切除组织标本的重量需要明确计算在内。通常当原手术区在计划的手术切口以内，原手术残腔的瘢痕组织需要一并切除，有时在计划的手术切口以外也会切除残腔的瘢痕。乳晕用模具画出直径 38～45mm 的圆，蒂的设计要优先保障乳头 - 乳晕的血供和成活。通常蒂是朝向缺损处。确定原手术区缺损的位置，清除局部的血肿和积液，切除残腔周围的瘢痕组织，送

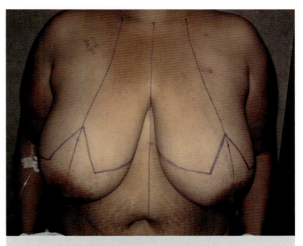

▲ 图 13-7　患者乳房肥大，左侧肿瘤已经切除，准备接受延迟 - 即刻修复乳房成形术。术前已在皮肤做好倒 T 形手术切口标记

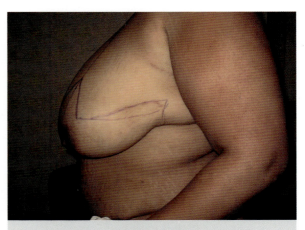

▲ 图 13-8　术前侧面照显示原手术切除的部位

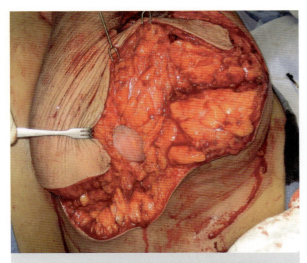

▲ 图 13-9 术中照片显示原肿瘤切除术后留有的残腔

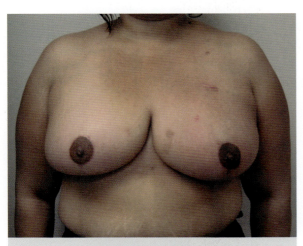

▲ 图 13-10 双侧乳房修复整形术后放疗前照片

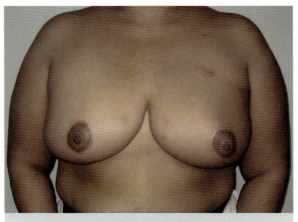

▲ 图 13-11 双侧乳房修复整形术后放疗后照片

轮廓。然后调整患者为侧俯卧位，方便获取皮瓣，这些都是常规取皮瓣操作。可以取一整个背阔肌肌皮瓣或者是一部分肌皮瓣，创建皮下隧道，皮瓣经通道移到乳房缺损区。有的时候需要留一小块皮岛用于做术后监测，其他的去表皮后填充在里面。

四、肿瘤修复整形手术时机的选择

肿瘤整形修复手术时机的选择最终取决于初次手术时的切缘结果。最终相关因素还包括乳房外形轮廓、患者的满意度、是否需要再次手术、是否需要行乳房全切术。关于保乳手术后行乳房缩小整形修复手术伴随的不良并发症，Spear 等报道有 32% 患者（5/18 例）可能会有伤口延迟愈合、表面感染、少量的皮肤坏死，或者更严重的并发症，如严重的脂肪坏死需要皮瓣重建手术来修复[17]。研究者将放疗前的乳房整形修复和背阔肌肌皮瓣修复手术与放疗后相比，放疗前组有明显的优势。Kronowits 等报道的即刻修复组和延迟修复组的并发症发生率分别是 26% 和 42%[6]，在即刻组中皮瓣组的并发症发生率比乳房缩小整形术组的并发症发生率高，同时乳房缩小整形术组中有 57% 的患者获得了好和极好的外形效果，而皮瓣组是33%。Munhoz 及同事做了一个相似的研究，他们报道的即刻组和延迟组的并发症发生率分别是 22.6% 和 31.5%[2]，两组中最严重的并发症都是皮肤坏死，分别是 7.5% 和 18.4%。

从肿瘤治疗效果来看，即刻和延迟－即刻修复手术都是安全可行的方法。Losken 连续研究了 86 例行肿瘤整形修复手术的乳腺癌患者，DCIS 和浸润性乳腺癌都包括在内，追踪她们手术一侧的乳腺癌复发率，平均随访时间 4.5 年，其中有 6 例在原手术瘤床区复发，1 例在非手术瘤床区复发[18]。5 年局部复发控制率原位癌组为91%，浸润癌组为 93%。有趣的是在这一系列患者中，所有最终接受补救性的全乳切除术的患者都有手术切缘持续阳性。这提示对于病变范围广泛的 DCIS、导管内病变和钙化患者来说，部分切除术后选择延迟 – 即刻修复手术可能更有利，因为这些特征预示阳性切缘的可能性很高。

比较即刻和延迟 – 即刻修复手术的患者满意度和外形轮廓，两组间没有统计学差异[9]。一项研究包括 61 例即刻手术修复和 15 例延迟 – 即刻修复行乳房缩小整形手术，患者的满意度分别是 72.8% 和 68%（表 13–2）；两组的平均外形效果分别是 63.4% 和 56.5%，也没有统计学差异。所以，从外形效果和患者满意度来看，无论是即刻修复还是延迟 – 即刻修复都没有太大差别，有差别的是修复手术是否是在放疗前进行。

五、总结

总之，不论是即刻修复还是延迟 – 即刻修复肿瘤整形手术都是可以接受的。延迟 – 即刻修复中肿瘤的切缘结果确定，对于病变广泛的 DCIS，或是弥漫的导管内病变、钙化，或者是术中切缘病理情况不确定的患者，推荐考虑即刻—延迟修复。理想的间隔时间约为 2 周。

参考文献

[1] Losken A, Pinell-White X, Hodges M, Ergo FM. Evaluating outcomes after correction of the breast conservation therapy deformity. *Ann Plast Surg* 2015; 74: S209–S213.

[2] Munhoz AM, Aldrighi CM, Montag E. Outcome analysis of immediate and delayed conservative breast surgery reconstruction with mastopexy and reduction mammaplasty techniques. *Ann Plast Surg*. 2011; 67(3): 220–225.

[3] Losken A, Dugal CS, Styblo TM, Carlson GW. A meta-analysis comparing breast conservation therapy alone to the oncoplastic technique. *Ann Plast Surg* 2014; 72: 145–149.

[4] Peled AW, Sbitany H, Foster R, Esserman LJ. Oncoplastic mammoplasty as a strategy for reducing reconstructive complications associated with postmastectomy radiation therapy. *Breast Journal*, 2014; 20(3): 302–307.

[5] Kronowitz SJ, Hunt KK, Kuerer HM et al. Practical guidelines for repair of partial mastectomy defects using the breast reduction technique in patients undergoing breast conservation therapy. *Plast Reconstr Surg*. 2007; 120:1755–1768.

[6] Kronowitz SJ, Feledy JA, Hunt KK et al. Determining the optimal approach to breast reconstruction after partial mastectomy. *Plast Reconstr Surg*. 2006; 117(1): 1–11.

[7] Losken A, Styblo TM, Carlson GW et al. Management algorithm and outcome evaluation of partial mastectomy defects treated using reduction or mastopexy techniques. *Ann Plast Surg*. 2007; 59:235–242.

[8] Patel KM, Hannan C, Gatti M, Nahabedian MY. A head to head comparison of quality of life and aesthetic outcomes following immediate, staged-immediate, and delayed oncoplastic reduction mammaplasty. *Plast Reconstr Surg*. 2011; 127(6): 2167–2175.

[9] Egro FM, Pinell-White X, Hart AM, Losken A. The use of reduction mammaplasty with breast conservation therapy: An analysis of timing and outcomes. *Plast Reconstr Surg*. 2015; 135(6): 963–971.

[10] Kaur N, Petit JY, Rietjens M et al. Comparative study of surgical margins in oncoplastic surgery and quadrantectomy in breast cancer. *Ann Surg Oncol*. 2005; 12(7): 539–545.

[11] Giacalone PL, Roger P, Dubon O et al. Comparative study of the accuracy of breast resection in oncoplastic surgery and quadrantectomy in breast cancer. *Ann Surg Oncol*. 2007; 14(2): 605–614.

[12] Fitoussi AD, Berry MG, Fama F et al. Oncoplastic breast surgery for cancer: Analysis of 540 consecutive cases. *Plast Reconstr Surg*. 2010; 125:454–462.

[13] Losken A, Pinell-White X, Hart AM, Freitas AM, Carlson GW, Styblo TM. The oncoplastic reduction approach to breast conservation therapy: Benefits for margin control. *Aesthet Surg J*. 2014; 34(8) 1185–1191.

[14] Kronowitz SJ. Practical guidelines for repair of partial mastectomy defects using the breast reduction technique in patients undergoing breast conservation therapy: Reply. *Plast Reconstr Surg*. 2008; 122:676–677.

[15] Rietjens M, Urban CA, Rey PC et al. Long-term oncological results of breast conservative treatment with oncoplastic surgery. *Breast* 2007; 16:387–395.

[16] Song HM, Styblo TM, Carlson GW et al. The use of oncoplastic reduction techniques to reconstruct partial mastectomy defects in women with ductal carcinoma in situ. *Breast J*. 2010; 16:141–146.

[17] Spear SL, Rao SS, Patel KM, Nahabedian MY. Reduction mammaplasty and mastopexy in previously irradiated breasts. *Aesthet Surg J*. 2014; 34(1): 74–78.

[18] Eaton BR, Losken A, Okwan-Duodu D et al. Local recurrence patterns in breast cancer patients treated with oncoplastic reduction mammaplasty and radiotherapy. *Ann Surg Oncol*. 2014; 21:93–99.

编 者 按

在过去的 15 年里，在肿块切除后，对早期乳腺癌患者进行肿瘤整形修复手术的情况出现了爆发性的增长。我主治医师时的经历还历历在目，但现在的患者已不用去经历这些。患者的乳房在放疗后出现严重的外形畸形，这些患者想要寻求的是一种简单、不复杂的解决办法，结果却因为放疗的影响只能接受皮瓣的修复手术。不管怎么说，这些都不是患者想要的解决办法，否则她们就不会在一开始选择保乳手术而不是乳房全切术。这些患者、这些情形现在慢慢地再也不会有了。多亏了许多乳腺外科医生和整形外科医生的先驱工作，也多亏了他们不断地努力教育同僚、传播这些知识给患者，使严重的乳房畸形今天越来越少见了。第 11 至 13 章就是这些世界领先的专家们最新的知识，希望读者能接受这些原则，学习这些技巧，同时也向其他的人传递这些知识和技巧。

Silverstein 医生是这个领域的佼佼者，与他一起的还有 Krishna Clough 和 Steven Kroll。Silverstein 医生认为"这些极度地肿瘤整形手术"适合于常规保乳手术不能满足的患者，并坚定地认为这种手术与乳房切除术相比，能为患者提供更好的生活质量。在很多方面我都同意他的意见，虽然保留乳头的乳腺切除术合并即刻乳房重建可以避免大部分患者的放疗，在现代高超的手术技术和医疗材料应用下，同样能提供优异的治疗效果。另外，相对于这个章节的其他作者，Silverstein 更喜欢对随后需要放疗的乳房体积大的患者进行这种保乳手术，他认为这样可以有更好的美容效果、更少的并发症。

Robert Douglas Macmillan 医生代表了欧洲的观点，他提供了一个分类列表，通过乳房切除体积在乳房体积中占比大小，帮助选择最合适的修复手术方式，并且把它和患者满意度相关联。相对于我的美国观点不同，我选择专注于修复方式的区别，Wise 切除方式和垂直切口方式的区别。与 Silverstein 一样，我倾向于推荐乳房体积大的患者，晚期乳腺癌患者选择部分切除而不是全乳切除，肿瘤整形修复手术可以提供安全可行的肿瘤切除范围，这种保乳手术方式可能可以提供更好的治疗效果，同时减少并发症的发生。一般情况下，这种乳房体积巨大的患者经历了乳房全切和重建手术后，即使只是最简单的全切后扩张器植入手术，术后短期内和长期恢复都不如行肿瘤整形修复的保乳手术患者。

Dixon 医生强调的重点是行肿瘤整形修复手术患者的切缘阳性率（约 5%）远低于常规的肿块切除保乳手术切缘阳性率（高达 20%）。同时他还提倡对于合适的患者增加新辅助化疗的应用，这样不仅可以增加保乳手术的可行性，还可以减少乳房全切的风险。此外，他还喜欢在肿瘤修复手术的同时行对侧乳房的对称性整形手术。相比之下，对于行 Wise 切口肿瘤修复整形手术的患者，我更喜欢在放疗结束后 6 个月再行对侧的对称性整形手术，这样的乳房可以获得更好的对称性效果；对于行其他方式的肿瘤整形修复手术，包括垂直切口肿瘤整形手术，我和 Dixon 一样，会在肿瘤修复手术的同时行对侧乳房的手术，因为相对于 Wise 切口可以设计下方血供的腺体蒂，在这些方式里可以移动的腺体组织是有限的。对侧的乳房可以简单地通过减少脂肪组织改变外形，还可以合并应用乳头周围去上皮化来重置乳头的位置。经过修复和放疗的乳房还可以通过脂肪干细胞移植来改变乳房的容量，脂肪移植还可以减少腺体瓣的收缩，出于这种目的即使乳房容量足够也可以考虑脂肪移植。

Song 医生是利用胸背动脉穿支皮瓣行乳房重建领域的专家，他在这一章节为大家在皮瓣修复重建方面提供了睿智全面的知识。虽然如此，对于在乳房部分切除后即刻行皮瓣重建手术，考虑到术后可能出现的切缘阳性结果和可能转行完全乳房切除术，我有不同意见。如果部分切除术时皮瓣就已经游离至缺损区，随后发现切缘阳性，那时只能再次手术切除，没有任何可以用来补偿损失的腺体容量。我有一次这样的个人经历，在知道切缘阳性后，赶在皮瓣和周围腺体组织整合在一起前紧急返回手术室。

在一次进行即刻胸背动脉穿支皮瓣修复的时候发现肿瘤切缘广泛阳性，需要行全乳切除术。在得知病理组织结果后，患者立刻返回手术室，我及时展开胸动脉穿支皮瓣，在全乳切除后完成了植入物重建的即刻乳房重建术。当然在这个特殊病例里乳房全切后不需要行放疗。但是，我还是要强调，对于行即刻皮肤腺体瓣肿瘤整形修复的病例，在知道切缘阳性的最终病理结果后，我会尽可能第一时间进行再次手术。我会重新打开修复的组织，暴露最初的缺损区，让乳腺肿瘤外科医生在阳性切缘区重新进行切除。

Hamdi 医生是利用局部穿支皮瓣进行部分乳房修复手术的革新者，他为大家提供了详细的解剖，讲解了患者的部位、技术技巧，还有可能的问题与陷阱。Maurice Nahabedian 最先倡导在肿瘤部分切除术后，约等待 2 周，在最终病理结果明确后再行延迟肿瘤修复手术。他提供了精彩的回顾分析，对比了放疗前的即刻修复和延迟—即刻修复患者的生

活质量和并发症发生率。这些研究结果中即刻组表现更好。但是，在最终病理结果明确之前等待结果再行肿瘤修复手术永远是最安全的选择，尤其是术中无法评估肿瘤切缘的时候，或者是存在广泛的微钙化和多中心病灶的时候。

第 14 章　放疗后的 II 期肿瘤整形修复手术

Delayed oncoplastic repair—after radiotherapy

本章概要　许多患者在放疗后仍需要接受局部皮肤修复手术。患者在接受放疗后，对于相对较小的缺损可以使用经皮针松解和连续脂肪移植修复的方法，但通常还是需要一个较大面积的皮瓣进行修复手术。大多数患者不愿意接受皮瓣修复手术，这也是他们更倾向选择保乳术的原因之一。此外，由于许多患者接受了保留皮肤的乳房切除术，且乳房皮肤受到照射后收缩变形，所以在修复手术时，必须用皮岛来代替乳房缺损的皮肤。另外，这些皮瓣（肋间或胸背动脉穿支皮瓣）的质地和颜色可能与乳房的皮肤存在差异。肿瘤整形修复的进展应能防止放疗后需要修复的畸形。

一、不同时期修复的对比

Charles M. Malata, Alexandra Bucknor

Chidi Ekwobi　著

（一）放疗后的延期修复与放疗前的即刻或延期修复的比较

1. 概述

肿瘤整形保乳手术可分为 I 期（即刻）手术和 II 期（延期）手术，放疗时机对后续修复的影响至关重要。后者可在与放疗相关的不同时期进行。

(1)"即刻－前"：患者在施行放疗前，接受保乳手术同时完成 I 期重建。

(2)"延期－前"：患者在放疗前，保乳手术结束后再接受 II 期重建。重建手术一般在保乳术后的 2～3 周内施行，此时临床医师也有明确的病理结果[1]。

(3)"延期－后"：放疗后的 II 期重建手术，通常是在放疗后数月或数年后施行。

2. 即刻－前

情况允许下，局部乳房重建术应该在患者

接受放疗前与保乳手术同时完成。如果患者在接受传统的保乳手术后乳房外观的美容效果不佳，这种放疗前的 I 期重建手术是值得被推荐的。例如，乳房下内侧象限是一个高风险解剖部位，切除该处的肿瘤很有可能造成乳房外形的扭曲，而且局部残留的多余组织在体表看起来是很明显的。虽然 I 期乳房重建手术能使患者获得最大（临床）效益（和美容效果），但术中要求通过对标本的冰冻切片分析确认标本四周无肿瘤细胞。如果不能确定完整切除肿瘤，只能改行 II 期乳房重建术。这往往与更好的美容效果有关，因为乳房的颜色和质地相似，不涉及对辐射组织的处理。

局部乳房重建应该尽可能在患者接受任何形式的放射治疗前，与保乳手术同时施行。对照射部位的组织进行手术有几个好处，其中包括提高重建组织的存活率，增强局部组织的柔韧性，局部或穿支皮瓣重建更容易，减少并发症。Egro 等报道与 II 期重建相比，I 期乳房重建手术的并发症更少（20.5% vs. 60.0%），发生双侧乳房不对称的问题更少（8.5% vs. 24%），需要再次重建手术的频率也更低（1.2% vs. 2.2%）[2]。

另一个重要的优势与患者麻醉苏醒时拥有重建乳房（仍然有两个乳房）的心理益处有关[3]。

需要协调联合整形、肿瘤、乳房和整形手术的实施计划，这可能会导致手术时间的延误。如果冰冻切片上的切缘为阳性，I 期重建手术可能会被中止。Motwani 等在一项试验（112 例）中发现，在接受 I 期乳房重建术的患者中，有接近一半（52%）的患者最后拒绝接受放疗；而没有施行重建术的患者中只有 7% 的人拒绝了放疗。这些妥协的放射治疗计划包括减少胸壁覆盖率和增加肺和心脏暴露[4, 5]。

3. 延期－前

"延期－前"放射治疗重建是在保乳手术获取明确的组织学结果后，但在放射治疗开始之前进行的。这种方法适用于那些不确定是否能从 I 期重建中获益的情况。这种标本切缘的组织学结果是即刻－前方式的主要优势，避免了切缘阳性时 I 期局部乳房重建的损失。从放射治疗对组织的外科影响的角度来看，"延期－前"放射治疗也比"延期－后"放射治疗更可取，从而使涉及实质重排的体积移位技术变得可行（图 14-1）。

这类患者也可能包括那些认为 I 期重建是不合适的，或者可能被患者拒绝了，但由于美容效果不佳而需要重建的患者。

4. 延期－后

本主题已在第 13 章中讨论。

（二）重建的意义：局部或全部乳房照射

1. 概述

保乳手术后采用全乳房外照射，以降低早期浸润性乳腺癌患者局部复发的风险。在选定的病例中，对肿瘤部位的整个乳房实质进行增强照射[6, 7]。

全乳房照射的另一种选择是局部乳房照射，其中肿瘤床周围的组织是靶向的[8]。欧洲医学肿瘤学会建议，局部复发风险较低的患者可以考虑使用加速部分乳房照射，包括那些"单中心性、单灶性、淋巴结阴性、非小叶性乳腺癌，最大可达 3cm"的患者。尽管如此，长期随机试验的结果仍在随访中[7]。

2. 实施放射治疗的方法

(1) 体外放射治疗：传统的外照射治疗是在乳腺的大范围内进行的。多组分的使用降低了急性不良反应的发生率，提高了疗效。外照射放射治疗可以对整个或部分乳房进行。全乳腺放疗的常规放疗方案通常包括 40～50Gy 的剂量，在 3 周或 5 周内以 2～2.67Gy 的比例进行[9]。

(2) 乳腺内放射治疗：术中放射治疗允许使用单一放射治疗剂量[10]。基于 TARGIT 试验的靶向术中放疗是在肿瘤切除后立即进行的，当一个装有放射源的施药器放置在肿瘤床上长达 30min。20Gy 照射到肿瘤床，肿瘤床在手术腔外 1cm 处衰减到 5～7Gy，因此保留了剩余的乳腺组织[10]。一项涉及 3451 名患有早期浸润性导管癌（肿瘤大小高达 2.5cm）的女性的随机试验发现，在中位随访 5 年的时间里，使用 TARGIT 治疗同侧乳腺癌的复发率明显高于外照射组。然而，术中组的复发率位于预先定义的非劣效性检验的范围内，TARGIT 组的非乳腺癌死亡发生率显著降低。此外，该研究还表明，TARGIT 与 3 级或 4 级放疗相关的并发症明显少于外照射放疗[10]。

使用近距离放射治疗的乳房内放疗是另一种将辐射直接传送到肿瘤床的方法。在麻醉状态下，将带有外部组件的施药器放入肿瘤床中。患者随后被连接到一台机器上，机器通过涂抹器将放射性金属珠子输送到乳房，患者作为住院患者在几天内接受这种治疗。

(3) 结合的方法：在选定的病例（即确诊组织学上有广泛淋巴血管侵犯的 50 岁以下患者）中，标准外照射结合加大剂量进行治疗——"三项评估全乳腺放疗后肿瘤床强化的随机对照试验显示，对于侵袭性肿瘤患者，增强剂量的提供虽小，但在统计学上有显著意义"（放射治疗剂量分级指南）。

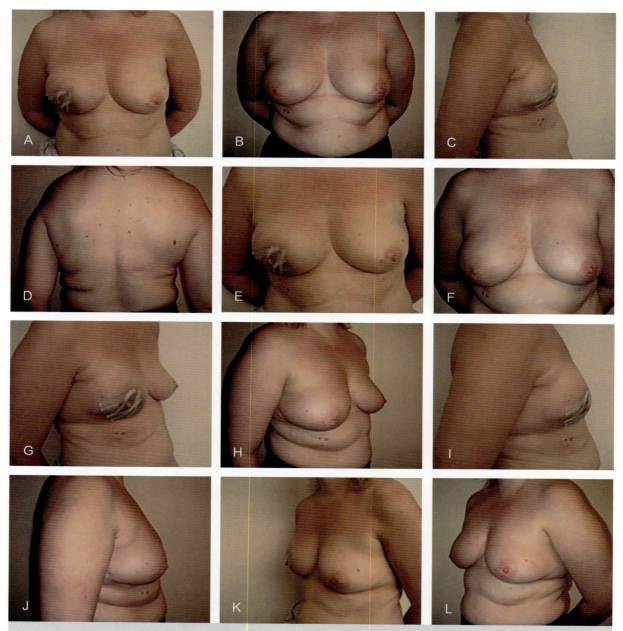

▲ 图 14-1　延期 - 即刻（延期 - 前）背阔肌皮瓣局部乳房重建术

这位 47 岁的未产妇需要进行 2 次肿块切除术，以获得右侧乳房侧方向肿瘤部位的清晰边缘。广泛的局部切除是在不牺牲乳头 - 乳晕复合体的情况下，通过乳晕周围外侧切口和球拍外侧延伸进行的。全埋的背阔皮瓣用于重建保乳手术缺损——大部分由去上皮化的皮肤、皮下和筋膜下脂肪与肌肉结合提供。值得注意的是，术后 18 个月和放疗后轮廓畸形得到了极好的矫正。9 年后，患者仍无病

3. 放射治疗对乳腺的影响及其与重建和对侧手术的关系

放射治疗对乳腺组织有深远的影响，最初导致全身水肿（图 14-2）、皮肤红斑，然后是色素减少或过度沉着、毛细血管扩张和萎缩。

随后，乳腺实质经历纤维化和回缩。

放疗后，乳房可能会增大，因为淋巴引流受损导致慢性水肿，或者由于放疗引起的脂肪坏死、纤维化和随后的萎缩[11] 而变小，两者都会导致术后不对称[11]。放疗往往会使乳房变得更坚硬、

更僵硬，以后很难重塑（图 14-3）[12, 13]。

重建选择取决于 3 个关键因素：①缺损的体积与剩余乳腺组织的体积之比；②缺损的位置；③可用的局部组织[14-17]。应该注意的是，受辐射的乳房未来可能需要进一步的外科手术。此外，在平衡过程中，对侧乳房经常被缩小或

抬高，但这应该推迟到同侧乳房稳定到最终尺寸和轮廓之后。

尽管有这样的评论，但在作者所在的单位，他们更倾向于同时进行对侧乳房缩小术或乳房固定术（图 14-4）。采取步骤通过常规地使对侧乳房比将被照射的同侧乳房小至少 10% 来减

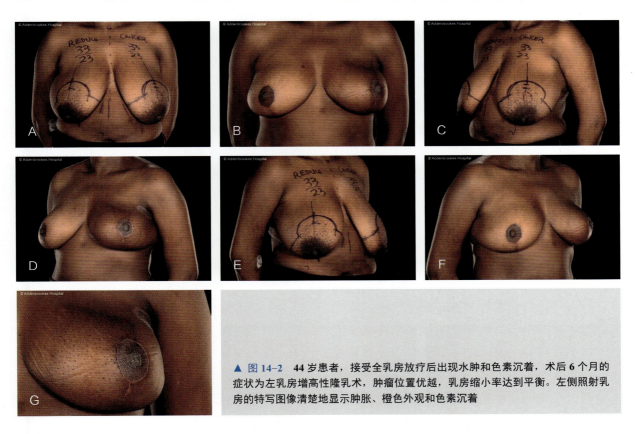

▲ 图 14-2　44 岁患者，接受全乳房放疗后出现水肿和色素沉着，术后 6 个月的症状为左乳房增高性隆乳术，肿瘤位置优越，乳房缩小率达到平衡。左侧照射乳房的特写图像清楚地显示肿胀、橙色外观和色素沉着

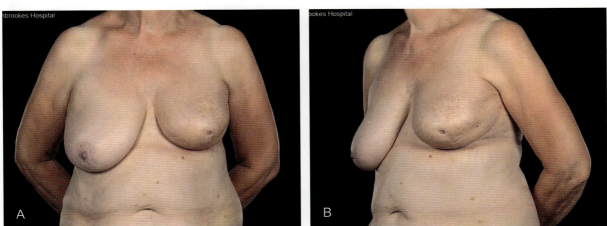

▲ 图 14-3　69 岁患者，乳房明显不等长（27 年前肿块切除和放疗后），表现为 7mm 的高级别 DCIS 病灶。尽管这可以接受另一次广泛的局部切除（根据其大小和位置），但还是建议进行乳房切除术，因为皮肤紧张，有显著的放疗变化，并伴有放疗后乳腺组织的纤维化

少不对称性。这种做法符合埃默里大学研究小组的建议 [18]，作者没有发现辐射导致的乳房收缩或纤维化是一个主要问题。然而，其他人（如 MD Anderson 癌症中心小组），倾向于在放射治疗完成后按顺序进行对侧平衡减压术，以达到指数性乳房的要求 [19]。

（三）经皮针刺瘢痕松解和自体脂肪移植

近年来，自体脂肪移植治疗保乳手术加放射治疗后的缺损得到了广泛的应用 [20,21]。除了填充乳房轮廓缺损，改善辐射引起的皮肤变化，改善瘢痕形成外，其他优点还包括降低供区发病率，并且从技术角度来看，相较于皮瓣转移修复手术更简单。对于术后体积缩小或不适合上述两种技术（基于种植体或皮瓣重建）的患者，自体脂肪移植可用于体积恢复。在延期乳房重建中，脂肪移植的常规使用，可以增加医生重建选择的范围。对于某些患者而言，第一阶段脂肪移植后的植入物重建被认为是一种可

行的选择 [22, 23]。脂肪移植在小乳房（A/B/C 罩杯）中特别有用，因为它在传统的保乳治疗后可以消除瘢痕 [16]。

据报道，在保乳手术中使用自体脂肪移植的并发症包括脂肪坏死、不确定的钙化，以及继发性乳腺组织变化是否可能掩盖甚至导致癌症复发。RESTORE-2 试验是一项使用自体脂肪衍生的再生细胞富含脂肪的移植修复部分乳房缺损的前瞻性临床试验，已显示出局部癌症复发没有增加 [21]。近期发表的综述也同样发现在这种情况下癌症复发的风险没有增加 [24, 25]。然而，人们仍然对自体脂肪移植的这种特殊应用感到担忧，尤其是在欧洲大陆的外科医生中 [26]，他们强调了干细胞诱导潜伏的癌细胞发生变化的潜力。在任何手术之前都应该确定癌症复发的风险 [27]。

脂肪移植结合经皮针刺瘢痕松解或"切除"已暴露于放射治疗的保乳手术造成的瘢痕。在某些情况下，切除手术作为一种可以在局部麻

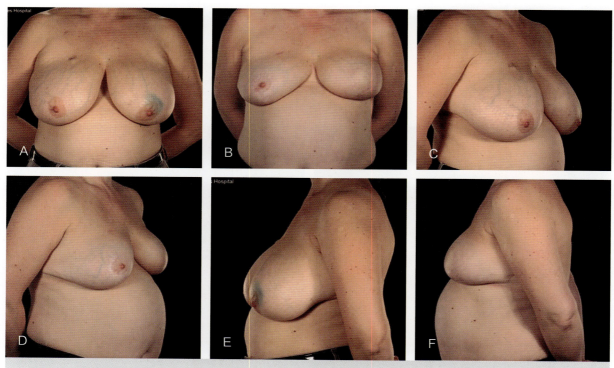

▲ 图 14-4　平衡对侧乳房缩小术的同时，采用 Grisotti 皮瓣，在广泛局部切除和前哨淋巴结活检后部分重建左乳房。术后 4 年拍摄相应的右侧图像

醉下进行的微创手术，可以单独使用。与脂肪移植相结合，它有助于注射脂肪，获得更美观的乳房轮廓。此外，瘢痕释放有助于防止随后的萎缩，这种操作最好用于局部瘢痕（图14-5）。

脂肪转移

用于脂肪转移的技术在很大程度上是基于 Coleman[28, 29] 所描述的原始技术。在该研究者的机构中，整个操作过程几乎是在全身麻醉下进行，在此期间预防性使用单剂量抗生素。

(1) 受区的准备工作：肿块切除术后的瘢痕可能会限制软组织缺损的"填充"，这需要从一开始就进行预隧道化处理，偶尔需要消融覆盖的瘢痕以释放栓系的皮肤。用 16 号或 18 号皮下注射针头或 V 形解剖器进行切除。通过在瘢痕附近的皮肤上的小切口插入针或 V 形分离器。这个部位应该允许"微量注射"插管容易到达受体部位，并且所产生的瘢痕最好是隐藏起来的。然后用一个小止血器扩张入口点，以确保插管容易通过真皮。然后以多平面和多方向的方式执行预隧穿，从更深的组织开始，然后沿

表面方向移动。这个过程的效率可以通过在瘢痕中使用环形缝线并对其施加垂直牵引来提高，这使得减法更容易 [30,31]。

(2) 收集脂肪：潜在的供体部位包括前腹壁、大腿内侧和外侧及两侧。就腹壁脂肪而言，应记住，下腹部血管紧张可能需要稍后进行自体重建，因此最好避免。

用 1L 哈特曼溶液、1ml 1：1000 肾上腺素和 30ml11% 利多卡因的混合物进行渗透 [32]。在局部浸润和产生肿胀后，进行脂肪吸入，肾上腺素有助于最大限度地减少出血。使用带有 10ml 卢尔锁注射器的微抽吸针是有利的，因为这些注射器可以直接装入离心机。根据实际需求，可以使用较大的吸脂管来加速脂肪收集。类似的体积是从身体两侧的对称部位采集的。

最近的一项研究表明，使用较大的吸脂管导管可能会提高脂肪细胞的活性 [33]。然而，使用较小的导管引起的供体部位发病率较低，并能够选择较小的脂肪球，这可能会提高注射至受体部位的简易性 [33]。

(3) 脂肪制备：脂肪在 3000r/min 的条件下

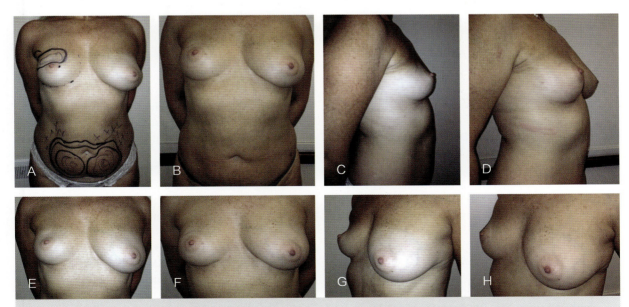

▲ 图 14-5　这名患者接受了广泛的局部切除，然后进行了放射治疗。她的皮肤与肌肉粘连在一起，形成了很深的轮廓缺陷。有乳头扭曲（向上拉起），乳房收缩，以及明显的不对称。术中瘢痕松解采用锐利的 V 形套管 + 腹部脂肪移植。转移 120ml 脂肪（50ml 进入肿块缺损，70ml 进入乳房实质）后有明显改善。患者随后接受了不同的植入物隆乳术和对侧对称隆乳术（非辐射乳房的隆乳术）

离心 3min。水中的部分被倒掉，注射器顶部的脂肪油被洗掉，留下"纯脂肪"。然后将分离出的脂肪转移 / 装载到 1ml 注射器中进行注射。

（4）注射技术：用微量注射套管过滤脂肪。作者个人使用的技术包括通过组织插入注射套管，然后在退管时注射。这个过程以多方向和多平面的方式连续重复，以促进脂肪细胞在腔内充分地分散，并增加与乳房[34]内表面的接触，提高移植物的填充率。多层面注射有效地引入了脂肪微珠的隧道。反过来，这又可以防止较大的脂肪液滴积累，而这些脂肪液滴本身就容易发生脂肪坏死、囊肿形成或钙化。为了减轻不可避免地吸收和体积

损失，适当地过度注射脂肪细胞是必要的[33]。由于移植或转移的脂肪（30%～50%）会被吸收，过度矫正很重要[35]。作者建议注射的量是切除体积的 2 倍。

除了纠正保乳治疗引起的任何局部缺陷外，人们越来越有信心使用大体积移植物来增加整体乳房体积（图 14-6）。这些通常是用 3mm 的吸脂管收集的，并进行类似的处理。

脂肪填充或自体脂肪移植的主要优点是，它可以重建原本难以处理的美容敏感区域的缺陷，如上内象限。此外，它不会干扰乳房 X 线检查，并且可以潜在地减少大腺体、肌皮或穿支瓣移位的需要。

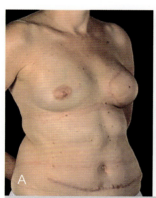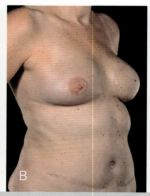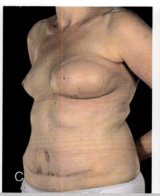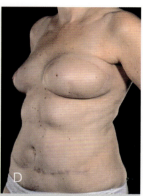

▲ 图 14-6　自体脂肪移植增加对侧乳房容积
术后 14 个月行右乳房自体皮瓣移植，以配合腹壁下动脉穿支皮瓣重建左乳房。这是在局部麻醉下进行的，分两次进行

参考文献

[1] Kronowitz, SJ. (2010) Delayed-immediate breast reconstruction: Technical and timing considerations. *PRS*. 125(2) 463–474.

[2] Egro, FM., Pinell-White, X., Marie Hart, A., Losken, A. (2015) The use of reduction mammoplasty with breast conservation therapy: An analysis of timing and outcomes. *PRS*. 135(6) 963–971.

[3] Kronowitz, SJ. (2007) Immediate versus delayed reconstruction. *Clin Plast Surg*. 34: 39–50.

[4] Motwani, SB., Strom, EA., Schechter, NR., Butler, CE., Lee GK., Langstein, HN., Kronowitz., SJ., Meric-Bernstam, F., Ibrahim, NK., Buchholz, TA. (2006) The impact of immediate breast reconstruction on the technical delivery of postmastectomy radiotherapy. *Int J Radiat Oncol Biol Phys*. 66(1) 76–82.

[5] Schechter, NR., Strom, EA., Perkins, GH., Arzu, I.,

McNeese, MD., Langstein, HN., Kronowitz, SJ. et al. (2005) Immediate breast reconstruction can impact postmastectomy irradiation. *Am J Clin Onc*. 28(5) 485–494.

[6] National Institute for Clinical Excellence. (2009). *Early and Locally Advanced Breast Cancer: Diagnosis and Treatment*. NICE Clinical Guidelinesnice: Cardiff, WA. pp. 16–17 org.uk/guidance/cg80.

[7] Senkus, E., Kyriakides, S., Ohnom, S., Penault-Llorca, F., Poortmans, P., Rutgers, E., Zackrisson, S., Cardoso, F., on behalf of the ESMO Guidelines Committee. (2015) Primary breast cancer: ESMO clinical practice guidelines for diagnosis, treatment and follow-up. *Ann Oncol*. 26(sup 5): v8–v30.

[8] Lehman, M., Hickey, BE., Francis, DP., See AM. (2014) Partial breast irradiation for early breast cancer. *Cochrane Database Syst Rev*. 6:CD007077.

[9] Vaidya, J., Wenz, F., Bulsara, M. (2006) Board of

the Faculty of Clinical Oncology, The Royal College of Radiologists. *Radiotherapy Dose-Fractionation.* p26.

[10] Vaidya, JS., Wenz, F., Bulsara, M., Tobias, JS., Joseph, DJ., Keshtgar, M., Flyger, HL. et al. (2014). Risk-adapted targeted intraoperative radiotherapy versus whole-breast radiotherapy for breast cancer: 5-year results for local control and overall survival from the TARGIT-A randomised trial. *Lancet.* 15;383(9917):603–613.

[11] Kronowitz et al. (2007).

[12] Classen, J., Nitzsche, S., Wallwiener, D. et al. (2010) Fibrotic changes after postmastectomy radiotherapy and reconstructive surgery in breast cancer. A retrospective analysis in 109 patients. *Strahlenther Onkol.* 186:630.

[13] Lam, TC., Hsieh, F., Salinas, J., Boyages, J. (2015) Can an immediate 2-stage breast reconstruction be performed after previous conservative surgery and radiotherapy? *Plast Reconstr Surg Glob Open.* 3(7):e473.

[14] Clough KB, Kroll SS, Audretsch W. (1999) An approach to the repair of partial mastectomy defects. *PRS.* 104:409–420.

[15] Clough, K., Lewis, J., Couturaud, B., Fitoussi, A., Nos, C., Falcou, M. (2001). Oncoplastic techniques allow extensive resection for breast conserving therapy of breast carcinomas. *Annals of Surg.* 237(1):26–34.

[16] Kronowitz, S., Kuerer, H., Buchholz, T., Valero, V., Hunt, K. (2008). A management algorithm and practical oncoplastic surgical techniques for repairing partial mastectomy defects. *Plast Reconstr Surg.* 122(6):1631–1647.

[17] Lee, J., Kim, M., Park, H., Yang, J. (2014). Oncoplastic volume replacement techniques according to the excised volume and tumour location in small- to moderate-sized breasts. *Gland Surg.* 3(1):14–21.

[18] Losken, A., Hamdi, M. *Partial Breast Reconstruction: Techniques in Oncoplastic Surgery.* CRC Press: Boca Raton, FL. 2009. – CMM has the book at home – chapter.

[19] Kronowitz. (2009)

[20] Patel, AJ., Benson, JR., Malata, CM. The science of autologous fat grafting. In: Querci della Rovere G, Benson JR & Nava M (Eds.), *Oncoplastic & Reconstructive Surgery of the Breast.* 2nd Ed, Informa Healthcare Publishers. London, UK 2010, Chapter 29. 223–233.

[21] Pérez-Cano, R., Vranckx JJ., Lasso JM., Calabrese C., Merck, B., Milstein, AM., Sassoon, E., Delay, E., Weiler-Mithoff, EM. (2012) Prospective trial of adipose-derived regenerative cell (ADRC)-enriched fat grafting for partial mastectomy defects: The RESTORE-2 trial. *Eur J Surg Oncol.* 38(5):382–389.

[22] Sarfati, I., Ihrai, T., Kaufman, G., Nos, C., Clough, KB.

(2011) Adipose-tissue grafting to the post-mastectomy irradiated chest wall: Preparing the ground for implant reconstruction. *JPRAS* 64(9):1161–1166.

[23] Ribuffo, D. and Atzeni, M. (2012) Outcome of different timings of radiotherapy in implant-based breast reconstruction: Clinical evidence of benefit to using adipose-derived stem cells. *PRS.* 130(3) Viewpoints pp 498–499.

[24] Gale, K., Rakha, E., Ball, G., Tan, V., McCulley, S., Macmillan, R. (2015). A case controlled study of the oncological safety of fat grafting. *Plast Reconstruc Surg.* 135(5), 1263–1275.

[25] Brenelli, F., Rietjens, M., De Lorenzi, F., Pinto-Neto, A., Rossetto, F., Martella, S., Rodrigues, JR., Barbalho, D. Epub 2014 Oncological safety of autologous fat grafting after breast conservative treatment: A prospective evaluation. *Breast J.* 20(2):159–165. doi:10.1111/tbj.12225. Jan 23.

[26] Mestak, O., Hromadkova, V., Fajfrova, M., Molitor, M., & Mestak, J. (2015). Evaluation of oncological safety of fat grafting after breast-conserving therapy: A prospective study. *Ann Surg Oncol* (PMID 26467459), epub ahead of print.

[27] Ihrai, T., Charalambos, G., Machiavello, JC., Chignon-Sicard, B., Figi, A., Raoust, I., Yveline, B., Fouche, Y., Flipo, B. (2013) Autologous fat grafting and breast cancer recurrences: Retrospective analysis of a series of 100 procedures in 64 patients. *J Plast Surg Hand Su.* 47(4):273–275.

[28] Coleman, S. (2001). Structural fat grafts—The ideal filler? *Clin Plas Surg.* 28(1), 111–119.

[29] Pu, L., Coleman, S., Cui, X., Ferguson, R., Vasconez, H. (2008). Autologous fat grafts harvested and refined by the Coleman technique: A comparative study. *PRS.* 122(3), 932–937.

[30] Pereira et al. (2015)

[31] PRS Glob Open (2015)

[32] Patel, A., Benson, J., Malata, C. (2010). The science of autologous fat grafting. In *Oncoplastic and Reconstructive Surgery of the Breast* (pp. 223–233). London, UK: Informa Healthcare Publishers.

[33] Gabriel, A., Champaneria, MC., Maxwell, GP. (2015) Fat grafting and breast reconstruction: Tips for ensuring predictability. *Gland Surg.* 4(3):232–243.

[34] Coleman, S. (1997). Facial recontouring with lipostructure. *Clin Plas Surg.* 24(2), 347–367.

[35] Fehlauer, F., Tribius, S., Holler, U., Rades, D., Kuhlmey, A., Bajrovic, A. et al. (2003). Long-term radiation sequelae after breast-conserving therapy in women with early-stage breast cancer: An observational study using the LENT-SOMA scoring system. *Int J Radiat Oncol Biol Phys.* 1(55), 651–658.

[36] Hoppe, D. et al. (2013). Breast reconstruction de novo by water-jet assisted autologous fat grafting–A retrospective study. *Ger Med Sci.* 11.

[37] Nahabedian, MY., Momen, B. (2008) The impact of breast reconstruction on the oncologic efficacy of radiation therapy. *Ann Plast Surg*. 60: 244–250.

[38] Bajaj, A., Kon, P., Oberg, K., Miles, D. (2004). Aesthetic outcomes in patients undergoing breast conservation therapy for the treatment of localised breast cancer. Plas *Reconstr Surg*. 114(6), 1442–1449.

[39] Slavin, S., Love, S., Sadowsky, N. (1992). Reconstruction of the radiated partial mastectomy defect with autogenous tissues. *Plast Reconstr Surg*. 90(5), 854–865.

二、修复手术技巧

（一）我们的方式（美国）

Jessica Rose　Aldona Spiegel　著

越来越多的患者在肿块切除术后寻求部分乳房重建。广泛筛查乳房 X 线检查导致早期诊断，而新辅助化疗可以降低大肿瘤的阶段[1, 2]。这导致更多的患者成为保乳的候选对象。在接受保乳和乳房切除术的患者中，身体形象的改善和 Ⅰ～Ⅱ 期肿瘤总体存活率的可比性等因素影响着女性选择这一选择的决定[1-3]。然而，保乳治疗可能会导致美学畸形，包括皮肤损伤和丢失、扭曲、回缩和体积不对称。此外，乳头位置可能会发生变化，所有这些影响都会因乳房照射后的纤维化和内缩而恶化[1, 3]。由于大多数患者接受保乳治疗，因此有许多女性希望接受治疗来重建这些缺陷，这些缺陷往往在手术和放射治疗完成后一段时间内延迟出现[2]。理想情况下，部分乳房重建应该立即进行，因为在照射野内进行手术在技术上更具挑战性，结果更难预测，并发症发生率更高[1, 4]。

假定患者存在治疗延迟效应的缺陷，并且没有复发疾病，必须通过仔细检查皮肤质量来评估缺陷的确切性质。必须评估乳房皮肤和体积的缺陷，以便计划适当的重建形式[1, 2]。辐射引起的皮肤损伤和萎缩是整形外科医生特别关注的问题，无论怎么强调都不为过。部分乳房重建可以通过利用体积重排（移位）或体积替换技术来执行。与患者讨论的一个关键点是同侧和对侧乳房的长期放射学随访，因为一些女性在做乳房 X 线检查时会感到焦虑。因此，他们应该被告知可以选择接受完整的乳房切除和完全重建。

1. 体积重排

通过估计丢失的乳房体积，评估皮肤缺损或任何乳头错位及对侧乳房的大小和形状来评估乳房肿块切除术缺损。如果乳房体积和皮肤的缺损较小、乳头位置良好、对侧乳房大小适中，则可以进行简单的局部组织重排，包括将乳房实质推进、旋转或转位达到整形目的[4, 5]。对于乳头错位的较严重或与对侧较大乳房明显不对称，可以施行乳房体积重排技术，范围从局部组织重新定位到使用乳房缩小或乳房固定术的肿瘤整形技术。当切除超过 20% 的乳房组织时，会出现明显的不对称，需要采用肿瘤复位技术进行重建[3, 6]。患者需要有更大的乳房（约 D 罩杯大小）和肿瘤或肿块切除缺陷，以适应缩小模式。乳腺整形在肿瘤学上是安全的，对侧乳房对称性缩小可以将异时性对侧恶性肿瘤的风险降低高达 1/3[3]。切口的选择超出了本章的范围，但各种乳头蒂和皮肤模式可以适应个别缺陷[6]。由于放射造成的瘢痕和纤维化导致组织顺应性的缺乏，使组织移动和填充缺损变得困难，因此进行肿瘤 Ⅰ 期重建是一种很好的方法[7]。延期手术有很高的并发症发生率，高达 50% 的患者报告并发症，包括伤口裂开、乳头坏死、脂肪坏死和美学效果差[1, 2, 4, 7-9]。尽管如此，延期手术进行局部乳房重建可以确保切缘阴性[2]。当进行延期肿瘤重建时，考虑辐射导致的变化是很重要的。最好是创建一个较宽的乳头蒂，尽可能减少对皮肤的破坏，制作厚皮片（> 1.5cm），并适当地放置乳头。重要的是，要注意受照射的一侧将基本保持不变，而对侧会随着时间的推移而伸展并出现下垂[1, 10]。

2. 体积置换

对于那些有较大缺陷和（或）较小乳房的

患者，需要体积置换技术[2, 11]。肿瘤与乳房比例不佳的患者，如果使用皮瓣而不是局部组织复位技术，会有更好的美容效果[4]。虽然皮瓣为重建提供了健康且血管化良好的组织，但使用皮瓣有缺点：①皮肤划片的颜色可能不匹配；②如果患者复发，供区可能会取消将来的重建选择；③存在供区并发症的风险[2]。根据重建的位置，这些选择最好讨论。

3. 上外侧 / 下外侧缺损

对于侧方缺损的患者有许多重建选择，因为这个位置的优点是便于使用邻近的多余腋窝组织，这些组织可以被动员并转移到缺损中。胸背动脉穿支皮瓣[1, 2, 12]可基于内侧或外侧穿支，可形成相对较大的皮瓣[12]。瘢痕可隐藏在手臂下，提供良好的皮肤颜色匹配，该皮瓣可帮助减少不需要的腋下组织[4, 5, 12]。较不常用的筋膜皮穿支皮瓣包括肋间外侧动脉穿支皮瓣[11, 12]和腹壁上动脉穿支皮瓣[1, 11]，背阔肌皮瓣也是填充外侧缺损的常用选择，通常可以转移足够的组织块以避免对称化手术的需要。此外，如果只需要增加容积，肌肉可以在没有皮浆的情况下活动和使用[1, 5]。然而，背阔肌重建需要在背部做一个相对较大的切口，牺牲一块主要的肌肉，并且容易发生供区并发症，特别是疼痛和可能导致伤口裂开的浆液瘤形成[5]。

在这种情况下，远端皮瓣也是一种可能，包括小的腹壁下深穿支和小的腹壁下浅动脉（superficial inferior epigastric artery，SIEA）皮瓣，它们可以与锯齿肌支或内乳动脉吻合，以便在可能需要宽肌选择的情况下保留胸背动脉，作为复发的抢救程序[1,13]。

4. 内侧缺损

由于局部组织普遍稀少，内侧缺损更难重建。局部皮瓣的可能选择包括骨间前穿支皮瓣或腹壁上动脉穿支皮瓣[1, 11]。为了在该位置获得最佳的美容效果，远端皮瓣如迷你 SIEA 或小的腹壁下深穿支尤其有益。这两个术式选择取决于可用的血管供应，但动脉至少为 1.3mm，

并且与内乳动脉穿孔吻合可以改善大小匹配，则可以采用腹壁下浅动脉皮瓣。选择腹部皮瓣的好处包括可接受的供区瘢痕和去除多余组织后腹壁轮廓的改善[13]。然而，如果患者复发并在未来需要乳房切除术，这确实限制了重建的选择。在选择这个方案之前，需要详细地告知患者这些问题[2, 13]。另外较少用的重建方案包括肋间前穿支皮瓣和以远端为基础的阔肌皮瓣[1, 11]。

脂肪移植是一种更具争议性的体积替代方案，可能需要多次治疗[14, 15]。这是一种相对简单的技术，发病率最低[14, 16]。然而，有人担心脂肪细胞会促进恶变和影响随后的乳房 X 线检查，这可能会增加活组织穿刺检查，并使癌症检测变得更加困难。因此，对这些患者进行密切的肿瘤学随访是必要的[14, 15]。美国整形外科医生协会（American Society of Plastic Surgeons）表示，脂肪移植对于乳腺癌切除术后的患者来说是一种安全的辅助手段，因为没有残留的乳房组织，但认为该手术在其他情况下仍处于试验阶段[17]。植入物也可以用于部分乳房重建，但只能改善分布容积，在改善局部体积或皮肤短缺方面效果不佳。因此，这种选择很少提供良好的美学效果，而且很少有文献支持在这种情况下使用植入物。此外，在已受辐射的区域，不可避免地会有较高的包膜挛缩和感染率[1]。

由于尝试保乳而造成的严重缺损，最好改行完整乳房切除和全乳房重建[1]，这是作者治疗严重缺陷的首选技术，因为通常会使用相同的供体部位进行乳房切除重建，而且美观效果更好（尤其是保留乳头的乳房切除术）。在这种情况下完成乳房切除术还有一个额外的好处，那就是切除剩余的乳房组织，降低复发的风险[1]。自体重建的选择包括腹壁下深穿支皮瓣、腹壁下浅动脉皮瓣、臀上动脉穿支皮瓣和深动脉穿支皮瓣。

这些患者中的许多人还可能并发有淋巴水肿。当保守治疗和加压治疗失败时，这些患者

可能会受益于自体淋巴结转移 [18, 19]。在微血管乳房重建术的同时，可以从旋髂浅蒂取淋巴结并进行转移 [20]。大多数患者显示出臂围减少，许多患者在成功治疗后不再需要物理治疗和加压治疗 [18, 20]。我们首选的重建算法如图 14-7 所示。

总而言之，延期局部乳房重建有很多选择。必须考虑缺损的性质，以确定患者是否会从容量重排、容量替换或中转至乳房切除和全乳房重建中受益。

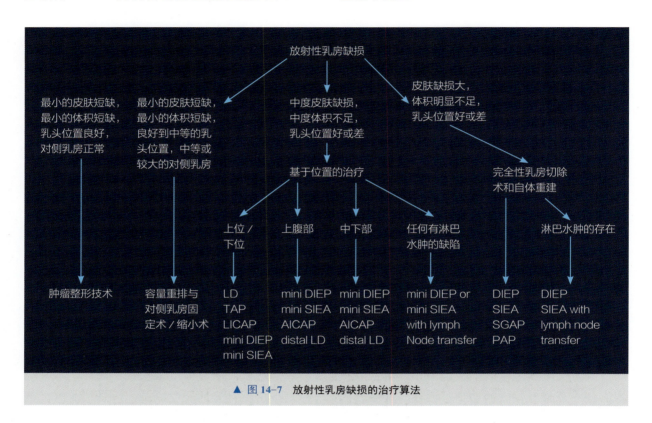

▲ 图 14-7　放射性乳房缺损的治疗算法

参考文献

[1] Hamdi M, Wolfli J, Van Landuyt K. Partial mastectomy reconstruction. *Clin Plast Surg*. 2007; 34(1): 51–62.

[2] Kronowitz SJ, Kuerer HM, Buchholz TA, Valero V, Hunt KK. A management algorithm and practical oncoplastic surgical techniques for repairing partial mastectomy defects. *Plast Reconstr Surg*. 2008; 122 (6): 1631–1647.

[3] Iwuchukwu OC, Harvey JR, Dordea M, Critchley AC, Drew PJ. The role of oncoplastic therapeutic mammoplasty in breast cancer surgery–A review. *Surg Oncol*. 2012; 21(2): 133–141.

[4] Kronowitz SJ, Feledy JA, Hunt KK, Kuerer HM, Youssef A, Koutz CA, Robb GL. Determining the optimal approach to breast reconstruction after partial mastectomy. *Plast Reconstr Surg*. 2006; 117(1): 1–11.

[5] Churgin S, Isakov R, Yetman R. Reconstruction options following breast conservation therapy. *Cleve Clin J Med*. 2008; 75(Suppl 1): S24–S29.

[6] Clough KB, Kaufman GJ, Nos C, Buccimazza I, Sarfati IM. Improving breast cancer surgery: A classification and quadrant per quadrant atlas for oncoplastic surgery. *Ann Surg Oncol*. 2010; 17(5): 1375–1391.

[7] Munhoz AM, Aldrighi CM, Montag E, Arruda E, Brasil JA, Filassi JR, Aldrighi JM, Gemperli R, Ferreira MC. Outcome analysis of immediate and delayed conservative breast surgery reconstruction with mastopexy and reduction mammaplasty techniques. *Ann Plast Surg*. 2011; 67(3): 220–225.

[8] Roughton MC, Shenaq D, Jaskowiak N, Park JE, Song DH. Optimizing delivery of breast conservation therapy: A multidisciplinary approach to oncoplastic surgery. *Ann Plast Surg*. 2012; 69(3): 250–255.

[9] Patel KM, Hannan CM, Gatti ME, Nahabedian MY. A head-to-head comparison of quality of life and aesthetic outcomes following immediate, staged-immediate, and delayed oncoplastic reduction mammaplasty. *Plast Reconstr Surg*. 2011; 127(6): 2167–2175.

［10］Rose JF, Colen JS, Ellsworth WA. Reduction and mastopexy techniques for optimal results in oncoplastic breast reconstruction. *Semin Plast Surg*. 2015; 29: 102–109.

［11］Losken A, Hamdi M. Partial breast reconstruction: Current perspectives. *Plast Reconstr Surg*. 2009; 124(3): 722–736.

［12］Levine JL, Soueid NE, Allen RJ. Algorithm for autologous breast reconstruction for partial mastectomy defects. *Plast Reconstr Surg*. 2005; 116(3): 762–767.

［13］Spiegel AJ, Eldor L. Partial breast reconstruction with mini superficial inferior epigastric artery and mini deep inferior epigastric perforator flaps. *Ann Plast Surg*. 2010; 65(2): 147–154.

［14］Petit JY, Lohsiriwat V, Clough KB, Sarfati I, Ihrai T, Rietjens M, Veronesi P, Rossetto F, Scevola A, Delay E. The oncologic outcome and immediate surgical complications of lipofilling in breast cancer patients: A multicenter study–Milan-Paris-Lyon experience of 646 lipofilling procedures. *Plast Reconstr Surg*. 2011; 128(2): 341–346.

［15］Claro F Jr, Figueiredo JC, Zampar AG, Pinto-Neto AM. Applicability and safety of autologous fat for reconstruction of the breast. *Br J Surg*. 2012; 99(6): 768–780.

［16］Coleman SR, Saboeiro AP. Fat grafting to the breast revisited: Safety and efficacy. *Plast Reconstr Surg*. 2007; 119(3): 775–785.

［17］ASPS Position Statement. 2015. Post-Mastectomy Fat Graft/Fat Transfer ASPS Guiding Principles. http://www.plasticsurgery. org/Documents/Health-Policy/Principles/principle-2015-post-mastectomy-fat-grafting.pdf.

［18］Mehrara BJ, Zampell JC, Suami H, Chang DW. Surgical management of lymphedema: Past, present, and future. *Lymphat Res Biol*. 2011; 9(3): 159–167.

［19］Becker C, Assouad J, Riquet M, Hidden G. Postmastectomy lymphedema: Long-term results following microsurgical lymph node transplantation. *Ann Surg*. 2006; 243(3): 313–315.

［20］Saaristo AM, Niemi TS, Viitanen TP, Tervala TV, Hartiala P, Suominen EA. Microvascular breast reconstruction and lymph node transfer for postmastectomy lymphedema patients. *Ann Surg*. 2012; 255(3): 468–473.

（二）我们的方式（欧洲）

Charles M. Malata, Alexandra Bucknor

Chidi Ekwobi　著

1. 摘要

放疗后部分乳房缺损的重建面临手术挑战，这不仅是因为放疗对组织的复杂影响，也是因为许多患者不愿接受进一步的手术，这可能是广泛的，并导致患者担心其对癌症状况的影响。这些患者最初选择保乳手术的主要动机是避免广泛的手术，期望获得良好的美学结果，从肿瘤学的角度来看，这是安全的。

欧洲已经开发了许多创新的技术，用于一期局部乳房重建。这些技术也在不同程度上应用于放射治疗后延期的局部乳房重建。延期局部乳房重建有几种选择，包括①实质重排和乳房重塑（体积／组织移位）；②标准局部皮瓣技术（体积／组织置换）；③乳房固定术；④现代穿支皮瓣技术；⑤自体脂肪转移（脂肪填充）；⑥假体的使用；⑦远端皮瓣挽救（完全自体置换）。延期修复的其他方式包括局部瘢痕修复手术和隆胸。这些技术可以单独使用、组合使用或依次使用。达到最佳美容效果和对称性的手术策略可能涉及同侧、对侧或两个乳房。一个重要的考虑因素是患者在保乳手术后是否接受了全乳房或局部乳房照射。一般来说，全乳房照射后延期修复效果并不理想，通常唯一可行的选择是自体脂肪移植、对侧对称手术或皮瓣的使用，后者既可替代乳房皮肤，又可提供体积。接受局部乳房放射治疗的患者更适合上面列出的部分乳房缺损的标准重建技术，类似于 I 期修复时所使用的技术。

2. 概述

据估计，在接受保乳手术的癌症患者中，有 20% 和 40% 的女性会出现残留畸形或乳房不对称 [1-3]。这是肿瘤切除和辅助放射治疗（全乳房外照射加或不加肿块切除术后肿瘤部位强化均可降低局部复发风险）的综合作用的结果 [4]。虽然肿块切除后的美容畸形已经通过引入各种肿瘤整形技术来一期重建部分乳腺缺损来减少，但这些技术并没有被普遍采用，而且在正式的肿瘤修复后可能会发生畸形。此外，在这些部分乳房重建技术出现之前，仍有一批患者接受了治疗，主要有 4 个问题，即缺乏体积、缺乏美学上可接受的轮廓、皮肤收缩，以及存在辐射的纤维组织。整形外科医生需要处理这些不同的因素，同时考虑到对术后放射治疗的任何干预的时机。

这一节将讨论整形外科医生在面对受辐射的部分乳房缺损时可使用的一些关键手术技术。

3. 分型

保乳治疗后的美容后遗症被分为三类。

类型 1：无局限性体积丢失。主要问题是两个乳房之间的体积和形状不对称。

类型 2：局限性体积丢失。明显畸形伴不对称，其特征为：①局限性腺体缺损。②皮肤继发改变。③乳头 - 乳晕复合体偏斜。

类型 3：严重畸形。乳房无法挽救，需要完整的乳房切除并进行一期乳房重建。

保乳治疗后不理想的美容后遗症的原因是多方面的。肿瘤的广泛局部切除会导致乳房变形、回缩和潜在的体积变化。乳头 - 乳晕复合体位置的改变可能会加剧乳房体积和形状的任何固有不对称性。术后放疗对乳房有深远的影响，首先是全身水肿和皮肤红斑，然后是色素沉着减少或过度，毛细血管扩张和萎缩。放疗后，乳腺实质会发生纤维化和回缩。重建选择取决于缺损的体积与剩余乳房组织的体积之比、缺损的位置及可用的局部组织 [5-7]。

保乳治疗加放射后畸形处理的重要原则是，由于并发症发生率高和美容效果差，应尽可能避免对受辐照的乳房进行手术。相反，应考虑对侧对称性手术伴乳突固定术或复位术，这通常会产生极好的（和更可预测的）结果。另外，在这些情况下，非照射组织的修复，包括使用肌皮瓣和穿支皮瓣，无论是单独使用还是与植入物结合使用，都是一个有用的选择。局部皮瓣转移有 3 个主要优点：①鼓励受辐射的乳房组织愈合；②提供缺失的体积；③提供皮肤替换以对抗收缩的畸形（无论是否切除皮肤都会发生）。

辐射后的乳房增大是有用的，可以通过脂肪填充或基于植入物的重建（最好是胸骨下）来实现。分期自体脂肪移植（脂肪填充）也可以通过释放紧实的变形来改善瘢痕形成。假体隆胸通常优先于解决体积不对称的问题，但应该告知患者受照射侧发生包膜挛缩的可能性很高。

在部分乳房放射治疗后，部分乳房缺损的重建有更多的选择，因为局部非照射乳房组织重排可以使用，而不会导致与全乳房放射治疗相关的高并发症发生率 [8-10]。这种情况在欧洲和英国比美国少见。

本小节在以下标题下介绍。

(1) 局部整形程序。

(2) 保乳手术加放疗后缺损的体积对称性恢复。

(3) 基于解剖位置的皮瓣矫正部分缺损。

(4) 完成乳房切除并一期重建。

(5) 对未来的展望。

4. 总结

保乳手术和放射治疗后用于延期乳房重建的技术与一期重建治疗中使用的技术相似。它们是多种多样的，是选择技术的决定因素 [6, 9]。最值得注意的是，患者是在保乳手术前还是之后出现，如果是在手术后，是在放疗之前还是之后，可能对整个乳房或部分乳房进行了放射治疗。MD Anderson 小组已经提出了一种不言而喻、非常有价值的算法 [6]。

5. 乳房局部重建方式选择的决定因素

● 患者因素
①多学科联合会诊决定和患者选择。
②乳房大小（和形状）。
③缺损的位置和大小。
④患者特征。

● 肿瘤因素
①肿瘤大小与乳房大小。
②肿瘤边缘状况。

● 手术因素
①重建时机与放疗的关系。
②乳房皮肤切除的范围。

③外科医生的经验。

6. 局部整形手术

(1) 简单的局部整形手术：包括（保守地）从下筋膜剥离腺体，然后松动乳房组织并分层缝合（图 14-8）。

(2) 复杂的整形手术：这些手术涉及更大的手术，如乳房整形术 [下、上（上外侧 / 上内侧）或中央带蒂技术]，通常涉及体积对称手术。这一类包括乳晕的集中——使用锁孔或其他乳房固定术，以类似于缩乳的方式。同心乳房固定术是一种广泛适用于即刻修复的手术，但鉴于皮肤收缩，在延迟修复时可能不是那么有用。

7. 保乳手术加放疗后缺损的体积对称性恢复

(1) 对侧对称化手术：如果主要问题是大小不匹配，对称化的一个可行选择是对侧乳房缩小术。这就避免了与辐射组织手术相关的愈合不良、脂肪坏死和局部并发症的风险。对侧乳房缩小术，可以单独使用，也可以与其他技术结合使用。

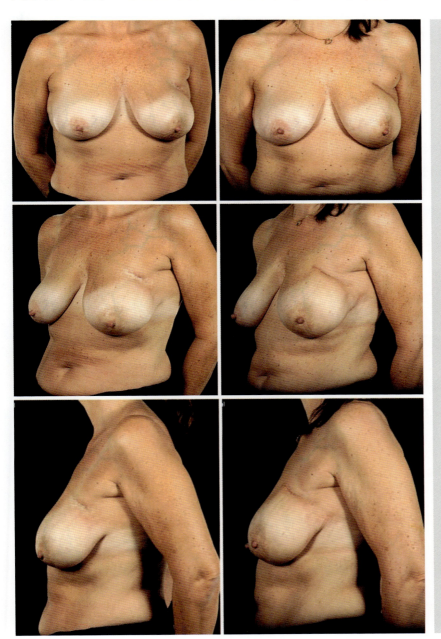

◀ 图 14-8 一名 52 岁女子在 18 个月前接受左乳房外上腹 Ⅲ 级浸润性癌的广泛局部切除，随后接受化疗和放疗，并出现疼痛、压痛、栓系和变形的肿块切除瘢痕。患者接受了瘢痕组织的全层切除，以矫正轮廓畸形，并切除致密的瘢痕组织，由此产生的缺陷被矫正了。组织学检查显示瘢痕组织有异物巨细胞反应。没有恶性肿瘤的证据

（2）双侧隆乳（缩乳术 / 提升术 / 隆乳术）：有时根据下垂的程度和体积不对称的程度，对两侧乳房进行手术是可行的（图 14-9）。这种乳房实质重排手术（"治疗性乳房成形术"）的相对禁忌证是缺损体积与乳房大小的比率较大。当出现这种情况时，需要移植非乳腺组织，应考虑完成乳房切除术并进行一期全乳腺重建。这样的双侧手术很少能达到完美的对称（图 14-9），而且很难避免同侧乳房的伤口愈合问题。通过将保乳治疗与大乳房女性的乳房重塑或缩小相结合，可以获得多种益处。较大的节段或部分乳房切除术可以在没有损毁乳房外观风险的情况下进行，确保有足够的手术切缘。对侧乳房重建，减少对侧乳房，创造出对称、美观的乳房，允许对侧乳房组织进行评估，使女性无须进行进一步的手术。这样一个协调一致的方案给了女性在乳腺癌的治疗过程中的身体和心理上都提供了重要的促进[9]。

有时，不同的隆胸手术可能会减少先前肿块切除和放射治疗造成的不对称。我们赞成使用胸骨下隆起术，以降低包膜挛缩的风险，并最大限度地减少对随后的乳房放射检查的干扰。告知患者受照射侧包膜挛缩的风险增加（图 14-10）。

在延期重建的情况下，也可以使用脂肪移植（大容量脂肪填充）到保留的乳房进行隆胸。

（3）脂肪转移或充脂：近年来，乳腺癌保乳术后放疗后缺损的自体脂肪移植得到了广泛的应用[11, 12]。除了对肿瘤切除术后缺损进行体积矫正外，还改善了受照皮肤质量，改善了瘢痕生成。与皮瓣切除、自体组织、非辐射组织的使用及技术上较不复杂的外科手术相比，皮瓣移植还具有降低发病率的优点。脂肪移植术适用于体积恢复术，适用于种植体重建或皮瓣重建术。然而，在开始任何手术之前，应谨慎行事并确定癌症复发的风险[13]。

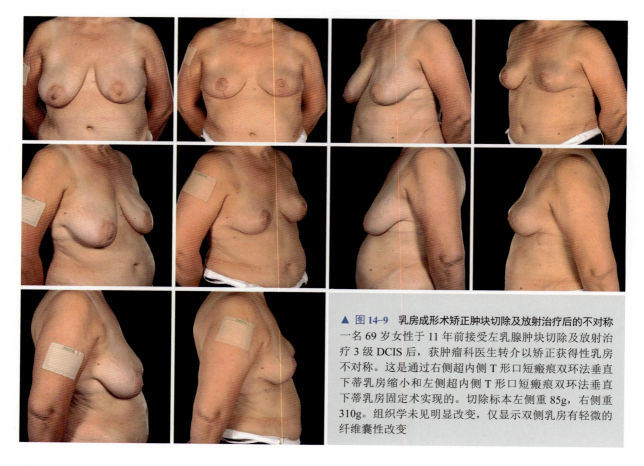

▲ 图 14-9 乳房成形术矫正肿块切除及放射治疗后的不对称
一名 69 岁女性于 11 年前接受左乳腺肿块切除及放射治疗 3 级 DCIS 后，获肿瘤科医生转介以矫正获得性乳房不对称。这是通过右侧超内侧 T 形口短瘢痕双环法垂直下蒂乳房缩小和左侧超内侧 T 形口短瘢痕双环法垂直下蒂乳房固定术实现的。切除标本左侧重 85g，右侧重 310g。组织学未见明显改变，仅显示双侧乳房有轻微的纤维囊性改变

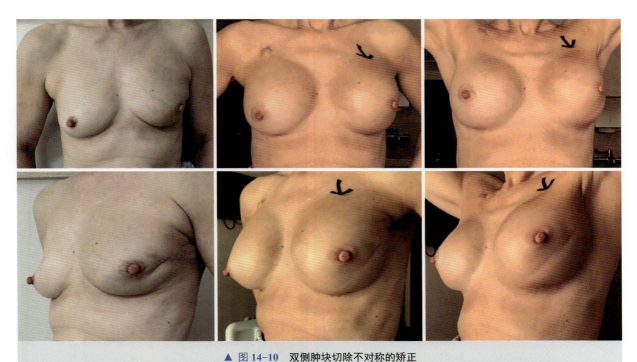

▲ 图 14-10　双侧肿块切除不对称的矫正
一名 55 岁女性接受了左侧肿块切除和放射治疗。患者的乳房不对称通过乳房下胸下隆胸和形态稳定的黏性硅胶植入物矫正。术后 1 年出现症状，当时患者需要切除腋窝复发的组织

用于脂肪转移的方法基于 Coleman[14, 15] 最初描述的技术，并在以前的出版书籍章节中列出[11]。在用肿胀的液体局部渗透供体部位之后，使用带有 10ml 卢尔锁注射器的微抽吸针收集脂肪。以多平面和多方向的方式对受体部位进行"预隧道"处理，并在离心和分离脂肪之后，向后者注入微量注射套管[16]，详情见第 13 章。

（4）自体皮瓣包括局部皮瓣和区域皮瓣：放射性纤维化和轮廓畸形的延期修复可以通过局部乳房切除和皮瓣重建来完成[17-20]。①容积移位技术。这些技术涉及乳房实质的重新排列，并不经常用于延期修复。由于先前肿瘤切除术和放疗后的瘢痕形成，在活动期间有损害乳腺实质皮瓣血管的风险。②在非常广泛的切除之后或根据缺陷的位置使用体积替换技术[17, 21-25]。Enajat 等报道了较大的乳房切除缺损延期重建的情况[20]。通常需要导入皮肤，因此非去上皮化（传统的肌皮或脂肪）背阔肌肌皮瓣或胸背动脉穿支皮瓣在这些情况下是合适的。

8. 基于解剖定位的皮瓣修复部分缺损

不适合乳房成形术的缺陷可以使用局部皮瓣、局部皮瓣，偶尔使用远端皮瓣进行矫正。皮瓣的选择在很大程度上取决于缺损的解剖位置。最重要的原则是从肌皮瓣、筋膜皮瓣或穿支皮瓣选取未受照射的组织。局部皮瓣（图 14-11）用于这一目的的已经有几十年了，但直到最近才提出了算法[26]。用于这一目的的最常见区域皮瓣是背阔肌肌皮瓣。无肌肉损伤的穿支皮瓣的出现克服了使用肌皮瓣的主要缺点之一，并为它们在部分乳房缺损的重建中的广泛采用铺平了道路，特别是在放射治疗的背景下。

至于肌皮瓣，穿支瓣在重建小到中等大小的乳房时特别有用，因为这些乳房不适合任何治疗性乳房整形类型的重建选择[27, 28]。此外，它们避免使用可能导致脂肪坏死的腺状皮瓣，而这是接受过乳房放射治疗的患者经常存在的风险。

根据要重建的缺损部位，可以使用以下皮瓣[29]。

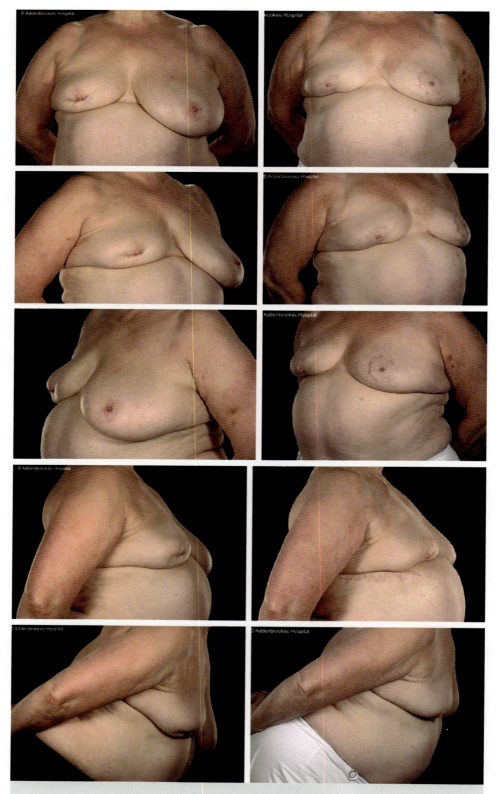

▲ 图 14-11　局部皮瓣的应用

A. 一例 60 岁患者延迟部分乳房重建，采用内侧局部转位筋膜皮瓣加对侧内侧上内侧 T 形口短瘢痕双环法垂直下蒂乳房缩小术修复乳晕下肿块切除畸形。注意整体对称性的改善和肿块切除畸形的可接受矫正。瘢痕被掩盖在水平的皮肤皱纹中

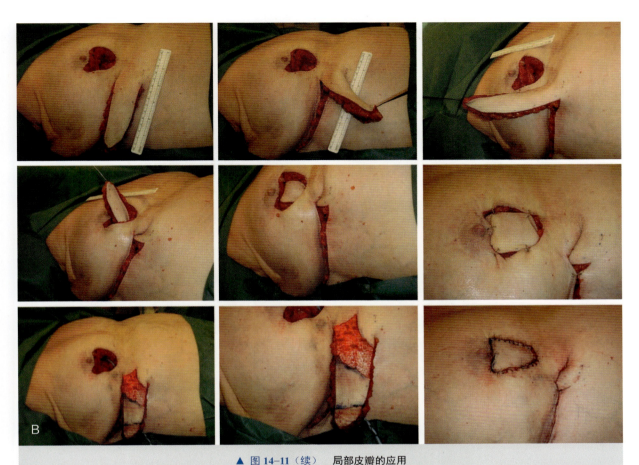

▲ 图 14-11（续）　局部皮瓣的应用

B. 使用内侧局部移位筋膜皮瓣—术中顺序重建乳晕下肿瘤切除畸形的乳房部分延迟重建。通过切除手术后 / 放射后瘢痕组织重建肿瘤切除缺损。由于术后和放疗后瘢痕和组织收缩的综合影响，这必然会导致比术前所显示的更大的三维缺损。皮瓣（长度约 10cm）显示在收获结束时移位之前的原位，然后通过充分的薄壁下隧道顺时针 90° 转位，并首先将其钉在适当的位置，以确定必要的皮桨的确切位置和尺寸。远端部分（用于支撑乳头 - 乳晕并提供体块）和埋于隧道下的部分是去上皮化的。最终图像显示皮瓣在吸入引流管下松动后缝合到位

（1）外侧象限：腋下区组织既可用作肋间外侧动脉穿支皮瓣，也可用作前动脉锯齿肌穿支皮瓣。这两种方法的优点是，在挽救乳房重建的情况下，保留了背阔肌肌皮瓣[27,30,31]。腹肌为蒂的游离皮瓣可用于修复该区域的缺损，但通常保留用于较具挑战性的位于乳房内侧的缺损。由于背阔肌距离较近，因此背阔肌在这个位置是多种多样的（图 14-12）。

（2）内侧象限：局部可用组织的稀少，加上该区域固有的美容敏感性，使得重建内侧放置的缺损成为一个挑战。此外，任何重建技术都应确保保持乳头 - 乳晕复合体的位置。选择包括肋间前动脉穿支皮瓣和腹壁浅动脉穿支皮瓣，但背阔肌肌皮瓣（图 14-13）和胸背动脉穿支皮瓣可以在该区域提供足够的伸展范围[27]。腹部为基础的游离皮瓣可用于重建这些内侧缺损[32]。

此外，上股薄肌（transverse upper gracilis，TUG）横切面皮瓣可产生一个较好的供区瘢痕[33]，尤其适用于乳房较小的患者。

另一种较少使用的皮瓣，有游离皮瓣和带蒂皮瓣两种选择，是大网膜皮瓣[34]。然而，由于大网膜的体积无法预测，这种特殊的皮瓣不适用于非常大的缺损[35]。

最后，腹壁上动脉穿支皮瓣[36, 37]既可用于内侧缺损，也可用于表面重建手术。

（3）所有乳房象限，内侧象限除外：胸背动脉穿支皮瓣。

（4）上部分缺损：伴随着年龄增长而出现的自然下垂，上部缺损可能会变得不像乳房其他部位那么明显。虽然背阔肌[38, 39]甚至腹部为基础的游离皮瓣都可以在这种情况下使用，这些特殊的缺损很可能对脂肪转移有很好的反应，

除非非常大（图 14-14）。胸背动脉和肋间外侧动脉穿支皮瓣也可用于该区域（特别是外侧）。在延期重建手术中，这些皮瓣与皮桨一起使用，为放射治疗引起的收缩畸形提供皮肤替代。

通常，在初次手术时，通过腺体旋转推进可以很容易地重建这些缺损，对于乳房大和（或）下垂的患者来说，效果很好。

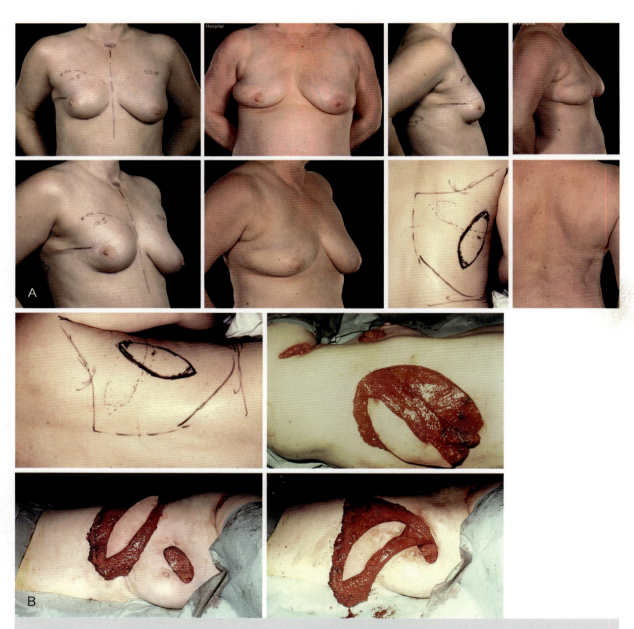

▲ 图 14-12　背阔肌肌皮瓣的应用

A. 用 LD 皮瓣延迟重建外侧近四边形切除术的缺损。在重建 15 年后；B. 手术顺序：设计倾斜皮桨（左上）。肌肉和皮肤在腋窝后襞切口（右上）的帮助下获得。通过隧道（左下），缺损已被重建，肌肉显示在移位之前。转位至缺损处后，在"瑞士－滚动"皮瓣下的肌肉之前。为了弥补术后肌肉萎缩，切除皮瓣比缺损大得多

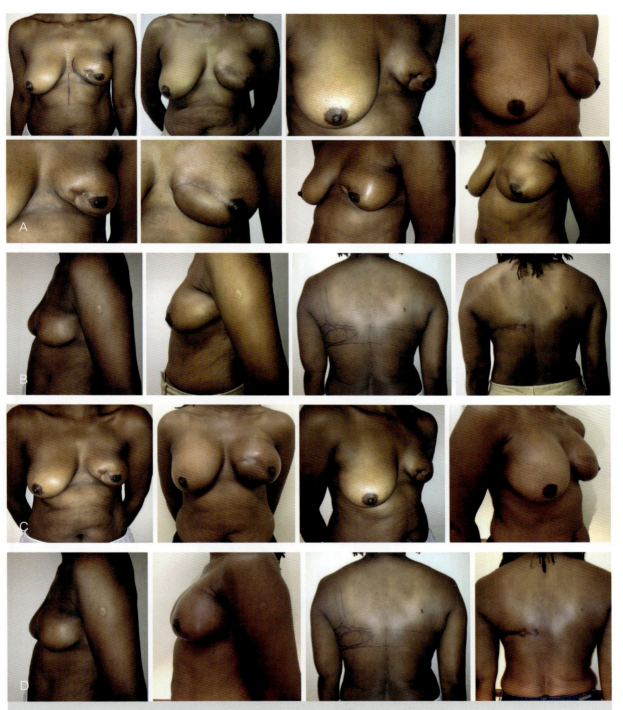

▲ 图 14-13　用背阔肌肌皮瓣延迟部分重建内侧切除缺损

46 岁患者，左乳房畸形萎缩，术后接受肿瘤切除和放疗。注意乳头的变形，这不适用于局部皮瓣。A. 患者术后 14 个月的表现显示体积缺损改善，乳头位置改善，需要一个大的皮桨来补偿收缩的原生乳房；B. 左乳房的轮廓较好，而左乳房现在较大，因而在侧面图上遮挡了相对的正常乳房。供体部位的瘢痕很好地隐藏在胸罩背带线中，背部轮廓变化最小；C.18 个月外观：经乳房下皱襞切口行胸下差别化隆胸后 3 个月；D. 供体部位的瘢痕虽然伸展，但很好地隐藏在胸罩背带线内，背部轮廓畸形最小

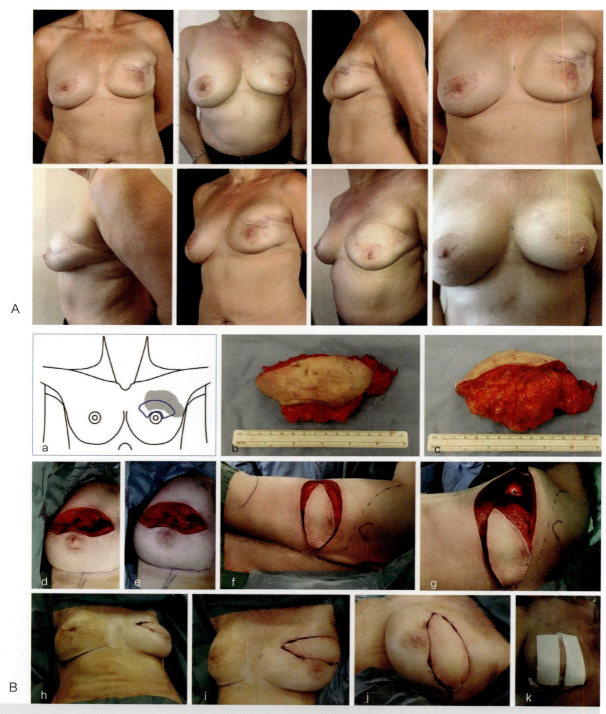

▲ 图 14-14　大块上部缺损的背阔肌肌皮瓣

A. 一名 54 岁的患者在转诊前数年曾接受左侧广泛局部切除，然后接受放射治疗。患者有明显的硬肿块，乳房严重变形，放射治疗后皮肤有明显改变。巨大的肿块被切除到胸肌，并用带大皮桨的背阔肌皮瓣重建缺损，以取代异常的皮肤（见术中顺序）。切除标本 10cm×10cm×3.5cm，重 138g，组织学检查显示肿块有纤维瘢痕和慢性炎症，呈异物型巨细胞反应，与以往手术一致。没有异型性，也没有恶性肿瘤的证据。手术 2 年后，她的整容效果可以接受，而且没有任何症状。非对称乳头位置具有较好的对称性和校正性；B. 肿块上大范围瘢痕硬化性缺损的背阔肌肌皮瓣的术中顺序：本系列介绍了切除异常硬化和瘢痕组织以重建缺损和皮瓣形状的计划（线图 a）。切除标本长 10cm×10cm×3.5cm（b 和 c），留下明显缺损（d 和 e），用带大皮瓣的背阔肌肌皮瓣（f 和 g）重建乳头乳晕。H 至 J 显示皮瓣嵌入，而 k 是手术结束时的最终外观，并在原位涂抹防水敷料

（5）下部分缺损：从历史上看，这些缺陷曾导致非常差的美容效果，并确实促使进行一期部分乳房重建的创新[40]。然而，它们仍然存在，而且是难以矫正的畸形（图 14-15），包括胸背皮瓣、肋间外侧皮瓣、胸外侧动脉穿支皮瓣和下脂肪筋膜组织瓣在内的一系列皮瓣可用于修复这些下部乳房缺损。

（6）中心缺陷：中心缺陷患者相对少见，因为这些患者通常在初次手术时通过乳房切除术（由于与乳头 - 乳晕复合体切除术相关的美容效果不佳）或进行一期肿瘤整形手术[41-44]。后者可能包括一个 Grisotti 推进旋转皮瓣，它使用一个下基真皮腺体蒂重建中心缺损，而 E/3 修饰作用于缓解缝合线的张力，提高了伤口裂开率[43]。治疗性乳房成形术也被证明对中心缺损的即时治疗有效，并可与同时进行的对侧对称化手术（缩小乳房成形术）相结合[44]。下极组织和相关的皮肤刮板用于填充中心缺损，实现一期乳晕重建[45]。

9. 全乳房切除术和一期重建术

应牢记完成乳房切除和立即重建的选择，尤其是当缺损与剩余乳房组织的体积比很高和（或）放射治疗变化严重时[46-48]。对于失败的假体重建，这种挽救重建类似于完全自体重建[46]。

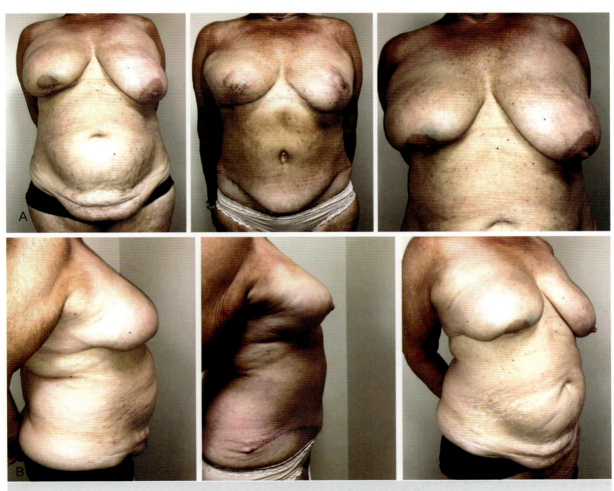

▲ 图 14-15　严重下乳缺损经乳房整形手术纠正

A. 一名 64 岁女性，右乳房严重畸形，接受下乳肿块切除及放射治疗，组织有明显的不对称和明显的变形。在乳房下垂和巨乳症的情况下，乳头有大量的组织缺损、瘢痕和变形。特写视图显示了乳头垂直向下的严重变形。注意皮肤上持续的明显的蓝色染料染色

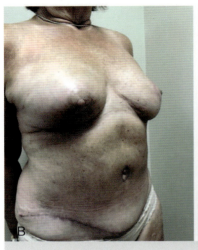
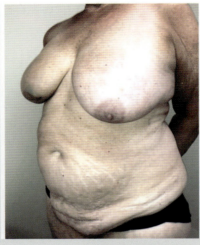
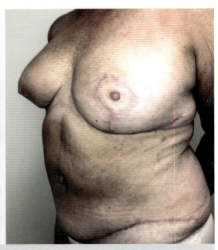

▲ 图 14-15（续）　严重下乳缺损经乳房整形手术纠正

B. 患者选择缩乳和组织重排，而不是组织置换。因此，右侧行上蒂乳房缩小术，左侧行超内侧蒂乳房缩小术。切除标本右侧为 164g（仅术后改变），左侧为 317g（正常组织）。对称性和相对乳头位置均有改善

然而，这种选择有一些缺点，包括增加手术时间、发病率和成本，选择包括游离皮瓣、背阔肌皮瓣和其他自体技术（图 14-16 和图 14-17）。自体非种植体重建是这些"抢救"重建的首选技术，因为种植体重建可能导致伤口裂开、感染和假体外露。

10. 总结

选择正确的方法延期修复部分乳房缺损是困难的。在处理这些部分缺陷的重建时，充分

地评估潜在的美容问题并将其视为本章概述缺陷谱的一部分至关重要。重要的是，要了解放疗对乳房的影响，以及在进一步手术的情况下，放疗作为未来并发症的危险因素的地位。任何乳房重建手术都不应在放疗结束后 6 个月内进行，以将这些风险降至最低。在可能的情况下，应该选取新鲜、未照射的组织，并应将完整的乳房切除和游离皮瓣重建纳入到重建方案中。对于延迟修复，避免局部实质重排，鼓励使用

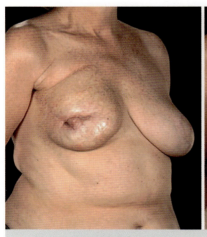
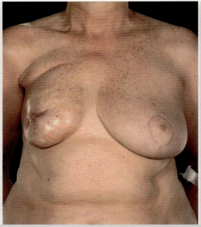
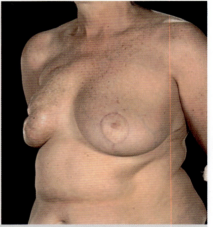

▲ 图 14-16　为挽救以往肿块切除及放疗所致的畸形乳房，须切除乳房，并使用腹壁下深穿支皮瓣（图 14-16）及完全自体背阔肌肌皮瓣（图 14-17）进行自体重建。这些"挽救重建"首选的是非植入体的自体重建技术。这位 55 岁的患者在 13 年前接受了肿块切除术和乳房放射治疗。患者有严重的放疗反应，大面积的瘢痕，左乳房严重变形。这需要完整的乳房切除（乳房切除重量 540g），并立即用腹壁下深穿支皮瓣进行乳房重建。这例和下一例（图 14-17）是典型的 Krishna Clough Type3 型乳房保乳治疗后并发症

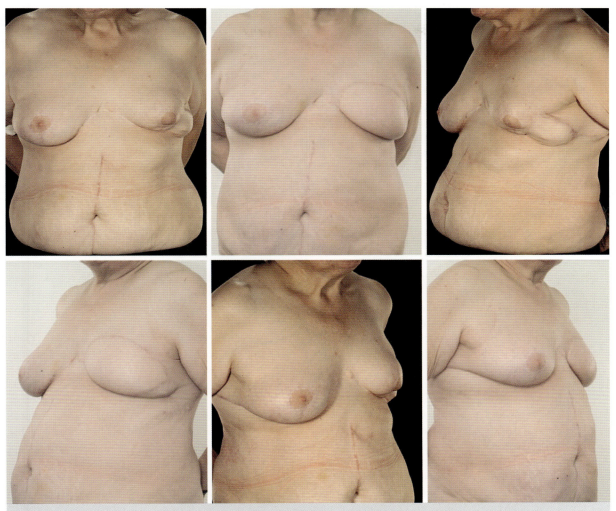

▲ 图 14-17　为挽救以往肿块切除及放疗所致的畸形乳房，须切除乳房，并使用 DIEP 皮瓣（图 14-16）及完全自体 LD 皮瓣（图 14-17）进行自体重建。这些"挽救重建"首选的是非植入体的自体重建技术。1 例 59 岁糖尿病患者，既往（6 年前）行肿块切除术和放疗，2 年前使用局部皮瓣治疗出现愈合问题和严重瘢痕，行左保乳 / 完整乳房切除 + 带植入物的自体背阔肌肌皮瓣乳丘重建术。患者出现供体部位伤口破裂和植入物感染，需要进行植入术。图为 4 年后她的术后表现

脂肪移植，并自由使用对侧平衡手术。

在全球范围内，早期乳腺癌女性更多地采用了加速部分乳房照射的技术，这将改变部分乳房缺陷重建的性质[49-52]。预计，随着更多的女性选择保乳手术，重建部分乳房缺损的需求将会增加。

<h2 style="text-align:center">参考文献</h2>

[1] Clarke, D., Martinez, A., Cox, RS. (1983) Analysis of cosmetic result and complications in patients with stage I and II breast cancer treated by biopsy and irradiation. *Int. J. Radiat. Oncol. Biol.* Phys. 9:1807–1813.

[2] Pearl, RM., Wisnicki, J. (1985) Breast reconstruction following lumpectomy and irradiation. *Plast. Reconstr. Surg.* 76(1):83.

[3] Matory Jnr, WE., Wertheimer, M., Fitzgerald, TJ., Walton, RL., Love, S., Matory, WE. (1990) Aesthetic results following partial mastectomy and radiation therapy. *Plast. Reconstr. Surg.* 85(5):739–746

[4] National Institute for Clinical Excellence. (2009) Early and locally advanced breast cancer: Diagnosis and treatment. February 2009, pp. 16–17. NICE Clinical Guidelines. nice.org.uk/guidance/cg80.

[5] Clough, KB., Lewis, JS., Couturaud, B., Fitoussi, A., Nos, C., Falcou, M. (2001) Oncoplastics techniques allow extensive resection for breast conserving therapy of breast carcinomas. *Ann. Surg.* 237(1):26–34.

[6] Kronowitz, S., Kuerer, H., Buchholz, T., Valero,

V., Hunt, K. (2008) A management algorithm and practical oncoplastic surgical techniques for repairing partial mastectomy defects. *Plast. Reconstr. Surg.* 122(6):1631–1647.

[7] Lee, J., Kim, M., Park, H., Yang, J. (2014). Oncoplastic volume replacement techniques according to the excised volume and tumour location in small- to moderate-sized breasts. *Gland Surg.* 3(1):14–21.

[8] Kronowitz, SJ., Robb, GL. (2004) Breast reconstruction with postmastectomy radiation therapy: Current issues. *Plast. Reconstr. Surg.* 114(4):950–960.

[9] Kronowitz, SJ., Feledy, JA., Hunt, KK., Kuerer, HM., Youssef, A., Koutz, CA., Robb, GL. (2006) Determining the optimal approach to breast reconstruction after partial mastectomy. *Plast. Reconstr. Surg.* 117(1):1–11; discussion 12–14.

[10] Kronowitz, SJ. (2015) State of the art and science in postmastectomy breast reconstruction. *Plast. Reconstr. Surg.* 135(4):755e–771e.

[11] Spear, SL., Pelletiere, CV., Wolfe, AJ., Tsangaris, TN., Pennanen, MF. (2003) Experience with reduction mammaplasty combined with breast conservation therapy in the treatment of breast cancer. Plast. *Reconstr. Surg.* 111(3):1102–1109.

[12] Patel, AJ., Benson, JR., Malata, CM. The science of autologous fat grafting. In: Querci della Rovere, G., Benson, JR., & Nava, M. (Eds.), *Oncoplastic & Reconstructive Surgery of the Breast*. 2nd ed, Informa Healthcare Publishers, London, UK, 2010, Chapter 29. pp. 223–233.

[13] Pérez-Cano, R., Vranckx, JJ., Lasso, JM., Calabrese, C., Merck, B., Milstein, AM., Sassoon, E., Delay, E., Weiler-Mithoff, EM. (2012) Prospective trial of adipose-derived regenerative cell (ADRC)-enriched fat grafting for partial mastectomy defects: The RESTORE-2 trial. *Eur. J. Surg. Oncol.* 38(5):382–389.

[14] Ihrai, T., Charalambos, G., Machiavello, JC., Chignon-Sicard, B., Figi, A., Raoust, I., Yveline, B., Fouche, Y., Flipo, B. (2013) Autologous fat grafting and breast cancer recurrences: Retrospective analysis of a series of 100 procedures in 64 patients. *J. Plast. Surg. Hand Su.* 47(4):273–275.

[15] Coleman, S. (2001). Structural fat grafts–The ideal filler? *Clin. Plast. Surg.* 28(1):111–119.

[16] Pu, L., Coleman, S., Cui, X., Ferguson, R., Vasconez, H. (2008). Autologous fat grafts harvested and refined by the Coleman technique: A comparative study. *Plast. Reconstr. Surg.* 122(3):932–937.

[17] Coleman, S. (1997) Facial recontouring with lipostructure. Clin. *Plast. Surg.* 24(2):347–367.

[18] van Geel, AN., Lans, TE., Haen, R., Tjong, Joe Wai R., Menke-Pluijmers, MB. (2011) Partial mastectomy and m. latissimus dorsi reconstruction for radiation-induced fibrosis after breast-conserving cancer therapy. *World J. Surg.* 35(3):568–572.

[19] Munhoz, AM., Montag, E., Arruda, E., Pellarin, L., Filas-si, JR., Piato, JR., de Barros, AC., Prado, LC., Fonseca, A., Baracat, E., Ferreira, MC. (2008) Assessment of immediate conservative breast surgery reconstruction: A classification system of defects revisited and an algorithm for selecting the appropriate technique. *Plast. Reconstr. Surg.* 121(3):716–727.

[20] Kronowitz, SJ. (2007) Immediate versus delayed reconstruction. *Clin. Plast. Surg.* 34:39–50.

[21] Enajat, M., Rozen, WM., Whitaker, IS., Smit, JM., Van Der Hulst, RR., Acosta, R. (2011) The deep inferior epigastric artery perforator flap for autologous reconstruction of large partial mastectomy defects. *Microsurgery.* 31(1):12–17.

[22] Parmar, V., Hawaldar, R., Badwe, RA. (2010) Safety of partial breast reconstruction in extended indications for conservative surgery in breast cancer. *Indian J. Surg. Oncol.* 1(3):256

[23] El-Marakby, HH., Kotb, MH. (2011) Oncoplastic volume replacement with latissimus dorsi myocutaneous flap in patients with large ptotic breasts. Is it feasible? *J. Egypt Natl. Canc. Inst.* 23(4):163–169.

[24] Nano, MT., Gill, PG., Kollias, J., Bochner, MA. (2004) Breast volume replacement using the latissimus dorsi miniflap. *ANZ J. Surg.* 74(3):98–104.

[25] Hernanz, F., Regaño, S., Redondo-Figuero, C., Orallo, V., Erasun, F., Gómez-Fleitas, M. (2007) Oncoplastic breast-conserving surgery: Analysis of quadrantectomy and immediate reconstruction with latissimus dorsi flap. *World J. Surg.* 31(10):1934–1940.

[26] Munhoz, AM., Montag, E., Fels, KW., Arruda, EG., Sturtz, GP., Aldrighi, C., Gemperli, R., Ferreira, MC. (2005) Outcome analysis of breast-conservation surgery and immediate latissimus dorsi flap reconstruction in patients with T1 to T2 breast cancer. *Plast. Reconstr. Surg.* 116(3):741–752.

[27] Hamdi, M. Pedicled perforator flap reconstruction. In: Losken, A., Hamdi, M. (Eds.), Partial Breast Reconstruction: Techniques in *Oncoplastic Surgery*. Quality Medical Publishing, St Louis, MI, 2009, Chapter 21. pp. 375–400.

[28] Hamdi, M., Van Landuyt, K., Monstrey, S., Blondeel, P. (2004) Pedicled perforator flaps in breast reconstruction: A new concept. *Br. J. Plast. Surg.* 57(6): 531–539.

[29] Munhoz, AM., Montag, E., Arruda, E., Brasil, JA., Aldrighi, JM., Gemperli, R., Filassi, JR., Ferreira, MC. (2011) Immediate conservative breast surgery reconstruction with perforator flaps: New challenges in the era of partial mastectomy reconstruction? *Breast.* 20(3):233–240.

[30] Hamdi, M., Van Landuyt, K., Ulens, S., Van Hedent, E., Roche, N., Monstrey, S. (2009) Clinical applications of the superior epigastric artery perforator (SEAP) flap: Anatomical studies and preoperative perforator mapping with multidetector CT. *J. Plast. Reconstr. Aesthet. Surg.* 62(9):1127–1134.

[31] Hamdi, M., Van Landuyt, K., de Frene, B., Roche, N., Blondeel, P., Monstrey, S. (2006) The versatility of the

intercostal artery perforator (ICAP) flaps. J. Plast. Recontr. Aesthet. Surg. 57(6):644–652.

[32] McCulley, S., Schaverien, M., Tan, V., Macmillan, R. (2015) Lateral thoracic artery perforator (LTAP) flap in partial breast reconstruction. *J. Plast. Reconstr. Aesthet. Surg.* 68(5):686–691.

[33] Spiegel, A., Eldor, L. (2010) Partial breast reconstruction with mini superficial inferior epigastric artery and mini deep inferior epigastric perforator flaps. *Ann. Plast. Surg.* 65(2):147–154.

[34] McCulley, SJ., MacMillan, RD., Rasheed, T. (2011) Transverse Upper Gracilis (TUG) flap for volume replacement in breast conserving surgery for medial breast tumours in small to medium sized breasts. *JPRAS.* 64:1056–1061.

[35] Cothier-Savey, I., Tamtawi, B., Dohnt, F., Raulo, Y., Baruch, J. (2001) Immediate breast reconstruction using a laparoscopically harvested omental flap. *Plast. Reconstr. Surg.* 107(5):1156–1163.

[36] Zaha, H., Onomura, M., Nomura, H., Umekawa, K., Oki, M., Asato, H. (2012) Free omental flap for partial breast reconstruction after breast-conserving surgery. *Plast. Reconstr. Surg.* 129(3):583–587.

[37] Rizzuto, RP., Allen, RJ. (2004) Reconstruction of a partial mastectomy defect with the superficial inferior epigastric artery (SIEA) flap. J. Reconstr. *Microsurg.* 20(6):441–445; discussion 446.

[38] Monticciolo, DL., Ross, D., Bostwick, J 3rd., Eaves, F., Styblo, T. (1996) Autologous breast reconstruction with endoscopic latissimus dorsi musculosubcutaneous flaps in patients choosing breast-conserving therapy: Mammographic appearance. *Am. J. Roentgenol.* 167(2):385–389.

[39] Rainsbury, RM. (2002) Breast-sparing reconstruction with latissimus dorsi miniflaps. *Eur. J. Surg. Oncol.* 28(8):891–895.

[40] Shestak, K., Johnson, R., Greco, R., Williams, S. (1993) Partial mastectomy and breast reduction as a valuable treatment option for patients with macromastia and carcinoma of the breast. *Surg. Gynaecol. Obstet.* 177(1):54–56.

[41] Galimberti, V., Zurrida, S., Zanini, V., Callegari, M., Veronesi, P., Catania, S., Luini, A., Greco, M., Grisotti, A. (1993) Central small size breast cancer: How to overcome the problem of nipple and areola involvement. *Eur. J. Cancer.* 29A(8):1093–1096.

[42] Grisotti, A., Calabrese C. Conservative treatment of breast cancer: Reconstructive problems. In: Spear, SL. (Ed.), *Surgery of the Breast: Principles and Art*, 1st ed, Lippincott Williams and Wilkins, Philadelphia, 1998, pp. 147–178.

[43] Della Rovere, GQ., Pillarisetti, RR., Bonomi, R., Benson, J. (2007) Oncoplastic surgery for retro areolar breast cancer – A technical modification of the Grisotti flap. *Indian J. Surg.* 69(4):160–162.

[44] McCulley, SJ., Durani, P., Macmillan, RD. (2006) Therapeutic mammoplasty for centrally located breast tumors. *Plast. Reconstr. Surg.* 117(2):366–373.

[45] Munhoz, A., Aldrighi, C. (2007) A novel reconstructive technique following central lumpectomy. *Plast. Reconstr. Surg.* 119(2):750–751.

[46] Rabey, N., Lie, K., Kumiponjera, D., Erel, E., Simcock, J., Malata, C. (2013) Salvage of failed prosthetic breast reconstructions by autologous conversion with free tissue transfers. *Eplasty.* 20(13):e32.

[47] Mohan, A., Al-Ajam, Y., Mosahebi, A. (2013) Trends in tertiary breast reconstruction: Literature review and single centre experience. *Breast.* 22(2):173–178.

[48] Visser, NJ., Damen, TH., Timman, R., Hofer, SO., Mureau, MA. (2010) Surgical results, aesthetic outcome, and patient satisfaction after microsurgical autologous breast reconstruction following failed implant reconstruction. *Plast. Reconstr. Surg.* 126(1):26–36.

[49] Vaidya, JS., Wenz, F., Bulsara, M., Tobias, JS., Joseph, DJ., Keshtgar, M., Flyger, HL. et al. (2014) Risk-adapted targeted intraoperative radiotherapy versus whole-breast radiotherapy for breast cancer: 5-year results for local control and overall survival from the TARGIT-A randomised trial. *Lancet.* 383(9917):603–613.

[50] Coles, C., Brunt, A., Wheatley, D., Mukesh, M., Yarnold, J. (2013) Breast radiotherapy: Less is more? *Clin. Oncol.* 25(2):127–134.

[51] van der Leij, F., Bosma, S., van de Vijver, M., Wesseling, J., Vreeswijk, S., Rivera, S. et al. (2015) First results of the preoperative accelerated partial breast irradiation (PAPBI) trial. *Radiother. Oncol.* 114(3):322–327.

[52] Berrino, P., Campora, E., Santi, P. (1993) Reconstruction of the radiated partial mastectomy defect with autogenous tissues. Plast. Reconstr. Surg. 92(2):380–381.

编 者 按

第 14 章以 Charles Malata 博士的杰出章节结束，他讨论了放射治疗后修复部分乳房切除缺损的复杂情况。除了上述皮瓣的使用，Malata 和我都是系列经皮针松解和自体脂肪移植的主要倡导者。完全释放受照射的畸形乳房是必要的，而不仅仅是在畸形区域，因为局部畸形是由分布在整个受照射乳房的整体收缩力造成的。同样，必须对畸形的乳房进行整体脂肪移植，而不仅仅是局部明显的畸形区域。

这将确保在部分乳房切除后，整个乳房全部暴露在全乳房照射下的脂肪移植干细胞修复辐射损伤。正如 Malata 指出的那样，保乳手术后的部分乳房照射创造了一个完美的机会，可以在放射后进行皮腺修复（甚至延期），而不会导致较高的并发症发生率，因为大多数周围的乳房实质不会受到辐射损伤。然而，在这些新的放射技术被放射界广泛采用之前，我们仍在等待复发的长期结果。

第四篇

保留皮肤和保留乳头的乳房切除术

Skin-sparing and nipple-sparing mastectomy

第 15 章　乳房切除术和全乳房重建：
保留皮肤和保留乳头的乳房切除术

Mastectomy and whole breast reconstruction: skin-sparing and
nipple-sparing mastectomy ……………………………………… 180

第 16 章　保留乳头的乳房切除术
Nipple-sparing mastectomy ……………………………………… 192

第 15 章　乳房切除术和全乳房重建：保留皮肤和保留乳头的乳房切除术

Mastectomy and whole breast reconstruction: skin-sparing and nipple-sparing mastectomy

本章概要

随着越来越多的患者接受这种技术，保留乳头乳房切除术的适应证不断发展。虽然术后乳头边缘可能出现阳性，特别是 DCIS 患者，但保留乳头的乳房切除术显著改善了乳房重建的结果。尽管如此，应仔细选择乳头保留技术的患者。

一、肿瘤学的考量

Gerald Gui　著

（一）概述

在早期发现癌症的时代，保乳手术被视为外科手术的金标准[1,2]。超过 75% 筛查发现的癌症可以进行保乳手术[3]，肿瘤治疗技术也更倾向于进一步减少乳房全切手术[4]。较大的肿瘤通过先行化疗缩小尺寸后，可能可以考虑保留乳房。近年来，尤其是一线使用曲妥珠单抗和帕妥珠单抗抗 HER2 治疗后，实现病理完全缓解比以往任何时候都更有希望[5, 6]。

乳房切除术在某些情况下仍然不可避免，最常见于多中心病灶患者。借助增强的成像技术（包括 MRI 引导的活检），多灶性诊断可能会增加[7, 8]。保乳手术失败而导致二次手术行乳房切除术可能发生在两个层面：第一，初次手术未获得完全阴性的切缘；第二，完成前次保乳手术治疗之后，在随访中发现局部复发。后者因接受过放射治疗而与前者有所不同，这可能会影响重建手术的建议。

随着基因检测（乳腺癌高危易感基因）的门槛降低，以及仅为降低风险而行手术的接受度更高，预防性乳房切除术的数量有增加的趋势[9, 10]。应权衡处于标准乳腺癌风险中的女性进行对侧乳房切除术与乳腺癌生存率的关系[11]。在过去 10 年中，对侧预防性乳房切除术实施的总体比例增加了 10%[12]。

（二）保留皮肤的乳房切除术的肿瘤学考虑

随着乳房和腋窝保守治疗的发展，乳房切除术中不太激进的方法也随之而来。Toth 和 Lappert[13] 所描述的保留皮肤的乳房切除术被推广成为即时乳房重建的支柱。随着最初对肿瘤安全性的担忧消退，患者的选择标准得到了改进[14-21]。保留皮肤的乳房切除术为植入物、自体组织或两者结合进行即刻乳房重建提供了基础，这些方法在肿瘤学和美学方面都有良好的长期效果。目的是切除全部的实质乳房组织，同时保留覆盖在乳腺包膜上的皮肤。

在进行保留皮肤乳房切除术时，许多外科医生都是由筋膜平面引导的，该平面与表皮层松散地连接，在同一乳房内，表皮层在连续性上变化很大，更不用说患者之间的一致性了。它通常在皮肤表面 1mm 以内，似乎与年龄、BMI 和乳房大小无关 [22-24]。当提起皮瓣时，需要在乳房切除术的完整性和血管分布的平衡上做出妥协。这种解剖学上的不可预测性，加上操作的可变性 [25]，可能导致保留的乳房组织数量上的巨大差异，这些组织可能包含隐匿性疾病或未来可能形成癌症。虽然理论上讲，保留皮肤乳房切除术后局部复发风险可能会增加，但经过仔细选择患者的成熟研究表明，其结果与单纯乳房切除术相当 [26-28]。这些研究的回顾性本质决定其受制于外科医生、病例选择和发表偏倚。尽管如此，现有文献的总体趋势，包括 Lanitis 及其同事比较保留皮肤与非保留皮肤乳房切除术的 Meta 分析，发现两种技术在局部复发率上没有差异 [29]。与单纯乳房切除术（1.7%～9.5%）相比，谨慎选择保留皮肤的乳房切除术患者的局部复发率（1.9%～7.1%），因此可以实现选择的均衡 [14-18, 26-28]。在初发或复发时早期检测疾病模式的改变可能会导致比过去更高的无病生存率。美国整形外科医生的调查报道了广泛使用的皮肤保留方法，在肿瘤学治疗充分性和美容效果的优越性上达成了全面一致 [30, 31]。

（三）保留乳头乳房切除术的肿瘤学考虑

保留乳头是保留皮肤概念的延伸，代表了保守式乳房切除术的下一步 [32-34]。乳头的皮肤起源于外胚层，但其内容物来自乳腺嵴的间充质结构，该结构在青春期前处于休眠状态。发育中的乳头芽连接终末导管小叶单元和输乳管窦，并开口于乳管孔。6～12 条主要导管担负大部分泌乳系统。乳腺癌形成于末段导管小叶单元，而这种结构很少在乳头上发现 [35, 36]。因此，乳头重新形成癌症的风险不大，这使得该种术式成为降低风险的理想手术。当应用保留

乳头的治疗性乳房切除术时，需要更加谨慎，因为在导管－小叶系统近端形成的癌症可能通过广泛的导管内病变引起的小叶癌变而影响乳头 [37, 38]。

保留乳头的乳房切除术的两个主要关注点是乳头核心的隐匿性疾病的保留（图 15-1）和乳头内未来形成疾病风险的保留。研究指出，常规乳房切除术切除的乳头中组织学上存在癌症的比例可能高达 50% [39-45]，但这些研究不能直接应用于外科医生特别挑选的保留乳头的乳房切除术患者。由于手术时乳头明显受累是保留乳头明确的禁忌，因此这部分病例序列对临床决策没有什么影响。尽管如此，即使排除该部分序列，在组织学检查中仍有高达 31% 的隐匿性乳头累及率 [46-49]。不同的病理处理和准备方法会影响乳头中隐匿性疾病发现的概率。同期研究估计，乳头内隐匿性恶性病变的风险接近 10% [50]。

表 15-1 总结了与隐匿性乳头受累相关的危险因素。隐匿性乳头疾病的临床预测因子需要基于术前可靠评估的参数。常规使用的乳房 X 线片和超声影像与 MRI 提供的进一步信息相结合 [51-53]，但没有一种提供足够的灵敏度或特异性来判断乳头内是否存在癌症。

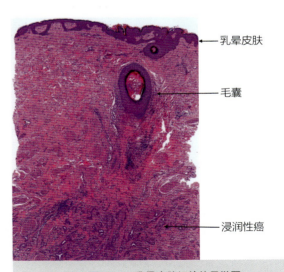

▲ 图 15-1　乳晕皮肤切片的显微图
图示乳腺癌浸润到乳晕平滑肌束下层 HE 染色，20×
（Dr.Ashutosh Nerurkar, Royal Marsden NHS Trust, London, UK. 提供）

乳晕皮肤
毛囊
浸润性癌

表 15-1　镜下乳头累及的预测因素

与隐性乳头侵犯相关的因素
• 肿瘤距乳头距离＜2cm
• 肿瘤大小＞5cm
• 多灶性疾病
• 广泛的导管原位癌
• 小叶癌变
• 浸润性小叶癌
• 淋巴结阳性
• 存在血管侵犯
• ER 阴性
• HER2 阳性

（四）术中乳头的评估

乳头内的输乳管呈中央束状排列[54]，虽然在手术平面上无法区分，但这种解剖学特征允许分离包含管道的核心部分，留下包含最少的风险管内容物的纤维边缘。术中对乳头基底部或乳头核心进行冰冻切片以确定清晰的切除边缘是有帮助的，但假阴性率为 1%～13%[55-58]。术中冷冻切片有实际的局限性：意外阳性结果可能意味着计划的改变，必须事先征得患者的同意。去除乳头乳晕复合体会导致皮肤闭合处的张力，扭曲乳房隆起的形状，如果远处部位（如乳房下皱褶）已经做出了切口，还会增加手术瘢痕。尽管冰冻切片结果为阴性，但最终的临床决定还是要取决于乳头基底组织的石蜡固定切片[59]。

（五）保留乳头的辅助治疗

在治疗性乳房切除术中，对保留的乳头进行局部放射治疗的作用尚不确定。Janssen 和他的同事对保留乳头乳房切除术后的辅助放射治疗进行了综述，结果显示差异很大[60]。关于保留乳头乳房切除术与单纯或改良根治性乳房切除术是否适用相同的原则仍存在争议。Petit 和他在欧洲肿瘤研究所的同事使用术中电子束放射疗法来保护剩余的乳房腺体而不影响肿瘤治疗效果。浸润性癌患者保留乳头的局部复发率为 0.8%，而导管原位癌的局部复发率明显较高（2.9%）。此外，在 76 例冷冻切片阴性但组织学

阳性的患者中，没有出现乳头复发的病例[61]。

保留乳头或皮肤的乳房切除术后放疗的适应证应与乳房切除术相同。一个"干净"的乳头切缘可以合理地认为仅由基本切除治疗单独获得。由于术中放射治疗不是目前乳腺切除术的标准处理，若手术时组织学证实肿瘤已扩散到乳头，最好的治疗方法是乳头切除术。若经验性地考虑对乳晕复合体进行外照射靶向放疗，保留乳晕而只切除乳头可能是另一种选择[62]。

（六）保留乳头乳房切除术后复发的风险

保留乳头乳房切除术后肿瘤结局的研究因患者选择标准、随访时间和辅助治疗方案的差异而受到限制。较早的研究似乎报道了乳头内继发癌的发病率较高，为 5%～12%[63, 64]，而较近期的研究则呈现了乳头内继发癌发病率较低的趋势，约为 5%[32, 56, 65-68]，这可能反映了保留乳头的病例选择更为精准。因此，如果对患者进行适当的评估，乳头复发的总体发生率可以很低。近年来对保留乳头皮肤患者的研究显示，局部复发率为 4%～11.5%，复发局限于乳头乳晕复合体的病例不到 5%[50, 69, 70]。此外，各分期的总体生存率在保留乳头和保留皮肤之间具有可比性[57, 58, 70]。

（七）总结

保留皮肤和保留乳头的乳房切除术是乳腺癌乳房重建手术的一部分，但需要仔细选择患者。保留乳头是理想的对降低风险较适合的乳房切除术。随着现代辅助治疗和监测方案的改进，保留乳头技术可能会有更广泛的适应证和接受度。

参考文献

[1] Veronesi U, Cascinelli N, Marubini E et al. Twenty-year follow-up of a randomized study comparing breast-conserving surgery with radical mastectomy for early breast cancer. *N Engl J Med* 2002; 17: 1227–1232.

[2] Fisher B, Anderson S, Bryant J et al. Twenty-year follow-up of a randomized trial comparing total

mastectomy, lumpectomy, and lumpectomy plus irradiation for the treatment of invasive breast cancer. *New Engl J Med* 2002; 347: 1233–1241.

[3] Kummerow KL, Du L, Penson DF et al. Nationwide trends in mastectomy for early-stage breast cancer. *JAMA Surg* 2015; 150: 9–16.

[4] Crown A, Wechter DG, Grumley JW. Oncoplastic breast-conserving surgery reduces mastectomy and post-operative excision rates. *Ann Surg Oncol* 2015; 22: 3363–3368.

[5] Advani P, Cornell L, Chumsri S, Moreno-Aspitia A. Dual HER2 blockade in the neoadjuvant and adjuvant treatment of HER2-positive breast cancer. *Breast Cancer* 2015; 7: 321–335.

[6] Puglisi F, Fontanella C, Amoroso V et al. Current challenges in HER2-positive breast cancer. *Crit Rev Oncol Hematol* 2016; 98: 211–221.

[7] Lehman CD, Gatsonis C, Kuhl CK et al. MRI evaluation of the contralateral breast in women with recently diagnosed breast cancer. *N Engl J Med* 2007; 356: 1295–1303.

[8] Katipamula R, Degnim AC, Hoskin T et al. Trends in mastectomy rates at the Mayo Clinic Rochester: Effect of surgical year and preoperative magnetic resonance imaging. *J Clin Oncol 2009*; 27: 4082–4088.

[9] Kwon JS, Gutierrez-Barrera AM, Young D, Sun CC, Daniels MS, Lu KH, Arun B. Expanding the criteria for BRCA mutation testing in breast cancer survivors. *J Clin Oncol* 2010; 28: 4214–4220.

[10] Balmaña J, Díez O, Castiglione M, ESMO Guidelines working group. BRCA in breast cancer: ESMO clinical recommendations. *Ann Oncol* 2009; 20(Suppl 4): 19–20.

[11] Jin J. Women with breast cancer who opt for contralateral prophylactic mastectomy may overestimate future risk. *JAMA* 2013; 310: 1548.

[12] Tuttle TM, Habermann EB, Grund EH et al. Increasing use of contralateral prophylactic mastectomy for breast cancer patients: A trend toward more aggressive surgical treatment. *J Clin Oncol* 2007; 25: 5203–5209.

[13] Toth BA, Lappert P. Modified skin incisions for mastectomy: The need for plastic surgical input in preoperative planning. *Plast Reconstr Surg* 1991; 87: 1048–1053.

[14] Carlson GW, Bostwick J III, Wood WC et al. Skin-sparing mastectomy. Oncologic and reconstructive considerations. *Ann Surg* 1997; 225: 570–575.

[15] Simmons RM, Fish SK, Osborne MP et al. Local and distant recurrence rates in skin-sparing mastectomies compared with non-skin sparing mastectomies. Ann *Surg Oncol* 1999; 6: 676–681.

[16] Kroll SS, Khoo A, Singletary SE et al. Local recurrence risk after skin-sparing mastectomies compared with non-skin sparing mastectomies. *Ann Surg Oncol* 1999; 6: 676–681.

[17] Slavin SA, Schnitt SJ, Duda RB et al. Skin-sparing mastectomy and immediate reconstruction: Oncologic risks and aesthetic results in patients with early-stage breast cancer. *Plast Reconstr Surg* 1998; 102: 49–62.

[18] Greenway RM, Schlossberg L, Dooley WC. Fifteen-year series of skin-sparing mastectomy for stage 0 to 2 breast cancer. *Am J Surg* 2005; 190: 918–922.

[19] Spiegel AJ, Butler CE. Recurrence following treatment of ductal carcinoma in situ with skin-sparing mastectomy and immediate breast reconstruction. *Plast Reconstr Surg* 2003; 111: 706–711.

[20] Downes KJ, Glatt BS, Kanchwala SK et al. Skin-sparing mastectomy and immediate reconstruction is an acceptable treatment option for patients with high-risk breast carcinoma. *Cancer* 2005; 103: 906–913.

[21] Medina-Franco H, Vasconez LO, Fix RJ et al. Factors associated with local recurrence after skin-sparing mastectomy and immediate breast reconstruction for invasive breast cancer. *Ann Surg* 2002; 235: 814–819.

[22] Beer GM, Varga Z, Budi S et al. Incidence of the superficial fascia and its relevance in skin-sparing mastectomy. Cancer 2002;94: 1619–1625.

[23] Larson DL, Basir Z, Bruce T. Is oncologic safety compatible with a predictably viable mastectomy skin flap? *Plast Reconstr Surg* 2011; 127: 27–33.

[24] Ho CM, Mak CK, Lau Y et al. Skin involvement in invasive breast carcinoma: Safety of skin-sparing mastectomy. *Ann Surg Oncol* 2003; 10: 102–107.

[25] Robertson SA, Rusby JE, Cuttress RI. Determinants of optimal mastectomy skin flap thickness. *Br J Surg* 2014; 10: 899–911.

[26] Horiguchi J, Iino JH, Takei H et al. A comparative study of subcutaneous mastectomy with radical mastectomy. *Anticancer Res* 2001; 21: 2963–2967.

[27] Ueda S, Tamaki Y, Kano K et al. Cosmetic outcome and patient satisfaction after skin-sparing mastectomy for breast cancer with immediate reconstruction of the breast. *Surgery* 2008; 143: 414–425.

[28] Yi M, Kronowitz SJ, Meric-Bernstam F et al. Local, regional, and systemic recurrence rates in patients undergoing skin-sparing mastectomy compared with conventional mastectomy. *Cancer* 2011; 117; 916–924.

[29] Lanitis S, Tekkis PP, Sgourakis G et al. Comparison of skin-sparing mastectomy versus non-skin-sparing mastectomy for breast cancer. *Ann Surg* 2010; 251: 632–639.

[30] Shen J, Ellenhorn J, Qian D et al. Skin-sparing mastectomy: A survey based approach to defining standard of care. *Am Surg* 2008; 74: 902–905.

[31] Ibrahim AM, Koolen PG, Ashraf AA, Kim K, Mureau MA, Lee BT, Lin SJ. Acellular dermal matrix in reconstructive breast surgery: Survey of current practice among plastic surgeons. *Plast Reconstr Surg Glob Open.* 2015: 3: e381.

[32] Sacchini V, Pinnotti JA, Banos AC et al. Nipple sparing mastectomy for breast cancer and risk reduction: Onco-

logic or technical problem? *J Am Coll Surg* 2006; 203: 704–714.

[33] Chung AP, Sacchini V. Nipple-sparing mastectomy: Where are we now? *Surg Oncol* 2008; 17: 261–266.

[34] Adam H, Bygdeson M, de Boniface J. The oncological safety of nipple-sparing mastectomy – A Swedish matched cohort study. *Eur J Surg Oncol* 2014; 40: 1209–1215.

[35] Rosen PP, Tench W. Lobules in the nipple. Frequency and significance for breast cancer treatment. *Pathol Annu* 1985; 20 Pt 2: 317–322.

[36] Stolier AJ, Wang J. Terminal duct lobular units are scarcein the nipple: Implications for prophylactic nipple-sparing mastectomy: Terminal duct lobular units in the nipple. *Ann Surg Oncol* 2008; 15: 438–442.

[37] Collins LC, Achacoso N, Nekhlyudov L, Fletcher SW, Haque R, Quesenberry CP Jr et al. Relationship between clinical and pathologic features of ductal carcinoma in situ and patient age: An analysis of 657 patients. *Am J Surg Pathol* 2009; 33: 1802–1808.

[38] Go EM, Chan SK, Vong JS et al. Predictors of invasion in needle core biopsies of the breast with ductal carcinoma in situ. *Mod Pathol* 2010; 23: 737–742.

[39] Smith J, Payne WS, Carney JA. Involvement of the nipple and areola in carcinoma of the breast. *Surg Gynecol Obstet* 1976; 143: 546–548.

[40] Andersen JA, Gram JB, Pallesen RM. Involvement of the nipple and areola in breast cancer. Value of clinical findings. *Scand J Plast Reconstr Surg* 1981; 15: 39–42.

[41] Lagios MD, Gates EA, Westdahl PR et al. A guide to the frequency of nipple involvement in breast cancer. A study of 149 consecutive mastectomies using a serial subgross and correlated radiographic technique. *Am J Surg* 1979; 138: 135–142.

[42] Wertheim U, Ozzello L. Neoplastic involvement of nipple and skin flap in carcinoma of the breast. *Am J Surg Pathol* 1980; 4: 543–549.

[43] Quinn RH, Barlow JF. Involvement of the nipple and areola by carcinoma of the breast. *Arch Surg* 1981; 116: 1139–1140.

[44] Parry RG, Cochran TC Jr, Wolfort FG. When is there nipple involvement in carcinoma of the breast? *Plast Reconstr Surg* 1977; 59: 535–537.

[45] Verma GR, Kumar A, Joshi K. Nipple involvement in peripheral breast carcinoma: A prospective study. *Indian J Cancer* 1997; 34: 1–5.

[46] Morimoto T, Komaki K, Inui K et al. Involvement of nipple and areola in early breast cancer. *Cancer* 1985; 55: 2459–2463.

[47] Santini D, Taffurelli M, Gelli MC et al. Neoplastic involvement of nipple-areolar complex in invasive breast cancer. *Am J Surg* 1989; 158: 399–403.

[48] Laronga C, Kemp B, Johnston D et al. The incidence of occult nipple-areola complex involvement in breast cancer patients receiving a skin-sparing mastectomy. *Ann Surg Oncol* 1999; 6: 609–613.

[49] Rusby JE, Brachtel EF, Othus M et al. Development and validation of a model predictive of occult nipple involvement in women undergoing mastectomy. *Br J Surg* 2008; 95: 1356–1361.

[50] Mallon P, Feron JG, Couturaud B et al. The role of nipple-sparing mastectomy in breast cancer: A comprehensive review of the literature. *Plast Reconstr Surg* 2013; 131: 969–984.

[51] Friedman EP, Hall-Craggs MA, Mumtaz H et al. Breast MR and the appearance of the normal and abnormal nipple. *Clin Radiol* 1997; 52: 854–861.

[52] Ponzone R, Maggiorotto F, Carabalona S et al. MRI and intraoperative pathology to predict nipple-areola complex (NAC) involvement in patients undergoing NAC-sparing mastectomy. *Eur J Cancer* 2015; 51: 1882–1889.

[53] D'Alonzo M, Martincich L, Biglia N et al. Clinical and radiological predictors of nipple-areola complex involvement in breast cancer patients. *Eur J Cancer* 2012; 48: 2311–2318.

[54] Rusby JE, Brachtel EF, Michaelson JS et al. Breast duct anatomy in the human nipple: Three-dimensional patterns and clinical implications. *Breast Cancer Res Treat* 2007; 106: 171–179.

[55] Vlajcic Z, Zic R, Stanec S et al. Nipple-areola complex preservation: Predictive factors of neoplastic nipple-areola complex invasion. *Ann Plast Surg* 2005; 55: 240–244.

[56] Crowe JP, Patrick RJ, Yetman RJ et al. Nipple-sparing mastectomy update: One hundred forty-nine procedures and clinical outcomes. *Arch Surg* 2008; 143: 1106–1110.

[57] Petit JY, Veronesi U, Rey P et al. Nipple-sparing mastectomy: Risk of nipple-areola recurrences in a series of 579 cases. *Breast Cancer Res Treat* 2009; 114: 97–101.

[58] Benediktsson KP, Perbeck L. Survival in breast cancer after nipple-sparing subcutaneous mastectomy and immediate reconstruction with implants: A prospective trial with 13 years median follow-up in 216 patients. *Eur J Surg Oncol* 2008; 34: 143–148.

[59] Wijayanayagam A, Kumar AS, Foster RD et al. Optimizing the total skin-sparing mastectomy. *Arch Surg* 2008; 143: 38–45.

[60] Janssen S, Holz-Sapra E, Rades D, Moser A, Studer G. Nipple-sparing mastectomy in breast cancer patients: The role of adjuvant radiotherapy (Review). *Oncol Lett.* 2015; 9: 2435–2441.

[61] Petit JY, Veronesi U, Orecchia R et al. Risk factors associated with recurrence after nipple-sparing mastectomy for invasive and intraepithelial neoplasia. *Ann Oncol* 2012; 23: 2053–2058.

[62] Simmons RM, Brennan M, Christos P et al. Analysis of nipple/areola involvement with mastectomy: Can the areola be preserved? *Ann Surg Oncol* 2002; 9: 165–168.

[63] Kissin MW, Kark AE. Nipple preservation during mastectomy. *Br J Surg* 1987; 74: 58–61.

[64] Bishop CC, Singh S, Nash AG. Mastectomy and breast reconstruction preserving the nipple. *Ann R Coll Surg*

Engl 1990; 72: 87–89.

[65] Gerber B, Krause A, Reimer T et al. Skin-sparing mastectomy with conservation of the nipple-areola complex and autologous reconstruction is an oncologically safe procedure. *Ann Surg* 2003; 238: 120–127.

[66] Caruso F, Ferrara M, Castiglione G et al. Nipple sparing subcutaneous mastectomy: Sixty-six months follow-up. *Eur J Surg Oncol* 2006; 32: 937–940.

[67] Paepke S, Schmid R, Fleckner S et al. Subcutaneous mastectomy with conservation of the nipple-areola skin: Broadening the indications. *Ann Surg* 2009; 250: 288–292.

[68] Amara D, Peled AW, Wang F, Ewing CA, Alvarado M, Esserman LJ. Tumour involvement of the nipple in total skin-sparing mastectomy: Strategies for management. *Ann Surg Oncol* 2015; 22: 3803–3808.

[69] Boneti C, Yuen J, Santiago C et al. Oncologic safety of nipple skin-sparing or total skin-sparing mastectomies with immediate reconstruction. *J Am Coll Surg* 2011; 212: 686–693.

[70] Gerber B, Krause A, Dietrich M et al. The oncological safety of skin sparing mastectomy with conservation of the nipple-areola complex and autologous reconstruction: An extended follow-up study. *Ann Surg* 2009; 249: 461–468.

二、重建手术的考量

Gerald Gui　著

（一）保留皮肤乳房切除术的变革

保留皮肤的方法可以很好地在乳房切除后利用保留的皮肤包膜进行即刻乳房重建。早期的皮肤保留方法包括乳头－乳晕复合体的切除[1]，随着技术变得更加正式化、各种分类系统的发展[2]，通常采用横向放射状切口作为"球拍柄"切除乳头。在进行过组织活检切除的地方，暴露在乳房上的瘢痕也应包括在切除范围内。随着穿刺活检技术的发展和切除活检变得越来越不常见，保留皮肤的方法允许手术切口设计得更加美观，与简单或改良的乳房根治术相比，切口更短，避免了乳房暴露区域的瘢痕。

即刻重建和延迟重建之间一个基本的技术区别是在延迟重建时需要替换的皮肤的缺失。这可以通过乳房切除术后现有胸壁皮肤的组织扩张，或将自体组织覆盖在皮肤上以替代缺失

乳房的体积来实现。组织扩张可能会受到先期放疗的限制，即扩张过程受到皮肤放射纤维化、较高的并发症发生率与伤口愈合不良，以及随后的包膜形成的限制。

（二）向保留乳头乳房切除术的过渡

在切除了乳头的女性中，当最优的乳房体积和对称手术完成时，乳头重建和微色素沉着通常是重建过程的最后一部分。作为乳房切除术的一部分，大多数患者失去了乳头－乳晕复合体，随后会进行乳头重建[3]。与自然乳头相比，重建乳头存在缺陷（图 15-2），其中包括随着时间的推移，乳头的投影会消失，重建乳头需要文身（文身可能会消退），以及感觉缺失[4,5]。由于平滑肌或某些乳晕中明显的蒙氏结节的出现，重建的乳头缺乏可勃起性和皮肤皱褶。在保留皮肤的乳房切除术中保持自然乳头对心理调整、身体形象的感知和患者的满意度都有积极的影响[6-10]。保留的乳头在保留乳晕特征的同时，通常还保留了一些感觉和勃起能力，因此，保留了原来乳房的特征。

保留乳头的趋势流行起来，乳房切除术变得更加保守。除去视觉冲击之外，去除乳头－

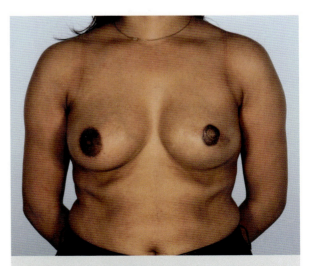

▲ 图 15-2　虽然乳头重建术的效果很好，但单侧乳头重建术（在本例中是左乳头）与自然乳头（右乳头）相比，通常会导致视觉上的差异。该患者右侧行保留乳头的乳房切除术，左侧行保留皮肤的乳房及乳头切除

乳晕复合体会导致皮肤收紧，造成重建乳房的扭曲。与保留乳头乳房切除术相比，这种方法使保留皮肤的外观变得平坦（图 15-3A 和 B）。随着组织扩张，乳头瘢痕的最终位置通常位于乳头重建所需位置的颅侧（图 15-3C）。切除乳头 - 乳晕复合体的短椭圆一般比乳晕的直径长（图 15-3D）。乳头重建术可弱化视觉冲击，保留乳头乳房切除术的美容学效果较好。保留乳头决策的原则是把肿瘤学因素放首位，其次是患者的选择。有一种人群非常适合进行保留乳头的乳房切除术，即携带高风险乳腺癌易感基因（如 BRCA1/2）而进行预防性乳房切除术的女性[11, 12]。

（三）保留皮肤和乳头乳房切除术的手术计划

表 15-2 总结了手术决策时的主要考虑因素。在直立位进行术前评估和皮肤标记。常用的标志是中线、乳房子午线和乳房下折痕。胸骨切迹 - 乳头距离、乳房下皱襞 - 乳头距离、乳头中线距离、横向乳房宽度、垂直乳房高度

和乳房投影的测量与术前的照片一起构成患者病历的重要组成部分。

表 15-2　保留乳头及皮肤乳房切除术的手术计划因素

总体	• 体质 • 工作、体力、运动 • 合并因素：吸烟、糖尿病、高血压、凝血障碍
肿瘤学	• 治疗性或降低风险 • 单侧或双侧 • 肿瘤大小 • 接近皮肤及乳头 • 广泛导管内病变伴小叶癌变 • 曾经或将要接受放疗 • 局部晚期及炎性乳癌
局部组织	• 乳房大小、形状和下垂度 • 皮肤状态：包括皮肤弹性和已存在的瘢痕 • 皮肤包膜的维持、扩张或缩小 • 对侧乳房特性和对称性要求
重建	• 单纯植入物、自体植入或两者结合 • 供体部位的质量、数量和瘢痕
患者选择	• 理解 • 预期 • 知情同意

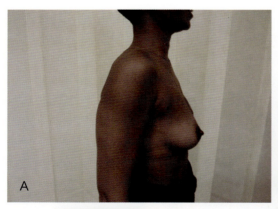
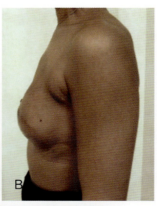
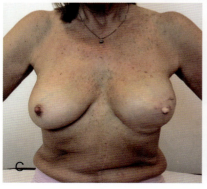
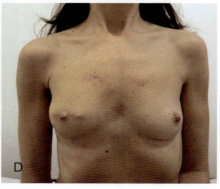

◀ 图 15-3　**A 和 B.** 切除乳头 - 乳晕复合体会使天然乳房的最高点变得平坦圆润；**C.** 特别是使用组织扩张技术后，乳头切除的瘢痕可以上升暴露于乳丘上方、乳头所在的位置；**D.** 短的横向椭圆切口的长度往往比凸出的乳晕长

保留皮肤乳房切除术的例子如图 15-4 所示。如果前次手术的切缘受累，保乳手术转变为乳房切除术时，或局部复发涉及之前的瘢痕，则需要切除之前的手术瘢痕。能够留下预先存在的瘢痕的优点是能够不受干扰地计划保留皮肤的乳房切除术。当通过远端切口（如乳房下折痕或侧乳腺皱襞）行保留乳头乳房切除术时，这种方法特别有用。当最近有乳晕周围切口时，必须特别小心，因为乳头的血供可能会受到影响。近期的环乳晕瘢痕可能是保留乳头 - 乳晕复合体的禁忌证，几年前乳房固定术后形成的长期的环状瘢痕则不是。

（四）游离皮瓣

在手术中，创造皮下平面的目的是最大限度地切除乳房实质组织。必须非常小心，以避免损伤真皮下组织，并保护皮瓣所依赖的血管丛的完整性。术前标记乳房上限有助于避免皮下非乳房组织的过度剥离。当皮下平面造好后，可以将乳房从胸大肌上剥离。通过切口将乳房娩出是切除的最后一步。

水分离越来越多地被用作乳房切除术皮瓣的提拉技术[13, 14]。它对远端切口特别有用，如经乳房下折痕切口。典型的水分离剖溶液由 1L 生理盐水、局部麻醉剂（如 30ml0.5% 的基罗卡因）和肾上腺素（如 0.5ml 1∶1000 肾上腺素）组成，每个乳房最多可使用 500ml。必须通过避免不自然的皮下平面的形成来保护皮肤的血液供应，以避免皮瓣坏死。水剥离是一种有效

的乳头乳晕剥离技术[15]。

（五）保留乳头乳房切除术作为皮肤保护的延伸

植入物、自体及自体与植入物联合重建乳房均可获得良好的乳房形态和对称性[16, 17]。保留乳头乳房切除术的美学满意度高，优于不保留乳头的方法[18, 19]。乳头切除可以通过一系列手术切口进行（图 15-5）。外侧放射状延伸切口可能与缺血风险较低[20, 21]。垂直延伸切口的美学优势在于，它可以与未来任何二次手术的手术切口相结合，类似于乳房固定术。侧乳腺褶皱或乳房下折痕切口提供了良好的乳腺入路，并避免乳房隆起处的切口。注意保护肋间前穿支和乳晕下血管丛的完整性是保持乳头血供的必要条件[22, 23]。

（六）减少皮肤的乳腺切除术

对于乳房较大且下垂的女性，基于 Wise 模式[24]的皮肤减少方法为乳房切除术提供了良好的途径（图 15-6）。此术式矫正了下垂，缩小乳房。通过适当的规划和皮肤标记，通常有可能直接达到预期固定体积植入物的大小。该方法非常适合双侧手术的病例。在单侧病例中，对侧乳房通常需要做乳房缩小手术以保持对称性。下乳房皮瓣在皮下平面被游离到乳房下折痕，皮瓣厚度与标准乳房切除的唯一区别在于表皮去上皮化。真皮吊带作为一个自体组织瓣提供对植入物的覆盖。腋窝手术通常可以通过同一切口实施。为了避免缺血坏死，去上皮化

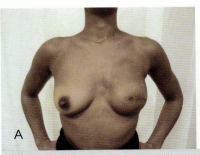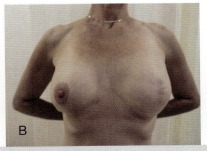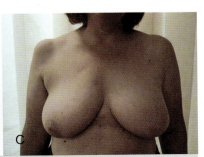

▲ 图 15-4　保留皮肤、切除乳头—乳晕复合体的切口
A. 左侧中央横向皮肤折痕；B. 左侧垂直切口；C. 左乳环形入路合并自体供体部位皮瓣用于后续乳头重建

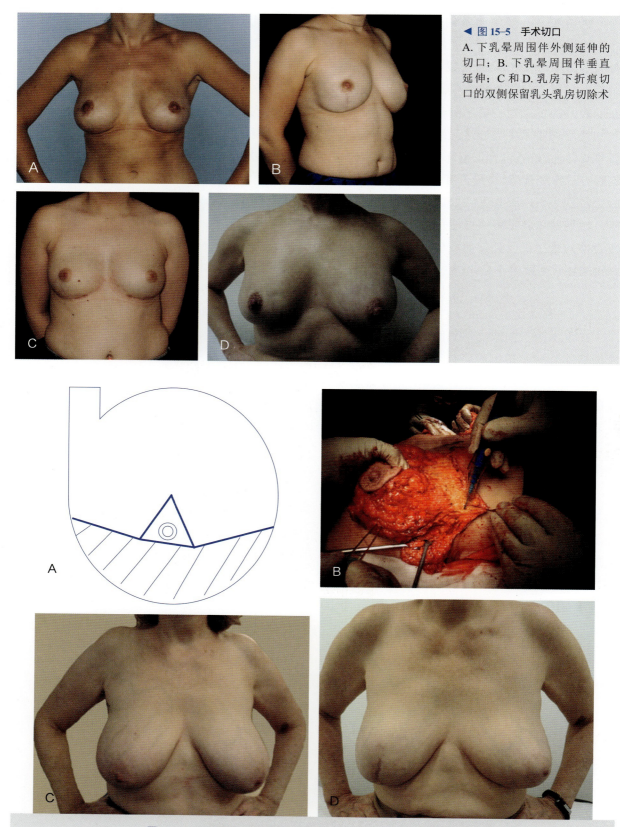

◀ 图 15-5　手术切口
A. 下乳晕周围伴外侧延伸的切口；B. 下乳晕周围伴垂直延伸；C 和 D. 乳房下折痕切口的双侧保留乳头乳房切除术

▲ 图 15-6　Wise 模式减肤乳房切除术——去上皮皮瓣下种植覆盖下乳腺切除
A. 显示标记的示意图，交叉阴影区代表去上皮的真皮带；B. 宽大的切口抬高乳房切除皮瓣；C 和 D. 术前和术后照片

真皮皮瓣的血供必须通过从乳房下折痕进入的真皮下血管来维持。通过细致的操作可以将皮瓣缺血坏死的风险降到最低。近年来一个有趣的发展是引入荧光素染色和吲哚菁绿血管造影术来评估乳房切除术皮瓣的血管分布[25-27]。

保留乳头会更进一步增加皮肤减少的乳房切除术的复杂程度[28]。乳头的血供可以通过真皮上内侧或外上侧皮瓣维持（图 15-7）。上内侧通常更可取，因为前肋间的血管通常会被保留，而且乳房肿瘤更常发生在外上象限。乳头移位距离越远，乳头坏死的风险越高。当乳头复位距离超过 3cm 时，最好考虑有计划地切除乳头和延迟重建或乳头移植技术。

（七）保留乳头乳房切除术后乳头坏死

乳头坏死的发生率差异很大，大多数研究

报道达 10%，但有些研究超过 50%[6, 7, 29-37]。谨慎选择患者和手术方式，乳头 - 乳晕全层坏死率应＜ 5%，局部缺血率＜ 10%。

大多数乳头缺血可以保守处理，干性坏疽被覆自身，当焦痂在部分坏死后脱落时，肉芽化过程通常已完成。在全层坏死的痂下，基底仍呈颗粒状，去除成熟的痂皮后就需要使用活性敷料[28]。对于全层乳头坏死，早期乳头切除可避免延长敷料使用时间。

（八）总结

患者的选择是安全保留皮肤和保留乳头乳房切除术的关键。细致的手术技术、结局的统计分析可以避免并发症的发生并确保低复发率，并为患者提供了知情前提下乳房切除术的更多选择。

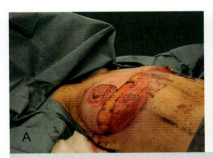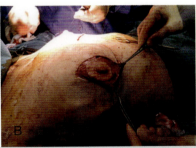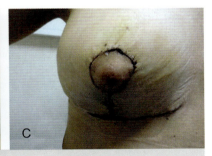

▲ 图 15-7　保留乳头的皮肤减少式乳房切除术

A. 去上皮区定义了支撑乳头和真皮下悬带的支柱。如果乳头需要向头端移动一小段距离，则可在真皮上 - 内侧和上外侧桥上保持血管通畅。B. 本例中，通过上外侧真皮桥维持乳头的血供，以使乳头旋转到更接近头侧的位置。C. 术后早期外观

参考文献

[1] Toth BA, Lappert P. Modified skin incisions for mastectomy: The need for plastic surgical input in preoperative planning. *Plast Reconstr Surg* 1991; 87: 1048–1053.

[2] Carlson GW, Bostwick J III, Wood WC et al. Skin-sparing mastectomy. Oncologic and reconstructive considerations. *Ann Surg* 1997; 225: 570–575.

[3] Nahabedian MY, Tsangaris TN. Breast reconstruction following subcutaneous mastectomy for cancer: A critical appraisal of the nipple-areola complex. *Plast Reconstr Surg* 2006; 117: 1083–1090.

[4] Jabor MA, Shayani P, Collins DR Jr et al. Nipple-areola

reconstruction: Satisfaction and clinical determinants. *Plast Reconstr Surg* 2002; 110: 457–463.

[5] Shestak KC, Gabriel A, Landecker A et al. Assessment of long-term nipple projection: A comparison of three techniques. *Plast Reconstr Surg* 2002; 110: 780–786.

[6] Denewer A, Farouk O. Can nipple-sparing mastectomy and immediate breast reconstruction with modified extended latissimus dorsi muscular flap improve the cosmetic and functional outcome among patients with breast carcinoma? *World J Surg* 2007; 31: 1169–1177.

[7] Petit JY, Veronesi U, Orecchia R et al. Nipple-sparing mastectomy in association with intra operative radiotherapy (ELIOT): A new type of mastectomy for breast cancer treatment. *Breast Cancer Res Treat* 2006; 96: 47–51.

［8］ Gerber B, Krause A, Dietrich M et al. The oncological safety of skin sparing mastectomy with conservation of the nipple-areola complex and autologous reconstruction: An extended follow-up study. *Ann Surg* 2009; 249: 461–468.

［9］ Temple-Oberle C, Ayeni O, Webb C, Bettger-Hahn M, Ayeni O, Mychailyshyn N. Shared decision-making: Applying a person-centered approach to tailored breast reconstruction information provides high satisfaction across a variety of breast reconstruction options. *J Surg Oncol* 2014; 110: 796–800.

［10］ Sisco M, Johnson DB, Wang C, Rasinski K, Rundell VL, Yao KA. The quality-of-life benefits of breast reconstruction do not diminish with age. *J Surg Oncol* 2015; 111: 663–668.

［11］ Hartmann LC, Schaid DJ, Woods JE et al. Efficacy of bilateral prophylactic mastectomy in women with a family history of breast cancer. *New Engl J Med* 1999; 340: 77–84.

［12］ Ashikari RH, Ashikari AY, Kelemen PR et al. Subcutaneous mastectomy and immediate reconstruction for prevention of breast cancer for high-risk patients. *Breast Cancer* 2008; 15: 185–191.

［13］ Vargas CR, Koolen PG, Ho OA, Ricci JA, Tobias AM, Lin SJ, Lee BT. Tumescent mastectomy technique in autologous breast reconstruction. *J Surg Res* 2015; 198: 525–529.

［14］ Samper A, Blanch A. Improved subcutaneous mastectomy with hydrodissection of the subcutaneous space. *Plast Reconstr Surg* 2003: 112: 694–695.

［15］ Folli S, Curcio A, Buggi F et al. Improved sub-areolar breast tissue removal in nipple-sparing mastectomy using hydrodissection. *Breast* 2012; 21: 190–193.

［16］ Mori H, Umeda T, Osanai T et al. Esthetic evaluation of immediate breast reconstruction after nipple-sparing or skin-sparing mastectomy. *Breast Cancer* 2005; 12: 299–303.

［17］ Mosahebi A, Ramakrishnan V, Gittos M et al. Aesthetic outcome of different techniques of reconstruction following nipple-areola-preserving envelope mastectomy with immediate reconstruction. *Plast Reconstr Surg* 2007; 119: 796–803.

［18］ Salgarello M, Visconti G, Barone-Adesi L. Nipple-sparing mastectomy with immediate implant reconstruction: Cosmetic outcomes and technical refinements. *Plast Reconstr Surg* 2010; 126: 1460–1471.

［19］ Yueh JH, Houlihan MJ, Slavin SA et al. Nipple-sparing mastectomy: Evaluation of patient satisfaction, aesthetic results, and sensation. *Ann Plast Surg* 2009; 62: 586–590.

［20］ Wijayanayagam A, Kumar AS, Foster RD et al. Optimizing the total skin-sparing mastectomy. *Arch Surg* 2008; 143: 38–45.

［21］ Regolo L, Ballardini B, Gallarotti E et al. Nipple sparing mastectomy: An innovative skin incision for an alternative approach. *Breast* 2008; 17: 8–11.

［22］ Nakajima H, Imanishi N, Aiso S. Arterial anatomy of the nipple-areola complex. *Plast Reconstr Surg* 1995; 96: 843–845.

［23］ Matsen CB, Mehrara B, Eaton A et al. Skin flap necrosis after mastectomy with reconstruction: A prospective study. *Ann Surg Oncol* 2016; 23: 257–264.

［24］ Nava MB, Ottolenghi J, Pennati A et al. Skin/nipple preserving mastectomies and implant-based breast reconstruction in patients with large and ptotic breast: Oncological and reconstructive results. *Breast* 2012; 21: 267–271.

［25］ Losken A, Styblo TM, Schaefer TG, Carlson GW. The use of fluorescein dye as a predictor of mastectomy skin-flap viability following autologous tissue reconstruction. *All Plast Surg* 2008; 61: 24–29.

［26］ Phillips BT, Lanier ST, Conkling N, Wang ED, Dagum AB, Ganz JC, Khan SU, Bui DT. Intraoperative perfusion techniques can accurately predict mastectomy skin flap necrosis in breast reconstruction: Results of a prospective trial. *Plast Reconstr Surg* 2012; 129: 778–788.

［27］ Rinker B. A comparison of methods to assess mastectomy flap viability in skin-sparing mastectomy and immediate reconstruction: A prospective cohort study. *Plast Reconstr Surg* 2016; 137: 395–401.

［28］ Rusby JE, Gui GP. Nipple sparing mastectomy in women with large or ptotic breasts. *J Plast Reconstr Aesthet Surg* 2010; 63: 754–755.

［29］ Crowe JP, Patrick RJ, Yetman RJ et al. Nipple-sparing mastectomy update: One hundred forty-nine procedures and clinical outcomes. *Arch Surg* 2008; 143: 1106–1110.

［30］ Caruso F, Ferrara M, Castiglione G et al. Nipple sparing subcutaneous mastectomy: Sixty-six months follow-up. *Eur J Surg Oncol* 2006; 32: 937–940.

［31］ Sacchini V, Pinotti JA, Barros AC et al. Nipple-sparing mastectomy for breast cancer and risk reduction: Oncologic or technical problem? *J Am Coll Surg* 2006; 203: 704–714.

［32］ Margulies AG, Hochberg J, Kepple J et al. Total skin-sparing mastectomy without preservation of the nipple-areola complex. *Am J Surg* 2005; 190: 907–912.

［33］ Psaila A, Pozzi M, Barone Adesi L et al. Nipple sparing mastectomy with immediate breast reconstruction: A short term analysis of our experience. *J Exp Clin Cancer Res* 2006; 25: 309–312.

［34］ Stolier AJ, Sullivan SK, DellaCroce FJ. Technical considerations in nipple-sparing mastectomy: 82 consecutive cases without necrosis. *Ann Surg Oncol* 2008; 15: 1341–1347.

［35］ Roco N, Catanuto G, Nava MB. What is the evidence behind conservative mastectomies? *Gland Surgery* 2015; 4: 506–518.

［36］ Mallon P, Feron JG, Couturaud B et al. The role of nipple-sparing mastectomy in breast cancer: A comprehensive review of the literature. *Plast Reconstr Surg* 2013; 131: 969–984.

［37］ Colwell AS, Tessler O, Lin AM et al. Breast reconstruction following nipple-sparing mastectomy: Predictors of complications, reconstruction outcomes, and 5-year trends. *Plast Reconstr Surg* 2014; 133: 496–506.

编 者 按

保留皮肤乳房切除术的发展继续对乳房和腋窝手术做减法。自 20 世纪 90 年代中期以来，保留皮肤的乳房切除术与保乳手术和即刻乳房重建技术一起迅速发展。保留大部分乳房皮肤包膜，同时去除实质组织和乳晕复合物，已经彻底改变了乳房重建，并避免了通过组织扩张或肌皮瓣"嵌入"乳房形状达到皮肤增加的目的。基本上，保留皮肤的乳房切除术会留下一袋皮肤，用于后续填充植入物、自体组织或植入辅助的背阔肌皮瓣。瘢痕的最小化、最大限度保留乳房皮肤包膜，使保留皮肤的乳房切除术在美容效果上具有较大优势，远优于涉及广泛皮肤牺牲的手术。保留皮肤的乳房切除术需要细致的手术技术，并保持在肿瘤平面上的解剖。后者通常可以在大多数患者中发现，尤其是那些乳房实质致密的年轻患者。这个平面就在乳房实质的表面，决定了每个患者的皮瓣厚度。如果剥离太浅，就有可能损伤真皮下血管丛，影响皮瓣的生存能力。相反，如果皮瓣太厚，过多的乳腺组织会保留在皮瓣的下面。在使用乳房下切口时，重要的是切除乳房周围的所有实质组织，特别是腋上方和腋下。最初对保留皮肤乳房切除术的担忧现在已经得到缓解，几项大型的回顾性单机构研究和一项 Meta 分析证实，适当选择的保留皮肤病例与常规乳房切除术的局部复发率相当。如果有临床证据表明肿瘤累及皮肤或位置很浅，则保留皮肤乳房切除术需要采用精确的手术入路和皮肤切口。在这种情况下，可能有必要通过扩大的切口切除额外的皮肤。

作为一个不合格的术语，保留皮肤乳房切除术意味着乳头－乳晕复合体的切除。皮下乳房切除术的目的是保留一薄片乳腺组织，以确保乳头－乳晕复合体的生存能力，但可能会留下多达 15% 的残余乳腺组织。这种手术通常发生在年轻、乳房组织致密的女性，很难在不影响血供的情况下从乳头－乳晕复合体的下表面剥离。

保留乳头乳房切除术扩展了保留皮肤乳房切除术的概念，其目的是保留乳头的外胚层成分，但去除来自间质的输乳管的核心部分。在乳头的核心组织中没有终端管小叶单位，这是在预防和治疗层面上支撑保留乳头乳房切除术的基本肿瘤学原理。在确定乳房内的恶性肿瘤并以摘除所有的腺组织为目的的情况下，保留乳头乳房切除术是一种潜在的治疗方法，应该指出，这些患者将不会常规接受胸壁组织辅助放疗以治疗任何残留的乳腺病灶。如 Gerald Gui 博士所强调的，保留乳头乳房切除术必须审慎用于已确诊的乳腺癌患者，因为乳头可能继发于广泛的小叶原位癌发生癌变。从肿瘤的角度来看，保留乳头乳房切除术是安全的，与不保留乳头的乳房切除术或保留皮肤乳房切除术相比，保留乳头乳房切除术与较高的局部复发率无关。开创性的保乳治疗试验已经证实，保留乳头－乳晕复合体作为保乳手术的一部分，不会影响整体生存率，并且当剩余的乳腺组织接受放射治疗时，局部复发率是可以接受的。对于适当选择的患者，手术时估计隐蔽性乳头侵犯的风险为 10%。一些外科医生通常会在术中对乳头基部／核心部位的组织进行冷冻切片，但这与术前对乳晕后组织进行随机穿刺活检一样，有不同程度的假阴性率（高达 13%）。

乳腺癌患者的选择对保留乳头乳房切除术在肿瘤学上的安全性是至关重要的，同时还要注意手术技术，后者的目的是将保留乳头－乳晕复合体局部复发和局部缺血的风险降到最低。保留乳头乳房切除术在选择皮肤切口，避免皮肤或乳头－乳晕复合体坏死，以及处理可能需要皮肤缩小的大乳房或下垂乳房方面提出了一些技术挑战。手术入路和切口类型必须单独选择，以优化美容效果和达到最大限度的患者满意度。乳头－乳晕复合保留可以保持一些乳头感觉和勃起能力，可以减少心理负担，增强身体形象，并提高对乳房手术结果的整体满意度。这些好处不应被担心复发所抵消。

目前没有证据支持保留乳头乳房切除术后常规使用辅助放疗，特别是任何形式的术中放疗；对于乳头有组织学病变的患者，应采用乳头－乳晕复合体切除而不是外部照射。保留乳头－乳房切除术患者的局部复发率和生存结局与保留皮肤乳房切除者类似，大多数病例的局部复发不直接涉及乳头－乳晕复合体（＜ 5%）。

第16章 保留乳头的乳房切除术

Nipple-sparing mastectomy

本章概要

保留乳头的乳房切除术的决定因素通常与肿瘤无关。乳房下垂曾经是禁忌证之一，然而，现代技术手段的更迭扩大了该术式的适应证。

一、手术切口设计

Sirwan M. Hadad 和 Jennifer E. Rusby　著

大量肿瘤相关的保留乳头 - 乳晕复合体的乳房切除术的成功经验和去上皮化技术在常规乳房重建手术中的应用，使此术式已经有了一定的发展，此术式的灵感来源于保留乳房皮肤的乳房切除术。与保留乳房皮肤的乳房切除术的环乳晕切口不同，此术式通常采用的是部分环乳晕并向外延展的切口。

保留乳头 - 乳晕复合体的乳房切除术的关键标准。

(1) 从肿瘤学的角度，应保证乳房切除的彻底性。例如，普遍认为仅小乳房适合选择乳房下皱襞切口，而大且下垂的乳房需要选择不同的手术入路。

(2) 避免损害对乳头 - 乳晕复合体的血液供应。切口放置在早期被确定为保留乳头可行性的关键决定因素，下文将详细讨论。

(3) 较好的美容效果。文献中描述了各种切口，包括①环乳晕延展切口；②欧米伽型切口；③经乳晕切口；④经乳头切口；⑤放射状切口（乳头 - 乳晕复合体至任何方向）；⑥S 形斜切口；⑦垂直切口（竖切口）；⑧S 形竖切口；⑨标准旁切口；⑩乳房侧皱襞切口；⑪乳房下皱襞切口。

最近发表的一篇系统回顾 [1] 描述了以下切口（参照先前的系统回顾 [2]）。

(1) 部分环乳晕延展切口（沿乳晕上缘或乳晕下缘）。此切口更好地暴露了乳头 - 乳晕复合体后方和乳房外侧，游离胸大小肌间，形成一个口袋。但对于乳房较大且下垂者和吸烟患者，乳头 - 乳晕复合体的缺血风险增加。

(2) 经乳晕向外和（或）内延展切口。虽然此切口可以减少乳头 - 乳晕复合体缺血的风险，但仍有因乳头周围瘢痕形成而造成乳头变形和乳头突出的风险。

(3) 经乳头向外和（或）内延展切口。乳头双瓣化并不会影响乳头或乳晕的血供。

(4) 乳房下皱襞或乳房外下皱襞切口（8～10cm）。保护切口附近的皮下组织血供可达到良好的美容效果。胸骨旁和锁骨下区域游离困难，并且乳头容易坏死，定位困难，大大限制了该切口的应用。

(5) S 形斜切口。从乳晕边缘外侧 1cm 处呈放射状向外上延伸是一些外科医生的首选。

Crowe 等在保留乳头 - 乳晕复合体的乳房

切除术刚刚兴起的时期发表了第 1 个病例报道，统计了共 44 名患者的 54 例手术（其中 17 例为治疗性切除，37 例为预防性切除）。其中只有 3 例患者完全失去了乳头 - 乳晕复合体（均选择的内侧切口）[3] 在另一项对 20 例患者的系统回顾中，环乳晕切口与其他切口相比，乳头坏死率明显升高[4]。同样的，Garwood 等的研究表明，将环乳晕切口限制在乳晕的 1/3 或更少，可以将乳头坏死率从 20% 降低到 5%，同时也可以降低植入物取出率（31%～10%）[5]。Chen 等在 115 名接受保留乳头—乳晕复合体的乳房切除术的患者中，主要使用了部分环乳晕并向外延展切口，其次使用乳房下皱襞切口、Ω 形切口、经乳晕向外和（或）内延展切口[6]。其中 3.5% 完全乳头坏死，13% 部分乳头坏死（经保守治疗成功保留乳头）。

最近几项大型研究[7,8] 报道了选择乳房下皱襞切口，可以降低并发症率，确保良好的美容效果。例如，Colwell 等报道，乳房下皱襞切口的并发症率降低了（乳头 - 乳晕复合体局部缺血率为 4.4%，坏死率为 1.9%）[10]。Salzberg 等报道，在 466 例手术中（风险降低 68%）中，非大乳房患者选择部分环皱襞切口，其植入物取出率为 1.3%。相反，有报道称，选择乳房下皱襞切口的患者行放疗后，其伤口破裂和植入物取出率比非乳房下皱襞切口高（21% vs. 10%）。因此，在考虑手术切口设计时，应考虑到患者将来是否需要行放疗[9]。

最近发明的新技术可以评估术中皮瓣血供。例如，Proano 和 Perbeck 使用激光多普勒和荧光探测仪评估了 69 例患者的术中皮瓣血供。乳房下皱襞切口和侧方 S 切口相比较，乳头 - 乳晕复合体内的血供与其正上方皮肤血供相似，但在乳头 - 乳晕复合体下 2cm 的皮肤区域血流明显下降（仅用荧光探测仪测量）。此外，两组患者均未见皮肤坏死，其临床意义和植入物是否会影响下方皮瓣的血供尚不明确[11]，有如下注意事项。

(1) 带蒂游离皮瓣的重建：如果乳房切除术与即刻游离皮瓣重建选择同一手术切口，必须考虑到能否无损伤吻合受体血管。Schneider 等[12] 在 19 例大而且下垂乳房患者中，通过两种切口成功地吻合受体血管：垂直切口（68%）和侧面切口（32%），进行保留乳头 - 乳晕复合体的乳房切除术和即刻带蒂游离皮瓣重建术。19 例患者均无皮瓣坏死，然而，这些患者均无吸烟史、无糖尿病史或其他可能影响皮瓣存活的既往史。

(2) 乳房下垂：保留乳头 - 乳晕复合体的乳房切除术的方法。乳房下垂的患者如何进行保留乳头 - 乳晕复合体的乳房切除术将在另一章讨论，重要的是，在乳房切除术之前，需要优先考虑皮肤缩减范围和乳头重新定位。

(3) 日本开创了腔镜下保留乳头 - 乳晕复合体的乳房切除术的先河，日本女性的乳腺往往较小，而且在传统文化上难以接受瘢痕[13]。该腔镜技术采用两个小切口：一个位于腋窝，另一个位于乳晕周围[14]。已经开发了各种器械来辅助在直视下进行手术，包括 30° 内窥镜[15] 和圆形球囊剥离器[16]。使用二氧化碳和腔镜辅助器械拉钩共同建腔，比如采用柯氏双线牵开器[17]。尽管该手术较为安全，但其相关的肿瘤学数据有限，并缺乏表明其优越性（肿瘤学与美学）的循证医学证据，美国和欧洲尚未采用腔镜下乳腺切除术[18, 19]。此外，与传统的开放手术方法相比，需要昂贵的设备，而且手术时间更长，并且西方文化中对瘢痕并没有特别介意。

对于不同病理类型、不同肿瘤大小和位置、不同手术方式的乳房重建手术，其切口的设计不尽相同。因此无法明确指导不同手术方式的最佳切口。应该通过对每个患者的情况进行具体分析，谨慎选择手术术式，并遵守上述切口设计标准[20]，可以在大多数女性的乳腺肿瘤学手术治疗方案中选择保留乳头 - 乳晕复合体的乳房切除术，并具有良好的美学效果。

参考文献

[1] Rossi, C. et al. Nipple areola complex sparing mastectomy. *Gland Surg*, 2015. 4(6): 528–540.

[2] Sacchini, V. et al. Nipple-sparing mastectomy for breast cancer and risk reduction: Oncologic or technical problem? *J Am Coll Surg*, 2006. 203(5): 704–714.

[3] Crowe, J.P. et al. Nipple-sparing mastectomy update: One hundred forty-nine procedures and clinical outcomes. *Arch Surg*, 2008. 143(11): 1106–1110; discussion 1110.

[4] Rawlani, V. et al. The effect of incision choice on outcomes of nipple-sparing mastectomy reconstruction. *Can J Plast Surg*, 2011. 19(4): 129–133.

[5] Garwood, E.R. et al. Total skin-sparing mastectomy: Complications and local recurrence rates in 2 cohorts of patients. *Ann Surg*, 2009. 249(1): 26–32.

[6] Chen, C.M. et al. Nipple-sparing mastectomy and immediate tissue expander/implant breast reconstruction. *Plast Reconstr Surg*, 2009. 124(6): 1772–1780.

[7] Colwell, A.S. et al. Retrospective review of 331 consecutive immediate single-stage implant reconstructions with acellular dermal matrix: Indications, complications, trends, and costs. *Plast Reconstr Surg*, 2011. 128(6): 1170–1178.

[8] Salzberg, C.A. et al. An 8-year experience of direct-to-implant immediate breast reconstruction using human acellular dermal matrix (AlloDerm). *Plast Reconstr Surg*, 2011. 127(2): 514–524.

[9] Peled, A.W. et al. Impact of total skin-sparing mastectomy incision type on reconstructive complications following radiation therapy. *Plast Reconstr Surg*, 2014. 134(2): 169–175.

[10] Colwell, A.S. et al. Breast reconstruction following nipple-sparing mastectomy: Predictors of complications, reconstruction outcomes, and 5-year trends. *Plast Reconstr Surg*, 2014. 133(3): 496–506.

[11] Proano, E. and L.G. Perbeck. Influence of the site of skin incision on the circulation in the nipple-areola complex after subcutaneous mastectomy in breast cancer. Scand J *Plast Reconstr Surg Hand Surg*, 1996. 30(3): 195–200.

[12] Schneider, L.F. et al. Nipple-sparing mastectomy and immediate free-flap reconstruction in the large ptotic breast. *Ann Plast Surg*, 2012. 69(4): 425–428.

[13] Sakamoto, N. et al. Early results of an endoscopic nipple-sparing mastectomy for breast cancer. *Ann Surg Oncol*, 2009. 16(12): 3406–3413.

[14] Owaki, T. et al. Present status of endoscopic mastectomy for breast cancer. *World J Clin Oncol*, 2015. 6(3): 25–29.

[15] Yamashita, K. and K. Shimizu. Transaxillary retromammary route approach of video-assisted breast surgery enables the inner-side breast cancer to be resected for breast conserving surgery. *Am J Surg*, 2008. 196(4): 578–581.

[16] Ito, K. et al. Endoscopic-assisted skin-sparing mastectomy combined with sentinel node biopsy. *ANZ J Surg*, 2008. 78(10): 894–898.

[17] Owaki, T. et al. Endoscopic quadrantectomy for breast cancer with sentinel lymph node navigation via a small axillary incision. *Breast*, 2005. 14(1): 57–60.

[18] Keshtgar, M.R. and E. Fukuma. Endoscopic mastectomy: What does the future hold? Womens Health (Lond Engl), 2009. 5(2): 107–109.

[19] Leff, D.R. et al. Endoscopic breast surgery: Where are we now and what might the future hold for video-assisted breast surgery? *Breast Cancer Res Treat*, 2011. 125(3): 607–625.

[20] Stolier, A.J. and E.A. Levine. Reducing the risk of nipple necrosis: Technical observations in 340 nipple-sparing mastectomies. *Breast J*, 2013. 19(2): 173–179.

二、在乳房下垂患者中的应用

Sirwan M. Hadad　Jennifer E. Rusby　著

早期关于保留乳头－乳晕复合体的乳房切除术 [1, 2] 的文献指出，由于长时间皮瓣血供欠佳导致乳头－乳晕复合体坏死的风险增加，并且无法控制乳头在乳房上的最终位置，乳房下垂是该手术的禁忌证，因为乳头是乳房上的焦点，位置不佳可能看起来更糟。

但是，随着专业知识和信心的增强，外科医生成功地将保留乳头－乳晕复合体的乳房切除术的应用到了乳房较大或下垂的女性。

根据文献中描述的方法可以分为 4 类。

1. 分期乳房重建

首先进行皮肤复位和乳头复位，一段时间后进行乳房切除和重建。

2. 即刻乳房重建

乳房切除术同时进行即刻乳房重建。

3. 二期乳房重建

乳房切除术后 4～6 个月进行了二期乳房重建。

4. 游离乳头移植重建

（一）分期乳房重建

分期乳房重建的治疗方案的最初由 Scott Spear 提出，他描述了许多在不符合保留乳头－乳晕复合体的乳房切除术解剖学标准的患者中进行乳房切除术之前的重建技术 [3]。第一阶段，乳房正畸术和乳房上提成形术；第二阶段（3～4周后），保留乳头的乳房切除术和扩张器植入术；第三阶段，乳房重建。在 15 例患者（24 个乳头）中，8％发生皮瓣坏死，13％发生部分乳头－乳晕复合体坏死。降低乳头坏死率的方法是选择垂直切口或 Wise 切口，保留乳晕周围大部分真皮组织（尤其 9 点钟至 3 点钟方向），这使去上皮化的皮肤的皮下脉管系统保持完整，如果需要的话，再进行楔形的腺体切除。

第二阶段在第一阶段术后 3～4 周，或在新辅助化疗完成后 4～6 周进行。选择垂直切口或乳房下皱襞切口，并且同时进行扩张器植入术。该技术最适合需要降低风险手术的患者，尽管可以在新辅助治疗之前应用，但未得到推广。

（二）即刻乳房重建

文献报道，进行乳房正畸和保留乳头－乳晕复合体的乳房切除术，并进行即刻乳房重建术，也取得了一定的成功。Rivolin 等描述了一种改良的保留乳头－乳晕复合体的乳房切除术，该式允许在切除乳房的同时对乳头－乳晕复合体进行重新定位，称为环乳晕式保留乳头－乳晕复合体的乳房切除术，此式适用于胸骨切迹到乳头距离较长的患者。在 22 例患者中，其平均值为 22.6cm。其中 1 例发生完全乳头－乳晕复合物坏死，13.6％发生部分乳头－乳晕复合物坏死。Rusby 和 Gui 描述了从乳晕延长到腋窝的 S 形横切口[4]，依靠乳晕周围的去上皮组织来增加乳头－乳晕复合体的血供，11 例患者（17 个乳腺）中有 1 例发生乳头坏死[5]。

Al-Mufarrej 等描述了两种即刻重建的术式："甜甜圈"术和垂直正畸术。"甜甜圈"术是使环乳晕及周围的环状皮肤（依据乳晕的大小调整）去上皮化。垂直正畸术，采用标准的 Wise 切口，去上皮切口从乳头－乳晕复合体周围区域垂直向下至乳房下褶。因此，基本上是通过内侧和外侧三角形进入乳房，这种方法被称为"桶柄"技术。在他们的 64 例乳头状瘤病例中（25％"甜甜圈"术和 75％垂直正畸术），10.9％的患者出现伤口并发症，1 例患者出现双侧乳头完全坏死，4 例单侧乳头部分坏死和 1 例单侧部分乳腺切除术皮瓣坏死。所有乳头或皮瓣部分坏死的患者在保守治疗后完全康复。吸烟等被认为是乳头－乳晕复合物坏死的危险因素[4, 6, 7]。

（三）二期乳房重建

Schneider 等描述了保留乳头－乳晕复合体的乳房切除术后 4～6 个月使用游离皮瓣进行 II 期乳房重建的手术。其中 5/19 乳罩 ≥ C 的患者采用了此式，即胸骨切迹至乳头距离超过 24cm 且乳房 II 度下垂。由于该术式应用范围较小，缺乏此术式的详细信息，但仍是一个可行的选择[8]。

DellaCroce 等主张在保留乳头乳晕复合体的乳房切除术和即刻转皮瓣的乳房重建术后约 6 个月，使用完整的环乳晕切口，将乳头－乳晕复合体进行 II 期定位重建。在 116 例患者中，3.4％的患者在初次乳房切除术后出现了不同程度的皮瓣坏死，但是在 II 期重建手术中，没有出现乳头－乳晕复合体坏死[9]。

（四）游离乳头移植重建

两篇文献报道了在保乳根治术和自体皮瓣重建的同时进行游离乳头移植重建[10, 11]。其中一篇出现部分乳头乳晕坏死的患者经过保守治疗后痊愈，另一篇报道 90％以上的病例成功，仅有少许色素沉着改变。尽管此方法较安全，可应用范围较广泛[12]，但无法保证美学效果，因此未能广泛应用。游离乳头移植重建术与乳头重建术的美学结果应进行大量对照研究。

保留乳头－乳晕复合体的技术的不断发展意味着保留乳头的乳房切除术并不是唯一的选择[13]。此外，一些患者认为，最大限度地保护乳腺的美观更有助于疾病的诊断和治疗。

参考文献

[1] Sacchini, V. et al., Nipple-sparing mastectomy for breast cancer and risk reduction: Oncologic or technical problem? *J Am Coll Surg*, 2006. 203(5): 704–714.

[2] Caruso, F. et al., Nipple sparing subcutaneous mastectomy: Sixty-six months follow-up.*Eur J Surg Oncol*, 2006. 32(9): 937–940.

[3] Spear, S.L. et al., Breast reconstruction using a staged nipple-sparing mastectomy following mastopexy or reduction. *Plast Reconstr Surg*, 2012. 129(3): 572–581.

[4] Rivolin, A. et al., Nipple-areola complex sparing mastectomy with periareolar pexy for breast cancer patients with moderately ptotic breasts. *J Plast Reconstr Aesthet Surg*, 2012. 65(3): 296–303.

[5] Rusby, J.E. and G.P. Gui, Nipple-sparing mastectomy in women with large or ptotic breasts.J *Plast Reconstr Aesthet Surg*, 2010. 63(10): e754–e755.

[6] Al-Mufarrej, F.M., J.E. Woods, and S.R. Jacobson, Simultaneous mastopexy in patients undergoing prophylactic nipple-sparing mastectomies and immediate reconstruction. *J Plast Reconstr Aesthet Surg*, 2013. 66(6): 747–755.

[7] Folli, S. et al., Nipple-sparing mastectomy: An alternative technique for large ptotic breasts. *J Am Coll Surg*, 2015. 220(5): e65–e69.

[8] Schneider, L.F. et al., Nipple-sparing mastectomy and immediate free-flap reconstruction in the large ptotic breast. *Ann Plast Surg*, 2012. 69(4): 425–428.

[9] DellaCroce, F.J. et al., Nipple-sparing mastectomy and ptosis: Perforator flap breast reconstruction allows full secondary mastopexy with complete nipple areolar repositioning. *Plast Reconstr Surg*, 2015. 136(1): 1e–9e.

[10] Chidester, J.R. et al., Revisiting the free nipple graft: An opportunity for nipple sparing mastectomy in women with breast ptosis. *Ann Surg Oncol*, 2013. 20(10): 3350.

[11] Doren, E.L. et al., Free nipple grafting: An alternative for patients ineligible for nipple-sparing mastectomy? *Ann Plast Surg*, 2014. 72(6): S112–S115.

[12] Basaran, K. et al., The free-nipple breast-reduction technique performed with transfer of the nipple-areola complex over the superior or superomedial pedicles. *Aesthetic Plast Surg*, 2014. 38(4): 718–726.

[13] Mallucci, P. and O.A. Branford, Concepts in aesthetic breast dimensions: Analysis of the ideal breast. J Plast *Reconstr Aesthet Surg*, 2012. 65(1): 8–16.

编 者 按

Slavin 医生解决了整形外科医师对可能需要放射治疗的患者，在获得常规病理结果（通常在乳房切除术后约 1 周）后才能做出最终决定。我们应该做什么？选项不包括放置扩张器或特定手术方式的重建。即使自从我的小组发表了延迟乳房重建的最初方法以来，由于发现乳房切除术后放射治疗与生存优势有关，因此乳房切除术后放射治疗的适应证已经扩大，阈值降低了。他指出，即使在乳房切除术后需要进行放射治疗的情况下，即刻乳房重建的支持者也坚持认为对重建乳房的影响不大，并且愿意接受这种风险。还需要再次强调的是，在最初的延迟乳房重建患者中，约有 50% 即刻扩张器重建的患者不需要进行术后放疗。但是，我要告诫读者，这些数据现在已经过时，可能不再适用，因为根据放射肿瘤学家和医疗机构统计，乳房切除术后放疗的适应证越来越广。此外，最近的试验发现，治疗内乳淋巴结可以提高生存率，将不可能用扩张器以外的其他材料进行即刻重建，因为其他材料可能影响放疗效果。Slavin 医生将每种重建方法的潜在问题和放疗相关研究告知读者。他的结论是倾向于在可能需要进行乳房切除术后放疗的患者中进行扩张器即刻乳房重建，但需要与患者进行了充分而详尽的讨论。

Garvey 医生对无须术后放疗的患者提供了更为明确的方案。但对于需要术后放疗的患者中，乳房重建的时间和方法仍然是一个有争议的话题。他首先回顾了 21 世纪初在扩展器患者中放疗的历史，并讨论了延迟乳房重建。许多外科医生对术语"即刻"和"延迟"感到困惑。区别在于，延迟重建的患者可能需要或可能不需要乳房切除术后放疗，而延迟的患者在术前已知需要乳房切除术后放疗。后者在对其常规病理学检查后被发现需要进行乳房切除术后放疗。有趣的是，Garvey 讨论了乳房切除术后放疗后延迟重建的最佳时机，并详细介绍了已发表文献中的两项最相关的研究。这两项研究均发现是否等待 12 个月或是否进行延迟乳房重建的结果相互矛盾，影响了并发症的发生率。他还指出脱细胞真皮基质在放疗过程中对并发症发生率没有影响。但是，自体组织瓣重建率降低了 50%。这是一个重要的章节，将使读者对乳房切除术和乳房重建方面的放射学话题有充分的了解。

第五篇

乳房切除和全乳重建（时机和患者选择）

Mastectomy and whole breast reconstruction (timing and patient selection)

第 17 章　乳房重建的时机

Timing of reconstruction ……………………………………… 198

第 18 章　全乳重建最佳方式的选择

How to choose the optimal method of whole breast

reconstruction……………………………………………………… 213

第 17 章　乳房重建的时机
Timing of reconstruction

本章概要

对于处理困难的全乳重建，外科医师已经有几种成熟的手术方式。一些外科医生在做全乳切除的同时，一期即在切除乳腺的皮肤下方放置扩张器，如果患者需要行全乳切除术后放射治疗，则延迟重建。这些外科医生选择假体置换扩张器的重建手术，会选择在乳腺切除术后放射治疗之后。全乳切除时必须保留乳房皮肤，以达到最佳的美容效果。另外，一些外科医生则在全乳切除的同时进行 I 期的乳房重建，而不管患者是否需要进行 PMRT。这些医生认为辐射对重建的乳房外形没有明显影响，因此，没有必要进行分期手术。此外，一些外科医生更喜欢完全延迟重建。

一、可能需要乳房切除术后放疗的患者

Sumner Slavin　著

（一）即刻重建

1. 目前的相关因素

既往乳房切除术后放射治疗适用于 4 个及以上淋巴结阳性、阳性边缘和 T_3 肿瘤的患者，但几项临床试验现已证明，对于有淋巴结转移的 II 期所有患者，乳腺切除术后放射治疗改善了局部复发和生存 [1-4]。近年来，乳腺癌术后放疗的适应证不断扩大。然而，辐射会对乳房重建产生负面影响。放疗的后遗症包括皮肤烧伤、色素沉着、组织纤维化、放射区域皮肤的毛细血管扩张症和组织挛缩导致双乳的不对称。许多文献报道，当重建的乳房进行放射治疗后，并发症增加，美容效果下降 [5-7]。

患者在乳房切除时不能明确是否需要乳腺切除术后放射治疗，必须等待术后的石蜡切片的结果。因此，对于这些患者的如何选择最佳的重建计划，已经成为一个越来越具有挑战性的讨论领域。

在这种情况下，乳房重建的最佳时机仍然存在争议。主张立即刻重建的人认为，乳腺切除术后放射治疗对重建乳房的最终美容效果的有害影响不大，相对于即刻重建的获益而言，任何继发于乳腺切除术后放射治疗的潜在的不利影响是可以接受的。

2. 优点

即刻重建有许多优点，包括改善心理健康和生活质量 [8, 9]。同时，也避免了再次重建手术额外的手术操作、金钱和恢复所需的时间。

在预期自体重建的患者中，如果立即进行重建，可以最佳地保留乳腺外形和乳腺表面的皮瓣。在延迟重建的情况下，即使在照射过程中使用组织扩张器以维持乳腺皮瓣面积，照射后的乳腺皮瓣也会扭曲或收缩，损害重建乳房的审美效果 [10]。在延迟重建的情况下，患者也必须忍受辅助治疗期间的精神压抑和组织扩张器的不适感。乳腺切除术后放射治疗之后的延迟自体游离皮瓣重建，增加了受区血管的潜在辐射损伤风险，使微血管吻合更加困难 [11]。

最后，许多术前预计需行乳腺切除术后放

射治疗的患者最终不需要放疗[10]。在 Kronowitz 和他的同事的一系列研究中，接受这种延迟重建计划的患者中，超过半数以上不需要放射治疗[12, 13]。

3. 总则

并非所有的患者都适合即刻重建，患者的选择有规范的标准。患者的年龄、并发症和预期手术时间都将影响所选择的重建时机和方法[14]。无论患者的乳腺切除术后放射治疗状态，有几个因素与即刻重建的较高失败风险有关。一些研究表明，吸烟、肥胖或糖尿病的患者，不适合行即刻重建，这些危险因素增加皮肤坏死、感染、伤口愈合延迟和脂肪坏死的发生率，导致辅助治疗延迟，并损害乳腺切除术后放射治疗之后的重建乳房的美学效果[10, 15-17]。

4. 关注潜在风险

尽管即刻乳房重建是大多数患者的理想选择，但有几个问题需要解决。首先，肿瘤治疗的安全性。有几项研究评估了即刻重建的肿瘤安全性，证实肿瘤局部复发率、无病生存率和总生存率两组间无差异，即使在浸润性乳腺患者中也没有不利影响。重建乳房的凸度，不会干扰辅助治疗的时间或疗效[18-23]。

另一个需要关注的问题，是重建的乳腺凸度影响了乳腺切除术后放射治疗的射线照射，使放射野的设计更加复杂[2, 3, 24, 25]。因此可能需要采用其他辅助的放疗技术，既不漏掉关键的内乳淋巴结区域，又不增加对心肺等正常组织的放射。这些因素不会损害乳腺切除术后放射治疗的局部区域复发率和生存率，但它确实使乳腺切除术后放射治疗的治疗更加困难。

最后，据报道，乳腺切除术后放射治疗可能会对即刻乳房重建的美学结果产生不利影响，无论是自体乳房重建还是基于植入物的乳房重建（图 17-1）。然而，已发表的数据意见不一，最近的研究表明，乳腺切除术后放射治疗有更好的结果。目前，关于辐射影响的程度及是否可以用新的放疗技术和（或）手术技巧来优化

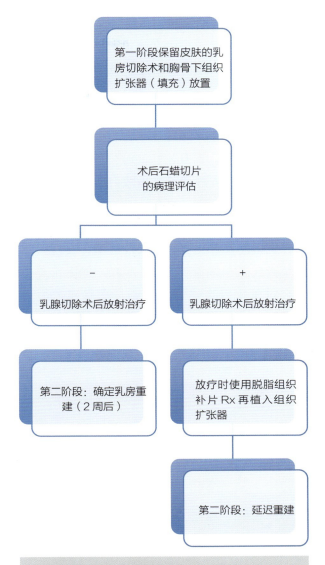

▲ 图 17-1　乳房切除术后放疗后皮肤固有包膜坏死 (PMRT)

美容结果，仍有争议。最终，乳腺切除术后放射治疗的风险获益比能否被临床接受，仍是一个主观的决定。

5. 自体组织重建

转皮瓣的自体组织比基于植入物的重建更能耐受辐射，这已是临床共识。因此，前者被认为是预期乳腺切除术后放射治疗的首选重建方法[14, 26]。尽管乳腺切除术后放射治疗对于带蒂和游离皮瓣重建的不利影响已经有了很好的阐释（图 17-2），并非所有的研究均比较了放疗组与非放疗组自体重建并发症的比率，并显

示脂肪坏死或皮瓣挛缩等并发症的发生率增加，对于放疗组和非放疗组文献报道了类似的美容效果。即刻乳房重建特别适于那些改变放射决策的情况[8, 27-30]。事实上，许多外科医生在乳腺切除术后放射治疗之前进行以自体组织为基础的即时乳房重建，并发症率在合理范围，美容效果也良好[10]。而且，在同时带蒂和游离皮瓣的重建中，在乳腺切除术后放射治疗之前重建也呈现增加的趋势。

Carlson 及同事研究了放疗时机对带蒂转腹直肌肌皮瓣重建美容效果的影响，发现虽然放疗降低了整体美观（图 17-3），但无论是在腹直肌肌皮瓣重建之前，还是在重建之后进行辐射，这种影响的美容效果都是相似的（图 17-4）[16]。由 Soong 和同事主导的一项临床随

机对照研究中发现，对需要乳腺切除术后放射治疗的患者，采用同时的带蒂腹直肌肌皮瓣和背阔肌皮瓣即刻自体乳房重建，可以取得满意的美容效果和局部控制[31]。基于这些研究，对可能需要乳腺切除术后放射治疗的合适患者，即刻乳房重建仍然是一个可考虑的选择。

在游离皮瓣乳房重建中，也观察到类似的结果。Clarke-Pearson 及同事描述了一种系统的方法，减少了乳腺切除术后放射治疗对腹壁下深穿支皮瓣乳腺重建的不利影响，包括下列干预措施：①术前常规使用磁共振血管造影成像技术；②优先使用皮瓣 1 区和 2 区；③"去皮肤"而不是去上皮化，尽量减少残留的真皮元素，以减少放疗引起的纤维化和挛缩；④尽量减少皮瓣周围的无效腔，防止放疗后不受控制的挛缩和扭曲变形；⑤乳腺切除术后放射治疗采用三维适形调强的放疗技术，以减少对邻近正常组织结构的射线暴露[10]。他们报道，在 18 个月后，所有患者均有满意的美学结果，脂肪坏死率没有增加，辐照后的皮瓣只有微小的体积损失和轻度的硬度增加。总的来说，乳房形状的扭曲很小，任何缺陷通常很容易通过门诊小手术进行轻微的修饰而纠正。门诊手术涉及少量的非放疗乳房的减容，伴或不伴照射侧乳房的自体脂肪移植。研究结果表明，当采用上述措施确保乳腺皮瓣血供，尽量减少纤维化，

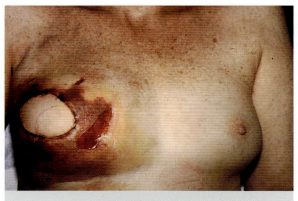

▲ 图 17-2　背阔肌肌皮瓣和阔肌下植入物的即刻乳房重建后

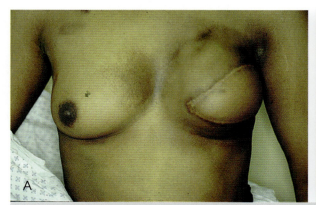

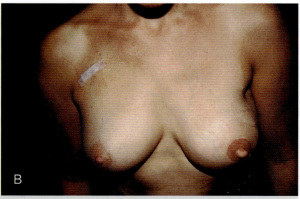

▲ 图 17-3　放疗时机对带蒂转腹直肌肌皮瓣重建美容效果的影响
A. 左侧即时腹直肌肌皮瓣的术后表现；B. 放疗术后 9 个月的表现

优化乳腺轮廓，并适度调节辐射剂量，深下腹壁穿支皮瓣的自体即时重建，可以成功地应用于需要乳腺切除术后放射治疗的患者。

另一项对 112 例患者的前瞻性队列研究中，在 2 年多的时间里，Taghizadeh 及同事发现，接受乳腺切除术后放射治疗的即时腹壁下深穿支皮瓣重建患者的脂肪坏死率没有增加，手术去除坏死脂肪，体积损失需要手术修复，伤口并发症和皮瓣存活率与未放疗的患者均无差异[32]。这些研究支持基于自体组织的即时乳房重建的决策，手术的风险获益比是可以接受的。

6. 基于植入物的重建

放疗对即刻植入物为基础的乳房重建有许多的不利影响，大量的研究表明，放疗增加早期和晚期并发症，包括包膜挛缩、血清肿、组织溃疡，植入物外露需要移除植入物和重建失败，修复手术和患者满意度的总体下降[1, 4, 6, 7, 33]。然而，一些研究表明，即使是在乳腺切除术后放射治疗的患者，基于植入物的乳房重建仍是一种可接受的手术选择。

一些工作组报道，用自体组织瓣（背阔肌肌皮瓣）联合植入物进行即时乳房重建，具有一定的保护作用。采用这种技术，Pinsolle 和他的同事发现，与单独使用植入体相比，包膜挛缩率明显减少，差异超过 3 倍（6.8% vs. 25%）。增厚的肌皮瓣有助于防止放疗的不利影响，但这种技术也有缺陷，由于肌皮瓣较厚，只能允许放置一个相应较小的植入体，放置于更深远离皮肤的位置[15]。

近几年来，对即时的植入物乳房重建的认识也在逐渐变化，尽管存在一定的包膜形成和并发症的比率，即时植入物重建后行乳腺切除术后放射治疗，整体疗效和美学效果并没有显著差异[1, 34, 35]。即刻植入式乳房重建必须权衡整体成功率，因为放疗的不利影响已达成共识。为了即刻乳房重建的优势，许多外科医生认为，再次手术修复的概率较低，愿意接受潜在的次优美学结果，并管理出现的各种并发症（图 17-5）。

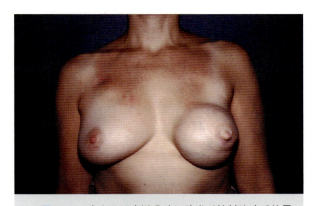

▲ 图 17-4 腹直肌肌皮瓣乳腺切除术后放射治疗后的局部效果
包括脂肪坏死，乳腺大钙化和微钙化形成，手感变硬，肌肉和软组织萎缩

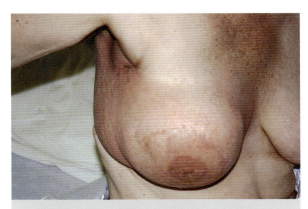

▲ 图 17-5 即刻植入式乳房重建和乳腺切除术后放射治疗后，植入物即将暴露 / 挤出

Cordeiro 及同事报道，即刻植入物为基础的乳房重建患者，接受放射治疗比未接受放疗更容易发生包膜挛缩（68% vs. 40%）。尽管如此，放疗组的整体成功率仍然很高（90% vs. 99%），同时患者也非常满意[4]。最近，Cordeiro 的小组发表了关于即刻植入物为主的乳房重建和乳腺切除术后放射治疗的最大规模的前瞻性长期随访研究，入组了 2133 例患者，平均随访 56.8 个月。结果表明，92% 接受放疗的患者术后美容效果良好，其中 94.2% 的患者将再次选择植入式重建[36]。Krueger 和同事也发现，尽管放疗的患者与非放疗的相比，有较高的重建失败率和并发症的发生率，但患者的总体和美学的满意率在各组是相似的[1]。

201

Behranwala 和同事报道，在即刻植入式重建后再行放疗，包膜形成的可能性要高出 3 倍。然而，在他们自己的病例中，尽管进行了放射治疗，超过 60% 的患者在 4 年后并没有真正出现包膜问题，这些结果证实即刻植入式乳房重建是一种可行的选择方案[37]。此外，Anderson 和同事断言，与未接受放射治疗的患者相比，即刻植入式乳房重建的患者接受乳腺切除术后放射治疗后，各种主要或次要并发症的总体发生率没有任何增加[38]。最近，Ribuffo 及其同事根据 2012—2014 年间的数据进行的系统分析总结认为，乳腺切除术后放射治疗不是即刻植入式乳房重建的绝对禁忌证，并强调新技术的应用正在取得更好的结果[39]。

（二）结论

总之，即刻乳房重建术后的放射治疗仍有争议，依旧是具有挑战性的领域。即刻乳房重建具有许多优势，随着新的放疗适型调强技术的应用和手术技巧的提高，对于接受乳腺切除术后放射治疗的患者而言，即刻乳房重建（包括自体和植入式重建）正逐渐成为一种安全、可靠、可行的治疗选择。当需要门诊小手术进行修饰时，外科医生更愿意选择这种代价不高的方式。鉴于即刻乳房重建在生理、经济和心理上的优势，对于许多女性来说，这仍然是一种有价值、值得尝试的方法，可以弥补因个别患者乳房切除术后需要放疗而产生的不确定性。

（三）延迟 - 即刻重建

1. 即刻重建与延迟重建

正如上一节所讨论的，即刻乳房重建的优点包括增强美容效果[40] 和心理上的好处，即没有经历乳房的丧失，以及由此带来的对身体形象、性欲和女性气质的负面影响[41, 42]。然而，对于那些植入式即刻重建需要乳腺切除术后放射治疗的患者而言，放疗后的近期和远期并发症的概率明显增加，如包膜挛缩、植入物挤压变形，甚至植

入物被迫切除[6, 33, 43]，导致预期的美学效果丧失，并可能导致重建失败。如果采用自体组织进行即刻重建，术后放疗可能会由于辐射诱导的组织纤维化而影响最终的美容效果[39, 44]。

尽管放疗术后，由经验丰富的外科医生首选自体组织进行乳房重建也可以达到最好的美容效果，延迟乳房重建仍有潜在的缺点[40, 42]。另一方面，由于怀疑需要乳腺切除术后放射治疗，选择延迟重建，而使患者失去乳房的外形和皮肤，缺失了乳房的架构，即使延迟重建也等同于不良的美容效果，对于这些最终不需要乳腺切除术后放射治疗的患者而言，则意味着她们失去即刻重建的机会[43]。

2. 一种新的方法：延迟 - 即刻重建

十多年前，一种名为延迟 - 即刻重建的两阶段方法被开发出来，用于那些尚未确定乳腺切除术后放射治疗状况的患者（图 17-6）[12, 13, 43, 45, 46]。这种方法有最佳的美容效果，可以等同于没有乳腺切除术后放射治疗的即刻重建效果。此外，在最终石蜡病理结果证实需要进行乳腺切除术后放射治疗，这种方法可以优化放射治疗。

Kronowitz 在 2004 年首次报道了延迟 - 即刻乳房重建的效果[12, 13, 43, 45, 46]。使用这种方法，

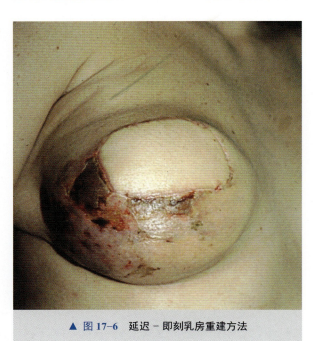

▲ 图 17-6　延迟 - 即刻乳房重建方法

在乳房切除时，将一个合适体积的组织扩张器置于胸大肌的下方，作为支架以保持乳房皮肤包膜的初始形状、厚度和尺寸。必须注意植入物内不要过度注入生理盐水，以免植入物体积过大压迫乳房皮瓣的血管。术后石蜡病理切片结果再确定后续的治疗方法。如果患者不需要乳腺切除术后放射治疗，则在第一期手术后约2周进行乳房重建，利用保留的皮肤包膜，保持与即时乳房重建相似的美容效果[13, 45, 46]。这个时间段的 II 期乳房重建，对于避免辅助化疗的延迟也是至关重要的[13]，尽管系统研究已经表明，化疗延迟时间达 12 周，对临床生存率无明显影响[47]。

对于那些需要切除术后放射治疗的患者，在放射治疗开始前，组织扩张器内的盐水已被完全抽出。放射治疗通常在第一期之后的 4~6 周，以保证组织扩张器在理想体积时乳房假被膜形成的稳定性[13]。放射治疗前抽出盐水，平坦的胸壁表面有利于放射治疗，这将为放射肿瘤学家设计一个内侧和外侧放射野更为精确的治疗方案创造有利的几何形状[13, 33]。平坦的胸壁使内乳淋巴结区域的局部放疗，无须过度的射线暴露，避免了心肺的损伤[12]。放射治疗完成 2 周后，组织扩张器再重新注入生理盐水至放疗前的体积。为了避免乳房下极变平和保持乳房原有的皮肤包膜外形，再注入生理盐水必须在完成放疗后不超过 2 周的时间内进行（图17-7）[13]。此外，在全乳切除术后保持乳房皮瓣的初始厚度也非常重要，因为保留了真皮的正常结构，可以更好地耐受乳房切除后放射治疗的炎症反应[45]。

3. 延迟 – 即刻重建的并发症

在乳腺切除术后放射治疗不确定的情况下，延迟 – 即刻重建的最终好处是其美学效果接近于即时重建。然而，这种分期手术并非没有并发症。在重建过程的第一阶段，放置组织扩张器会造成感染、皮瓣坏死、血肿、血清肿、包膜挛缩、扩张器暴露、扩张器破裂和乳头坏死

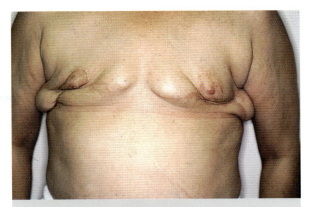

▲ 图 17-7 在乳腺切除术后放射治疗之前，组织扩张器抽出盐水暂时变形后的美容效果不佳

的风险[48]，有乳腺切除术后放射治疗的患者，这些风险会增加。在这种手术方式进行的首批研究中，Kronowitz 和同事报道，在 16 例患者中，只有 2 例在第一期乳房切除术后出现皮肤坏死[12]，2 例患者都需要乳腺切除术后放射治疗，其中 1 例需要重新植入组织扩张器，而另一例仅需要局部伤口护理，因为组织扩张器是位于胸大肌下方的囊袋中。在那些不需要放射治疗的患者中，他们会用自体组织进行第二阶段的延迟 – 即刻重建，由于组织扩张器使用时间很短，感染并发症概率极低。这些植入物平均放置时间 13.4 天（11~22 天），这段时间不足以产生感染。经长期随访发现，组织扩张器丢失的主要原因是乳房切除术后皮肤坏死（56%）、感染（33%）、放射治疗后再注射生理盐水后扩张器暴露（11%）[13]。

4. 延迟 – 即刻重建的结果

即刻重建比延迟重建具有优势的一个关键点是，手术保护了乳房皮肤包膜，可以获得更理想的美学结果[40]。延迟 – 即刻重建在第一阶段通过放置组织扩张器保存刻乳房的皮肤包膜。然而，我们不知道，延迟 – 即刻重建是否可以转化为同样的最佳美容效果。一项研究试图比较均接受乳腺切除术后放射治疗后，延迟重建和延迟 – 即刻重建两者的美学结果的差异[49]。为了客观地得出结论，比较了两组的五项结果参数，

即皮肤质量、瘢痕形成、上极轮廓、下极轮廓和整体美容结果。结果表明，延迟－即刻重建组在所有 5 个类别的队列评分均显著优于延迟重建组。

延迟－即刻乳房重建结合这些审美结果，同时最大限度地减少了放疗引起的任何不良影响。Patel 和同事同样比较了延迟－即刻自体重建与延迟自体组织重建的两组患者[50]。这项研究表明，皮瓣相关的并发症如感染、血清肿、坏死和皮瓣缺失，在两组中是相当的。然而，对于延迟－即刻重建的患者，其修复率明显较低。这些修复包括皮肤轮廓的减少，软组织的重新组合／轮廓的重新修整，用于轮廓异常的自体脂肪移植，进一步强调了延迟－即刻乳房重建改善了美学结果。

参考文献

[1] Krueger EA, Wilkins EG, Strawderman M, Cederna P, Goldfarb S, Vicini FA et al. Complications and patient satisfaction following expander/implant breast reconstruction with and without radiotherapy. *International Journal of Radiation Oncology, Biology, Physics*. 2001;49(3):713–721.

[2] Overgaard M, Hansen PS, Overgaard J, Rose C, Andersson M, Bach F et al. Postoperative radiotherapy in high-risk premenopausal women with breast cancer who receive adjuvant chemotherapy. Danish breast cancer cooperative group 82b trial. *New England Journal of Medicine*. 1997;337(14):949–955.

[3] Ragaz J, Jackson SM, Le N, Plenderleith IH, Spinelli JJ, Basco VE et al. Adjuvant radiotherapy and chemotherapy in node-positive premenopausal women with breast cancer. *New England Journal of Medicine*. 1997;337(14):956–962.

[4] Overgaard M, Jensen MB, Overgaard J, Hansen PS, Rose C, Andersson M et al. Postoperative radiotherapy in high-risk postmenopausal breast-cancer patients given adjuvant tamoxifen: Danish breast cancer co-operative group DBCG 82c randomised trial. *Lancet*. 1999;353(9165):1641–1648.

[5] Rogers NE, Allen RJ. Radiation effects on breast reconstruction with the deep inferior epigastric perforator flap. *Plastic and Reconstructive Surgery*. 2002;109(6):1919–1924; discussion 25–26.

[6] Spear SL, Onyewu C. Staged breast reconstruction with saline-filled implants in the irradiated breast: Recent trends and therapeutic implications. *Plastic and Reconstructive Surgery*. 2000;105(3):930–942.

[7] Cordeiro PG, Pusic AL, Disa JJ, McCormick B, VanZee K. Irradiation after immediate tissue expander/implant breast reconstruction: Outcomes, complications, aesthetic results, and satisfaction among 156 patients. *Plastic and Reconstructive Surgery*. 2004;113(3):877–881.

[8] Irvine D, Brown B, Crooks D, Roberts J, Browne G. Psychosocial adjustment in women with breast cancer. *Cancer*. 1991;67(4):1097–1117.

[9] Stevens LA, McGrath MH, Druss RG, Kister SJ, Gump FE, Forde KA. The psychological impact of immediate breast reconstruction for women with early breast cancer. *Plastic and Reconstructive Surgery*. 1984;73(4):619–628.

[10] Clarke-Pearson EM, Chadha M, Dayan E, Dayan JH, Samson W, Sultan MR et al. Comparison of irradiated versus nonirradiated DIEP flaps in patients undergoing immediate bilateral DIEP reconstruction with unilateral postmastectomy radiation therapy (PMRT). *Annals of Plastic Surgery*. 2013;71(3):250–254.

[11] Fosnot J, Fischer JP, Smartt JM, Jr., Low DW, Kovach SJ, 3rd, Wu LC et al. Does previous chest wall irradiation increase vascular complications in free autologous breast reconstruction? *Plastic and Reconstructive Surgery*. 2011;127(2):496–504.

[12] Kronowitz SJ, Hunt KK, Kuerer HM, Babiera G, Mc-Neese MD, Buchholz TA et al. Delayed-immediate breast reconstruction. *Plastic and Reconstructive Surgery*. 2004;113(6):1617–1628.

[13] Kronowitz SJ. Delayed-immediate breast reconstruction: Technical and timing considerations. *Plastic and Reconstructive Surgery*. 2010;125(2):463–474.

[14] Benson JR, Taylor J, Loh S. Complications and contraindications to breast reconstruction. In: Querci della Rovere G, Benson JR, Nava M (Eds.). *Oncoplastic and Reconstructive Surgery of the Breast*. Second ed. New York: Informa Healthcare; 2011. pp. 18–32.

[15] Pinsolle V, Grinfeder C, Mathoulin-Pelissier S, Faucher A. Complications analysis of 266 immediate breast reconstructions. *Journal of Plastic, Reconstructive & Aesthetic Surgery: JPRAS*. 2006;59(10):1017–1024.

[16] Carlson GW, Page AL, Peters K, Ashinoff R, Schaefer T, Losken A. Effects of radiation therapy on pedicled transverse rectus abdominis myocutaneous flap breast reconstruction. *Annals of Plastic Surgery*. 2008;60(5):568–572.

[17] Cowen D, Gross E, Rouannet P, Teissier E, Ellis S, Resbeut M et al. Immediate post-mastectomy breast reconstruction followed by radiotherapy: Risk factors for complications. *Breast Cancer Research and Treatment*. 2010;121(3):627–634.

[18] Noone RB, Frazier TG, Noone GC, Blanchet NP, Murphy JB, Rose D. Recurrence of breast carcinoma following immediate reconstruction: A 13-year review. *Plastic and Reconstructive Surgery*. 1994;93(1):96–106; discussion 7–8.

[19] Johnson CH, van Heerden JA, Donohue JH, Martin JK, Jr., Jackson IT, Ilstrup DM. Oncological aspects of immediate breast reconstruction following mastectomy for

[11] Cordeiro, P.G., Albornoz, C.R., McCormick, B., Hu, Q., Van Zee, K. The impact of postmastectomy radiotherapy on two-stage implant breast reconstruction: An analysis of long-term surgical outcomes, aesthetic results, and satisfaction over 13 years, *Plastic and Reconstructive Surgery* 134 (2014): 588–595.

[12] Spear, S.L., Seruya, M., Rao, S.S., Rottman, S., Stolle, E., Cohen, M., Rose, K.M., Parikh, P.M., and Nahabedian, M.Y. Two-stage prosthetic breast reconstruction using alloderm including outcomes of different timings of radiotherapy, *Plastic and Reconstructive Surgery* 130 (2012): 1–9.

[13] Baumann, D.P., Crosby, M.A., Selber, J.C., Garvey, P.B., Sacks, J.M., Adelman, D.M., Villa, M.T., Feng, L., and Robb, G.L. Optimal timing of delayed free lower abdominal flap breast reconstruction after postmastectomy radiation therapy, *Plastic and Reconstructive Surgery* 127 (2011): 1100–1106.

[14] Patel, K.M., Albino, F., Fan, K.L., Liao, E., and Nahabedian, M.Y. Microvascular autologous breast reconstruction in the context of radiation therapy: Comparing two reconstructive algorithms, *Plastic and Reconstructive Surgery* 132 (2013): 251–257.

[15] Barry, M., Kell, M.R. Radiotherapy and breast reconstruction: A meta-analysis, *Breast Cancer Research and Treatment* 127 (2011): 15–22.

[16] Feller, W.F., Holt, R., Spear, S., Little, J.W. Modified radical mastectomy with immediate breast reconstruction, *The American Surgeon* 52 (1986): 129–133.

[17] Georgiade, G., Georgiade, N., McCarty, K.S., Seigler, H.F. Rationale for immediate reconstruction of the breast following modified radical mastectomy, *Annals of Plastic Surgery* 8 (1982): 20–28.

[18] Langstein, H.N., Cheng, M.-H., Singletary, S.E., Robb, G.L., Hoy, E., Smith, T.L., and Kroll, S.S. Breast cancer recurrence after immediate reconstruction: Patterns and significance, *Plastic and Reconstructive Surgery* 111 (2003): 712–720.

[19] Slavin, S.A., Love, S.M., and Goldwyn, R.A. Recurrent breast cancer following immediate reconstruction with myocutaneous flaps, *Plastic and Reconstructive Surgery* 93 (1994): 1191–1204.

[20] Howard, M.A., Polo, K., Pusic, A.L., Cordeiro, P.G., Hidalgo, D.A., Mehrara, B., and Disa, J.J. Breast cancer local recurrence after mastectomy and TRAM flap reconstruction: Incidence and treatment options, *Plastic and Reconstructive Surgery* 117 (2006): 1381–1386.

[21] Noone, R.B., Frazier, T.G., Noone, G.C., Blanchet, N.P., Murphy, J.B., and Rose, D. Recurrence of breast carcinoma following immediate reconstruction: A 13-year review, *Plastic and Reconstructive Surgery* 93 (1994): 96–106.

[22] Tran, N.V., Evans, G.R.D., Kroll, S.S., Baldwin, B.J., Miller, M.J., Reece, G.P., and Robb, G.L. Postoperative adjuvant irradiation: Effects on transverse rectus abdominis muscle flap breast reconstruction, *Plastic and Reconstructive Surgery* 106 (2000): 313–317.

[23] Carlson, G.W., Page, A.L., Peters, K., Ashinoff, R., Schaefer, T., and Losken, A. Effect of radiation therapy on pedicled transverse rectus abdominis myocutaneous flap breast reconstruction, *Annals of Plastic Surgery* 60 (2008): 568–572.

[24] Garvey, P.B., Clemens, M.W., Hoy, A.E., Smith, B., Zhang, H., Kronowitz, S.J., and Butler, C.E. Muscle-sparing TRAM does not protect breast reconstruction from postmastectomy radiation damage compared to DIEP flap, *Plastic and Reconstructive Surgery* 133 (2014): 223–233.

[25] Chang, E.I., Liu, T.S., Festekjian, J.H., Da, L., Andrew, L., and Crisera, C.A. Effects of radiation therapy for breast cancer based on type of free flap reconstruction, *Plastic and Reconstructive Surgery* 131 (2012): 1e–8e.

[26] Fosnot, J., Fischer, J.P., Smartt Jr, J.M., Low, D.W., Kovach III, S.J., Wu, L.C., and Serletti, J.M. Does previous chest wall irradiation increase vascular complications in free autologous breast reconstruction? *Plastic and Reconstructive Surgery* 127 (2011): 496–504.

[27] Momoh, A.O., Colakoglu, S., de Blacam, C., Gautam, S., Tobias, A.M., and Lee, B.T. Delayed autologous breast reconstruction after postmastectomy radiation therapy: Is there an optimal time? *Annals of Plastic Surgery* 69 (2011): 14–18.

[28] Chang, E.I., Chang, E.I., Ito, R., Zhang, H., Nguyen, A.T., Skoracki, R.J., Hanasono, M.M., Crosby, M.A., Ueno, N.T., and Hunt, K.K. Challenging a traditional paradigm: A 12-year experience with autologous free flap breast reconstruction for inflammatory breast cancer, *Plastic and Reconstructive Surgery* 135 (2015): 262e–269e.

[29] Wellisch, D.K., Schain, W.S., Noone, R.B., and Little III, J.W., Psychosocial correlates of immediate versus delayed reconstruction of the breast, *Plastic and Reconstructive Surgery* 76 (1985): 713–718.

编 者 按

美国和世界其他地区（如南美和欧洲）对乳房切除术后全乳房重建的术式选择各有偏好，但最令人惊讶的区别却是因脱细胞真皮基质产品过高的成本而使其适用范围受到限制。虽然在乳房重建过程中相对于脱细胞真皮基质来说，使用人工合成的网材已经成为了一个受欢迎的选择（除美国之外的地区），但它并没有在生理水平上融入乳房切除术的皮肤皮瓣中，从而在乳房切除术后发生皮肤坏死时，网状产品的孔隙不能像脱细胞真皮基质薄片一样提供保护作用进而避免扩张器的暴露。当脱细胞真皮基质在美国得到广泛应用的时候，世界其他地区正在增加对自体组织皮瓣的利用，而不是更常用的背阔肌皮瓣。而当曾经自体皮瓣重建术在美国广泛应用时，背阔肌皮瓣在欧洲和其他国家多年来都是最受欢迎的选择。随着自体组织皮瓣乳房重建在美国的流行度显著下降，脱细胞真皮基质对单阶段、直接植入、即时乳房重建的术式选择产生了显著的推动作用。目前看来，脱细胞真皮基质在南美和欧洲的可用性正在缓慢改善，尽管各种人工网材产品正引导着从自体组织皮瓣转向基于植入物的重建的趋势。事实上，这与美国过去 10 年左右（自脱细胞真皮基质面世以来）发生的情况类似。

第18章　全乳重建最佳方式的选择

How to choose the optimal method of whole breast reconstruction

本章概要　全乳重建受到多种因素的影响，如患者身体条件、患者意愿及是否需要放疗等。随着脱细胞真皮基质和自体脂肪移植的应用，移植物为基础的乳房重建日益受医师和患者的欢迎，自体组织皮瓣重建逐渐减少，尽管有部分患者仍需要后续放疗。需要放疗的患者，自体组织瓣重建仍是最主要的选择。近些年来，双侧乳房切除术，尤其是保留乳头的双侧乳房切除导致自体组织皮瓣重建进一步减少，美国和欧洲地区的背阔肌皮瓣手术量明显下降。

一、我的方法（美国）

Steven J. Kronowitz　著

全乳切除术后乳房重建的时机和方法需要考虑随后的抗肿瘤治疗。重点的肿瘤学考虑因素包括：①是否患者能保留乳头（广泛的DCIS以及肿瘤邻近乳头的患者除外）；②化疗的时机（新辅助化疗还是辅助化疗）；③后续是否需要放疗。乳房结构及自体组织可及性也是重要的考虑因素。比如乳房是否大而下垂或是小而挺拔，患者是否有合适的腹壁下动脉穿支皮瓣或其他的组织皮瓣等。手术前考虑这些因素有利于外科医生为患者做出最合适的选择。

（一）两步法移植物重建：组织扩展器加脱细胞真皮基质，随后更换为永久乳房植入物加自体脂肪移植

组织扩张器、脱细胞真皮基质和自体脂肪移植的应用增加了以移植物为基础的乳房重建。曾经外科医生将软组织扩张器缝合到胸壁以防止术后移位，现在外科医生更多的使用脱细胞基质覆盖扩张器下半部，上半部利用胸大肌覆盖（图18-1）。也有观点认为利用脱细胞基质包裹整个扩张期预防包膜挛缩，即扩张器被脱细胞基质包裹后再衬以胸大肌。脱细胞基质能够适应扩张器注射盐水来调整乳房体积，塑造与健康乳房同等自然与下垂的外形[1]。在脱细胞基质与扩张器应用之前，乳房对称通常通过双侧移植物为基础的乳房重建方能实现。

自体脂肪移植的应用美化了移植物乳房重建的外观[2-5]，扩张器更换为永久性假体之时是自体脂肪移植的最佳时机，全乳切除放置扩张器的同时也可在皮瓣下方注射自体脂肪。在脱细胞真皮基质的辅助下，自体脂肪移植可以取得更好的整形及缝合效果。自体脂肪移植也可以选择在放疗之后置入永久假体之前，以期减少伤口愈合难题如假体置入后切口裂开。自体脂肪移植的时机也取决于患者对美观的需要，如后期进一步进行修复性脂肪移植。

下垂乳房和移植物为基础的重建，需要背阔肌皮瓣或胸背动脉穿支皮瓣的辅助，脱细胞真皮基质和自体脂肪移植的联合应用减少自体皮瓣的需求。脱细胞基质的应用还可以及时调整移植物的位置，联合脂肪移植可以防止移植物皱褶引起的外形改变。

213

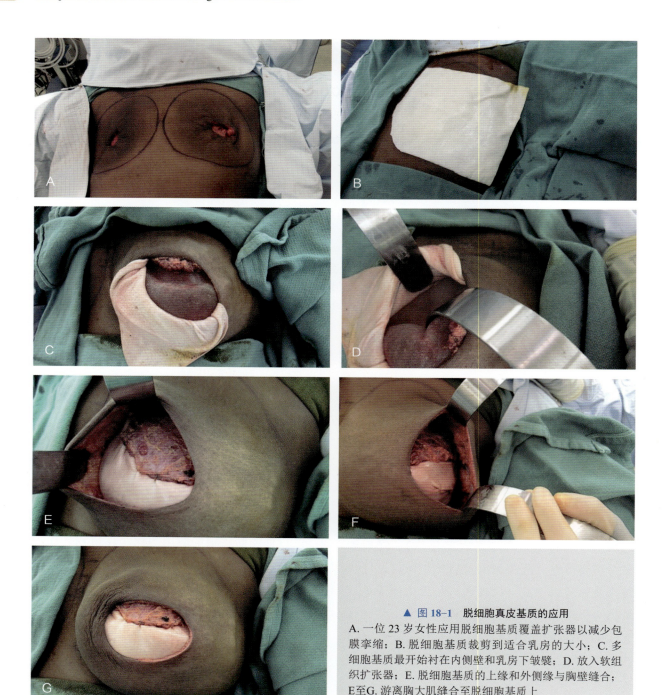

▲ 图 18-1　脱细胞真皮基质的应用

A. 一位 23 岁女性应用脱细胞基质覆盖扩张器以减少包膜挛缩；B. 脱细胞基质裁剪到适合乳房的大小；C. 多细胞基质最开始衬在内侧壁和乳房下皱襞；D. 放入软组织扩张器；E. 脱细胞基质的上缘和外侧缘与胸壁缝合；E 至 G. 游离胸大肌缝合至脱细胞基质上

（二）一步法乳房重建

早期乳腺癌保留乳头的乳房切除术的安全性逐渐得到证实，适应证逐渐扩宽[3, 6]。保留乳头 - 乳晕复合体支撑了良好的乳房三维结构，Ⅰ期即可置入永久假体。保留乳头 - 乳晕的乳房切除联合移植物重建的切口优先选择乳房外侧皱襞或乳房下皱襞处，这两类切口不会破坏内

乳血管作为乳房重建的受体血管。放射状切口破坏乳头 - 乳晕的血供，引起乳头移位，不应作为优先选择。保留乳头 - 乳晕的乳房切除通常为早期乳腺癌患者，腋窝处理方式为前哨淋巴结活检。如需进一步清扫腋窝淋巴结会裸露胸背血管，此时不是受体血管的优先。

保留乳头的乳房切除联合脱细胞真皮基质

和移植物乳房重建更利于保持同对侧乳房的对称。移植物表面衬以脱细胞基质缓冲对皮肤的压力，有利于乳晕区血供的恢复。一步法乳房重建更好地塑造水滴型乳房外形，花费更少，手术步骤更容易，然而也要警惕潜在手术并发症的可能[2]（图 18-2）。

（三）背阔肌皮瓣与胸背动脉穿支皮瓣

脱细胞真皮基质与保留皮肤的广泛应用，使需要转移背阔肌皮瓣的手术逐渐减少。背阔肌肌皮瓣与去表皮胸背动脉穿支皮瓣在部分乳房重建术中仍有着不可替代的作用，如应用于肥胖患者以移植物为基础的乳房重建可以减少感染风险。对于曾经接受胸壁放疗的患者，转移皮瓣有利于恢复手术区域的血供，促进伤口愈合。背阔肌皮瓣和去表皮胸背动脉穿支皮瓣

帮助吸收术后渗液，避免伤口感染和随后移植物取出（尤其是需要淋巴清扫的患者）。

（四）腹壁下动脉穿支皮瓣

腹壁下动脉穿支皮瓣是乳房重建最常使用的皮瓣，CT 血管成像有利于寻找腹壁下动脉的循环路径和截取平面。曾经接受胸壁放疗并且没有注意皮肤保护的患者在实施 Ⅱ 期乳房重建或者体型偏瘦臀大肌欠发达时，改良的双蒂腹壁下动脉穿支皮瓣（双蒂腹壁下深穿支）能实现更好的整形效果（图 18-3）。

双蒂腹壁下深穿支皮瓣最大优势在于空间灵活性，可以横向旋转或纵向对折，增加重建乳房的宽度和立体感。即使腋窝淋巴结清扫的患者也可借助双蒂腹壁下深穿支皮瓣达到好的整形效果。双蒂腹壁下深穿支皮瓣选择内乳血

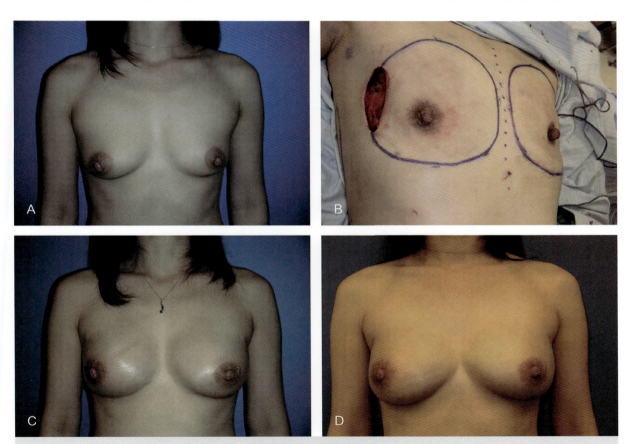

▲ 图 18-2　乳导管原位癌
A. 1 例 39 岁右乳导管原位癌患者；B. 该患者应用外侧缘切口切除皮下腺体（保留乳头 - 乳晕），同时予以假体联合脱细胞基质 Ⅰ 期乳房重建；C. 3 个月随访时外观；D. 10 个月随访时外观

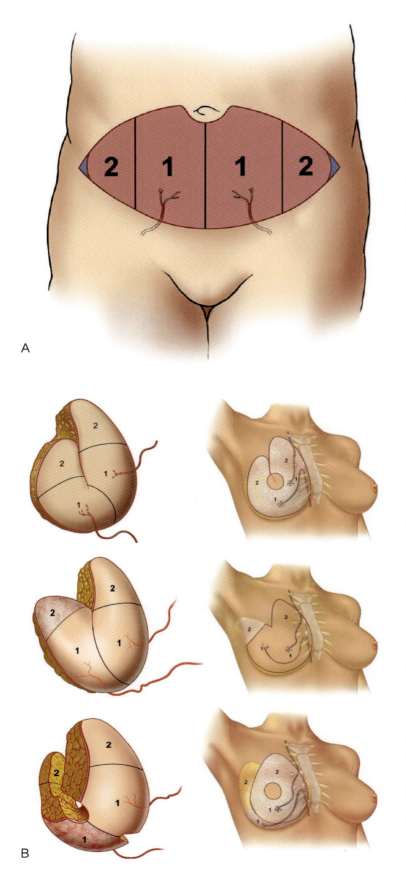

A

B

◀ 图 18-3　腹壁下深穿支皮瓣的应用

A. 双 DIEP 皮瓣（图 18-1）两侧的切取与标准带蒂 DIEP 皮瓣的切取基本相同，除了一些技术细节。此处描述的皮瓣采集程序是作者使用的三种最常见的方法，所有方法都涉及将皮瓣两侧的 2 区定位在重建乳房上方（图 18-2）。如果外科医生希望缝合线闭合位置位于重建乳房下方以隐藏瘢痕，则应颠倒以下步骤。对于乳腺癌术后放疗（PMRT）后的延迟重建，缝合线闭合的位置应位于重建乳房上方，因为这允许 DIEP 皮瓣同侧一半的 2 区（将成为重建乳房的侧面）去上皮化，并放置在腋窝皮下袋内以替代在淋巴结清扫时被切除的腋窝脂肪垫。此外，当缝合线闭合位于上方时，产生的内陷去上皮化使皮瓣的中央去上皮区向下方推进，增加了重建乳房的下极投影。B. 这是三种最常用的双 DIEP 皮瓣示意图。然而对于这些选择中的任何一种都可以旋转180°，以将皮瓣同侧和对侧的缝合闭合定位在重建乳房的下方而不是上方以隐藏瘢痕管作为受体血管，无须血管移植和其他显微操作。对于体型偏瘦和有胸壁照射史的患者，双蒂腹壁下深穿支皮瓣是优先的供体选择。以下三种为常见双蒂腹壁深下深支皮瓣的应用模式。

1. 旋转模式

旋转模式应用于需要大面积皮肤修复的患者，比如全乳切除术后行放疗的患者，也可应用于大体积乳房全切术后即刻重建的患者。对于全乳切除并行腋窝淋巴结清扫的患者，旋转后向腋窝延伸是更好的选择。

手术过程中，双蒂腹壁下深穿支皮瓣的两侧U形旋转至重建乳房的上方，去表皮的中间部分构成重建乳房的中心，双蒂腹壁深下深支皮瓣的对侧部分构成重建乳房的内侧缘，同侧部分构成外侧缘。因此，血管吻合后双蒂腹壁下深穿支皮瓣对侧的腹壁下动静脉流入内乳动静脉，流向同侧的腹壁下动静脉。

2. 旋转并向腋窝延伸模式

类似于旋转模式，双蒂腹壁下深穿支皮瓣的同侧外侧端部分缝合至对侧外侧端，去掉真皮层后修补腋窝缺损区域。旋转并向腋窝延伸模式是全乳切除术后放射治疗后Ⅱ期乳房重建的首选方式。

3. 纵向对折模式

纵向对折模式适合于不需要大面积皮肤修复，以及未行腋窝淋巴结清扫也不需行乳房切除术后放射治疗的患者。尤其是体型偏瘦中等偏大的乳房行单纯乳房切除及前哨淋巴结活检手术Ⅰ期乳房重建者。

手术过程中，双蒂腹壁下深穿支皮瓣的对侧位于外表面，同侧纵向向里折叠至胸大肌表面，增加重建乳房的立体感，有利于与对侧乳房保持一致，尤其是对侧乳房已经是假体隆胸术后的患者。

双蒂腹壁下深穿支皮瓣的血管蒂紧邻内乳血管，因此皮瓣的血管长度不是问题。两根肋软骨需要切除确保受体血管的长度，避免体位变动（比如站立）时增加血管张力。纵向折叠皮瓣时需先调整皮瓣位置后再行血管吻合，以避免反复修整皮瓣，同时要保护好同侧血管蒂避免被上方的对侧皮瓣挤压。

（五）臀动脉穿支皮瓣

臀动脉穿支皮瓣也称作"Boomerang皮瓣"（图18-4）[7]。臀动脉穿支皮瓣适用于大体积乳房的重建，重建乳房的上缘和外侧缘有较好的立体感。如今臀动脉穿支皮瓣不再作为二线皮瓣使用，主要适用于腹直肌皮瓣已先前用于对侧乳房重建，腹直肌皮瓣重建失败，先前腹部整形手术患者，腹部皮下组织较少或缺乏疏松度的患者，尤其是胸壁接受放疗不适合假体置入的患者。

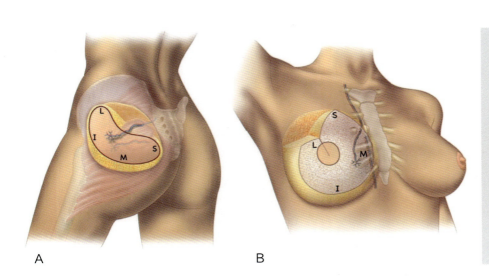

◀ 图18-4 臀动脉穿支皮瓣

A. 臀部皮瓣来自于对侧臀部，血管滋养来源于臀上血管或臀下血管；B. 乳房则以内乳血管为受体血管，较少的臀部皮瓣即塑造良好的乳房外形

A　　　　B

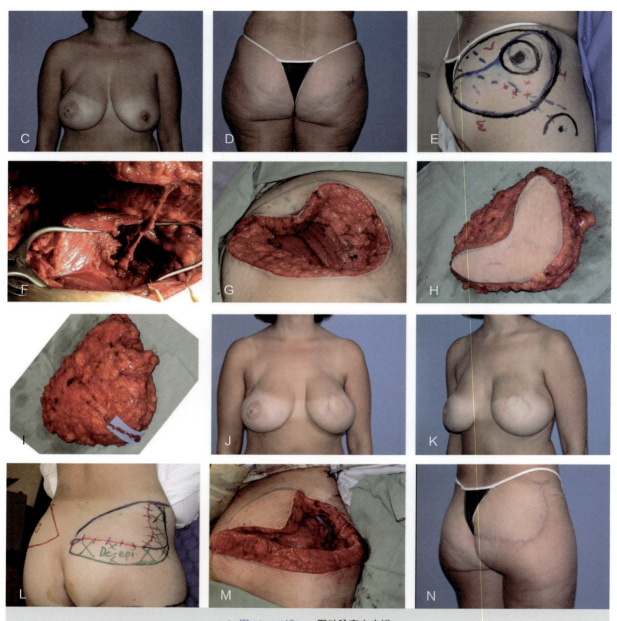

▲ 图 18-4（续） 臀动脉穿支皮瓣

C.1 例 BRCA 基因突变 40 岁女性，一侧行横行腹直肌皮瓣重建，另一侧行预防性切除及重建；D 和 E. 取对侧臀部皮瓣；F. 血管蒂的长度是决定手术成功的关键；G 和 I. 皮肤是曲线型的，皮瓣仍是圆形的；J 和 K.3 个月后手术效果；L 和 M. 同时达到臀部上提效果；N. 术后臀部手术效果

参考文献

［1］ Kim JY, Davila AA, Persing S, Connor CM, Jovanovic B, Khan SA, Fine N, Rawlani V. A meta-analysis of human acellular dermis and submuscular tissue expander breast reconstruction. *Plast Reconstr Surg.* 2012; 129(1):28–41.

［2］ Spear SL, Rottman SJ, Seiboth LA, Hannan CM. Breast reconstruction using a staged nipple-sparing mastectomy following mastopexy or reduction. *Plast Reconstr Surg.* 2012;129(3):572–581.

［3］ Sarfati I, Ihrai T, Kaufman G, Nos C, Clough KB. Adipose-tissue grafting to the post-mastectomy irradiated chest wall: Preparing the ground for implant reconstruction. *J Plast Reconstr Aesthet Surg.* 2011; 64(9):1161–1166.

［4］ Salgarello M, Visconti G, Barone-Adesi L. Fat grafting and breast reconstruction with implant: Another option for irradiated breast cancer patients. *Plast Reconstr Surg.*

2012;129(2):317–329.

[5] Khouri RK, Eisenmann-Klein M, Cardoso E, Cooley BC, Kacher D, Gombos E, Baker TJ. Brava® and autologous fat transfer is a safe and effective breast augmentation alternative: Results of a 6-year, 81-patient, prospective multicenter study. *Plast Reconstr Surg.* 2012;129(5):1173–1187.

[6] de Alcantara Filho P, Capko D, Barry JM, Morrow M, Pusic A, Sacchini VS. Nipple-sparing mastectomy for breast cancer and risk-reducing surgery: The Memorial Sloan-Kettering Cancer Center experience. *Ann Surg Oncol.* 2011;18(11):3117–3122.

[7] Kronowitz SJ. Redesigned gluteal artery perforator flap for breast reconstruction. *Plast Reconstr Surg.* 2008;121(3):728–734.

二、我们的方法（南美）

Alexandre Mendonça, Munhoz, João Carlos Sampaio

Goés　Rolf Gemperli　著

（一）概述

每 11 个巴西女性中就有 1 例会发生乳腺癌，保乳根治手术是最好的整形术式[1, 2]。对于不适合保乳手术的患者，改良根治术仍是最合适的选择[3, 4]。保留乳头－乳晕的全乳切除有利于保护乳房下皱襞，更适合自体组织乳房重建[5-9]。

乳房重建的临床应用日益广泛，重建术式依赖于医生经验，医院资源和患者选择[10]。乳房重建的技术包括植入物为基础的重建和自体组织移植。合理的重建方式取决于乳房大小、下垂程度、肿瘤位置、切除皮肤范围和患者的需求。乳房重建的术式和时机是成功的两大因素。

（二）乳房重建的时机

乳房重建的时机需要医患双方反复沟通，充分考虑即刻重建与 Ⅱ 期重建的利与弊[4, 10]。即刻重建一次手术即可完成，然而手术时间的延长带来潜在的并发症风险。Ⅱ 期重建技术难度更大，需要个体化处理放疗后瘢痕和胸壁损伤[4]。

（三）技术

植入物为基础的重建

植入物为基础的重建可以避免供体皮瓣区域的并发症。从扩张器到假体的两步法重建是目前应用最多的植入物重建方法。巴西全国整形外科医师协会的调查表明 75% 的植入物重建使用扩张器（图 18-5）。最近，保留乳头－乳晕的皮下腺体切除同时 Ⅰ 期置入假体的重建方法蓬勃发展[9, 11]，Ⅰ 期置入假体避免从扩张器到假体的再次手术。Ⅰ 期置入假体受限于皮肤质量也可能限制假体容积，同时重建乳房的上缘过于饱满而缺乏乳房应有的弧度[9]（图 18-6）。

Ⅱ 期假体重建可以提供更好的乳房外形和患者满意度[12-14]。植入物放置在胸大肌下方以减少表面皮肤压力[8, 12]，同时限制假体向下方移位[8]，胸大肌联合脱细胞真皮基质是更好的选择[15, 16]。受限于经济支付能力和材料可及性，可吸收补片也可以使用[17]。背阔肌皮瓣联合补片也可用于覆衬植入物[8]（图 18-7）。

植入物为基础的乳房重建适用于同时双侧乳房重建及无下垂的小至中等体积乳房[4, 10]。缺点是发生包膜挛缩后长期外形效果欠佳、与对侧乳房不对称、假体下移等（见图 18-6）。

（四）自体组织重建技术

尽管自体组织重建在巴西和其他发展中国家应用较少，但使用自体组织进行乳房重建也有一些积极的方面[4, 10]。游离腹壁下动脉穿支皮瓣和腹壁浅动脉皮瓣兼具腹壁整形效果[18, 19]，然而自体组织重建需要更高的技术要求和更长的恢复时间从而限制其广泛应用[4]。尤其是穿支皮瓣，相对于传统的横行腹直肌皮瓣，需要精细的显微操作。穿支皮瓣为基础的重建整形效果更自然，供体部位并发症更少。

巴西整形外科协会的调查显示，南美国家倾向使用腹部皮瓣作为供体组织。带蒂横行腹

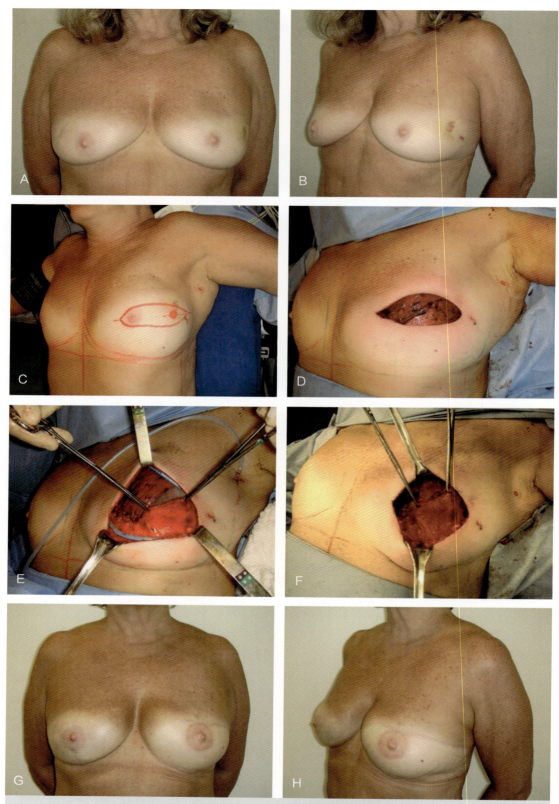

▲ 图 18-5　1 例 59 岁的左乳浸润性癌患者

癌灶 2.9cm（A 和 B）；患者施以左乳单纯切除及前哨淋巴结活检术，切除重量达 405g（C 和 D）；Ⅰ期予以皮下扩张器重建（E 和 F），2 年后整体效果（G 和 H）

直肌皮瓣使用腹直肌上半部分修复胸壁缺损区域，游离横行腹直肌皮瓣和腹壁下动脉穿支皮瓣均会破坏肌纤维。腹壁下动脉穿支皮瓣保留腹壁前缘肌肉完整性[4, 18, 19]（图 18-8）。腹壁浅动脉皮瓣使用浅表血管作为供体血管，充分保留腹壁肌肉和筋膜完整性，缺点是覆盖范围小[20]。

背阔肌皮瓣联合植入物重建也是常见的选择，背阔肌皮瓣也应用于再次乳房重建的患者[8]（图 18-7）。胸背动脉穿支皮瓣拥有较长的血管蒂及保留背阔肌功能最近也备受瞩目[21, 22]。相对于背阔肌皮瓣、肩胛和肩胛周皮瓣，胸背动脉穿支皮瓣是外侧胸壁的优选供体组织[4]。

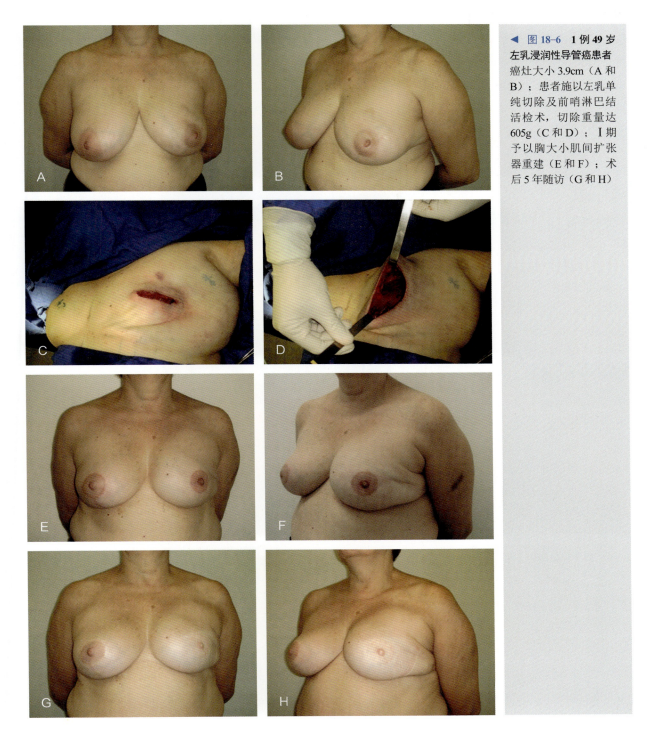

◀ 图 18-6　1 例 49 岁左乳浸润性导管癌患者癌灶大小 3.9cm（A 和 B）；患者施以左乳单纯切除及前哨淋巴结活检术，切除重量达 605g（C 和 D）；I 期予以胸大小肌间扩张器重建（E 和 F）；术后 5 年随访（G 和 H）

其他的供体皮瓣包括臀皮瓣、股薄肌肌皮瓣和股外侧皮瓣，作为二线、三线皮瓣使用。对于一侧乳房已使用横行腹直肌皮瓣重建，笔者曾应用二线皮瓣重建对侧乳房。

（五）总结

乳腺癌患者乳房重建需要多学科合作，肿瘤科医师和外科医师均需要丰富的整形知识，通过即刻乳房重建和患者个体化定制等技术，满足患者乳房整形需求。

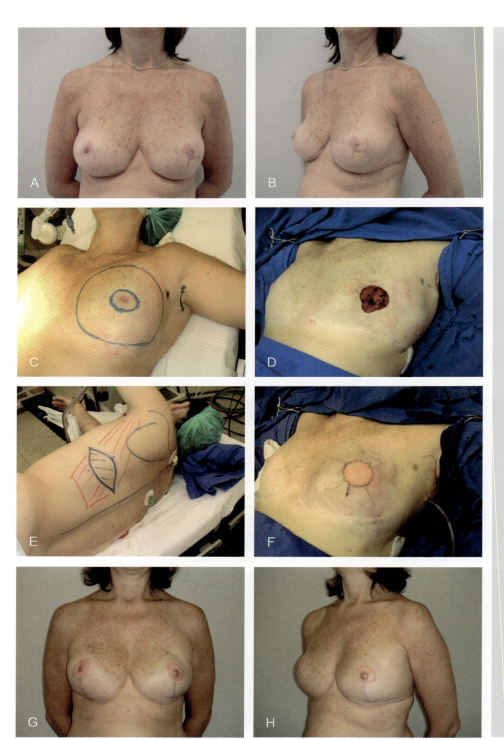

◀ 图 18-7 **1 例 40 岁左乳浸润癌及导管原位癌患者**
癌灶大小 3.9cm（A 和 B）；患者有倒 T 切口缩乳手术病史，此次施以环乳晕切口腺体切除及前哨淋巴结活检，切除重量达 475g（C 和 D）；Ⅰ 期施以扩张器及背阔肌皮瓣重建（E 和 F）；术后 3 年随访效果（G 和 H）

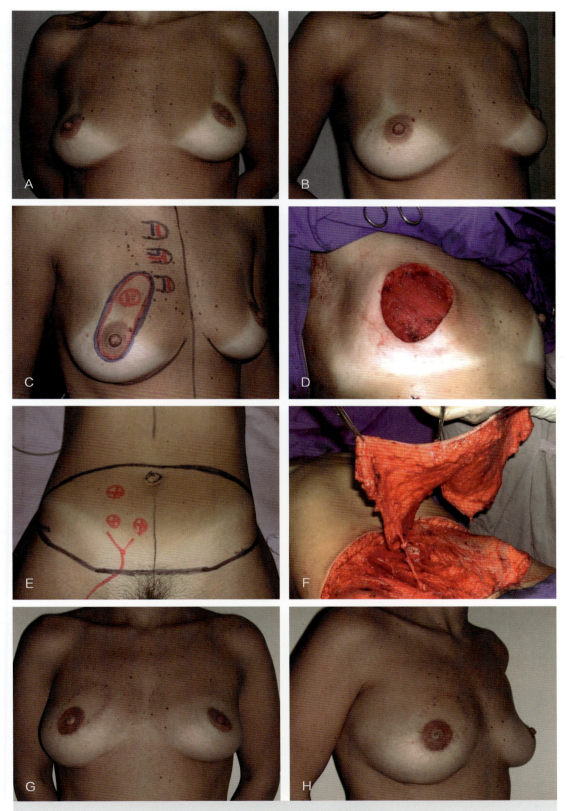

▲ 图 18-8　1 例 32 岁右乳导管原位癌患者
癌灶大小 4.1cm（A 和 B）；患者施以右乳单纯切除及前哨淋巴结活检术，切除重量达 315g（C 和 D）；
Ⅰ期予以游离深下腹壁穿支皮瓣重建（E 和 F）；术后 1 年随访（G 和 H）

参考文献

[1] Ministério da Saúde (BR). Instituto Nacional do Câncer. Estimativas 2010: incidência de câncer no Brasil. Rio de Janeiro: INCA; 2009.

[2] Paulinelli, R.R., Freitas, J.R., Curado, M.P., Souza, A.A. A Situação do Câncer de Mama em Goiás, no Brasil e no Mundo: Tendências Atuais para a Incidência e a Mortalidade. *Rev Bras Saude Mater Infant* 3 (2003): 17–24.

[3] Wang, H.T., Barone, C.M., Steigelman, M.B., et al. Aesthetic outcomes in breast conservation therapy. *Aesthet Surg* J 28 (2010): 165–170.

[4] Serletti, J.M., Fosnot, J., Nelson, J.A., Disa, J.J., Bucky, L.P. Breast reconstruction after breast cancer. *Plast Reconstr Surg* 127 (2011): 124e–135e.

[5] Toth, B.A., Lappert, P. Modified skin incisions for mastectomy: The need for plastic surgical input in preoperative planning. *Plast Reconstr Surg* 87 (1991): 1048–1053.

[6] Singletary, S.E. Skin-sparing mastectomy with immediate breast reconstruction: The MD Anderson Cancer Center experience. *Ann Surg Oncol* 3 (1996): 411–416.

[7] Munhoz, A.M., Arruda, E., Montag, E., Aldrighi, C., Aldrighi, J.M., Gemperli, R., Ferreira, M.C. Immediate skin-sparing mastectomy reconstruction with deep inferior epigastric perforator (DIEP) flap. Technical aspects and outcome. *Breast* J 13 (2007): 470–478.

[8] Munhoz, A.M., Aldrighi, C., Montag, E., Arruda, E.G., Aldrighi, J.M., Filassi, J.R., Ferreira, M.C. Periareolar skin-sparing mastectomy and latissimus dorsi flap with biodimensional expander implant reconstruction: Surgical planning, outcome, and complications. *Plast Reconstr Surg* 119 (2007): 1637–1649.

[9] Munhoz, A.M., Aldrighi, C.M., Montag, E., Arruda, E.G., Aldrighi, J.M., Gemperli, R., Filassi, J.R., Ferreira, M.C. Clinical outcomes following nipple-areola-sparing mastectomy with immediate implant-based breast reconstruction: A 12-year experience with an analysis of patient and breast-related factors for complications. *Breast Cancer Res Treat* 140 (2013): 545–555.

[10] Nahabedian, M.Y. Breast reconstruction: A review and rationale for patient selection. *Plast Reconstr Surg* 124 (2009): 55–62.

[11] Agusti, A., Ward, A., Montgomery, C., Mohammed, K., Gui, G.P. Aesthetic and oncologic outcomes after one-stage immediate breast reconstruction using a permanent biodimensional expandable implant. *J Plast Reconstr Aesthet Surg* 69 (2016): 211–220.

[12] Cordeiro, P.G., McCarthy, C.M. A single surgeon's 12-year experience with tissue expander/implant breast reconstruction: Part II. An analysis of long-term complications, aesthetic outcomes, and patient satisfaction. *Plast Reconstr Surg* 118 (2006): 832–839.

[13] Spear, S.L., Onyewu, C. Staged breast reconstruction with saline-filled implants in the irradiated breast: Recent trends and therapeutic implications. *Plast Reconstr Surg* 105 (2000): 930–942.

[14] Collis, N., Sharpe, D.T. Breast reconstruction by tissue expansion: A retrospective technical review of 197 two-stage delayed reconstructions following mastectomy for malignant breast disease in 189 patients. *Br J Plast Surg* 53 (2000): 37–41.

[15] Sbitany, H., Sandeen, S.N., Amalfi, A.N., Davenport, M.S., Langstein, H.N. Acellular dermis-assisted prosthetic breast reconstruction versus complete submuscular coverage: A head-to-head comparison of outcomes. *Plast Reconstr Surg* 124 (2009): 1735–1740.

[16] Nahabedian, M.Y. alloderm performance in the setting of prosthetic breast surgery, infection, and irradiation. *Plast Reconstr Surg* 124 (2009): 1743–1753.

[17] Goés, J.C.S., Macedo, A.L. Immediate reconstruction after mastectomy using a periareolar approach with an omental flap and mixed mesh support. *Perspect Plast Surg* 10 (1996): 69–81.

[18] Selber, J.C., Nelson, J., Fosnot, J., et al. A prospective study comparing the functional impact of SIEA, DIEP, and muscle-sparing free TRAM flaps on the abdominal wall: Part I. Unilateral Reconstruction. *Plast Reconstr Surg* 126 (2010): 1142–1153.

[19] Wu, L.C., Bajaj, A., Chang, D.W., Chevray, P.M. Comparison of donor-site morbidity of SIEA, DIEP, and muscle-sparing TRAM flaps for breast reconstruction. *Plast Reconstr Surg* 122 (2008): 702–709.

[20] Munhoz, A.M., Pellarin, L., Montag, E., Filassi, J.R., Tachibana, A., Gebrim, H., Gemperli, R., Ferreira, M.C. Superficial inferior epigastric artery (SIEA) free flap using perforator vessels as a recipient site: clinical implications in autologous breast reconstruction. *Am J Surg* 202 (2011): 612–617.

[21] Hamdi, M., Salgarello, M., Barone-Adesi, L., et al. Use of thoracodorsal artery perforator (TDAP) flap with implant in breast reconstruction. *Ann Plast Surg* 61 (2008): 143–146.

[22] Hamdi, M., Rasheed, M.Z. Advances in autologous breast reconstruction with pedicled perforator flaps. *Clin Plast Surg* 39 (2012): 477–490.

第六篇

乳房切除和全乳重建（手术方法和技巧）

Mastectomy and whole breast reconstruction (methods and techniques)

第 19 章　基于植入物的全乳重建（无须放疗）

Implant-based whole breast reconstruction

(without irradiation) ……………………………………………… 226

第 20 章　基于植入物的全乳重建（需放疗）

Implant-based whole breast reconstruction

(with irradiation) ……………………………………………… 261

第 21 章　基于脂肪移植的全乳重建

Fat grafting exclusively for whole breast reconstruction …… 279

第 22 章　基于自体皮瓣移植的全乳重建（初级术式）

Standard autologous tissue flaps for whole breast

reconstruction ……………………………………………… 284

第 23 章　基于自体皮瓣移植的全乳重建（高级术式）

Advanced autologous tissue flaps for whole breast

reconstruction ……………………………………………… 316

第 19 章　基于植入物的全乳重建（无须放疗）

Implant-based whole breast reconstruction (without irradiation)

一、Ⅰ期植入物重建手术

本节概要

保留乳头乳房切除术是Ⅰ期假体乳房重建的理想方案,通常伴有脱细胞真皮基质补片。然而可靠的乳房切除操作是非常重要的,这样植入物就不会压缩乳房皮肤和乳头的血液供应。许多外科医生还担心,如果乳房切除术后需要进行放疗,那么植入物可能会干扰放疗。乳房切除后Ⅰ期植入物重建的经济效益非常吸引人,是许多患者的理想选择,一次手术就完成了。

（一）我们的方法（美国）

Andrew Salzberg　Jordan Jacobs　**著**

从 Halsted 的乳房根治性切除术到今天的皮肤保留和乳头保留技术,乳腺癌手术治疗的发展为重建外科医生提供了更多的选择 [1-3]。由此产生的更大的皮肤包膜能够支持立即乳房重建,前提是皮瓣是健康的 [4, 5]。即刻直接植入的方式克服了Ⅱ期扩张器方法的局限性,代表了乳房重建的极致简单性。

在乳房重建手术中引入脱细胞真皮基质,使得即刻植入方法的可行性大大提高 [6]。这些结构完整的组织基质为组织生长和细胞再生提供了必要的生物支架。它们已经被用来专门覆盖下外侧极的植入物或扩张器 [7-14],从而消除了对邻近肌肉和(或)筋膜的牵拉 [10]。在下外侧极使用脱细胞真皮基质也可以更好地控制乳腺下皱襞,改善下极突出,减少扩张器或植入物的移位 [8, 10]。总的来说,脱细胞真皮基质的这些好处可以导致改进的美学效果 [10, 15]。

1. 术前计划

术前评估以确定患者是否适合进行直接植入物重建,主要关注患者的身体状况、手术的烧蚀部分,以及患者对于对侧乳房对称的具体要求。整形外科医生和肿瘤外科医生的协调将有助于确保对计划的手术策略有一个清晰的理解。理想的直接植入技术的候选人是中等或小乳房大小、1～2级下垂和良好的皮肤质量的患者。有吸烟史的患者在手术前或手术后至少4周必须戒烟。由于术后并发症的风险增加,病态肥胖患者通常不适合进行假体重建 [16]。

虽然乳房切除术后皮肤的质量是一个成功的关键因素,选择适当大小的植入物填充这些皮瓣下的空间也是一个重要的考虑因素。术前要仔细测量患者胸壁的尺寸,并使用一系列的镊子来测量预期所需的胸壁体积。此外,三维体积计算机程序通常被用来协助选择种植体。值得注意的一点是,植入体底座的宽度要与胸径相匹配,如胸部外侧有凹形轮廓,则会产生植入物宽度不足。生理盐水植入物不是常规的推荐,因为它们通常在重建的乳房中产生不理想的美观形状,而且也更明显。

2. 乳房切除术和重建

重建外科医生需要积极参与乳房切除术,从而确保小心处理皮肤和避免牵拉或热损伤皮瓣。如果使用电灼抬高皮瓣,则监测低位设置,并在低位切割时使用,以减少组织损伤的风险。手术刀或更新型的射频设备(Peak ™ Surgical, Palo Alto, CA)也可用于皮瓣的外科开发。

使用直接至植入物技术进行立即重建的关键是利用脱细胞真皮基质延伸肌下平面，在其解剖位置支持植入物，并确定乳房的下侧皱襞。该技术首先创建一个胸下袋，从第二肋骨上部，中间到胸骨胸大肌起点，外侧到乳腺侧襞。还可以抬高部分下内侧肌肉，以允许解剖性放置植入物。脱细胞真皮基质位于下极（图 19-1），并沿着胸大肌从内侧到外侧的整个下段缝合至胸大肌，然后环绕并向下缝合至乳腺侧襞。

不需要在锯肌边缘抬高肌肉，用可吸收的缝合材料直接将脱细胞真皮基质缝合到胸壁，限定并设定了侧襞的界限。正确大小的植入物是通过手术判断和乳房切除标本的重量来确定的。在最终的植入体体积中加入过度矫正，以适应乳房切除术后预期的皮肤弹性释放。将植入物置于肌肉 - 脱细胞真皮基质层下后，继续将脱细胞真皮基质直接缝合到理想位置的乳腺下皱襞上，而不需要进行迁移，完全覆盖植入物直接从皮肤包膜到下极的构象将减少血清瘤形成的机会。此时应达到"完美"的形状，不应计划术后复位。在皮肤闭合后，通过单独的刺伤在皮下平面放置两个抽吸引流管。

通常情况下，患者要在医院待约 48h。在出院时，用闭塞敷料覆盖引流管维持 7～14 天，并根据其输出量和质量进行移除。一个支持外科胸罩与额外的上极胸肌带是佩戴至少 3 周，以协助在最佳位置的植入物在口袋。鼓励患者做温和的运动，以改善手臂的活动范围，并对乳房进行温和的按摩，以防止腋窝挛缩的发展。

3. 结果

这项技术可以成功地应用于各种乳房大小和不同程度下垂的患者。此外，这些技术适用于出于肿瘤或预防原因而进行乳房保留乳头或皮肤保留切除术的患者。图 19-2 总结了使用脱细胞真皮基质进行单期种植体重建时的临床决策原则。

在 14 年的研究中，并发症发生率较低，且美学效果良好（图 19-3 和图 19-4），主要并发症包括植入物丢失（1.4%）、需要再次手术的皮肤坏死（1.1%）、感染（0.9%）、血肿（0.6%）、血清肿（0.5%）和包膜挛缩（0.5%）。其他与缝合暴露、伤口愈合延迟、表皮浅层松解和皮肤非传染性发红有关的次要问题在高达 1% 的患者中已被注意到。

在辅助放射治疗的情况下实施这项技术的决定需要仔细考虑。既往放疗后皮肤发生明显变化，皮肤包膜牢固且不膨胀，是自体重建的适应证。在皮肤有轻微变化的患者中，将脱细胞真皮基质融入辐射皮肤环境已被证明是成功

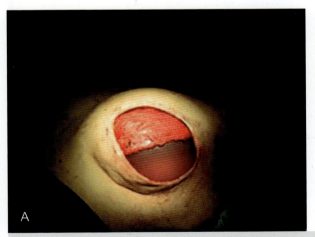
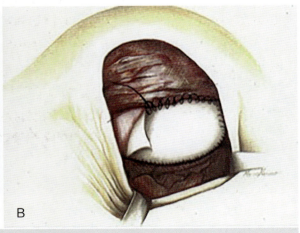

▲ 图 19-1　脱细胞真皮基质
A. 缝合；B. 外侧肌肉

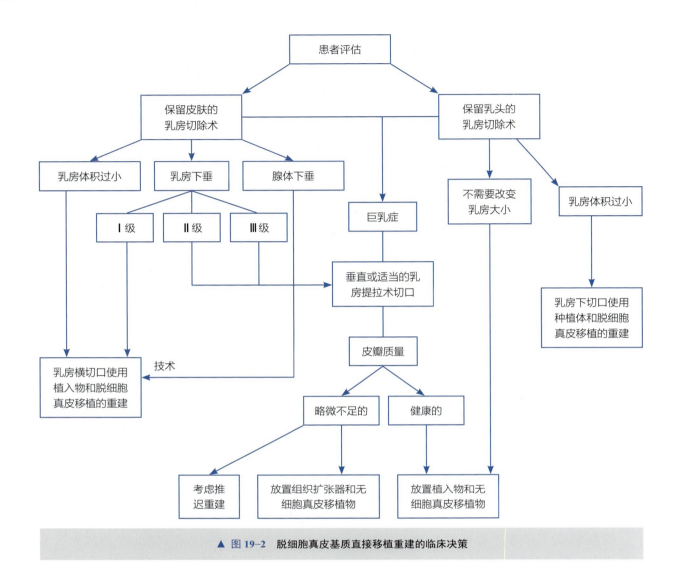

▲ 图 19-2　脱细胞真皮基质直接移植重建的临床决策

▲ 图 19-3　术前前视图（左）和术后前视图（右）

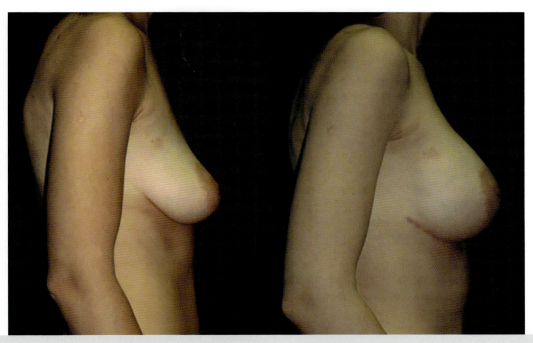

▲ 图 19-4　术前侧位图（左）和术后侧位图（右）

的。在作者的系列文章中，共有 32 例患者接受了术前或术后放疗，其中 4 例出现了并发症（感染、脱细胞真皮基质暴露或植入物错位）。对于计划接受辅助放射治疗的患者，以及拒绝选择自体组织的患者，立即植入仍然可以成功地进行。

如果对皮瓣的术前质量或术中生存能力有任何怀疑，则应修改计划的手术步骤，并在肌下 – 脱细胞真皮基质袋中放置扩张器。一个有限的体积可以注射到扩张器，这是刚刚足够轻轻地填补皮肤包膜（"手在手套"适合）。

对于那些要求进行预防性乳房切除术并希望乳房明显缩小的患者，应该给予特别的考虑。在这种情况下，分期乳房缩小、保留乳头乳房切除术和植入物重建是一个很好的选择，两个阶段至少需要 3 个月的时间。另外，在乳房切除时，可以使用垂直或 Wise 模式结合游离乳头移植进行皮肤模式减少

4. 结论

脱细胞真皮基质在乳腺手术中的应用改善了植入物袋的清晰度，在适当的位置更好地支持设备。在适当选择的患者中进行一期直接植入重建减少术中时间、术后就诊次数和二次手术的需要。过去 14 年的临床经验证明了该方法的有效性、长期安全性和美学上的好处。

参考文献

[1] Halstead W. The results of operations for the cure of cancer of the breast performed at The Johns Hopkins Hospital from June 1889 to January 1894. *Johns Hopkins Bull*. 1894;4:297.

[2] Kroll SS et al. The oncologic risks of skin preservation at mastectomy when combined with immediate reconstruction of the breast. *Surg Gynecol Obstet*. 1991;172:17–20.

[3] Crowe JP Jr, Kim JA, Yetman R, Banbury J, Patrick RJ, Baynes D. Nipple-sparing mastectomy: Technique and results of 54 procedures. *Arch Surg*. 2004;139:148–150.

[4] Foster RD, Esserman LJ, Anthony JP, Hwang ES, Do H. Skin-sparing mastectomy and immediate breast reconstruction: A prospective cohort study for the treatment of advanced stages of breast carcinoma. *Ann Surg Oncol*. 2002;9:462–466.

[5] Ashikari RH, Ashikari AY, Kelemen PR, Salzberg CA. Subcutaneous mastectomy and immediate reconstruction for prevention of breast cancer for high-risk patients. *Breast Cancer*. 2008;15:185–191.

[6] Duncan DI. Correction of implant rippling using

allograft dermis. Aesthetic Surg J. 2001;21:81–84.

[7] Salzberg CA. Nonexpansive immediate breast reconstruction using human acellular tissue matrix graft (AlloDerm). *Ann Plast Surg*. 2006:57:707–711.

[8] Breuing KH, Colwell AL. Inferolateral AlloDerm hammock for implant coverage in breast reconstruction. *Ann Plast Surg*. 2007;59:250–255.

[9] Zienowicz RJ, Karacaoglu E. Implant-based breast reconstruction with allograft. Plast Reconstr Surg. 2007;120:373–381.

[10] Spear SL, Parikh PM, Reisin E, Menon NG. Acellular dermis-assisted breast reconstruction. *Aesthetic Plast Surg*. 2008;32:418–425.

[11] Preminger BA, McCarthy CM, Hu QY, Mehrara BJ, Disa JJ. The influence of AlloDerm on expander dynamics and complications in the setting of immediate tissue expander/implant reconstruction: A matched-cohort study. *Ann Plast Surg*. 2008;60:510–513.

[12] Losken A. Early results using sterilized acellular human dermis (Neoform) in post-mastectomy tissue expander breast reconstruction. *Plast Reconstr Surg*. 2009;123:1654–1658.

[13] Becker S, Saint-Cyr M, Wong C et al. AlloDerm versus DermaMatrix in immediate expander-based breast reconstruction: A preliminary comparison of complication profiles and material compliance. *Plast Reconstr Surg*. 2009;123:1–6.

[14] Rawlani V, Buck DW 2nd, Johnson SA, Heyer KS, Kim JY. Tissue expander breast reconstruction using prehydrated human acellular dermis. *Ann Plast Surg*. 2011;66:593–597.

[15] Vardanian AJ, Clayton JL, Roostaeian J et al. Comparison of implant-based immediate breast reconstruction with and without acellular dermal matrix. *Plast Reconstr Surg*. 2011;128:403e–410e.

[16] McCarthy CM, Mehrara BJ, Riedel E et al. Predicting complications following expander/implant breast reconstruction: An outcomes analysis based on preoperative clinical risk. *Plast Reconstr Surg*. 2008; 121:1886–1892.

（二）我的方法（欧洲）

Pierluigi Santi　著

乳腺癌手术影响到女性的日常和社会生活，也影响到她的工作和人际关系，所以除了肿瘤最严重的阶段外，立即进行乳房重建是最好的选择。没有一个"正确的"重建方案适用于所有患者，但每个病例都需要仔细的评估和多学科的方法。这对于保证每个女性都能根据其临床和个人需要得到最合适的重建是至关重要的。

与使用自体组织不同，作者更倾向于以种植体为基础的重建（扩张器或假体），它允许快速恢复、更少的住院时间、更少的供体部位的发病率，并且非常适合大多数患者。根据欧洲和国际病例系列汇编的数据，在IRCCSSan Martino-IST Plastic 胸部整形外科所进行的所有乳房重建手术中，立即假体重建约占 90%[1]。

在过去的 10 年里，随着假体技术的发展，乳房切除术在皮肤保留、乳头保留和皮肤减少方面有了显著的进步。这导致了一系列不同形状和大小的植入物的可用性，由此激发了人们对直接植入法（direct-to-implant，DTI）一期重建的兴趣，并使其更受欢迎。

1. 重建

这种手术技术包括在乳房切除时放置确定的乳房假体和立即乳房重建，通常与使用生物或合成补片及可能伴随的对侧乳房对称一起进行（图 19-5 至图 19-10）。

另一种选择是，可植入可扩展乳房假体，其使用仅限于老年患者，由于其临床和形态学特征，不建议使用直接植入法重建（图 19-11 和图 19-12）。

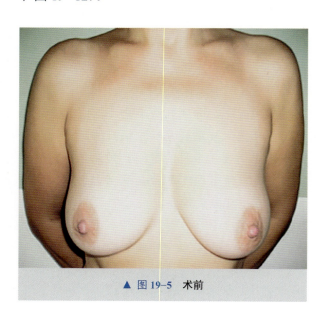

▲ 图 19-5　术前

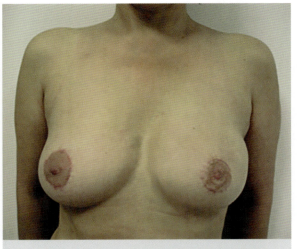

▲ 图 19-6 乳房根治性切除术后立即采用解剖假体进行
Ⅰ期双侧重建

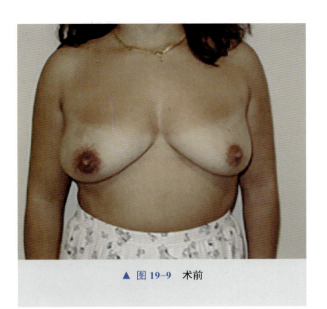

▲ 图 19-9 术前

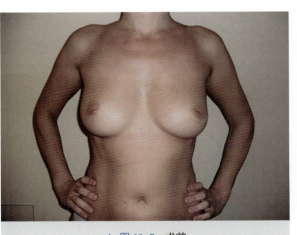

▲ 图 19-7 术前

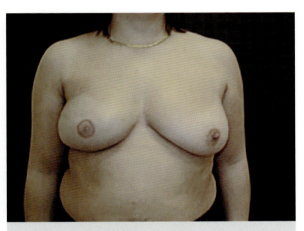

▲ 图 19-10 保留皮肤乳房切除术及乳头重建术后立即
Ⅰ期重建及解剖植入

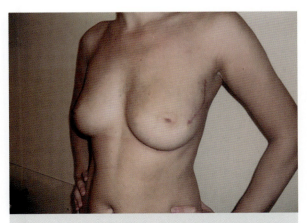

▲ 图 19-8 保留乳头乳房切除术后立即Ⅰ期单侧重建及
解剖植入

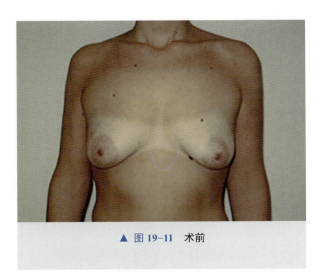

▲ 图 19-11 术前

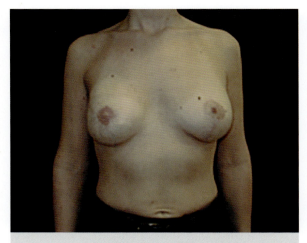

▲ 图 19-12 根治性乳房切除术和乳头重建后，立即 I 期单侧乳房重建和对侧乳房成形术与永久扩张器

2. 即刻 II 期乳房重建术（图 19-13 至图 19-18）

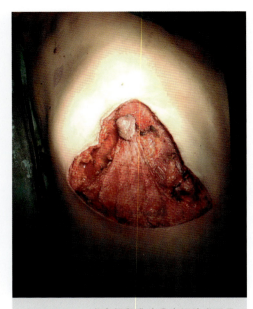

▲ 图 19-14 术中保留乳头乳房切除术后 II 期重建（下真皮瓣及组织扩张器）

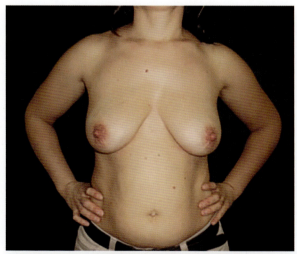

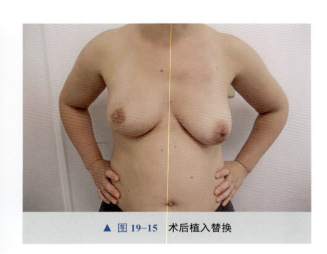

▲ 图 19-15 术后植入替换

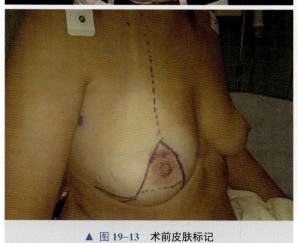

▲ 图 19-13 术前皮肤标记

▲ 图 19-16 脱细胞真皮基质和组织扩张器

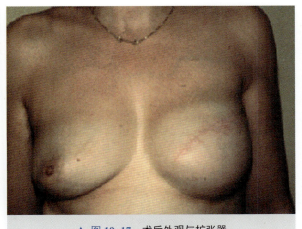

▲ 图 19-17　术后外观与扩张器

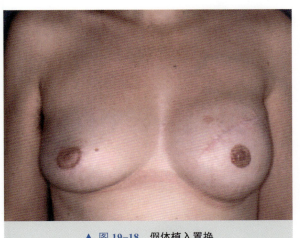

▲ 图 19-18　假体植入置换

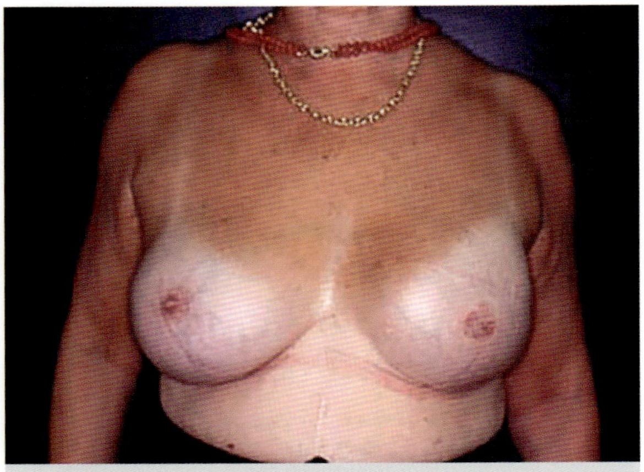

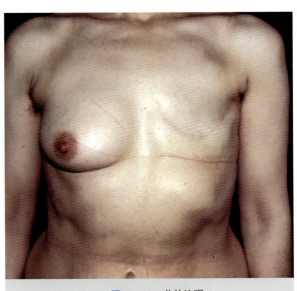

▲ 图 19-20　延迟 I 期假体重建

▲ 图 19-21　术前外观

3. 延迟重建（图 19-19 至图 19-23）

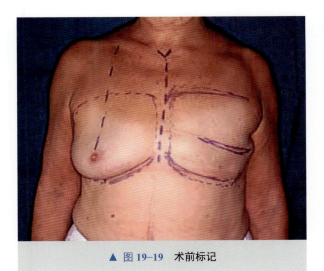

▲ 图 19-19　术前标记

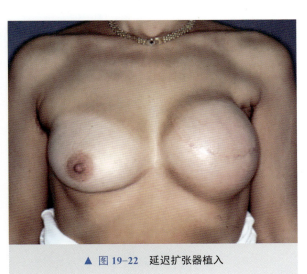

▲ 图 19-22　延迟扩张器植入

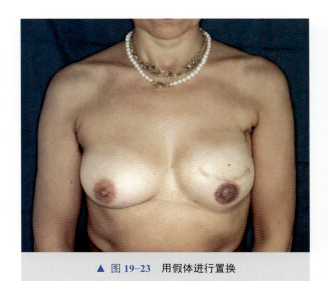

▲ 图 19-23　用假体进行置换

4. Ⅰ期种植体重建术联合重建（DTI 重建＋脂肪填充）（图 19-24 至图 19-27）

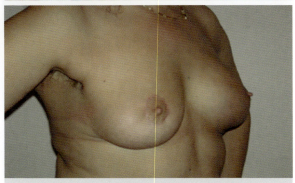

▲ 图 19-25　即时联合重建用于改善保留乳头乳房切除术中乳房体积和轮廓、假体覆盖、皮下组织厚度

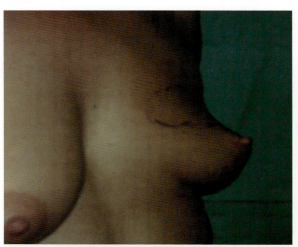

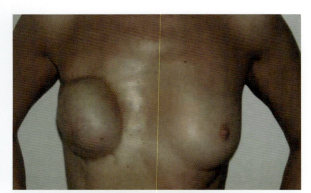

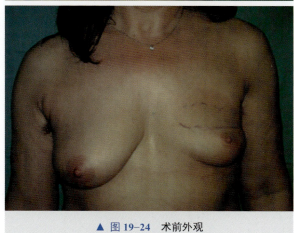

▲ 图 19-24　术前外观

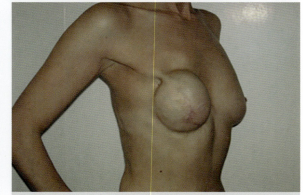

▲ 图 19-26　扩张器植入（图 19-26）与假体置换术（图 19-27）的脂填充

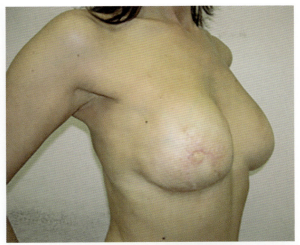

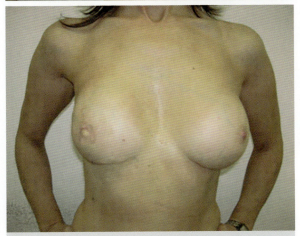

▲ 图 19-27　扩张器植入（图 19-26）与假体置换术（图 19-27）的脂填充

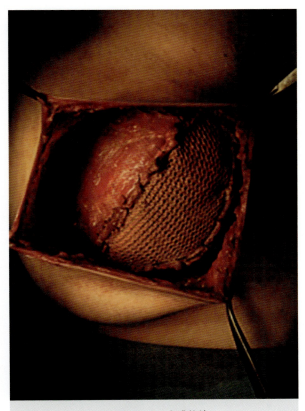

▲ 图 19-28　合成补片

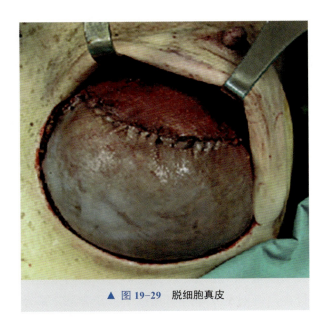

▲ 图 19-29　脱细胞真皮

5. 外科技术

在术前阶段，确定切口位置、乳房切除术的类型（保留皮肤、保留乳头、减少皮肤）及是否需要对侧乳房对称。

在乳房切除术完成后，如果皮瓣是健康的，那么进行 I 期重建是安全的。假体袋位于胸大肌下方，胸大肌与其下外侧和内侧插入物分离。作者使用一个尺寸分析仪来帮助选择一个假肢的大小和形状最适合患者。

给予含有头孢唑林的预防性抗生素，并在假体口袋和腋窝中放置 1~2 根引流管。使用生物补片或合成补片增强外侧下象限水平的胸下袋，可以获得最佳效果，使乳腺下褶得到更精确的定义（图 19-28 至图 19-30）。

在意大利和欧洲，有不同类型的生物和合成材料（基质、网格），尽管还不清楚哪种材料是更好的，任何特定的选择主要取决于每个外科医生的经验[2]。

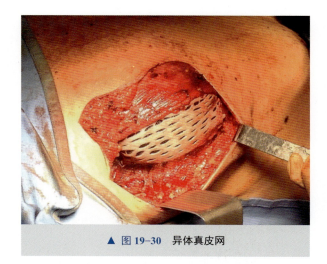

▲ 图 19-30　异体真皮网

6. 患者的选择

应用直接植入法技术重建应选择具有以下特点的患者。

(1) 预期经济活动将迅速恢复。

(2) 中等大小的乳房和足够数量的覆盖组织。

(3) 疾病早期。

(4) 皮肤保留乳房切除术、乳头保留乳房切除术、预防性乳房切除术和术中健康乳房切除术皮瓣。

7. 直接植入法重构的优缺点

一种直接植入的方法允许缩短重构通路，有利于更早地恢复正常的日常活动，并且可以说对患者的心理创伤更少。有几项研究试图根据并发症、美容结果和费用来比较 I 期和 II 期的重建[3-5]。这些研究大多显示直接植入法与两期手术在术后并发症如皮肤坏死、暴露、感染、血肿、血肿率等方面无显著差异。然而，众所周知，直接植入法手术更容易发生假体丢失和重建的暂时性失败。在临床上如何有效地治疗并发症是一个挑战。以种植体为基础的重建的设置，特别是立即遵循直接植入法方法。最令人担忧的问题是乳房切除术皮瓣坏死，放置固定体积的植入物会加剧坏死，可能导致暴露、感染和植入物本身的丢失。

相比之下，使用扩张重建的一个优点是可以根据局部组织条件调整体积，从而增加愈合的机会而不丢失种植体。

根据已发表的关于这一课题的文献，两组的最终美学结果是可比较的，尽管作者认为，两阶段重建改善了对称性，并与患者满意度水平的提高有关。直接植入法在费用方面的潜在优势需要仔细的健康和经济评估。除了单次手术的好处外，还必须考虑与并发症处理和任何后续手术翻修相关的额外费用，这可能使总费用相当于两阶段重建。

直接植入法重建是一种可选择的重建方案，基于患者的满意度和审美结果，前提是成本可以控制和仔细选择患者。

考虑到植入物丢失的高风险和需要随后的手术修正以及医疗保健费用的增加，两阶段重建通常是更安全的，推荐曾经接受过放射治疗的患者和被认为是术后并发症高风险的患者。这包括吸烟者（现在的和最近的）和那些高 BMI 的女性。

参考文献

[1] Lee KT, Mun GH Comparison of one-stage vs two-stage prosthesis-based breast reconstruction: A systematic review and meta-analysis. *Am J Surg.* 2015;212(2):336–344.

[2] Dieterich M, Faridi A Biological matrices and synthetic meshes used in implant-based breast reconstruction—A review of products available in Germany. *Geburtshilfe Frauenheilkd.* 2013;73(11):1100–1106.

[3] Colwell AS Current strategies with 1-stage prosthetic breast reconstruction. *Gland Surg.* 2015;4(2):111–115.

[4] Wink JD, Fischer JP, Nelson JA, Serletti JM, Wu LC Direct-to-implant breast reconstruction: An analysis of 1612 cases from the ACS-NSQIP surgical outcomes database. *J Plast Surg Hand Surg.* 2014;48(6):375–381.

[5] Davila AA, Mioton LM, Chow G, Wang E, Merkow RP, Bilimoria KY, Fine N, Kim JY Immediate two-stage tissue expander breast reconstruction compared with one-stage permanent implant breast reconstruction: A multi-institutional comparison of shortterm complications. *J Plast Surg Hand Surg.* 2013;47(5):344–349.

二、II期植入物重建手术

本节概要

尽管最近流行 I 期乳房假体重建术，但两期假体重建术仍是主要的方法。很多重建术的外科医生关心乳房切除术后的移植皮瓣和保留乳头乳房切除术中的乳头 - 乳晕复合体是否有可靠的血液供应，他们倾向于避免任何会对脆弱的乳房皮瓣所产生的压力。此外，乳房保留皮肤切除术的范围很广，许多切除外科医生会切除原乳房皮肤的很大一部分，这部分皮肤经过扩张后以获得足够的乳房皮肤包膜来重建乳房。目前尚不清楚两个阶段是否比一个阶段更好，最近的一项随机对照试验（BRIOS）未能证实一个阶段直接种植体重建优于两个阶段重建。

（一）我们的方法（美国）

Patrick Maxwell　Allen Gabriel　著

1. 概述

乳房假体重建是乳房消融手术后最常见的乳房重建技术，这些技术经过多年的发展，使得外科医生能够继续改善重建的效果。临床上使用脱细胞基质再生支架和生理性加工脂肪再生细胞改变了丰胸和乳房重建的效果，植入物不再是决定女性乳房形态的唯一因素。如今，覆盖在植入物上的软组织加强乳房形态，这不仅补充了体积和形状，而且进一步改变了受体宿主组织对异物植入物的反应。这种构造的强大组合更好地实现了乳房重建的最终目标——重建效果感觉像天然的乳房。这一概念通过结合使用形状稳定和（或）更高填充植入物、再生真皮基质和脂肪移植[1]（也称为生物工程乳房），使得胸前平面和双平面入路获得良好的手术效果[1]。

2. 概念 / 理论基础

生物制体性乳房的理论基础源于接受乳房植入重建手术的女性会抱怨软组织不足，乳房上极附近常见的一些问题，如假体透明、假体导致皮肤皱纹、皮肤凹陷 / 中空等，都与上极软组织覆盖不足，以及上极丰满度不足有关。

3. 手术技术

在我们的临床实践中，生物工程乳房通常是在第二阶段的扩张器 / 植入过程中使用（图 19-31），尽管该技术也可以作为一阶段直接植入物重建使用。作者的个人更倾向使用两阶段技术来完成重建。

(1) 第一阶段：第一阶段与标准的脱细胞基质辅助组织扩张重建术式相同，其中扩张器放置在胸下，其下 1/3 被脱细胞基质（通常是异胚或层状）覆盖[2, 3]。中等大小的扩张器是最好的，能最大限度地扩张下极，实践中要注意的是，减少脱细胞真皮基质辅助重建的并发症风险是很重要的，包括①感染控制（可预防性使用抗生素，处理扩张器时采用单触技术）；②血清瘤的形成（需要足够的引流来避免）；③皮肤坏死（发生后需要切除受损组织，术中采取最佳的扩张水平）[4, 5]。第一阶段的脱细胞基质"饼状结痂"是首选的手术方法。

(2) 第二阶段：重建的第二阶段包括在一组选定的患者（即 BMI 较低和软组织厚度不足的患者）的上极胸部下（乳房袋内）再放置一片脱细胞真皮基质，随后根据需要在上极皮下空间和重建乳房的内外侧轮廓内进行自体脂肪注射。如果袋位于胸前部位，此阶段则在不进行额外囊切开术的情况下进行脂肪移植。

在进行双平面重建的患者中，术前皮肤标记包括：①乳房边界；②在上极标记囊切开术的位置；③将脱细胞基质置于上极胸肌下的位置（图 19-32）。根据制造商的说明，制备一层较厚的脱细胞基质，如果使用带有底纸的无细胞基质，则基质及其底纸必须裁剪成所需的形状。对于先前水化的脱细胞基质，缺乏底纸，手套包装可以作为一个不错的替代。在脱细胞基质和底纸上标记 3～5 个缝合锚点，衬纸上的定位点标记转移到上极皮肤上，脱细胞基质就嵌入胸肌下方，使用衬底纸或手套纸的目的是为了避免使用脱细胞基质来标记皮肤上的缝合点。

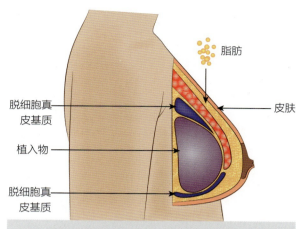

脂肪

脱细胞真皮基质 ——

—— 皮肤

植入物 ——

脱细胞真皮基质 ——

▲ 图 19-31　生物工程乳房：脱细胞真皮基质和自体脂肪被用来制造生物工程乳房

这些初步步骤完成以后，组织扩张器通过乳腺下切口进入并移除。进行超内侧囊切开术，后囊在几个地方垂直和正中划痕，允许皮下组织穿透囊，并需要提供更强韧的血管。或者，可以进行完整的囊切开术，或者可以切除前囊的一段，以允许脱细胞真皮基质和肌肉之间有更大的面积接触。使用 2-0 prolene 缝合线和 Keith 针，将脱细胞基质上的锚点固定到皮肤上相应的锚点上（图 19-33）。注意，如果使用 AlloDerm，真皮表面应朝上。在固定点放置缝线后，同时拉起皮肤上的缝线，将脱细胞基质空降到胸肌下的口袋中。脱细胞基质是平滑的，以便避免与肌肉之前形成任何粗大的皱纹或折痕。"留针"放置在脱细胞基质的外侧和内侧角，以防止角被折叠。四角应平放，并与上面的胸肌直接接触。如果进行超内侧囊切开术，脱细胞基质的上，1/3 将覆盖种植体，而下 2/3 将覆盖被膜。任何引流管在植入前都应小心放置，以避免潜在的创伤。我们建议在脱细胞基质和皮瓣之间做一个引流。此外，脱细胞基质可形成小穿孔，以减少脱细胞基质与胸肌之间的液体积累。将优选符合解剖角度、形状稳定的硅胶植入物引入所述袋中，并以标准方式进行切口闭合。上极处的锚定缝线紧贴地拉紧，在离皮肤 2 英寸的地方绑紧，然后用 Tegaderm（3M，圣保罗，MN）粘在皮肤上。从内侧到外侧皮下平面进行自体脂肪注射，扫过上极（图 19-34）。

4. 讨论

生物工程乳房代表了重建过程的一种进步，旨在增强重建乳房的软组织包膜，使乳房不仅看起来像，而且感觉上也像天然乳房，上极肌下脱细胞基质植入配合必要的自体脂肪移植可提供一定程度的软组织体积，充分解决乳房假

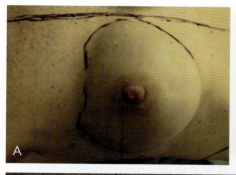

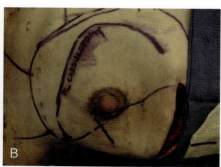

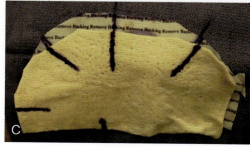

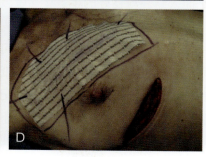

◀ 图 19-32　术前的标记
A. 乳腺边界标记；B. 计划在上极进行包膜切开术的位置，以及在乳房皮肤上标记的上极胸肌下放置脱细胞基质的位置；C. 脱细胞基质和底纸上的锚点标记；D. 将锚点标记从衬纸转移到上极，脱细胞基质将插入胸肌下方

体重建后经常遇到的组织缺损。使用这些生物工程的概念，也可以在胸前部位植入一个完整的脱细胞基质覆盖的植入物，再补充脂肪。我们相信，通过使用额外的真皮基质和（或）脂肪移植，两阶段技术能为增强软组织覆盖提供更多的机会。组织补充不仅提高了整体的美观效果，而且也可减少种植引起的相关并发症。该技术是安全的，且术后并发症最小。

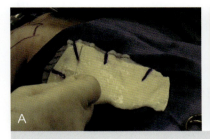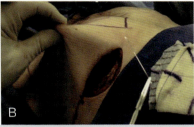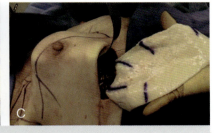

▲ 图 19-33　术中步骤
A. 缝合线放置在脱细胞基质上的锚点上；B. 基质上的每个锚点缝合被固定到皮肤上相应的锚点上；C. 同时拉动皮肤上的所有缝合线，将脱细胞基质空降至袋内，将其置于胸肌下方

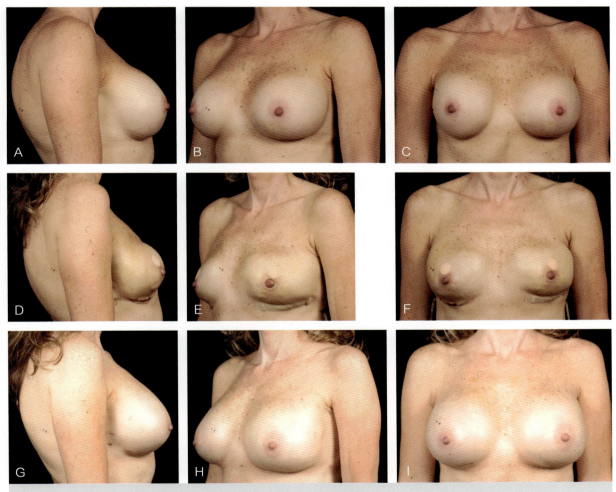

▲ 图 19-34　手术步骤
A 至 C. 患者在第 1 阶段立即接受脱细胞基质辅助组织扩张器重建，随后更换植入物的术前视图；上极组织补充脱细胞基质；在上、中、外侧极进行自体脂肪移植。D 至 F. 一期组织扩张器重建后；H 和 I. 第二阶段重建后 1 年

参考文献

[1] Maxwell GP, Gabriel A. Bioengineered breast: Concept, technique, and preliminary results. *Plast Reconstr Surg*. 2016;137(2):415–421.

[2] Bindingnavele V, Gaon M, Ota KS, Kulber DA, Lee DJ. Use of acellular cadaveric dermis and tissue expansion in postmastectomy breast reconstruction. *J Plast Reconstr Aesthet Surg*. 2007;60(11):1214–1218.

[3] Breuing KH, Colwell AS. Inferolateral AlloDerm hammock for implant coverage in breast reconstruction. *Ann Plast Surg*. 2007;59(3):250–255.

[4] Adams WP, Jr., Rios JL, Smith SJ. Enhancing patient outcomes in aesthetic and reconstructive breast surgery using triple antibiotic breast irrigation: Six-year prospective clinical study. *Plast Reconstr Surg*. 2006;117(1):30–36.

[5] Ganske I, Verma K, Rosen H, Eriksson E, Chun YS. Minimizing complications with the use of acellular dermal matrix for immediate implant-based breast reconstruction. *Ann Plast Surg*. 2013;71(5):464–470.

（二）我们的方法（南美）

Alberto Rancati, Claudio Angrigiani, Marcelo Irigo

Agustin Rancati　著

目前，植入体乳房重建术是世界各地最常用的方法，应用最多的形式是乳房即刻重建。它在大多数情况下提供令人满意的结果。乳房即刻重建是不需要放射治疗的寻求乳房的女性的最佳选择。两步法也是一个选择，两步法可以得到一个相对更可预测的结果。

人们普遍认为，分期植入式乳房重建术是最适合胸部小或中等大小。另外一个定义是良好的体型小、乳房下垂小，或无对称乳房的皮肤切除也是可以的。大胸型女性在乳房切除术之前就计划好要切除的皮肤。

作者认为乳房体积的评估是一种有效的方法，单独的患者选择和优化是不够的。当计划立即乳房重建的考虑因素，乳房切除术皮瓣的厚度也是很重要的，皮瓣厚度和乳房容积与乳房容积之间无直接关系。

数字乳房 X 线检查不仅允许在术前评估肿瘤检测，还可以提高术后的可行性[1, 2]，从而提高患者的安全性。

标准的胶片 X 线检查不能清楚地识别和测量非乳腺组织的覆盖范围。相比之下，数码乳房 X 线照相术可以从皮肤和脂肪中区分腺组织密度，术前评估可显示覆盖层厚度[3, 4]（即乳房、皮肤与皮肤的距离，覆盖腺体的库柏韧带）（图 19-35）。

合理使用材料，应充分评估每个患者，而不仅仅是乳房体积、外科医生经验或舒适度也很重要[5,6]。

乳房切除术后皮瓣坏死或生存能力受损是乳房立即重建的一个令人担忧的并发症[7-9]。术前测量乳房组织覆盖面积和数字化乳房 X 线摄影测量皮瓣厚度是手术规划时应考虑的因素。术前测量乳房组织覆盖范围和评估，在手术计划中考虑，数字化乳房 X 线摄影术中皮瓣厚度的确定是必要的。提出分类可能有助于识别皮瓣缺血 / 坏死的高风险患者，而不依赖于乳房体积。

手术切口的规划、手术技术和重建程序的选择，与乳房体积、肿瘤特征、外科医生的偏好和患者的愿望等因素有关，术前有关乳房组织覆盖厚度的信息可以帮助预测乳房切除术后皮瓣的问题，并帮助制订计划[3]。特别值得注意的是，观察到乳房组织的覆盖与乳房体积和大乳房无关，C、D、E 罩杯组织覆盖度较差。相比之下，一些乳房小 A、B 罩杯的患者，可以达到良好的组织覆盖（图 19-36）。提供非腺性乳房组织覆盖率的数据，广泛的乳房体积和三种类型的分类，描述了乳房位置的覆盖厚度。这为进一步研究乳房组织覆盖的重要性提供了基础，同时也为计划采用保守性乳房切除术立即进行乳房重建以减少术后并发症提供了基础[10, 11]。根据得出的覆盖值范围，作者提出了 1～3 型乳房组织覆盖率。分类如下，类型 1：高于 1cm（覆盖不良），类型 2：1～2cm（中等覆盖面积），类型 3：超过 2cm（良好覆盖）（表 19-1）。

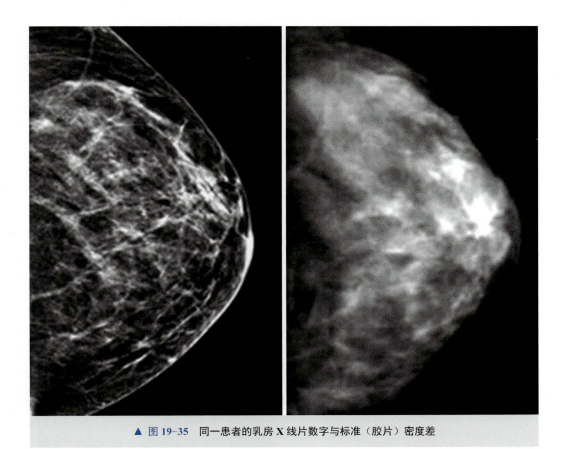

▲ 图 19-35　同一患者的乳房 X 线片数字与标准（胶片）密度差

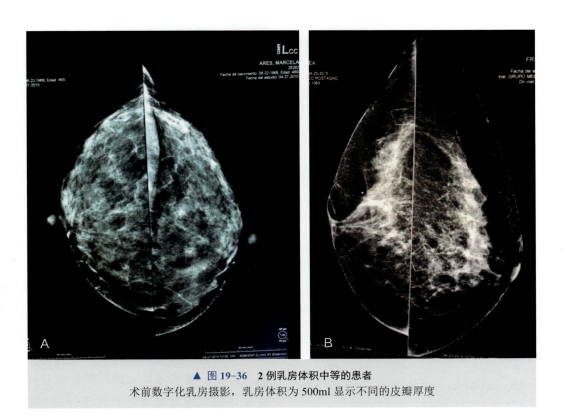

▲ 图 19-36　2 例乳房体积中等的患者
术前数字化乳房摄影，乳房体积为 500ml 显示不同的皮瓣厚度

根据这一分类，对于那些患者来说对于覆盖面较差的群体（1 型），为重建增加补充覆盖是合适的，即脱细胞真皮基质、胸后植入物、延迟脂肪移植。在中等覆盖组（2 型），建议分两阶段进行重建避免皮瓣关闭时的张力，同时有良好的覆盖（3 型）Ⅰ期重建，只使用假体可以执行。

两阶段手术是许多外科医生的首选，用于植入性全乳重建（无放射）。术前计划和仔细的术前选择对每个患者都很重要。选择不仅仅是基于乳房体积，还有相关的组织覆盖度，可以用数字乳房 X 线检查进行评估。

表 19-1　乳腺组织覆盖率

类型 1	可达 1cm	覆盖不良
类型 2	1～2cm	中等覆盖
类型 3	大于 2cm	良好覆盖

参考文献

[1] Kuhl C. The current status of breast MR imaging. Part I. Choice of technique, image interpretation, diagnostic accuracy, and transfer to clinical practice. *Radiology* 2007;244:356–378.

[2] Kuhl CK. Current status of breast MR imaging. Part 2. Clinical applications. *Radiology* 2007;244:672–691.

[3] Zenn MR. Staged immediate breast reconstruction. Plast Reconstr Surg 2015;135:976–979.

[4] Lalardrie JP, Jouglard JP. *ChirurgiePlastique du Sein*. Paris, France: Masson; 1973.

[5] Phillips BT, Lanier ST, Conkling N et al. Intraoperative perfusion techniques can accurately predict mastectomy skin flap necrosis in breast reconstruction: Results of a prospective trial. *Plast Reconstr Surg* 2012;129:778e–788e.

[6] Chu C, Carlson G. Techniques and outcomes of nipple sparing mastectomy in the surgical management of breast cancer. *Curr Breast Cancer* Rep 2013;5:118–124.

[7] Gerber B, Krause A, Dieterich M, Kundt G, Reimer T. Theoncological safety of skin sparing mastectomy with conservation of the nipple-areola complex and autologous reconstruction: An extended follow-up study. *Ann Surg* 2009;249:461–468.

[8] Mallon P, Feron JG, Couturaud B et al. The role of nipple-sparing mastectomy in breast cancer: A comprehensive review of the literature. *Plast Reconstr Surg* 2013;131:969–984.

[9] Salgarello M, Visconti G, Barone-Adesi L. Nipple-sparing mastectomy with immediate implant reconstruction: Cosmetic outcomes and technical refinements. *Plast Reconstr Surg* 2010;126:1460–1471.

[10] Scott SL, Willey SC, Feldman ED et al. Nipple-sparing mastectomy for prophylactic and therapeutic indications. *Plast Reconstr Surg* 2011;128:1005–1014.

[11] Cordeiro PG, Pusic AL, Disa JJ, McCormick B, VanZee K. Irradiation after immediate tissue expander/implant breast reconstruction: Outcomes, complications, aesthetic results, and satisfaction among 156 patients. *Plast Reconstr Surg* 2011;113:877–881.

三、联合脱细胞真皮基质和植入物的重建手术

本节概要

除了保留乳头的乳房切除术和脂肪移植以外，脱细胞真皮基质大大改变了基于植入物的乳房重建的临床实践，脱细胞真皮基质允许在术中给扩张器充气，并在乳房切除术时放置植入物。脱细胞真皮基质增加了另一层真皮层，不仅可以通过减少下层种植体的可见性来改善美观，而且可以防止植入物暴露，显著减少了移植的需要。越来越多的证据表明脱细胞真皮基质可以降低放射炎症反应和假包膜囊形成的细胞密度，至少在放射治疗后的最初 3～6 个月可以减少包膜挛缩。

（一）我的方法（美国）

Hani Sbitany 著

基于植入物的乳房重建的传统技术包括在乳房切除术时插入的组织扩张器或永久植入物的全部或部分肌肉下覆盖，以立即进行乳房重建[1]。这通常涉及胸大肌、前锯肌或筋膜的抬高，以覆盖侧向植入物。近年来，相对于更常规的技术，添加脱细胞真皮基质具有许多优势[2]。当用于辅助组织扩张器或植入物覆盖时，脱细胞真皮基质可以更好地控制乳房下皱襞的位置及设备位置。此外，更大的囊袋可实现更大的就位扩张，更快速地完成组织扩张，并减少因避免锯齿状隆起而引起的肋间外侧神经痛[3]。

通过最大限度地使用保留的乳房切除术皮肤，脱细胞真皮基质还具有改善美容的潜在优势，这尤其适用于无法进行主动性皮肤切除和塑形的保留乳头的乳房切除术[4]。此外，脱细胞真皮基质有利于保持一致性，以实现出色的装饰效果，从而可以更好地控制整体定位和侧向折叠的整个位置，并改善下极的投影。后者是由于精确控制了乳房下和侧面的褶皱及改善了下极的投射。

最近的研究表明，在组织扩张器覆盖范围内使用脱细胞真皮基质还可以降低乳房切除术后放疗的并发症发生率[5,6]。具体而言，这与相对于纯肌肉下覆盖技术而言的膨胀剂挤出和去除速率降低有关[7]。

作者首选的技术是立即进行组织扩张器重建，该重建涉及从第6～8肋的胸大肌抬高和下裂。胸大肌覆盖假体的上半部分，脱细胞真皮基质作为下极悬吊放置以覆盖植入物的下半部分（图19-37）。将脱细胞真皮基质缝合在胸壁下方计划乳房下折叠处约1cm处的缝合处。然后，将脱细胞真皮基质沿缝合线缝合到筋膜乳房重建的计划性横向褶皱。最后，将脱细胞真皮基质的上边界缝合到胸大肌未插入的下边界。组织扩张器放置在该部分肌肉下/部分脱细胞真皮基质囊袋。建议使用组织扩张器上的缝合

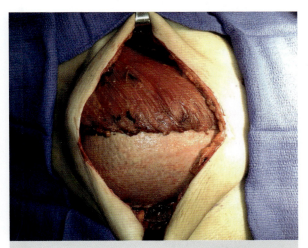

▲ 图 19-37　乳房重建术与脱细胞真皮基质辅助覆盖组织扩张器

片，因为这样可以完全控制扩张器和上方囊袋的位置，从而实现最佳和最可预测的美学效果。

随后进行术中扩张，其程度仅受覆盖在乳房切除术皮瓣上的张力的限制。理想情况下，进行扩张直到脱细胞真皮基质和乳房切除术皮瓣下侧之间没有开放空间。此时，乳房切除术皮肤应无皱纹，但应保持松弛和柔软，以免皮瓣坏死。脱细胞真皮基质与皮肤瓣的并置允许直接接触，进而提高了脱细胞真皮基质的血运重建潜力。此外，由于存在较少的收集液体的空间，因此覆盖脱细胞真皮基质的空间也将减少血清肿的形成率[8]。此时，应避免进一步的术中扩张。坚持使用这些放置技术时，血清肿率和乳房切除术皮瓣坏死率均降至最低。

当使用脱细胞真皮基质作为下外侧悬吊时，在脱细胞真皮基质和上面的皮瓣之间放置一个引流管。通常，脱细胞真皮基质不需要深层引流，因为假体周围没有了空间（充分进行扩展后）。使用这些技术，作者和其他人获得了可重复性的结果，并发症少。与完全肌肉下覆盖技术相比，接受脱细胞真皮基质辅助组织扩张器覆盖的患者并发症发生率（感染、部分乳头坏死或总体再手术率）没有统计学上的显著差异[9]。此外，作者的实践导致基于脱细胞真皮基质的重建术中平均术中填充量要比仅肌下覆盖更高（205ml vs. 52ml，P=0.0001）。因此，脱细胞真皮基质允许在表面上进行更大的填充，从而保留乳房切除术后的皮瓣和乳房包膜的形状。

Sbitany 和 Serletti 在 2011 年发表的 Meta 分析，汇集了 9 份将常规的肌肉下扩张器覆盖范围与脱细胞真皮基质辅助进行比较的数据[10]，并发现血清肿率是唯一的统计数据，脱细胞真皮基质组明显增加并发症发生率（4.3% vs. 8.4%，P=0.03）。但是，通过对血清肿的适当管理（包括抽吸和引流护理），两组的总体感染率和外植率在统计学上无差异。因此，对这些患者的适当管理与低并发症发生率相关，这对于这两组患者是相似的。

最近，已经成功地采用了在乳房切除术时组织扩张器覆盖的新技术，包括用脱细胞真皮基质完全覆盖[11]。这些技术可以避免胸大肌抬高，以更好地扩展器覆盖范围。通过将扩张器置于胸前位置，可以减少术后立即疼痛，并消除了重建乳房的过度畸形[12]。使用此技术时，组织扩张器的整个前表面和所有其他侧面都被脱细胞真皮基质包裹（图 19-38）。因此，扩展器的任何部分都不是直接处于肌肉下的位置。

在考虑胸前扩张器放置时，具有完整的脱细胞真皮基质覆盖范围，外科医生必须严格遵守患者选择标准。目前，不建议将这种方法用于需要或预期进行乳房切除术后放疗的任何患者。此外，这种技术也不适用于瘦弱或受损的乳房切除术皮瓣患者。

当在适当选择的患者执行，该技术可以提供美观的重建，而不会在修复结构上造成任何肌肉紧绷或收缩。应该注意的是，这种技术需要精确确定植入物的尺寸，以防止皱褶。如果没有胸大肌覆盖在植入物的上极上，则可用于脂肪移植以治疗术后皱褶的组织较少。因此，将最终植入物精确、适当地扩大胸部轮廓对于美学至关重要，如果出现轮廓变形可能是患者无法接受的。

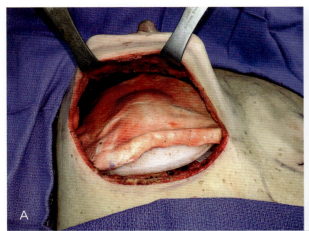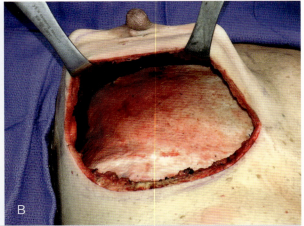

▲ 图 19-38　在前侧（A）和后侧（B）将脱细胞真皮基质的下边界缝合在计划的乳房下皱褶处的胸壁上，并用组织扩张器完全覆盖脱细胞真皮基质（前部）

参考文献

[1] Serletti JM, Fostnot J, Nelson JA, Disa JJ, Bucky LP. Breast reconstruction after breast cancer. *Plast Reconstr Surg.* 2011;127(6):124e–135e.

[2] Sbitany H, Sandeen SN, Amalfi AN, Davenport MS, Langstein HN. Acellular dermis-assisted prosthetic breast reconstruction versus complete submuscular coverage: A head-to-head comparison of outcomes. *Plast Reconstr Surg.* 2009;124(6):1735–1740.

[3] Sbitany H, Langstein HN. Acellular dermal matrix in primary breast reonstruction. *Aesthet Surg J.* 2011;31(7 Suppl):30S–37S.

[4] Nahabedian MY. Acellular dermal matrices in primary breast reconstruction: Principles, concepts, and indications. *Plast Reconstr Surg.* 2012;130(5 Suppl 2):44S–53S.

[5] Sbitany H, Wang F, Peled AW, Lentz R, Alvarado M, Ewing CA, Esserman LJ, Fowble B, Foster RD. Immediate implant-based breast reconstruction following total skin-sparing mastectomy: Defining the risk of preoperative and postoperative radiation therapy for surgical outcomes. *Plast Reconstr Surg.* 2014;134(3):396–404.

[6] Seth AK, Hirsch EM, Fine NA, Kim JY. Utility of acellular dermis-assisted breast reconstruction in the setting of radiation: A comparative analysis. *Plast Reconstr Surg.* 2012;130(4):750–758.

[7] Nava MB, Pennati AE, Lozza L, Spano A, Zambetti M, Catanuto G. Outcome of different timings of radiotherapy in implant-based breast reconstructions. *Plast Reconstr Surg.* 2011;128(2): 353–359.

[8] Sbitany H. Techniques to reduce seroma and infection in acellular dermis-assisted prosthetic breast reconstruction. *Plast Reconstr Surg.* 2010;126(3):1121–1122.

[9] Sbitany H, Wang F, Peled AW, Alvarado M, Ewing CA, Esserman LJ, Foster RD. Tissue expander reconstruction after total skin-sparing mastectomy: Defining the effects of coverage technique on nipple/areola preservation. *Ann Plast Surg*. 2014;77(1):17–24.

[10] Sbitany H, Serletti JM. Acellular dermis-assisted prosthetic breast reconstruction: A systematic and critical review of efficacy and associated morbidity. *Plast Reconstr Surg*. 2011;128(6):1162–1169.

[11] Becker H, Lind JG 2nd, Hopkins EG. Immediate implant-based prepectoral breast reconstruction using a vertical incision. *Plast Reconstr Surg Glob Open*. 2015;3(6):e412.

[12] Sbitany H. Management of the post-breast reconstruction "hyperanimation deformity." *Plast Reconstr Surg*. 2014;133(6):897e–898e.

（二）我们的方法（欧洲）

Alexandra Molina　　Jian Farhadi　**著**

自 2005 年推出以来，脱细胞真皮基质越来越多地被用作假体乳房重建的辅助手段。基质或网状物放置在重建袋的下极处，以充当胸大肌下部边界和乳房反折之间的悬带。这样，在以前必须使用扩张器进行两阶段手术的情况下，重建外科医师可以放置确定的植入物（直接种植体重建）。当前市场被称为脱细胞真皮基质的生物衍生产品所主导，但是也可以使用合成网眼替代品。据称，基质或网状假体修复的总体并发症发生率增加。但是，由于缺乏 I 级证据和报道偏见，这种影响的程度仍不清楚。需要进行更详细的随机前瞻性对照试验，但越来越明显的是，在使用这种重建技术时，选择患者至关重要。迄今为止，已在低 BMI 的健康女性中选择植入物重建，从而获得了最佳的美学效果。

1. 乳房重建脱细胞真皮基质模型

脱细胞真皮基质首先以人源脱细胞真皮基质（LifeCell Corp.，Branchburg，NJ，USA）的形式引入乳房重建市场。Breuing 和 Salzburg 分别在 2005 年和 2006 年发表了两篇论文 [1, 2]，回顾了使用进行单阶段植入物乳房重建的病例系列。这些原始描述强调了通过使用这种新颖技

术，可以将重建过程从两个阶段缩短到一个阶段。单阶段技术通过避免重复门诊就诊的扩张而使患者受益，并且避免了第二次手术以将扩张器换成确定的假体。

自从投放市场以来，脱细胞真皮基质就已经越来越多地用于保留皮肤的乳房切除术 [3, 4] 和近期出现的保留乳头乳房切除术患者 [5]。基质已用于基于两阶段扩张器的重建中 [6, 7]，可能允许更大的初始扩张器填充和更快的组织扩张。但是，在我们的实践中使用脱细胞真皮基质的主要目标仍然是一阶段直接种植重建的便利。

2. 乳房重建中使用的模型类型

当应用于乳房重建时，术语"网"和"基质"通常是指用于产品制造中的材料的成分。术语"基质"通常是指源自生物来源（最常见的真皮）的产品，而"网"是指完全由合成材料（如聚丙烯）制成的产品。除了 SERI（Allergan Medical, Medford, USA）是由丝绸衍生的生物蛋白制成，用于乳房重建的大多数产品都可以分为基质和网状。

可以根据多种特性对生物脱细胞真皮基质进行分类，最常见的是人或动物来源。如前所述，Alloderm 是人源性的，而 Strattice（LifeCell Corp.，Branchburg，NJ，USA）则来自猪真皮。Surgimend（TEI Biosciences Inc, Boston, MA, USA）来自牛真皮。Meso BioMatrix（DSM Biomedical，Exton，PA，USA）起源于猪间皮，比真皮衍生的产品更薄、更柔软。

与生物脱细胞真皮基质相比，TiLOOP Bra（Pfm Medical Ag, Koln, Germany）是一种由钛化聚丙烯组成的合成网，存在大量其他合成网格物体，但是在乳房重建中它们的使用通常已被生物脱细胞真皮基质取代，这部分内容超出了本章的范围。

3. 技术

在作者的实践中，脱细胞真皮基质主要用于允许单阶段确定的植入物重建。在抬高和剥

离胸大肌后，将基质（或网格）放置在重建袋的下边界处，继续为假体提供良好的覆盖。将植入物放置在胸下平面，沿乳房下折线缝合基质的下边界后可以修剪多余脱细胞真皮基质，并将其上边界缝合到胸大肌的下边界，以实现完全的植入物覆盖及乳房下折叠的定义。可以将间断缝合和连续缝合相结合，用于固定网状悬吊，假体的下极应紧贴其中。

重要的是要确保基体也横向固定，以控制植入物的向外迁移。尽管许多产品已经在一定程度上具有多孔性，但某些外科医生会在基质上打孔以最大限度地减少袋中积聚的液体[8]，这可能会降低血清肿率[9]。通常的做法是在乳房切除术的皮瓣和网/基质之间放置真空引流管，以减少各层之间的潜在无效腔，并在适当的情况下促进血运重建。一些外科医生会在种植体间隙中进一步向基质深处引流。应将引流物留在原处，直到最小的引流（24h 内＜30ml）为止，以减少形成血清肿的可能性。为此，也可在术后即刻使用加压敷料或运动胸罩。

4. 乳腺真皮基质在乳房重建中的优势

(1) 充当胸大肌和乳房下褶之间的吊带：这是使用脱细胞真皮基质的主要优势。外科医生能够释放胸大肌而无须担心下极植入物的覆盖范围，这在胸壁上的肌肉较高或胸大肌紧的患者中特别有用，这将限制可实现的重建体积[10]。基质或网状物的使用使得在初始手术时可以放置更大的植入物或扩张器体积，从而可以缩短扩张过程或理想地完全省去第二阶段手术[11-13]。在具有大和（或）下垂乳房的患者中，乳房的皮肤包膜和下方的胸膜下袋通常存在差异。使用脱细胞真皮基质可以帮助纠正这种不平衡，改善乳房凸度[10, 14]。然而，我们通常建议肥胖或大胸患者谨慎使用网孔和基质（见"患者选择以获得最佳结果"）。

(2) 重建囊袋的控制：沿乳房下褶皱固定基质，使外科医生可以清晰地界定下边界，重建空间的大小，从而准确放置重建乳房的基底部。

这种控制可以防止劣质的植入物移位，乳房下褶皱（inframammary fold，IMF）的清晰定义可以改善美学效果[15-18]。此外，脱细胞真皮基质还可以作为支撑植入物，可以保持下极凸出和自然美观的乳房丘形。一组 38 位患者的病例研究比较了脱细胞真皮基质重建患者和使用双盲外科医生评估者的对照组。作者报道了使用脱细胞真皮基质患者的乳房轮廓、下极投影、植入物位置和乳房下皱褶等的改善情况。

(3) 假体的额外软组织覆盖：与在引入脱细胞真皮基质之前通常进行广泛的肌筋膜清扫相反，乳房重建医生现在可以在重建的乳房下极进行"量身定做"的软组织覆盖。通过增加软组织覆盖率，特别是在乳房切除术皮瓣相对缺乏皮下脂肪的瘦弱患者中，可以减少轮廓不规则和植入物可触性。有证据表明增加软组织覆盖也会降低包膜挛缩率[19, 20]。

(4) 生物网可改善乳房切除术皮肤包膜新生血管的形成：脱细胞真皮基质刺激周围的宿主组织，诱导生长因子，如 VEGF、bFGF 和转化生长因子（transforming growth factor，TGF）−β1[21]。在猪体内模型中，在脱细胞真皮基质的皮瓣表面植入后 4 周证明了血管生成，而在 8 周时观察到两个表面都建立了脉管系统[22]。

5. 脱细胞真皮基质乳房重建的并发症

由于蜂窝状真皮基质重建的复杂性，文献中缺乏 I 级证据来评估除植入物外还使用脱细胞真皮基质是否会增加并发症。对脱细胞真皮基质辅助重建与没有脱细胞真皮基质的扩张器/植入物重建进行比较的系统评价发现，脱细胞真皮基质组的血肿、感染和重建失败率更高[19]。但是，作者无法将源数据分为单阶段重建和两阶段重建，并承认总体包括的结果数据质量低。如果使用基质实现单阶段重建，则可以预期并发症的发生率会增加，因为增加的体积将不可避免地在乳房切除术的皮瓣上施加更多的压力。

观察有一个研究对 415 次植入物重建发现，使用脱细胞真皮基质可使感染风险增加 5 倍[23]。

在另一项类似规模的研究中，并没有如此明显地提高感染率[24]，其中发现脱细胞真皮基质可增加伤口感染和整体并发症的风险，但不会增加重大感染的风险。相比之下，另一项对 276 例接受脱细胞真皮基质或不伴脱细胞真皮基质的种植体重建患者的研究发现，有和没有脱细胞真皮基质的患者在总体并发症方面无差异[25]（Clemens）。

6. 脱细胞真皮基质乳房重建并发症的危险因素分析

胶状皮肤基质乳房重建术并发症的危险因素，关于某些危险因素，尤其是患者因素的共识正在形成，这在使用脱细胞真皮基质时可能导致无法接受的并发症发生率。作者进行了两项关于使用的脱细胞真皮基质乳房重建 200 例患者的多中心研究，吸烟、BMI > 30kg/m² 和乳房切除术重量 > 600g 显著增加了发生并发症的风险[26]。有趣的是，该队列被分为两个独立的时间段，在两个时期之间引入了手术技术。在抗生素溶液中清洗代替生理盐水，而不是在仔细评估生存能力后，必要时修剪乳房切除后皮瓣，并在皮下穿刺引流管，以减少脱细胞真皮基质与外部感染源之间的潜在联系。在这两个时间段，感染率、植入物暴露和植入物损失率显著降低，这表明手术技术仍然是患者选择的关键因素。

一项来自美国的研究发现，年龄、BMI 和腋窝清扫术均与脱细胞真皮基质乳房重建术并发症风险增加相关[27]。除了这 3 个危险因素外，术后化疗与重建失败的风险增加相关特别是重构失败的风险。先前引用的 470 例重建分析发现，吸烟、高 BMI、较高的初始体积或种植体尺寸是增加脱细胞真皮基质和非脱细胞真皮基质假体重建并发症风险的因素。

7. 患者选择以获得最佳结果

鉴于以上证明的并发症风险因素，尤其是植入物丢失，非常清楚的是，精心选择患者对于在脱细胞真皮基质乳房重建中获得可接受的结果至关重要。使用脱细胞真皮基质的理想人选具有以下特征。

- 小到中胸部，无明显下垂。
- 无辅助放疗计划。
- 不吸烟。
- 非糖尿病。
- BMI < 30kg/m²。
- 肤质好。
- 首选一期植入物重建。
- 了解植入物重建的并发症和年限。

8. 结论

最初，脱细胞真皮基质的引入被某些人视为乳房重建的"圣杯"。与许多新的外科手术器械一样，最初对它们的使用热情不减，一些外科医生认为他们可以省掉以前的肌皮瓣，如背阔肌。现在有了越来越多的经验和并发症的知识，使用脱细胞真皮基质的适应证已明显缩窄。似乎没有理由将脱细胞真皮基质与组织扩张剂结合使用为两阶段手术，应该将脱细胞真皮基质视为在精心挑选的患者中实现单阶段植入物重建的工具。在我们的实践中，现在将它们的使用范围限制为对非吸烟者、非糖尿病患者且无放射治疗患者。接近完美的乳房切除术也是确保不会发生皮瓣坏死的前提，这会导致脱细胞真皮基质暴露，不可避免地也会影响植入物本身。

参考文献

[1] Breuing KH, Warren SM. Immediate bilateral breast reconstruction with implants and inferolateral Alloderm slings. *Ann Plast Surg*. 2005;55:232–239.

[2] Salzberg CA. Nonexpansive immediate breast reconstruction using human acellular tissue matrix graft (Alloderm). *Ann Plast Surg*. 2006;57:1–5.

[3] Govshievich A, Somogyi RB1, Brown MH. Conservative mastectomies and immediate recon-struction with the use of ADMs. *Gland Surg*. 2015; 4(6):453–462.

[4] Nahabedian MY. Acellular dermal matrices in primary breast reconstruction: Principles, concepts, and indications. *Plast Reconstr Surg*. 2012;130:44S.

[5] Colwell AS, Tessler O, Lin AM, Liao E, Winograd J, Cetrulo CL, Tang R, Smith BL, Austen WG Jr. Breast reconstruction following nipple-sparing mastectomy: Predictors of complications, reconstruction outcomes, and 5-year trends. *Plast Reconstr Surg*. 2014;

133(3):496–506.

[6] Weichman KE, Wilson SC, Weinstein Al. et al. The use of acellular dermal matrix in immediate two-stage tissue expander breast reconstruction. *Plast Reconstr Surg*. 2012;129:1049–1058.

[7] Kim JY, Connor CM. Focus on technique: Two-stage implant based breast reconstruction. *Plast Reconstr Surg*. 2012;130:104S.

[8] Martin JB, Moore R, Paydar KZ et al. Use of fenestrations in acellular dermal allograft in two-stage tissue expander/implant breast reconstruction. *Plast Reconstr Surg*. 2014;134(5):901–904.

[9] Palaia DA, Arthur KS, Cahan AC, Rosenberg MH. Incidence of seromas and infections using fenestrated versus nonfenestrated acellular dermal matrix in breast reconstructions. *Plast Reconstr Surg Glob Open*. 2015;3(11):e569. doi:10.1097/GOX.0000000000000559.

[10] Masden RJ Jr, Chim J, Ang B *et al*. Variance in the origin of the pectoralis major muscle: Implications for implant based reconstruction. *Ann Plast Surg*. 2015; 74:111–113.

[11] Vu MM, Kim JY. Current opinions on indications and algorithms for acellular dermal matrix use in primary prosthetic breast reconstruction. *Gland Surg*. 2015;4(3):195–203.

[12] Lee KT, Mun GH. Updated evidence of acellular dermal matrix use for implant-based breast reconstruction: A meta-analysis. *Ann Surg Oncol*. 2015.

[13] Rodriguez-Feliz J, Codner MA. Embrace the change: Incorporating single-stage implant breast reconstruction into your practice. *Plast Reconstr Surg*. 2015;136(2):221–231.

[14] Ganske I, Verma K, Rosen H *et al*. Minimising complications with the use of acellular dermal matrix for immediate implant-based breast reconstruction. *Ann Plast Surg*. 2013;71:464–470.

[15] Forsberg CG, Kelly DA, Wood BC et al. Aesthetic outcomes of acellular dermal matrix in tissue expander/implant-based breast reconstruction. *Ann Plast Surg*. 2014;72(6):S116–S120.

[16] Topol BM, Dalton EF, Ponn T et al. Immediate single-stage breast reconstruction using implants and human acellular dermal tissue matrix with adjustment of the lower pole of the breast to reduce unwanted lift. *Ann Plast Surg*. 2008;61:494–499.

[17] Vardanian AJ, Clayton JL, Roostaeian J et al. Comparison of implant-based immediate breast reconstruction with and without acellular dermal matrix. *Plast Reconstr Surg*. 2011;128(5):403e–410e.

[18] Ibrahim AM, Koolen PG, Ganor O et al. Does acellular dermal matrix really improve aesthetic outcome in tissue expander/ implant-based breast reconstruction? *Aesthetic Plast Surg*. 2015;39(3):359–368.

[19] Ho G, Nguyen TJ, Shahabi A et al. A systematic review and meta-analysis of complications associated with acellular dermal matrix-assisted breast reconstruction. *Ann*

Plast Surg. 2012; 68(4):346–356.

[20] Salzberg CA, Ashikari AY, Koch RM et al. An 8-year experience of direct-to-implant immediate breast reconstruction using human acellular dermal matrix (AlloDerm). *Plast Reconstr Surg*. 2011;127(2):514–524.

[21] Carruthers CA, Dearth CL, Reing JE. Histologic characterization of acellular dermal matrices in a porcine model of tissue expander breast reconstruction. *Tissue Eng Part A*. 2015;21(1–2):35–44.

[22] Garcia O Jr, Scott JR. Analysis of acellular dermal matrix integration and revascularization following tissue expander breast reconstruction in a clinically relevant large-animal model. *Plast Reconstr Surg*. 2013;131(5):741e–751e.

[23] Chun YS, Verma K, Rosen H, Lipsitz S, Morris D, Kenney P, Eriksson E. Implant-based breast reconstruction using acellular dermal matrix and the risk of postoperative complications. *Plast Reconstr Surg*. 2010;125(2):429–436.

[24] Liu AS, Kao HK, Reish RG, Hergrueter CA, May JW Jr, Guo L. Postoperative complications in prosthesis-based breast reconstruction using acellular dermal matrix. *Plast Reconstr Surg*. 2011;127(5):1755–1762.

[25] Clemens MW, Kronowitz SJ. Acellular dermal matrix in irradiated tissue expander/implant-based breast reconstruction: Evidence-based review. *Plast Reconstr Surg*. 2012;130(5 Suppl 2):27S–34S.

[26] Lardi AM, Ho-Asjoe M, Mohanna PN, Farhadi J. Immediate breast reconstruction with acellular dermal matrix: Factors affecting outcome. *J Plast Reconstr Aesthet Surg*. 2014;67(8):1098–1105.

[27] Antony AK, McCarthy CM, Cordeiro PG, Mehrara BJ, Pusic AL, Teo EH, Arriaga AF, Disa JJ. Acellular human dermis implantation in 153 immediate two-stage tissue expander breast reconstructions: Determining the incidence and significant predictors of complications. *Plast Reconstr Surg*. 2010;125(6):1606–1614.

四、联合脂肪移植和植入物的重建手术

本节概要

通常将脱脂脂肪移植到基于植入物的重建中，通常与脱细胞真皮基质结合使用，已减少使用阔肌进行乳房重建。虽然，一些外科医生无法在重建的乳房内获得明显的体积增加，但是脂肪移植（脂肪基质内的血管基质和成年骨源性干细胞）可以改善乳房皮肤的外观并降低底层植入物的可见性。脂肪移植物可以补充和治愈皮下组织层，从而提高植入物的重建质量。

（一）我们的方法（欧洲）

Pietro Berrino, Valeria Berrino　著

脂肪转移目前广泛用于乳房重建手术中，以治疗放射治疗的组织损伤[1]；用于放射治疗后异体重建之前的部位准备[2]；或用于乳房切除术部位皮肤薄、瘢痕、胸大肌缺失的女性。也可用于乳房假体重建后外形不规则的矫正，以及保守治疗的某些后遗症的矫正[3-5]。

1. 如何将脂肪移植物用于乳房切除术部位

的"预处理"，以使其更适合植入物放置。

2. 如何使用脂肪移植提高和改善"困难"患者植入后的结果。

（1）皮肤较薄和（或）受辐照的患者，乳房切除术部位缺失或萎缩，传统上认为胸大肌种植体重建的候选人不多，通常使用遥远的自体皮瓣重建。乳房切除术部位的"准备"使这些女性可能适合植入假体（图 19-39）。根据原始缺陷，该过程包括 1～3 个脂肪结构检查。的确，当受体皮下脂肪层非常薄（如 1～3mm）时，

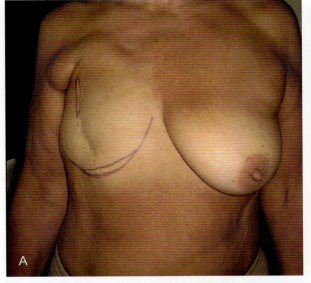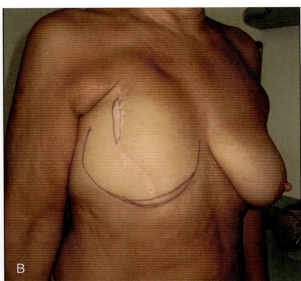
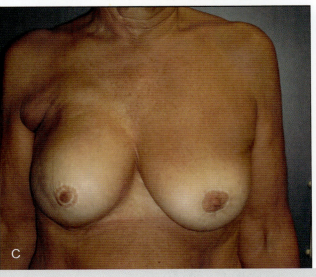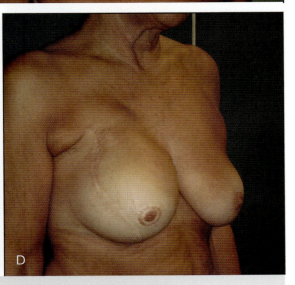

▲ 图 19-39　一名 54 岁女性乳腺癌根治术后乳房缺损的术前视图和修复术后视图
A 和 B. 术前视图。患者接受了通过脂肪结构"准备"的乳房切除术部位。C 和 D. 术后视图。扩张，最终植入物的位置，假体周围的脂质结构和对侧乳晕周围的肿物

只能注入少量脂肪以确保移植物的分布适当。在第一次脂肪注射后，受体脂肪层更厚，此后它可以接受更大体积的注射脂肪。重复此过程，直到获得 5mm 厚的皮下层。在"预处理"阶段中，一旦植入物就位（如下胸部、上象限或腋尾），也可以在从较厚的皮下层受益的区域进行脂肪移植。在这些脂肪结构检查期间，可以切除皮肤营养不良并黏附在胸廓上的区域，以便在"准备"阶段，创建了一个几乎理想的乳房植入物植入部位（图 19-40）。我们使用一种简单的"倾析"技术：用 Klein 溶液渗透供体区域（每 500ml 盐溶液，0.5ml 肾上腺素，12ml 二甲苯二炔 2％，8ml 碳酸氢钠），连接到 10 ml 注射器的 2 mm 套管，用于收获脂肪移植物。然后在收获进行时，将注射器垂直放置在桌子上约 10min。自发与脂肪分离的脂肪移植物的液体部分被丢弃，并将移植物转移到 1ml 或 2.5ml 注射器中。在这个动作中，"油"被留在第一个注射器和丢弃。根据作者的经验，这种方法快速、有效，相对便宜，并且提供了一种可以通过 1.5mm 注射套管快速注射的"液体"移植物。首选的供体部位是两侧、膝盖内侧、大腿外侧和臀部外侧。腹部不是首选的供体部位，因为其他部位不规则现象和皮肤空虚现象很少发生，并且必须避免损坏穿孔器和将来需要腹部皮瓣的情况。两次之间必须等待至少 3 个月，这是为了使移植物稳定。注射分为两层进行，即紧贴皮下的平面和紧靠肋骨（或胸膜）的另一平面，主要是肌肉（如果存在）。少量收获的脂肪以放射状输送，同时从相反点进行注射。由于必须将细小细胞的脂肪细胞分布到血管良好的环境中，因此在多个逆行路径上每遍注射 0.1～0.2ml。

在乳房切除术部位进行脂肪注射会增加皮下层的厚度，因此可以放置植入物，从而获得更好的美容效果和更低的并发症发生率。此外，脂肪结构使瘢痕组织和缩回组织更具弹性和柔韧性，并提高了辐射组织的质量。在我们的"预处理"系列中，通过多次脂肪结构治疗的乳房切除部位显著降低了"困难"患者的并发症发生率。

(2) 当植入物最终就位时，可以通过脂肪注射进行一些改进。

植入物放置后应经过 4 个月再最终决定

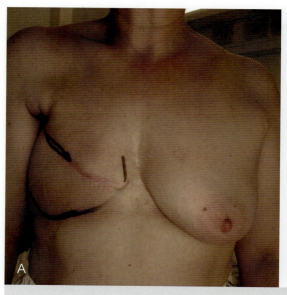 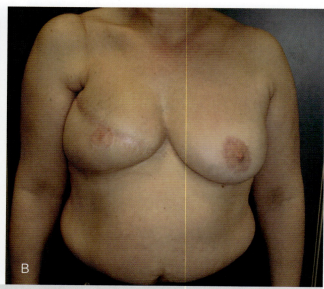

▲ 图 19-40　一名 34 岁女性乳腺切除术后放疗后的视图和修复术后视图
A. 术前视图。整个乳腺切除术区域均进行了脂肪移植。B. 术后效果。扩张，永久性植入物的定位，脂肪移植的轮廓改善和对侧乳晕周围性肿物

位置之前注入脂肪。脂肪结构最常用于矫正上象限的轮廓变形，在该象限中皮下层可能特别薄（图 19-41）。在该区域内，尽管植入物的形状是解剖学上的，但通常仍需要更光滑的乳沟进入锁骨下区域。下极通常需要更圆一些以模拟一定程度的下垂，并且注射脂肪可以为这些困难的缺陷提供相对简单的解决方案（图 19-42）。局部吸脂和脂肪注射可用于纠正由于不同边缘组织切除不均而引起的皮下不规则和收缩（图 19-43）。乳房外侧尾巴的构造、腋前柱的

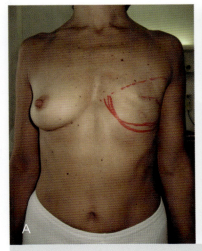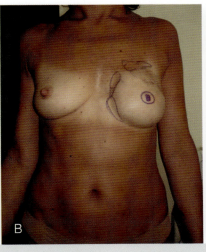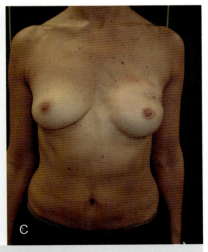

▲ 图 19-41　**A.** 一名 43 岁女性的术前视图显示根治性乳房切除术瘢痕浅薄；乳房切除术区域是通过脂肪移植术预留的；**B.** 扩张和放置最终植入物后的结果很差；计划通过在上象限和内象限进行脂肪移植来完善轮廓；**C.** 最终结果显示，在这种困难的情况下，通过脂肪移植获得了改善

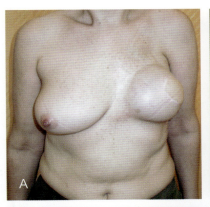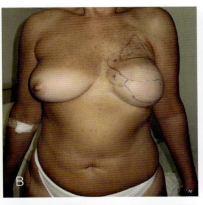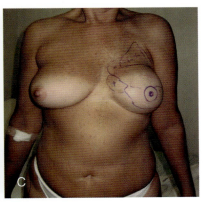

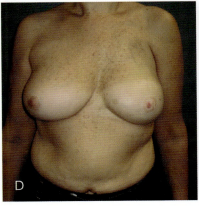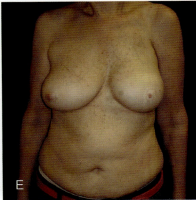

▲ 图 19-42　**A.** 一名患有 Poland 综合征并患乳腺癌的 52 岁女性的术前视图；她接受了根治性乳房切除术，同时背阔肌肌皮瓣转移和永久性植入物的治疗，美学效果不佳；**B.** 更换植入物并切除位置不佳的背阔肌皮岛后，计划上象限和下极的脂肪结构；**C.** 已计划最后阶段：重建 NAC，并在上象限和下胸柱进行额外的脂肪移植；**D.** 1 年后的结果；**E.** 6 年随访的结果

模拟及植入物波纹的矫正也是可以通过注射脂肪完成的任务。通过脂肪注射进行的所有这些修改和改进可以改变效果不佳，将可见的植入物轮廓变成更自然的乳房。

脂肪注射是把风险和发病率降至最低，因此可以将更多创伤和广泛操作（如转移远处的皮瓣）的适应证限制在"抢救"条件下（如反复发生的植入并发症）。在作者的实践中，在 85% 的乳房切除术后患者中，脂质移植是在重建过程的某个阶段进行的。患者对这些脂肪移植程序的依从性很高，可以在门诊进行，对社交活动的干扰最小。此外，该女性会参与决策过程，并纠正任何发现的缺陷，一旦有缺陷，患者也会立即发现。脂肪移植在乳房切除术患者的乳房重建中起着战略性的作用，并且可以说基于植入物的重建和其他侵入性较小的手术程序，将需要"困难"大手术的患者转变为可以接受手术的女性而改变了手术方法。

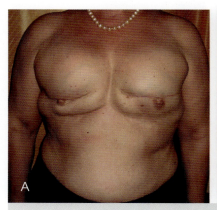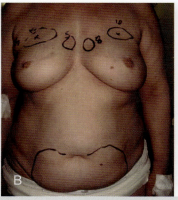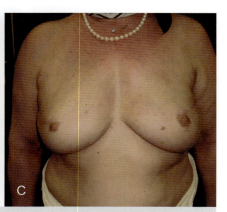

▲ 图 19-43　**A.** 一名 **64** 岁的女性双侧乳房切除术后植入物和位置不良，效果较差；**B.** 更换植入物并重新定位并同时进行脂肪移植后，大多数皮下不规则状况得到改善。 计划通过上象限的脂质结构进行最终改进。 **C.** 最终结果显示出平滑的轮廓和圆形的下极

参考文献

[1] Rigotti G, Marchi A, Galiè M, Baroni G, Benati D, Krampera M, Pasini A, Sbarbati A. Clinical treatment of radiotherapy tissue damage by lipoaspirate transplant: A healing process mediated by adipose-derived adult stem cells. *Plast Reconstr Surg* 119 (5): 1409–1422; 2007.

[2] Salgarello M, Visconti M, Tarallo E. Autologous fat graft in radiated tissue prior to alloplastic reconstruction of the breast: Report of two cases. *Aesth Plast Surg* 34 (1):5–10; 2009.

[3] Spear SL, Wilson HB, Lockwood, MD. Fat injection to correct contour deformities in the reconstructed breast. *Plast Reconstr Surg* 5:1300–1305; 2005.

[4] Kanchwala SK, Glatt BS, Conant EF, Bucky LP. Autologous fat grafting to the reconstructed breast: The management of acquired contour deformities. *Plast Reconstr Surg* 124(2):409–418; 2009.

[5] Berrino P. Operative strategies in breast plastic surgery. *SEE-Firenze* 380–382; 2007.

（二）我的方法（欧洲）

Alessandra Marchi　著

脂肪移植最早是由 Neuber 在 19 世纪末提出的，在 Coleman 技术标准化之后，脂肪移植作为修复软组织缺损的填充方法，在整形外科得到了广泛应用 [1]。用抽脂术治疗放疗引起的组织损伤，以及脂肪移植治疗这些辐射诱发病变的显著获益，促使了一个概念上的转变，即从单纯的缺损填充向组织再生的转变 [2, 3]。在作者的临床实践中，大多数植入式重建的患者随后会根据不同的目标和要求进行不同体积的脂肪移植手术。我们首选的全乳重建方法是脂肪移植而不是使用植入物 [4]。近期的研究证实了该手术的肿瘤学安全性 [5-9]。

1. 手术技巧

目标是使脂肪的分布达到最大的均匀度，并尽可能地减少组织沉积中存在重叠和间隔的区域[10]。

选定的供体区域首先用冷的 Klein 溶液浸润。使用直径为 2 mm 的多孔钝头套管收集脂肪组织，以获得更小团的脂肪簇，从而提高脂肪摄取量[11]。将装有脂肪抽吸物的注射器放在一个碗中进行倾析；将中间部分具有潜在活性的脂肪组织转移到 3ml 注射器中进行注射。Coleman Ⅱ 型和 Ⅲ 型套管主要用于脂肪分配。脂肪可以被注射在任何适宜的平面，可以选择不同的进针点和多个通道，以便每次都注入最少的脂肪[12, 13]。脂肪分布的均匀性及与周围组织的关系对于脂肪的获取至关重要，所需的操作次数则视情况而定[14, 15]。为了松解纤维化的瘢痕组织或紧缩的纤维，需使用 14 号针头进行 Rigottomies 术。该手术需要非常仔细的操作，避免切除过多的组织或导致组织脱离，这将导致脂肪坏死和油囊的形成[4, 16]。

以下患者因先前在不同医院进行的手术而出现一系列影响其重建结果的问题。

2. 临床病例

(1) 病例 1：31 岁——轮廓畸形。

患者乳房形态不对称且右乳上部局部皮肤凹陷（图 19-44），先后进行了三个阶段的脂肪移植。脂肪被移植到假体包膜和皮肤之间的平面以及胸大肌中。

图 19-45 证实了 7 年后结果的稳定性。乳房显示自然轮廓，没有复发体积缺陷。

(2) 病例 2：58 岁——轮廓缺陷，包膜挛缩。

采用背阔肌皮瓣与假体重建后，患者的包膜挛缩多位于外下象限（图 19-46）。在相应的部位进行脂肪移植以纠正缺陷。图 19-47 显示了仅两次脂肪移植后 2 年的结果。脂肪组织有助于填充外侧象限，改善包膜挛缩，帮助假体向下移位。

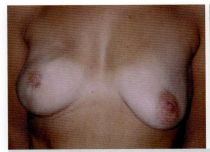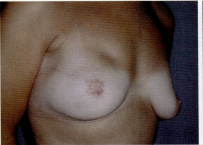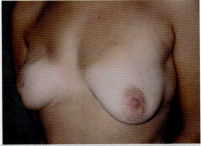

▲ 图 19-44　右乳切除术后行假体植入乳房重建
患者表现为乳腺形态不对称且右乳上部局部皮肤凹陷

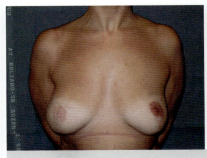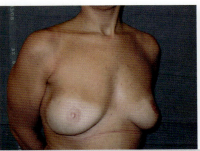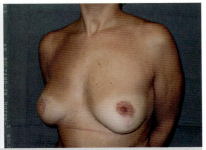

▲ 图 19-45　经过 7 年的时间，乳房外观形态趋于稳定，先后进行了三个阶段的脂肪移植，脂肪被移植到假体包膜和皮肤平面及胸大肌中

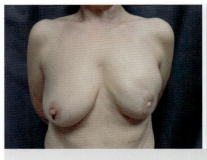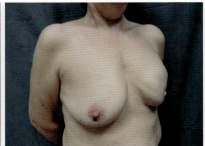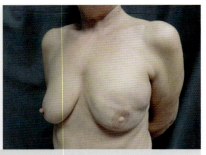

▲ 图 19-46　采用背阔肌皮瓣与假体重建后，患者的包膜挛缩多位于外下象限

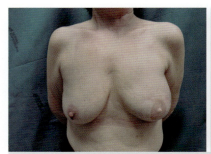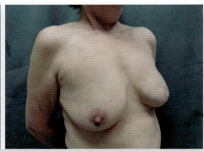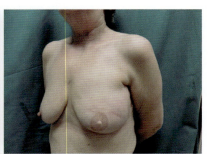

▲ 图 19-47　两次脂肪移植后 2 年的结果
脂肪组织有助于填充外侧象限，改善包膜挛缩，帮助假体向下移位

（3）病例 3：55 岁——形态畸形，包膜挛缩。

使用 Allergan 品牌 410 MF 255g 假体即刻重建后，出现疼痛症状且包膜挛缩越来越明显，Baker 分级 Ⅱ 级（图 19-48）。予以行 4 次脂肪移植（160ml、150ml、130ml、110ml）。第一次移植后，乳腺外形及疼痛症状立即改善（图 19-49）。在下一次手术后，乳房体积恢复，挛缩消失。5 年后的结果显示乳房外观形态稳定，其轮廓和柔软度逐步改善（图 19-50）。

（4）病例 4：50 岁——体积缺损。

该患者伴有疼痛症状，但包膜挛缩并不严重（图 19-51）。患者有改善乳房轮廓的意愿，主要是为了增加乳房体积，无须更换假体。从 2008 年 4 月至 2010 年 6 月，先后进行了 3 次脂肪移植手术（体积分别为 150ml、250ml 和 200ml）。1 年后的结果见图 19-52，4 年后体重增加后的结果见图 19-53。双侧乳房的体积均有增大，并且形态与正常乳房无异。

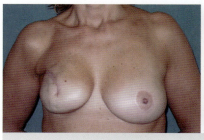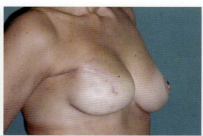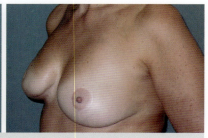

▲ 图 19-48　使用 Allergan 品牌 410MF 255g 假体即刻重建后，出现疼痛症状且包膜挛缩越来越明显，Baker 分级 Ⅱ 级

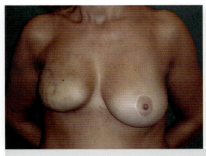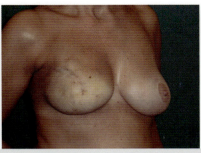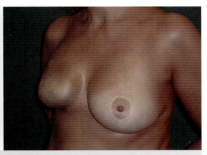

▲ 图 19-49　第一次脂肪移植后，乳腺外形及疼痛症状立即改善

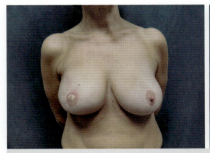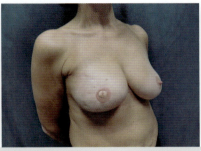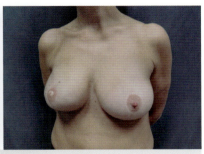

▲ 图 19-50　行 4 次脂肪移植（160ml、150ml、130ml、110ml），5 年后的结果显示乳房外观形态稳定，其轮廓和柔软度逐步改善，不需要行对侧乳房整形

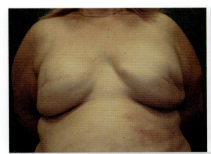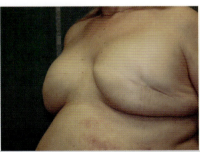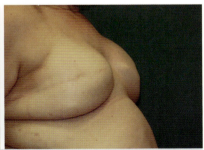

▲ 图 19-51　双侧乳腺切除术及假体植入术后
患者有轻微的包膜挛缩。病人要求改善乳房轮廓，主要是增加乳房体积

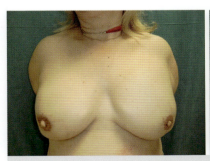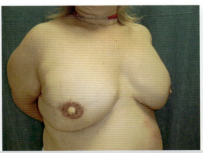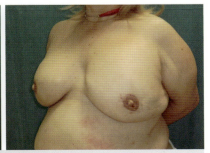

▲ 图 19-52　1 年后的结果，先后进行了 3 次脂肪移植手术（体积分别为 150ml、250ml 和 200ml），未更换假体

（5）病例 5：33 岁——假体错位。

该患者因浸润性乳腺癌行乳房切除术，并进行了 Ⅰ 期假体植入术（图 19-54）。

将两块脂肪移植物（155ml 和 200ml）填充在整个乳腺内，在假体包膜和皮肤之间，以获得更丰满、更柔软的皮下层（图 19-55）。

然后用一个较小的可调节体积的假体替换现有的假体，并同时进行了第三次脂肪移植，体积为 280ml（图 19-56）。6 个月后，由于其位置异常，原来的乳头 - 乳晕复合体被切除，并在正确的部位重建了一个新的乳头。此时进行了最后一次脂肪移植，体积为 200ml。

在形态和自然上睑下垂方面有一个渐进的改善，2 年后的结果显示见图 19-57。

（6）病例 6：50 岁——延迟重建。

该患者因感染而导致扩张器挤压（图 19-58）。于是先后进行了三次小体积的脂肪移植（60～80ml），每次间隔时间为 3 个月。挛缩的瘢痕使用 Rigottomies 技术逐步松解：借助钩子使瘢痕皮肤保持张力，并使用 14 号针头，在狭窄区域的多个平面和多个水平上逐步松解皮下组织（图 19-59）。生成的软组织允许放置新的

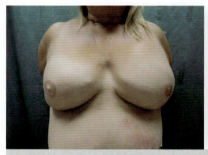
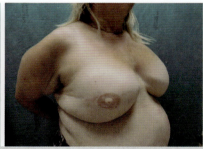
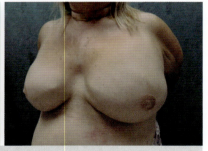

▲ 图 19-53 随访 4 年，随着体重增加，双侧乳房的体积均有增大，并且形态与正常乳房无异

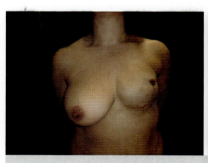
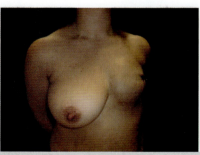
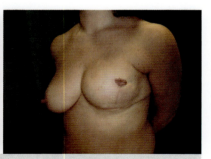

▲ 图 19-54 该女性因浸润性乳腺癌行乳房切除并行 Ⅰ 期假体植入术后植入物错位前来咨询

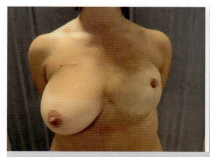
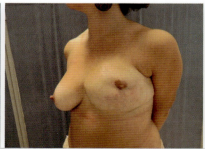
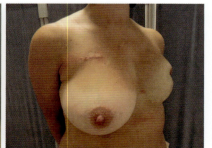

▲ 图 19-55 将两块脂肪移植物（155ml 和 200ml）填充在整个乳腺内，在包膜和皮肤之间，以获得更丰满、更柔软的皮下层

扩张器，然后将其替换为 Allergan 品牌 410 MX 410g 假体（图 19-60）。之后又进行了三次脂肪移植。随访 1 年的结果见图 19-61，以及随访 9 年的结果见图 19-62。需要注意的是，随着时间的流逝该如何保持乳房的体积、轮廓、柔软度及对称性。

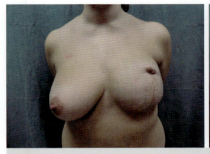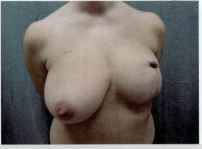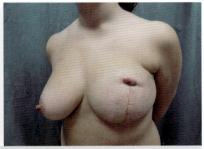

▲ 图 19-56　将现有的假体替换成一个较小的可调节体积的假体，并同时进行了第三次脂肪移植，体积为 280ml

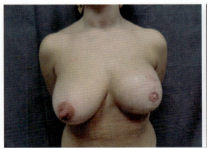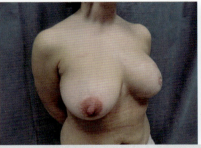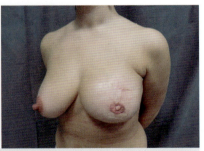

▲ 图 19-57　2 年后乳房的形态和自然下垂度均在逐步改善。原来的乳头 - 乳晕复合体被切除，并在正确的部位重建了一个新的乳头。此时进行了最后一次脂肪移植，体积为 200ml

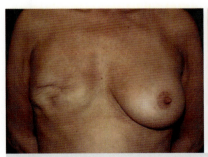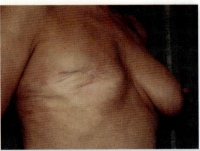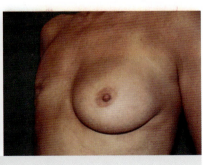

▲ 图 19-58　该患者因感染而导致扩张器挤压

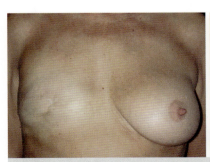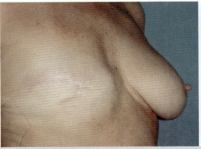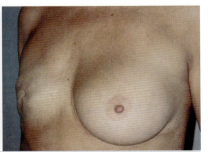

▲ 图 19-59　先后进行三次小体积脂肪移植（60～80ml），每次间隔时间为 3 个月；挛缩瘢痕使用 Rigottomies 技术逐步松解

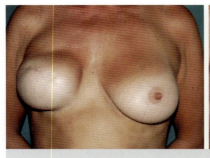
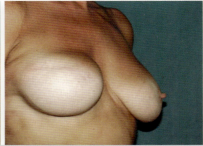
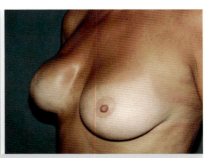

▲ 图 19-60　生成的软组织允许放置新的扩张器

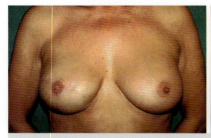
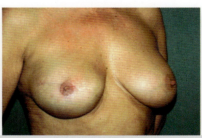
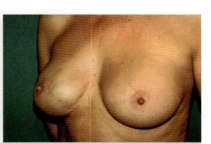

▲ 图 19-61　随访 1 年的结果
将扩张器替换为 Allergan 品牌 410 MX 410g 假体，之后又进行了三次脂肪移植

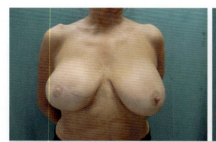
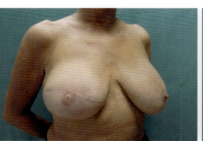
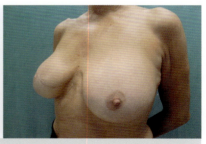

▲ 图 19-62　随访 9 年
乳房的体积、轮廓、柔软度及对称性都保持得很好

（7）案例 7：50 岁——补救过程。

脂肪移植在补救过程中非常有用，因为无须再进行侵入性手术即可完成重建。

该患者的皮肤裂口较宽，并且有假体的外漏（图 19-63）。患者并没有接受放疗，瘢痕裂开可能是由于假体体积过大导致皮肤张力过高。微生物的培养是必须要做的，所幸并没有检测到细菌生长，因此决定不更换假体。第一次手术缝合了裂口，并进行了脂肪移植和假体的缩容。该患者放置的是一个可调节体积的假体，在随后的三次手术中逐步缩小假体的体积，然后使用脂肪移植来填充，总量为 240ml（图 19-64）。在皮肤和假体包膜之间注射一层薄薄的脂肪，该注射过程需要非常仔细地操作，以免损伤下方的假体。随着时间的推移，皮肤的质地逐渐得到改善（图 19-65）。

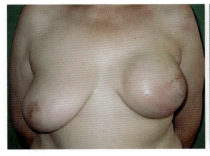
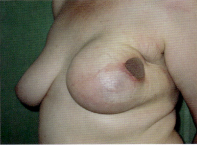

◀ 图 19-63　乳房切除术后左乳房再造皮肤裂开并有假体外漏。她并没有接受放疗，瘢痕裂开可能是由于假体体积过大所致

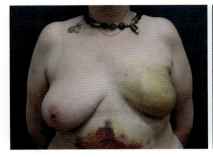
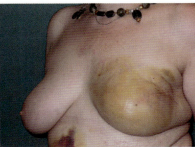

◀ 图 19-64　第一次手术缝合了裂口，并进行了脂肪移植和假体的缩容

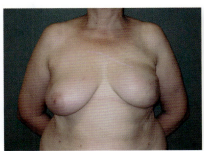
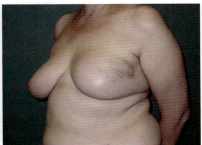

◀ 图 19-65　该患者放置的是一个可调节体积的假体，在随后的三次手术中逐步缩小假体的体积，然后使用脂肪移植来填充，总量为 240ml。在皮肤和假体包膜之间注射一层薄薄的脂肪。随着时间的推移，皮肤的质地逐渐得到改善

参考文献

［1］ Coleman SR, Saboeiro AP. Fat grafting to the breast revisited: Safety and efficacy. *Plastic and Reconstructive Surgery*. 2007;119(3):775–785.

［2］ Rigotti G, Marchi A, Galiè M, Baroni G, Benati D, Krampera M et al. Clinical treatment of radiotherapy tissue damage by lipoaspirate transplant: A healing process mediated by adipose-derived adult stem cells. *Plastic and Reconstructive Surgery*. 2007; 119(5):1409–1422.

［3］ Rigotti G, Marchi A, Sbarbati A. Adipose-derived mesenchymal stem cells: Past, present, and future. *Aesthetic Plastic Surgery*. 2009;33(3):271–273.

［4］ Rigotti G, Marchi A, Khouri R. Minimally invasive autologous mastectomy incisionless reconstruction; external expansion fat grafting and percutaneous scar release: A multicenter experience. 2009.

［5］ Rigotti G, Marchi A, Micciolo PR, Baroni PG. On the safety of autologous fat grafting for breast reconstruction. *Plastic and Reconstructive Surgery*. 2012;130(1):206e–207e.

［6］ Rigotti G, Marchi A, Stringhini P, Baroni G, Galiè M, Molino AM et al. Determining the oncological risk of autologous lipoaspirate grafting for post-mastectomy breast reconstruction. *Aesthetic Plastic Surgery*. 2010;34(4):475–480.

［7］ Klopp AH, Gupta A, Spaeth E, Andreeff M, Marini F. Concise review: Dissecting a discrepancy in the literature: Do mesenchymal stem cells support or suppress tumor growth? *Stem Cells*. 2011;29(1):11–19.

［8］ Petit JY, Maisonneuve P, Rotmensz N, Bertolini F, Clough KB, Sarfati I et al. Safety of lipofilling in patients with breast cancer. *Clinics in Plastic Surgery*. 2015;42(3):339–344.

［9］ Kronowitz SJ, Mandujano CC, Liu J, Kuerer HM, Smith B, Garvey P et al. Lipofilling of the breast does not increase the risk of recurrence of breast cancer: A matched controlled study. *Plastic and Reconstructive Surgery*. 2016;137(2):385–393.

［10］ Rigotti G. Discussion: The volumetric analysis of fat graft survival in breast reconstruction. Plastic and Reconstructive Surgery. 2013;131(2):192–193.

[11] Mashiko T, Yoshimura K. How does fat survive and remodel after grafting? *Clinics in Plastic Surgery*. 2015;42(2):181–190.

[12] Pu LLQ, Yoshimura K, Coleman SR. Fat grafting: Current concept, clinical application, and regenerative potential, part 1. *Clinics in Plastic Surgery*. 2015;42(2):ix–x.

[13] Pu LLQ, Yoshimura K, Coleman SR. Fat grafting: Current concept, clinical application, and regenerative potential, Part 2. Preface. *Clinics in Plastic Surgery*. 2015;42(3):xiii–xiv.

[14] Khouri RK, Khouri RK, Rigotti G, Marchi A, Cardoso E, Rotemberg SC et al. Aesthetic applications of Brava-as-sisted megavolume fat grafting to the breasts: A 9-year, 476-patient, multicenter experience. *Plastic and Reconstructive Surgery*. 2014;133(4):796–807.

[15] Khouri RK, Rigotti G, Khouri RK, Cardoso E, Marchi A, Rotemberg SC et al. Tissue-engineered breast reconstruction with Brava-assisted fat grafting: A 7-year, 488-patient, multicenter experience. *Plastic and Reconstructive Surgery*. 2015;135(3):643–658.

[16] Khouri RK, Smit JM, Cardoso E, Pallua N, Lantieri L, Mathijssen IMJ et al. Percutaneous aponeurotomy and lipofilling: A regenerative alternative to flap reconstruction? *Plastic and Reconstructive Surgery*. 2013;132(5):1280–1290.

编 者 按

第 18 和 19 章为基于植入物的全乳房重建术后可能需要或不需要放疗的患者提供重要观点。世界上一些顶尖的乳房重建外科医师讨论了他们的处理策略，并整合了脱细胞真皮基质和脂肪移植的技术。在乳房切除术后放疗的情况下，脱细胞真皮基质和脂肪移植的应用显著增加，现在关注点主要集中在确定这些辅助方法的最佳时机和顺序上。Salzberg 博士是使用脱细胞真皮基质进行乳房重建的先驱，他特别介绍了一种直接假体重建技术，以及适宜这种技术的理想患者的选择。同时，Santi 博士就直接假体重建提供了欧洲视角，强调由于成本问题，他们的欧洲同行使用合成网格代替脱细胞真皮基质。乳房重建技术的伟大创新者——Maxwell 博士，讨论了他的生物工程乳房的概念，他认为分两阶段重建会比一期重建更好。Rancati 博士提供了来自南美的意见，并讨论了他如何利用术前乳房 X 线影像来预测保留皮肤的乳房切除术后乳房皮瓣的手术效果，这决定了他采用分期的方法进行乳房重建。同时，Sbitany 博士讨论了基于假体重建的脱细胞真皮基质的优点，并指出了术中扩张的优点，快速完成扩张并减少外侧肋间疼痛，避免手术损伤前锯肌。但是，与双平面技术相比，脱细胞真皮基质重建的最显著的优势可能是扩张器移位的概率降低。来自伦敦的 Farhadi 博士也描述了欧洲的外科医生由于费用上的限制及保险对这种高值耗材的使用限制，经常使用合成补片而不是生物材料。尽管如此，他提醒在肥胖患者中使用补片，因为研究发现肥胖患者进行假体重建的并发症发生率更高。来自意大利热那亚的 Berino 博士介绍了一种新颖而有趣

的技术，可以对乳房切除术部位进行预处理，使其更适合假体重建。他的同胞 Marchi 博士强调，脂肪移植作为基于假体重建的辅助手段，大大减少了背阔肌皮瓣的使用。纽约纪念斯隆·凯特琳癌症中心（Memorial Sloan Kettering Cancer Center，MSKCC）的 Mehara 博士开始讨论乳房切除术后放疗过程中基于假体的重建。他描述了 MSKCC 流程的时间，并介绍了该机构发布的重要数据。Catanuto 博士继续讨论如何通过多次脂肪移植来改善辐射引起的组织损伤后遗症。值得注意的是，他提出了 4 种临床方案，其中脂肪移植的使用可以潜在地改善放疗对假体重建的有害影响。应该注意的是，来自美国的 Cordeiro 博士和来自欧洲的 Spano 博士都选择在任何乳房切除术后放疗之前将组织扩张器换成永久性的假体。几位外科医生表示，在基于假体植入的延期乳房重建之前，优先选择脂肪移植来为手术部位做准备。也许更有争议的是，Martin 博士和我讨论了在乳房切除术后放疗的背景下，如何同时使用脱细胞真皮基质和脂肪移植能够降低并发症发生率并改善假体重建的效果。会有一些技术上的变化，我更喜欢 Alloderm，而 Martin 博士通常使用 TiLoop。马丁博士提到了过去几十年英国在乳房重建方面的几个明显趋势。首先，在 2000—2012 年间，乳房即刻重建率增加了 1 倍多（为 13%～28%），最近脱细胞真皮基质的使用增加与辅助的背阔肌皮瓣重建术的数量减少相吻合。尽管如此，我本人和其他人都依然强调"间隔脂肪移植"的方法在乳房重建中是多么复杂。

第 20 章　基于植入物的全乳重建（需放疗）

Implant-based whole breast reconstruction (with irradiation)

本章概要

　　当前，放疗患者的假体重建有三种时机的选择。有些外科医生采用 I 期即刻重建，有些外科医生采用 II 期重建，在放疗前进行假体置换，而大多数外科医生会选择在放疗结束后进行 II 期的假体重建。脂肪移植具有非常低的并发症发生率，并可减少脱细胞真皮基质相关的并发症，不管是否进行放疗。实际上，与单纯的假体重建相比，使用脱细胞真皮基质和（或）脂肪移植降低了并发症的发生率。此外，脱细胞真皮基质和脂肪移植在减少包膜挛缩方面有着巨大的潜力。放疗中的假体重建比自体组织移植有更多的并发症。然而，脂肪移植在私立医院应用更多，随着基质技术的进步，脂肪移植可以提高其安全性并改善预后。

一、重建手术的时机选择

（一）我们的方法（美国）

Claudia R. Albornoz　Babak Mehrara　著

1. 概述

　　乳房切除术后对胸壁和区域淋巴结的放疗现已成为一些患者乳腺癌治疗的重要组成部分，并已被证明既能提高生存率，又能降低局部复发率[1-3]。尽管以前放疗仅适用于局部晚期的乳腺癌患者（肿瘤大小 > 5cm 或 4 个及更多阳性淋巴结转移或皮肤 / 肌肉侵犯），而现在扩大了乳房切除术后放疗的指征，一些肿瘤较小的患者或仅有 1～2 个阳性淋巴结的患者，也被推荐行放疗[4-10]。乳房切除术后放疗应用的上升趋势与在过去 1 年中采用即刻植入物重建的增长趋势一致，增长超过 200%[11, 12]。因此，可能会有更多假体重建的患者将接受乳房切除术后放疗。因此，在这种特殊情况下，外科医师有责任确定可靠的重建流程。

　　在过去，那些需要乳房切除术后放疗的患者通常不被认为是一期重建的理想人选。但是，这些观点在许多机构中已经发生改变，因此在某些情况下，乳房切除术后放疗不再被视为即刻重建的禁忌证[13, 14]。因此，尽管很明显，与未接受放疗的患者相比，接受假体重建并接受乳房切除术后放疗的患者早期和晚期并发症的发生率更高。但一些研究报道称，尽管有辐射的负面影响，经过严格筛选的大多数患者均具有合理的长期预后和良好的重建效果[15-19]。

2. 植入流程：重建放疗

　　MSKCC 的 Peter Cordeiro 领导的研究人员发表了最大规模的研究数据，这些患者接受了一期植入物重建，并接受了乳房切除术后放疗的治疗[15, 16, 18, 19]。在乳房全切和即刻重建之后，放疗基本上有两种选择：在更换永久性植入物之前先进行组织扩张器的放疗，或者在更换后永久性植入物之后再进行放疗。MSKCC 流程建议对永久性植入物进行照射（图 20-1）[19]。在这种情况下，患者需进行全乳切除，并立即在肌肉下放置组织扩张器并进行术中充盈。术后 2 周开始，每周或在时间允许的情况下以每次 60～100ml 的体积开始扩容，直到达到可接受的体积。在某些情况下，可使用少量的过度扩张（5%～10%）来获得自然下垂的外观并与对侧乳房相匹配。在最后一次化疗周期后的 4 周，进行永久性植入物的置换，患者就可以康复了。1 周后拔除引流管，术后第 3 周对患者进行建模，然后开始放疗，最好在术后 4 周进行放疗，照射范围包括到胸壁、区域淋巴结和锁骨旁淋巴结。MSKCC 不会常规照射内乳和腋窝淋巴结，除非经病理检查和（或）术前影像学检查证实有转移。从 2002 年起，已使用强度调制切线束实现剂量均匀性。规定的能量通常是 6 MV 光子，对于乳房较大的患者需要更高的能量束。胸壁放疗每天加 0.5cm 的等效组织填充物（bolus）做放疗调强，以确保对表面皮肤和手术瘢痕有足够的照射剂量[19]。

第二种选择是照射组织扩张器（图 20-1）。在 MSKCC 中，当放疗作为新辅助治疗时，通常采用此方法。在这种流程中，患者在乳房切除术之前先接受化疗，然后立即进行乳房全切并即刻放置组织扩张器。术中尽可能使扩张器充盈，并在术后 2 周开始快速扩容，目标是在术后 6～8 周内完成扩容。在扩容完成后开始对组织扩张器进行放疗，并监测患者的愈合/

感染情况。永久性植入物的更换通常在放疗完成后 4～6 个月进行。此方法使用的辐射能量是 15 MV 光子，以最大限度地减少磁性组织扩张器阀的"散射"剂量，并且 bolus 增加到 1cm。辐射场与之前描述的植入物辐射相似。在放疗前及放疗期间都不会缩小扩张器容积[19]。

3. 不同流程的结果

文献中报道的结果是多样的，主要集中在组织扩张器或植入物的重建失败上，有少量的病例，并没有纳入美学结果[20]。就本章而言，将分析 MSKCC 报道的相对一致结果[18,19]。Cordeiro 及同事在 2015 年 6 月发表的一项研究中，分析了 210 例接受过放疗的植入物患者和 94 例接受过组织扩张器放疗患者的长期疗效，与 2003—2012 年进行的 1486 例未经放疗的植入性重建进行比较。每年对患者进行随访，并将结果登记在前瞻性数据库中[19]。

• 失败率：接受组织扩张器放疗的患者重建失败率高于接受永久性植入物放疗的患者（18% vs. 12%）。此外，在多变量模型中，两种情况下的辐射（即对植入物或扩张器的放疗）和随访时间是进行植入物重建的患者重建失败的独立危险因素（扩张器 + 放疗优势比 5.75，$P < 0.01$；永久性植入物 + 放疗 5.19，$P < 0.01$）。由于组织扩张器 + 放疗患者的随访时间比植入物 + 放疗患者短，我们采用 Kaplan-Meier 分析来更好地解释这一差异。Kaplan-Meier 分析可以预测不同时间的进展性事件（如重建失败），包括目前正在随访的患者和事件发生前未能随访的患者的数据。分析显示，组织扩张器放疗的预测重建失败率（6 年为 32%）高于植入物放疗的预测失败率（16.3%）。

• 包膜挛缩：接受永久性植入物放疗的患者，其长期包膜挛缩率（Ⅲ级/Ⅳ级）高于接受组织扩张器放疗的患者（50% vs. 17%）。这种差异可能与接受放疗的患者用其接受过放射的组织扩张器替换植入物后的包膜切除/包膜切开术有关。

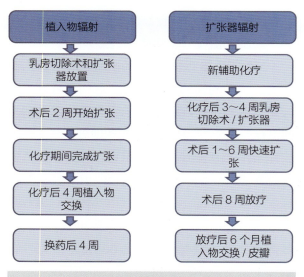

植入物辐射	扩张器辐射
乳房切除术和扩张器放置	新辅助化疗
术后 2 周开始扩张	化疗后 3～4 周乳房切除术 / 扩张器
化疗期间完成扩张	术后 1～6 周快速扩张
化疗后 4 周植入物交换	术后 8 周放疗
换药后 4 周	放疗后 6 个月植入物交换 / 皮瓣

▲ 图 20-1 植入物和组织扩张器（TE）放疗的 MSKCC 流程
引自 Cordeiro, *P.G. et al., Plast. Reconstr. Surg.*, 135, 1509-1517, 2015

- 美学结果：外科医生对植入物放疗组超过 90% 的患者进行了评估，结果良好至优异。这些结果与接受组织扩张器放疗的患者相似。

- 患者满意度：患者满意度是乳房再造术中最重要的结果之一，现在可以通过 BREAST-Q 客观地评估。与未接受放疗的患者相比，接受放疗的患者在不考虑放疗时机的情况下，对放疗的满意度较低。然而，当比较植入物放疗和组织扩张器放疗时，BREAST-Q 值没有发现统计学差异。

4. 结论

即使在放疗的情况下，基于植入物的重建也有望获得良好的美容效果和较高的患者满意度。作者的首选是对永久性植入物的放疗，因为组织扩张器放疗失败的风险更大。为了成功进行重建，外科、肿瘤科和放射科必须进行多学科协同合作。

参考文献

[1] Ragaz J, Jackson SM, Le N et al. Adjuvant radio-therapy and chemotherapy in node-positive premenopausal women with breast cancer. *N Engl J Med.* 1997; 337(14):956–962.

[2] Overgaard M, Hansen PS, Overgaard J et al. Postoperative radiotherapy in high-risk premenopausal women with breast cancer who receive adjuvant chemotherapy. Danish breast cancer cooperative group 82b trial. *N Engl J Med.* 1997;337(14):949–955.

[3] Overgaard M, Jensen MB, Overgaard J et al. Postoperative radiotherapy in high-risk postmenopausal breast-cancer patients given adjuvant tamoxifen: Danish breast cancer cooperative group DBCG 82c randomised trial. *Lancet.* 1999;353(9165):1641–1648.

[4] National Institutes of Health Consensus Development P. National institutes of health consensus development conference statement: Adjuvant therapy for breast cancer, 2000. *J Natl Cancer Inst.* 2001(30):5–15.

[5] Taghian A, Jeong JH, Mamounas E et al. Patterns of locoregional failure in patients with operable breast cancer treated by mastectomy and adjuvant chemotherapy with or without tamoxifen and without radiotherapy: Results from five national surgical adjuvant breast and bowel project randomized clinical trials. *J Clin Oncol.* 2004;22(21):4247–4254.

[6] Chua B, Olivotto IA, Weir L, Kwan W, Truong P, Ragaz J. Increased use of adjuvant regional radiotherapy for node-positive breast cancer in British Columbia. *Breast J.* 2004;10(1):38–44.

[7] Trovo M, Durofil E, Polesel J et al. Locoregional failure in early-stage breast cancer patients treated with radical mastectomy and adjuvant systemic therapy: Which patients benefit from postmastectomy irradiation? *Int J Radiat Oncol Biol Phys.* 2012;83(2):e153–e157.

[8] Tendulkar RD, Rehman S, Shukla ME et al. Impact of postmastectomy radiation on locoregional recurrence in breast cancer patients with 1–3 positive lymph nodes treated with modern systemic therapy. *Int J Radiat Oncol Biol Phys.* 2012;83(5):e577–e581.

[9] Recht A, Edge SB, Solin LJ et al. Postmastectomy radiotherapy: Clinical practice guidelines of the American society of clinical oncology. *J Clin Oncol.* 2001;19(5):1539–1569.

[10] Harris JR, Halpin-Murphy P, McNeese M, Mendenhall NP, Morrow M, Robert NJ. Consensus statement on postmastectomy radiation therapy. *Int J Radiat Oncol Biol Phys.* 1999;44(5):989–990.

[11] Albornoz CR, Bach PB, Mehrara BJ et al. A paradigm shift in U.S. breast reconstruction: Increasing implant rates. *Plast Reconstr Surg.* 2013;131(1):15–23.

[12] Albornoz CR, Matros E, Lee CN et al. Bilateral mastectomy versus breast-conserving surgery for early-stage breast cancer: The role of breast reconstruction. *Plast Reconstr Surg.* 2015;135(6):1518–1526.

[13] Albornoz CR, Cordeiro PG, Farias-Eisner G et al. Diminishing relative contraindications for immediate breast reconstruction. *Plast Reconstr Surg.* 2014;134(3):363e–369e.

[14] Albornoz CR, Cordeiro PG, Pusic AL et al. Diminishing relative contraindications for immediate breast reconstruction: A multicenter study. *J Am Coll Surg.* 2014;219(4):788–795.

[15] Cordeiro PG, McCarthy CM. A single surgeon's 12-year experience with tissue expander/implant breast reconstruction: Part I. A prospective analysis of early complications. *Plast Reconstr Surg.* 2006;118(4):825–831.

[16] Cordeiro PG, McCarthy CM. A single surgeon's 12-year experience with tissue expander/implant breast reconstruction: Part II. An analysis of long-term complications, aesthetic outcomes, and patient satisfaction. *Plast Reconstr Surg.* 2006;118(4):832–839.

[17] Nava MB, Pennati AE, Lozza L, Spano A, Zambetti M, Catanuto G. Outcome of different timings of radiotherapy in implant-based breast reconstructions. *Plast Reconstr Surg.* 2011;128(2):353–359.

[18] Cordeiro PG, Albornoz CR, McCormick B, Hu Q, Van Zee K. The impact of postmastectomy radiotherapy on two-stage implant breast reconstruction: An analysis of long-term surgical outcomes, aesthetic results, and satisfaction over 13 years. *Plast Reconstr Surg.* 2014;134(4):588–595.

[19] Cordeiro PG, Albornoz CR, McCormick B et al. What is

the optimum timing of postmastectomy radiotherapy in two-stage prosthetic reconstruction: Radiation to the tissue expander or permanent implant? *Plast Reconstr Surg.* 2015;135(6):1509–1517.

[20] Lam TC, Hsieh F, Boyages J. The effects of postmastectomy adjuvant radiotherapy on immediate two-stage prosthetic breast reconstruction: A systematic review. *Plast Reconstr Surg.* Sep 2013;132(3):511–518.

（二）我的方法（欧洲）

Giuseppe Catanuto　著

1. 概述

尽管大多数接受乳腺切除术和即刻乳房重建的女性可以使用植入物进行乳房重建，但当涉及放疗时，应与患者讨论延迟重建或使用自体组织的可能性[1]。一些研究表明，尽管通过选择适当的手术时机、选择合适的全身治疗和放射治疗的方法可以部分降低假体重建的不良结局，假体重建的失败率仍然很高[2-4]。基于上述原因，必须提醒患者，肿瘤治疗和重建手术的结合可能会延长整个治疗过程的时间。尽管在部分选定的病例中使用一次重建技术，作者通常进行两阶段乳房重建[5, 6]。多重脂肪移植是治疗放射性组织后遗症的有用工具[7-9]。在乳房重建的情况下，可以确定 4 种可能的放射治疗方案。

(1) 挽救性乳房切除术或其他情况后放疗（后行乳房重建）。

(2) 新辅助化疗、乳房切除术和组织扩张器植入后放疗。

(3) 乳房切除术组织扩张器植入及辅助化疗后放疗。

(4) 局部晚期乳腺癌术后放射治疗。

2. 既往放疗后乳房重建术

有数项针对已经接受过放疗（既往因乳腺癌或其他疾病行放疗）的患者进行了植入物乳房重建的研究[10-12]。尽管许多研究证据质量不高，放射治疗的并发症发生率有明显的上升趋势。例如，Perschetti 将接受放疗的患者与未接受放疗的患者进行比较，发现总体并发症发

生率分别为 75%（25% 轻微，50% 严重）和 49%，相应的包膜挛缩发生率分别为 40%（Ⅲ / Ⅳ 级）和 6.9%[12]。

最近，Cordeiro 比较了一组没有放疗的乳房重建患者（1578 例）和一组先前接受过放疗的患者（121 例）。该研究证实，受照队列中皮瓣坏死发生率较高（29.7% vs. 15.5%，$P \leqslant 0.001$）[10]。

并发症可能会影响重建治疗效果或预后，延误辅助治疗。因此，对于这部分患者作者的首选 Ⅱ 期重建[13]。为了改善最终的美容效果，可进行多次脂肪移植，强有力的证据表明，这种操作可以提高美容效果，并治疗辐射引起的组织损伤[7, 8]。

图 20-2 显示了这些患者的治疗方案。

(1) 乳房切除术后放疗的植入乳房重建：乳腺癌切除术后放射治疗对于有 4 个或 4 个以上阳性淋巴结的患者是有效的。然而，根据新出现的证据，乳腺癌术后放疗的适应证可能会扩大到包括 1～3 个阳性淋巴结的患者[14-16]。

当患者决定进行乳房重建时，放射治疗的需要并不总是可以预料的，而且放射效应可能会干扰重建过程。作者证明，在组织扩张完成后对永久性植入物进行放射治疗可改善最终的重建效果[2]。这些结果随后在 MSKCC 的 Cordeiro 发表的一个更大研究中得到证实[3, 4]。

因此，可以利用术后辅助化疗的时间来进行组织扩张。化疗结束 3 周后，进行 Ⅱ 期手术，植入永久性植入物。术后 8 周可进行乳腺癌术后放疗。在比较组织扩张器放疗与永久性植入物放疗或不放疗的研究中，永久性植入物放疗的 Baker Ⅳ 级包膜挛缩率略低（放疗 + 组织扩张器 =13.3%，放疗 + 永久性植入物 =10.1%，不放疗 =0%），并提高了重建患者长期重活率（放疗 + 组织扩张器 =68%，放疗 + 永久性植入物 =83.6%，不放疗 =94.5%）。然而，尽管获得相对有利的结果，慢性辐射引起的组织损伤仍然存在。后者可采用三个疗程脂肪移植治疗（放

疗后 3 个月，根据临床效果和脂肪可获得情况，每 3 个月移植一次，共 3 次）。这些处理方案如图 20-3 所示。

（2）新辅助化疗患者的乳房重建：新辅助化疗已被证明可降低乳腺切除率，并可在体内测试全身治疗的有效性[17-26]。尽管如此，仍有相当比例的患者需要切除所有乳腺组织。在这种情况下，当乳腺癌切除术后需要放疗且有组织扩张器植入时，化疗期间没有机会进行组织扩张。组织扩张器替换为永久性植入物 8 周后对胸壁进行放射治疗。在高达 60% 的病例中，由于重建失败（植入物丢失、美容效果不佳或囊膜挛缩），患者可能需要更换为基于皮瓣的重建

手术[2]。在植入永久性植入物之前，标准的 3 次脂肪移植在第二次手术阶段完成（图 20-4）。

（3）局部晚期乳腺癌患者的乳房重建：局部晚期乳腺癌患者需要预先化疗、乳房切除术和腋窝清扫。诊断时胸壁放射治疗的适应证通常是明确的，但随后可能会决定是否行局部淋巴结放射治疗。除非患者有特殊要求，并且术前化疗效果非常好，作者一般不提供这种情况下的即时重建。在这些情况下，作者遵循与不适合保乳的（但非局部晚期）大肿瘤患者进行新辅助化疗时相似的时间表（图 20-4）。这些患者应被告知并发症的风险增加，以及这可能对肿瘤治疗时机的影响。

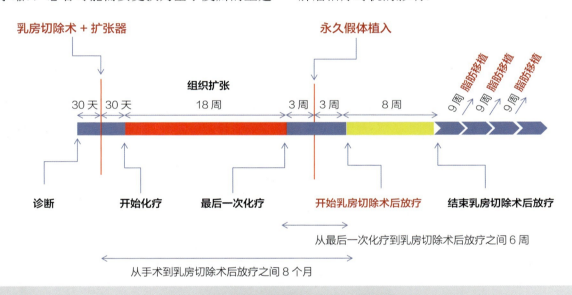

▲ 图 20-2　乳腺癌术后放疗患者假体乳房重建

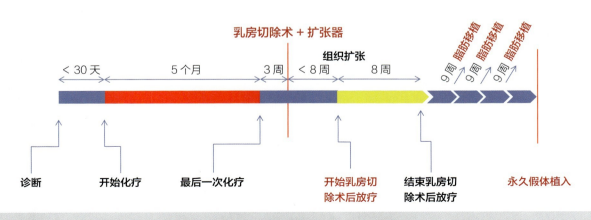

▲ 图 20-3　乳腺癌术后放疗患者扩张器再造

如果放疗后欲行延迟乳房重建，作者倾向于采用自体腹壁下动脉穿支皮瓣，但如果考虑采用不太激进的手术方式，则可采用脂肪移植治疗放射性损伤（每 3 个月 3 个疗程），然后植入一个临时扩张器，至少 6 个月后用永久性植入物代替。整个治疗过程将持续不少于 67 周（图 20-5）。

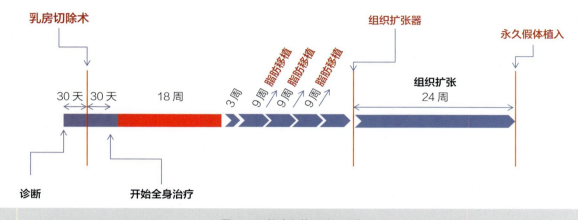

▲ 图 20-4　放疗之前：延迟重建

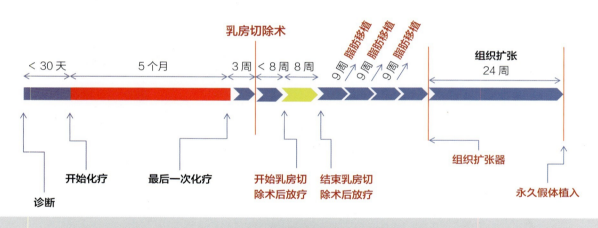

▲ 图 20-5　局部晚期乳腺癌：延迟重建

参考文献

[1] Barry M, Kell M. Radiotherapy and breast reconstruction: A meta-analysis. *Breast Cancer Res Treat* 2011;127(1):15–22.

[2] Nava MB, Pennati AE, Lozza L, Spano A, Zambetti M, Catanuto G. Outcome of different timings of radiotherapy in implant-based breast reconstructions. *Plast Reconstr Surg.* 2011;128(2):353–359.

[3] Cordeiro PG, Albornoz CR, McCormick B, Hu Q, Van Zee K. The impact of postmastectomy radiotherapy on two-stage implant breast reconstruction: An analysis of long-term surgical outcomes, aesthetic results, and satisfaction over 13 years. *Plast Reconstr Surg.* 2014;134(4):588–595.

[4] Cordeiro PG, Pusic AL, Disa JJ, McCormick B, VanZee K. Irradiation after immediate tissue expander/implant breast reconstruction: Outcomes, complications, aesthetic results, and satisfaction among 156 patients. *Plast Reconstr Surg.* 2004;113(3):877–881.

[5] Nava MB, Cortinovis U, Ottolenghi J, Riggio E, Pennati A, Catanuto G, Greco M, Rovere GQ. Skin-reducing mastectomy. *Plast Reconstr Surg.* 2006;118(3):603–610.

[6] Nava MB, Ottolenghi J, Pennati A, Spano A, Bruno N, Catanuto G, Boliglowa D, Visintini V, Santoro S, Folli S. Skin/nipple sparing mastectomies and implant-based breast reconstruction in patients with large and ptotic breast: Oncological and reconstructive results. *Breast.* 2012;21(3):267–271.

[7] Rigotti G, Marchi A, Galiè M, Baroni G, Benati D, Krampera M, Pasini A, Sbarbati A. Clinical treatment of radiotherapy tissue damage by lipoaspirate transplant: A

healing process mediated by adipose-derived adult stem cells. *Plast Reconstr Surg*. 2007;119(5):1409–1422; discussion 1423–1424.

［8］ Serra-Renom JM, Muñoz-Olmo JL, Serra-Mestre JM. Fat grafting in postmastectomy breast reconstruction with expanders and prostheses in patients who have received radiotherapy: Formation of new subcutaneous tissue. *Plast Reconstr Surg*. 2010;125(1):12–18.

［9］ Riggio E, Bordoni D, Nava MB. Oncologic surveillance of breast cancer patients after lipofilling. *Aesthetic Plast Surg*. 2013;37(4):728–375.

［10］ Cordeiro PG, Snell L, Heerdt A, McCarthy, C. Immediate tissue expander/implant breast reconstruction after salvage mastectomy for cancer recurrence following lumpectomy/irradiation. *Plast Reconstr Surg*. 2012;129(2):341–350.

［11］ Kronowitz SJ. Delayed-immediate breast reconstruction: Technical and timing considerations. *Plast Reconstr Surg*. 2010;125(2):463–474.

［12］ Cagli B, Barone M, Ippolito E, Cogliandro A, Silipigni S, Ramella S, Persichetti P. Ten years experience with breast reconstruction after salvage mastectomy in previously irradiated patients: Analysis of outcomes, satisfaction and well-being. *Eur Rev Med Pharmacol Sci*. 2016;20(22):4635–4641.

［13］ Rocco N, Catanuto G, Nava MB. Radiotherapy and breast reconstruction. *Minerva Chir*. 2018;73(3):322–328. doi:10.23736/S0026-4733.18.07615-0.

［14］ Fowble B, Gray R, Gilchrist K, et al. Identification of a subgroup of patients with breast cancer and histologically positive axillary nodes receiving adjuvant chemotherapy who may benefit from postoperative radiotherapy. *J Clin Oncol*. 1988;6(7):1107–1117.

［15］ Overgaard M, Hansen PS, Overgaard J, et al. Postoperative radiotherapy in high-risk premenopausal women with breast cancer who receive adjuvant chemotherapy. Danish Breast Cancer Cooperative Group 82b Trial. *N Engl J Med*. 1997;337(14):949–955.

［16］ McGale P, Taylor C, Correa C, et al. Effect of radiotherapy after mastectomy and axillary surgery on 10-year recurrence and 20-year breast cancer mortality: meta-analysis of individual patient data for 8135 women in 22 randomised trials. *Lancet*. 2014;383(9935):2127–2135.

［17］ Mauri D, Pavlidis N, Ioannidis JP. Neoadjuvant versus adjuvant systemic treatment in breast cancer: A meta-analysis. *J Natl Cancer Inst*. 2005;97(3):188–194.

［18］ Bear HD, Anderson S, Brown A, et al. The effect on tumor response of adding sequential preoperative docetaxel to preoperative doxorubicin and cyclophosphamide: Preliminary results from National Surgical Adjuvant Breast and Bowel Project Protocol B-27. *J Clin Oncol*. 2003;21(22):4165–4174.

［19］ Smith IE, Dowsett M, Ebbs SR, et al. Neoadjuvant treatment of postmenopausal breast cancer with anastrozole, tamoxifen, or both in combination: The Immediate Pre-operative Anastrozole, Tamoxifen, or Combined with Tamoxifen (IMPACT) multicenter double-blind randomized trial. *J Clin Oncol*. 2005;23(22):5108–5116.

［20］ Cortazar P, Zhang L, Untch M, et al. Pathological complete response and long-term clinical benefit in breast cancer: The CTNeoBC pooled analysis. *Lancet*. 2014;384(9938):164–172.

［21］ Smith IC, Heys SD, Hutcheon AW, et al. Neoadjuvant chemotherapy in breast cancer: Significantly enhanced response with docetaxel. *J Clin Oncol*. 2002;20(6):1456–1466.

［22］ von Minckwitz G, Kümmel S, Vogel P, et al. Intensified neoadjuvant chemotherapy in early-responding breast cancer: Phase III randomized GeparTrio study. *J Natl Cancer Inst*. 2008;100(8):552–562.

［23］ Fisher B, Bryant J, Wolmark N, et al. Effect of preoperative chemotherapy on the outcome of women with operable breast cancer. *J Clin Oncol*. 1998;16(8):2672–2685.

［24］ Fisher ER, Wang J, Bryant J, et al. Pathobiology of preoperative chemotherapy: Findings from the National Surgical Adjuvant Breast and Bowel (NSABP) protocol B-18. *Cancer*. 2002;95(4):681–695.

［25］ Rastogi P, Anderson SJ, Bear HD, et al. Preoperative chemotherapy: Updates of National Surgical Adjuvant Breast and Bowel Project Protocols B-18 and B-27. *J Clin Oncol*. 2008;26(5):778–785.

［26］ van der Hage JA, van de Velde CJ, Julien JP, et al. Preoperative chemotherapy in primary operable breast cancer: Results from the European Organization for Research and Treatment of Cancer trial 10902. *J Clin Oncol*. 2001;19(22):4224–4237.

二、重建手术技巧

（一）我们的方法（美国）

Sophocles H. Voineskos　　Peter G. Cordeiro　著

1. 一般方法

放射治疗已成为局部晚期乳腺癌综合治疗的重要组成部分。放射治疗的适应证正在扩大[1]，对于腋窝淋巴结有1～3个阳性的患者可能是有益的[2]。无论选择哪种重建方法或重建时机，放射治疗都会制造一个具有挑战性的环境，须在这个环境中重建一个自然、柔软、对称的乳房。

需行基于植入物的全乳房重建通常是那些需要扩张器/植入物重建或无法进行自体重建的患者（没有可用的供体组织、高风险的外科患者）。对于需要放疗的患者应告知假体重建失败率明显更高 [3]。放疗后，重建外科医生将面对两组需进行假体重建的患者：在放疗前完成组织扩张的患者，需要在先前照射过的区域进行组织扩张的患者。先前照射过的胸壁组织会纤维化、硬化，因此作者很少建议尝试延迟组织扩张。在这种情况下，可以通过使用背阔肌皮瓣作为一种"联合"异体 / 自体技术来达到成功的重建，这种技术将健康、未经照射的组织引入胸壁。

本节将重点介绍在 MSKCC 实施的基于植入物的放疗后全乳房重建方法，并描述如何在放疗环境下立即进行两阶段假体重建。

2. 组织扩张器与永久性植入物的放射治疗

当患者决定进行即时二期假体重建并需要放射治疗时，重建外科医生必须决定是已植入组织扩张器时还是置换为永久性假体时行放射治疗。通常，这个决定与放疗前的可用时间有关。在 MSKCC，乳腺切除、重建、化疗和放疗的精确时间和顺序通常取决于患者是否接受新辅助化疗。当制订了新辅助化疗的计划时，一般是在组织扩张器留在体内，更换为永久性植入物之前进行放射治疗。然后在 6 个月后延迟进行交换手术。如果制订的是术后辅助化疗计划，则在置换为永久性植入物后进行放射治疗。即刻假体全乳房重建及放疗的方案如图 20-6 所示。

3. 我们的方法——包含组织扩张器时进行放射治疗

化疗结束后 3～4 周，患者接受全乳房切除术并置入组织扩张器。全乳房切除术时，扩张器立即置于肌下平面。约 50% 的组织扩张是在术中进行的。使用完整的肌筋膜覆盖，并视情况进行前哨淋巴结活检 / 腋窝淋巴结清扫。术后 10～14 天开始每周快速扩张，目标是术后

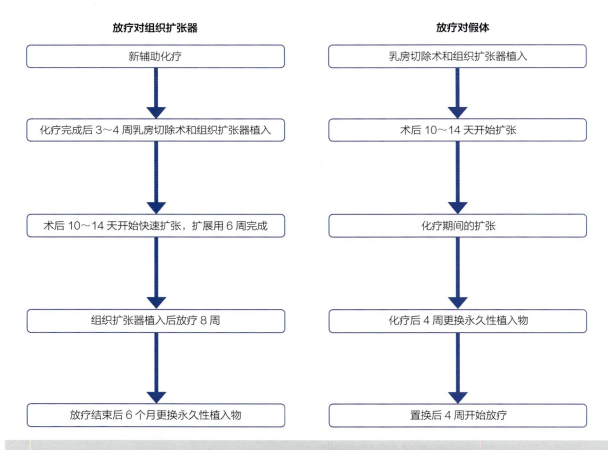

▲ 图 20-6　MSKCC 治疗方法，用于即刻基于植入物的全乳重建与放疗

6 周达到最终容积。术后 8 周时，在组织扩张器完全膨胀的情况下，对胸壁和区域淋巴结进行放射治疗。放射治疗完成 6 个月后，在置换手术中进行广泛的囊膜切开术，随后植入永久假体。

4. 我们的方法——包含永久性植入物时进行放射治疗

对于已接受永久性植入物植入的放射治疗患者，在化疗期间已经每周进行组织扩张。化疗结束后 4 周，组织扩张器替换为永久性植入物，此替换手术 4 周后，开始放射治疗。放射野始终包括锁骨旁淋巴结区域，根据术前影像学和（或）病理学评估决定是否照射内乳和腋窝淋巴结。

5. 讨论

很明显，放射治疗的实施将对长期生存率有利，而对即刻假体乳房重建术的美学效果产生负面影响。当需要放射治疗时，从重建外科医生的角度来看，最佳治疗时机仍未确定。当一个组织扩张器被照射时，损失率为 32%[4] 和 40%[5]。相比之下，当永久性植入物受到照射时，重建失败率要低得多（6.4%[5]、9.1%[6]、16%[3]）。

Lam 和同事的系统综述[7] 试图确定组织扩张器 / 植入物重建两个阶段的最佳放疗时机。他们得出结论，对组织扩张器进行放射治疗会导致更高的重建失败风险[7]，尽管这些作者承认，这些研究大多数为回顾性研究，病例数较少，并且有些缺乏适当的对照组。该综述发表后[7]，Cordeiro 等[3] 报道了对接受放疗即刻假体重建的患者关于手术、美学和患者满意度的最大前瞻性研究的数据。接受组织扩张器放射治疗的患者须取出扩张器的可能性明显高于接受永久性植入物放射治疗的患者（6 年放射失败率分别为 32% 和 16%）[3]。尽管如此，带有组织扩张器时行放疗的患者美学效果稍好，Ⅲ级和Ⅳ级挛缩的发生率较低[3]。两组患者使用 BREAST-Q 量表测量的结果相似。

6. 结论

与不需放疗的女性相比，放疗是假体乳腺重建达到满意整形效果的主要障碍。然而，对于需要放疗的患者，即刻假体乳房重建术是值得的。图 20-6 中概述的方法为这一具有挑战性的领域提供了有用的指导。作者认为，当这种方法用于两阶段重建和乳腺癌术后放疗时，囊膜挛缩的可接受率、美学效果和患者满意度是可以接受的。对于这一复杂的乳腺癌患者亚群，会有更多研究以改进假体重建技术及决定放疗时机的选择。

参考文献

[1] Recht A, Edge SB, Solin LJ, Robinson DS, Estabrook A, Fine RE et al. Postmastectomy radiotherapy: Clinical practice guidelines of the American society of clinical oncology. *J Clin Oncol* 2001;19(5):1539–1569.

[2] McGale P, Taylor C, Correa C, Cutter D, Duane F, Ewertz M et al. Effect of radiotherapy after mastectomy and axillary surgery on 10-year recurrence and 20-year breast cancer mortality: Meta-analysis of individual patient data for 8135 women in 22 randomised trials. *Lancet* 2014;383(9935):2127–2135.

[3] Cordeiro PG, Albornoz CR, McCormick B, Hudis CA, Hu Q, Heerdt A et al. What is the optimum timing of post-mastectomy radiotherapy in two-stage prosthetic peconstruction: Radiation to the tissue expander or permanent implant? *Plast Reconstr Surg* 2015;135(6);1509.

[4] Kronowitz SJ, Lam C, Terefe W, Hunt KK, Kuerer HM, Valero V et al. A multidisciplinary protocol for planned skin-preserving delayed breast reconstruction for patients with locally advanced breast cancer requiring postmastectomy radiation therapy: 3-year follow-up. Plast Reconstr Surg 2011;127(6):2154–2166.

[5] Nava MB, Pennati AE, Lozza L, Spano A, Zambetti M, Catanuto G. Outcome of different timings of radiotherapy in implant-based breast reconstructions. *Plast Reconstr Surg* 2011;128(2):353–359.

[6] Cordeiro PG, Albornoz CR, McCormick B, Hu Q, Van Zee K. The impact of postmastectomy radiotherapy on two-stage implant breast reconstruction: An analysis of long-term surgical outcomes, aesthetic results, and satisfaction over 13 years. *Plast Reconstr Surg* 2014;134(4):588–595.

[7] Lam TC, Hsieh F, Boyages J. The effects of postmastectomy adjuvant radiotherapy on immediate two-stage prosthetic breast reconstruction: A systematic review. *Plast Reconstr Surg* 2013;132(3):511–518.

（二）我们的方法（欧洲）

Andre Spano, Stefano Avvedimento

Secondo Folli　**著**

由于植入物相关并发症的发生率较高，对已经接受或预计接受乳房切除术后放疗的患者而言，基于植入物的乳房重建存在挑战，包括包囊挛缩和植入物外漏，这些并发症均导致重建术后美容效果不佳，对患者满意度有显著负面影响[1-3]。目前，关于手术方案和放疗相关重建手术时间的指南缺乏共识。

作者倾向于在乳房切除术后放疗前进行二期重建（放置永久性植入物）。最近的一项研究表明，植入组织扩张器的患者接受放疗后重建失败的风险显著高于放置永久性植入物后再接受放疗的患者[4, 5]。然而，在乳房切除术后未对永久性植入体进行放疗的情况下有两种情况：

①延期乳房重建时，放疗已经在乳房重建前进行；②即刻分期乳房重建时，在扩张器置入后很快安排进行放疗，以避免延误放疗可能引起的乳腺癌局部复发风险增加[6]。

1. 延期重建

对于在重建前接受乳房切除术后放疗的患者及不适合或拒绝自体组织重建的患者，作者使用了分期方法（图 20-7 和图 20-8）。患者接受一系列脂肪移植（1~4 次），两次移植之间至少间隔 3 个月，从而提高乳房切除术后皮瓣的整体皮肤质量和厚度，并对植入部位具有再生效应，为植入部位的最终重建做好准备[7-9]。

脂肪通常根据患者的特征和偏好从侧腹、大腿内侧、大腿前侧或转子区域采集。现阶段应避免从腹部采集脂肪，因为这可能是未来使用腹部皮瓣进行任何补救性自体手术的相对禁

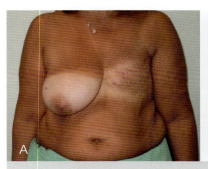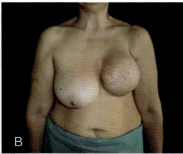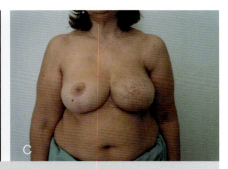

▲ 图 20-7　**56 岁患者在既往乳房切除术和放疗后接受延迟多阶段重建（三期脂肪移植扩张器 / 种植体置换）治疗左乳浸润性小叶癌**
A. 两次脂肪移植到左乳房后 6 个月；B. 3 个月后脂肪移植和左乳房扩张器插入；C. 左乳房扩张器置换术和对侧缩小乳房成形术后 6 个月

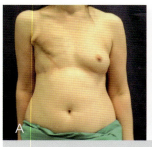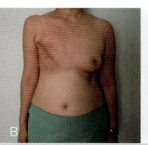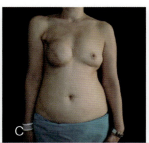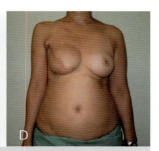

▲ 图 20-8　**1 年前在另一家机构接受右乳房切除术和放疗局部晚期乳腺癌的 42 岁患者，在三次脂肪移植和扩张器 / 植入物交换后完成重建**
A. 术前正面图；B. 3 个月后脂肪移植到右乳房；C. 扩张器插入后 6 个月，右乳房完全扩张；D. 扩张器 / 种植体置换右乳房后 6 个月。患者拒绝接受任何左乳房对称手术

忌证。局部麻醉并镇静，利用肿胀液技术，使用连接 40ml 鲁尔锁注射器的 3mm 双孔钝性采集套管针进行脂肪采集。然后将采集的脂肪在 3000r 下离心 1min，丢弃油、血液和渗透液，转移至 3ml 注射器中。在注射脂肪之前，用 16G 针头松解瘢痕以及纤维化粘连组织，帮助扩大受植床的表面积。使用 Coleman 钝性注射套管（与 3mm 注射器连接）以多方向将脂肪注入乳房皮肤和胸大肌之间。

每个脂肪移植疗程 3 个月后，从皮肤弹性、乳房切除术后皮瓣厚度、纤维化、萎缩和疼痛方面对患者进行评价。一旦局部情况良好，则进行分期乳房重建（第一阶段植入扩张器，第二阶段之后更换植入物）。

2. 即刻重建

当计划进行即刻重建时，应遵循两个基本原则：①最好是辐照假体而不是扩张器[4, 5]；②应避免乳房切除术后放疗延迟超过 6 个月，以降低局部复发的风险[6]。

对于接受一次成型的假体重建手术的患者，放疗通常在乳房切除和假体植入后进行。不过，该亚组在作者所在的机构较少，因为他们更可能需要翻修且美容效果较差。

在分阶植入重建中，初步评估辅助化疗的需要很重要。在化疗的情况下，有足够的时间在化疗周期间隔膨胀扩张器，并在乳房切除术后放射治疗开始之前更换为永久性植入物。如果没有化疗指征，分两个阶段进行完全异质物重建是不可行的，因为这需要平均 9 个月的时间，可能还会在乳房切除术后放疗的情况下导致过多延迟。在这种情况下，乳房切除术后放疗在乳房切除术和扩张器植入后 4 周开始。

乳房切除术后放疗结束后的接下来 3 个月，进行一系列的游离脂肪移植（根据局部组织情况，从 1~4 编号）。有时，在填充脂肪之前，抽出扩张器内容物，有助于降低组织对移植物的压力，并增加移植成功率。如果判断已获得

合乎需要的结果（最后一次脂肪移植手术后至少 3 个月），则将扩张器更换为永久性植入物。通过前次乳房切除术瘢痕的外侧端，在不移除仍附着于包膜的扩张器的情况下进行完整的前包膜切除术，有助于识别正确的剥离平面。去除包膜和扩张器后，从胸小肌表面松解胸大肌和确定乳房下皱襞，是获得完整组织覆盖植入物的关键因素。应特别注意向内下方松解胸大肌的任何附着点，并在乳房下皱襞水平分离浅筋膜。然后使用强韧的可吸收材料连续缝合，将浅筋膜下缘缝合到胸壁肌肉组织上，以便更好地重建新的乳房下皱襞，增强重建乳房垂感的自然度。

虽然自体组织重建应被视为曾接受放疗的乳房重建的金标准，但在重建乳房放疗后使用脂肪移植可能产生令人期待的结果。分期乳房重建的情况下，在扩张器置入之前（延期重建）或之后（即刻重建）进行多次分阶段脂肪移植的方法降低了植入物相关并发症的风险，还反过来增强了美容效果，并可能降低包囊挛缩的发生率[10, 11]（图 20-9）。

尽管如此，在接受乳房切除术后放疗的患者中，由于手术修复率较高和美容效果较差，通常不鼓励进行一次成型乳房重建[12]。

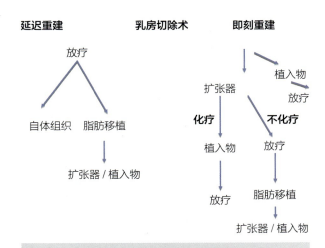

▲ 图 20-9　基于植入物重建的患者放疗算法

参考文献

[1] Barry M, Kell MR. Radiotherapy and breast reconstruction: A meta-analysis. *Breast Cancer Res Treat* 2011;127(1):15e22.

[2] Cowen D, Gross E, Rouannet P, Teissier E, Ellis S, Resbeut M *et al*. Immediate post-mastectomy breast reconstruction followed by radiotherapy: Risk factors for complications. *Breast Cancer Res Treat* 2010; 121(3):627e34.

[3] Kronowitz SJ. Current status of implant-based breast reconstruction in patients receiving postmastectomy radiation therapy. *Plast Reconstr Surg.* 2012 ;130(4): 513e–523e.

[4] Nava MB, Pennati AE, Lozza L, Spano A, Zambetti M, Catanuto G. Outcome of different timings of radiotherapy in implant-based breast reconstructions. *Plast Reconstr Surg.* 2011;128(2):353–359.

[5] Cordeiro PG, Albornoz CR, McCormick B, Hudis CA, Hu Q, Heerdt A, Matros E. What is the optimum timing of postmastectomy radiotherapy in two-stage prosthetic reconstruction: Radiation to the tissue expander or permanent implant? *Plast Reconstr Surg.* 2015;135(6):1509–1517.

[6] Huang J, Barbera L, Brouwers M, Browman G, Mackillop WJ J Clin Oncol. Does delay in starting treatment affect the outcomes of radiotherapy? *A Systematic Review.* 2003; 21(3):555–563.

[7] Sarfati I, Ihrai T, Kaufman G, Nos C, Clough KB. Adipose-tissue grafting to the post-mastectomy irradiated chest wall: Preparing the ground for implant reconstruction. *J Plast Reconstr Aesthet Surg.* 2011;64(9):1161–1166.

[8] Rigotti G, Marchi A, Galie M *et al*. Clinical treatment of radiotherapy tissue damage by lipoaspirate transplant: A healing process mediated by adipose-derived adult stem cells. *Plast Reconstr Surg* 2007;119:1409e22.

[9] Salgarello M, Visconti G, Barone-Adesi L. Fat grafting and breast reconstruction with implant: Another option for irradiated breast cancer patients. *Plast Reconstr Surg.* 2012;129(2):317–329.

[10] Panettiere P, Marchetti L, Accorsi D. The serial free fat transfer in irradiated prosthetic breast reconstructions. *Aesth Plast Surg* (2009) 33:695–700.

[11] Serra-Renom JM, Muñoz-Olmo JL, Serra-Mestre JM. Fat grafting in postmastectomy breast reconstruction with expanders and prostheses in patients who have received radiotherapy: Formation of new subcutaneous tissue. *Plast Reconstr Surg.* 2010;125(1):12–18.

[12] Roostaeian J, Pavone L, Da Lio A, Lipa J, Festekjian J, Crisera C. Immediate placement of implants in breast reconstruction: Patient selection and outcomes. *Plast Reconstr Surg.* 2011;127(4):1407–1416.

三、脱细胞真皮基质（ADM）和脂肪移植在放疗后对乳房重建效果的影响

（一）我的方法（美国）

Steven J. Kronowitz　著

乳房植入物可能因放疗发生严重挛缩，并因此需要切除乳房皮肤，使得保留皮肤的乳房切除术失去其美容效果。因此产生的重建通常需要复杂的皮瓣手术进行挽救，通常无法达到最优的效果。已发表的文献一致认为，放疗通常会增加重建并发症发生率，包括包囊挛缩。放疗的负面影响对于基于植入物的重建尤其明显，并发症发生率上升 40% 或更高。接受乳房植入物放疗的乳房重建患者中高达 1/3 发生 Baker Ⅲ 级或 Ⅳ 级包囊挛缩。据传闻的初步数据表明，使用脱细胞真皮基质可能有助于减少包囊挛缩的概率。不过，这种方法的热度都受到了成本和其他并发症的影响。

2014 年，Losken 及其同事研究了乳房重建中放疗对脱细胞真皮基质和包膜形成的影响[1]。他们评估了 6 名患者的临床结局，并对假体周围包膜进行了组织学分析。放疗后原生包膜弹性蛋白纤维更多，细胞浸润增加 2 倍。然而，原生包膜和脱细胞真皮基质包膜的细胞计数无差异。放疗未改变脱细胞真皮基质包膜的结构或细胞组分。放疗前后的脱细胞真皮基质包膜细胞计数相似，放疗后原生包膜的细胞计数高于放疗后的脱细胞真皮基质包膜。植入物周围包膜的细胞计数因放疗而显著增加。

尽管在原生和脱细胞真皮基质包膜之间未观察到细胞计数差异，结构组成显示，与原生包膜相比，脱细胞真皮基质包膜中巨噬细胞少 5 倍，弹性蛋白多 2.5 倍，放疗和非放疗脱细胞真皮基质之间的组织学差异极小。放疗的脱细胞真皮基质显示出较放疗的包膜更少的植入物周围炎症和非血管 α 平滑肌动蛋白。作者得出

结论，经放疗的组织扩张器乳房重建失败率高，但这不是由脱细胞真皮基质直接引起。

脱细胞真皮基质重建术后接受放疗的患者的并发症发生率显著高于未经放疗的脱细胞真皮基质重建术后患者。尽管并发症的发生率增加 4～11 倍，但这些与放疗本身相关的可能性最高，而与脱细胞真皮基质的存在无关。动物研究中有趣的科学发现包括以下内容：①放疗和不放疗的脱细胞真皮基质之间厚度没有差异；②与未接受放疗相比，接受放疗的植入物脱细胞真皮基质的细胞侵袭减少；③脱细胞真皮基质减少了与放疗相关的炎症，这也延迟或减少了接受放疗的植入乳房重建中假上皮的形成 [2-5]。然而，其中许多变化是在短期发生的，没有证据表明对植入物包膜形成有任何长期影响。此外，乳房切除术后放疗似乎不会减少脱细胞真皮基质与乳房皮肤包膜下表面的融合（图 20-10）。

如果脱细胞真皮基质具有愈合优势，并且可能减少包囊挛缩的发生或严重程度，用脱细胞真皮基质完全覆盖植入物似乎是合乎逻辑的，而不是将其限制在乳房下极的重建（这是最常使用的方法）。在过去 8 年中，作者使用大片脱细胞真皮基质将组织扩张器或植入物完全覆盖，在一些患者中，尤其是那些接受保留乳头乳房切除术的患者，假体被置于胸大肌前，而在其他患者中，胸大肌以折叠覆盖法的方式缝合在脱细胞真皮基质上（图 20-11）（这种技术背后的理由是，如果脱细胞真皮基质减少了包膜挛缩，那么完全覆盖应该可以降低严重包膜挛缩的发生率）。

脱细胞真皮基质还允许使用术中盐水填充扩张器，这有助于在放疗后形成更下垂的乳房。这样就可以将植入物直接放入乳房皮肤袋中。在接受新辅助化疗的患者中，脱细胞真皮基质支持的术中盐水填充扩张器也避免了术后扩张和放疗延迟的可能。脱细胞真皮基质不仅直接增加了乳腺切除术皮瓣的厚度，而且可以使用

术中生理盐水扩张，以避免了术后在已经很薄的皮瓣处扩张的可能损害（这在接受放疗的患者中可能是危险的）。在第二阶段更换永久性植入物时，接受了照射的较厚皮肤比不使用脱细胞真皮基质更好地覆盖植入物。应用脱细胞真皮基质和脂肪移植获得的较厚皮片减少了在预期须放疗患者使用其他皮瓣（如背阔肌皮瓣）进行基于植入物的乳房重建的需要。尽管如此，等效的安全性结果还没有最终出来。

使用脱细胞真皮基质可以为基于植入物的乳房重建提供其他优势。在基于植入物的两阶段乳房重建的第一阶段，放置组织扩张器的同时使用脱细胞真皮基质，可以在第二阶段（更换为永久植入物阶段）为乳房切除术皮瓣深面创建一个供脂肪移植的层面。若不使用脱细胞真皮基质，这几乎是不可能的。脂肪移植在降

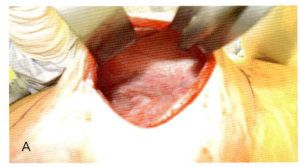

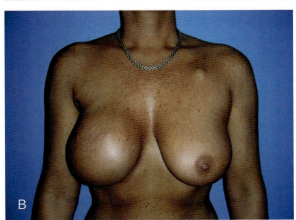

▲ 图 20-10　乳房切除术后放射治疗后的脱细胞真皮基质整合
A. 放疗乳房皮肤与整合人脱细胞真皮基质的术中视图；B. 植入物置入人脱细胞真皮基质衬里的乳房包膜后术后。对侧乳房择期调整对称

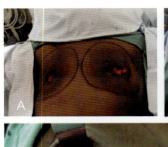
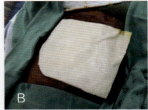
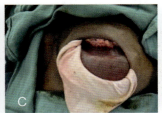
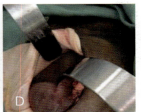
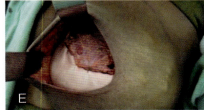
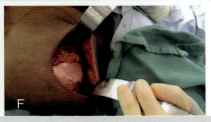

▲ 图 20-11　Kronowitz 扩张器插入技术（术中视图）

A. 完成双侧保留皮肤的乳房切除术后；B. 人脱细胞真皮基质轮廓为左乳房和胸壁的足迹；C 和 D. 人脱细胞真皮基质已缝合到内侧和下胸壁。组织扩张器使用缝线固定标签放置在胸壁上并填充盐水。请注意，胸大肌已从其下方、外侧和内侧（低于第 3 肋间隙）附件释放。E 和 F. 人脱细胞真皮基质现已缝合到上胸壁和侧胸壁，提供覆盖组织扩张器的完整覆盖。完全偏移的胸大肌已经以背心和裤子的方式缝合到人脱细胞真皮基质上。需要注意的是，胸部皮瓣没有张力

低潜在的并发症发生率和改善需行放射治疗的植入物重建的效果方面显示出良好的应用前景。

那么，当我们对患者的乳房进行脂肪移植时会发生什么呢？在辐照组织模型中研究了脂肪移植物的愈合特性。2007 年，Rigotti 阐明了脂肪移植物通过脂肪干细胞介导的过程促进受照射组织愈合的机制 [6]。脂肪移植物的超微结构分析显示基质血管成分得以保存，但健康的脂肪细胞几乎不存在。体外扩增的脂肪移植物的骨髓间充质干细胞细胞学特征与体内的骨髓间充质干细胞的细胞学特征一致。Rigotti 将脂肪抽吸物注射到有放射性损伤的人体皮下组织中，这是一种纤维化和有微血管病的组织。脂肪填充后 1 个月和 2 个月拍摄的皮下组织显微照片显示，受损的受照组织具有注射材料移除和再生的迹象。治疗 2 个月后，所有注射材料完全消失，完全没有细胞碎片。整体图片表明，辐射损伤皮肤的再生与愈合已进入后期。治疗后 4~6 个月，脂肪细胞形态正常，微血管超微结构正常。最后，在治疗后 1 年或 1 年以后，大体和显微镜下观察到放射性纤维组织再生变化和放射性骨坏死愈合的情况基本没有改变。

可能最重要的问题是脂肪移植是否会增加乳腺癌的局部复发率。虽然没有流行做脂肪移植，但对于移植脂肪和先前肿瘤环境的相互作用知之甚少。注射脂肪的"肿瘤－间质相互作用"或旁分泌作用可能影响肿瘤复发率，这尤其适可能导致保乳治疗后同侧乳腺肿瘤复发。治疗完成后，休眠的肿瘤细胞可能存在于乳腺实质内。假设脂肪来源的干细胞或脂肪来源的间充质干细胞的移植可以诱导沉默的肿瘤细胞再生并导致复发。体外研究和动物研究是相互矛盾的，并显示与乳腺癌细胞增殖呈正相关或负相关。到目前为止，没有基础或临床研究的证据清楚地证明脂肪移植与乳腺癌复发有任何关联。

新近的研究表明 [7]，尽管许多整形外科医生在肿瘤手术后进行自体脂肪移植（脂肪填充）作为乳房重建的一部分，但这是否会增加乳腺癌复发的风险尚未确定。这项有争议的研究评估了接受乳房重建脂肪填充术的患者局部区域复发（risk of locoregional，LRR）和全身复发的风险。作者确定了因乳腺癌（719 个乳房）、怀疑乳腺癌或良性疾病（305 个无癌乳房）而接受分段或全乳房切除术的患者，然后以脂肪填充作为辅助或主要程序进行乳房重建。一组乳腺癌患者作为对照，他们接受了乳腺节段切除

术或全切除术，然后在没有脂肪填充的情况下进行重建（670 个乳房；对照组）。用 Kaplan-Meier 法估计局部区域复发的概率。术后平均随访 60 个月，对照组 44 个月，无癌组 73 个月。局部区域复发发生率为 1.3%（9/719），对照组为 2.4%（16/670）。任何无癌乳房均未发生乳腺癌。病例组和对照组的 5 年累积局部区域复发率分别为 1.6% 和 4.1%。全身复发率为病例组 2.4%，对照组为 3.6%（P=0.514）。在脂肪填充重建的无癌乳房中没有发生原发性乳腺癌。这项对照研究的结果显示，局部区域复发和系统性复发没有增加，第二乳腺癌的发生也没有增加，表明了乳腺重建中脂肪填充的肿瘤学安全性。

因此，科学证据表明，脱细胞真皮基质联合脂肪移植是一种很有前途的方法，可以提高基于植入物的乳房重建的效果和安全性，特别是在乳腺癌术后需放疗的患者。在放疗结束后、更换永久性乳房植入物前，作者采用间隔脂肪移植技术覆盖原位组织扩张器。这对于提高放疗条件下两阶段乳房植入物重建的安全性具有潜在的巨大前景（图 20-12）。放疗结束后，将脂肪移植物直接注射到脱细胞真皮基质（扩张器放置期间放置）。注射的脂肪移植物在受照乳房皮肤内成熟需要几个月，因此在最佳愈合条件下进行永久植入物植入术。这将降低潜在的围术期植入物相关并发症，如植入物暴露和感染。尽管在未来的肿瘤治疗中仍面临挑战，但应用科学技术来改善在乳房重建的结果，将使外科医生能够继续取得更佳的治疗效果。

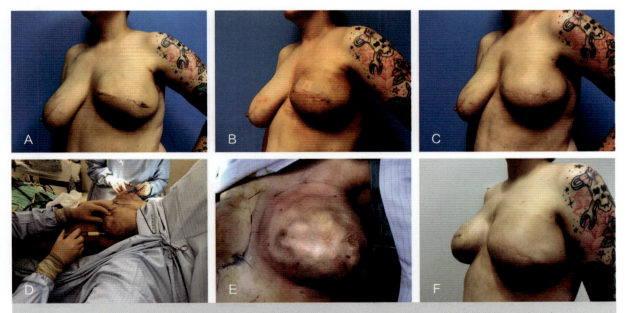

▲ 图 20-12　Kronowitz 间隔脂肪移植。35 岁女性患有Ⅲ期左乳腺癌，希望进行基于植入物的乳房重建
A. 术后视图：放置人脱细胞真皮基质 / 生理盐水填充组织扩张器后 4 周；B. 完成乳房切除术 2 周后放射治疗。在开始放射治疗之前从组织扩张器中取出约 1/2 的盐水填充体积。显示的是在将预辐射盐水填充体积重新滴注回组织扩张器之后。C. 在胸壁扩张器原位完成放射治疗后 3 个月；D. 在覆盖整个组织扩张器的辐射后 3 个月进行间隔脂肪移植；E. 术中间隔脂肪移植完成后；F. 术后：间隔脂肪移植后 3 个月。准备更换用于植入的组织扩张器

参考文献

[1]　Moyer H, Pinell-White X, Losken A. The effect of radiation on acellular dermal matrix and capsule formation in breast reconstruction: Clinical outcomes and histologic analysis. *Plastic & Reconstructive Surgery*. 133(2):214–221, 2014.

[2]　Garcia O, Scott J. Analysis of acellular dermal matrix integration and revascularization following tissue expander breast reconstruction in a clinically relevant large-animal model. *Plastic & Reconstructive Surgery*. 131(5):741e–751e, 2013.

[3] Dubin MG, Feldman M, Ibrahim HZ, et al. Allograft dermal implant (AlloDerm) in a previously irradiated field. *Laryngoscope*. 2000 ;110(6):934–937.

[4] Ibrahim HZ, Kwiatkowski TJ, Montone KT, et al. Effects of external beam radiation on the allograft dermal implant. Otolaryngol—*Head and Neck Surgery*. 2000;122(2):189–194.

[5] Komorowska-Timek E, Oberg KC, Timek TA, Gridley DS, Miles DA. The effect of alloderm envelopes on periprosthetic capsule formation with and without radiation. *Plastic and Reconstructive Surgery*. 2009;123(3):807–816.

[6] Rigotti G, Marchi A, Galie M, Baroni G, Benati D, Krampera M, Pasini A, Sbarbati A. Clinical treatment of radiotherapy tissue damage by lipoaspirate transplant: A healing process mediated by adipose-derived adult stem cells. *Plastic and Reconstructive Surgery*. 2007;119(5):1409–1422.

[7] Kronowitz, SJ, Cosman CM, Liu, J et al., Lipofilling of the breast does not increase the risk of recurrence of breast cancer: A matched controlled study. *Plastic and Reconstructive Surgery*. 2016;137(2):385–393.

（二）我们的方法（欧洲）

Lee Martin   Sonia Bathla   著

2000—2012 年间，在英国即时重建从 13% 增加到了 28%。基于植入物的乳房重建是最常见的乳房重建方法，近年来基于背阔肌皮瓣的重建已不太受欢迎 [1]。生物或合成脱细胞真皮基质的使用，通过保护皮肤包膜和在种植体完全覆盖的情况下重建天然下垂，有可能实现基于植入物的即时一期重建。尽管长期结果数据有限，并且担心并发症的发生率很高，但使用脱细胞真皮基质的这些技术越来越受欢迎。国家指南（英国）建议这些技术用于 BMI 正常、乳房体积小至中等且软组织覆盖良好的患者 [2]。已经注意到那些接受腋窝淋巴结清扫术和乳房切除术量超过 600g 的患者并发症会增加。作为 iBRA 研究的一部分，正在对英国脱细胞真皮基质的使用进行前瞻性审计。

乳房切除术后放疗的适应证正在增加，放射治疗已被证明可以减少 28% 的局部复发，并增加至少 5% 的生存率。乳房切除术后放疗适用于高危癌症（肿瘤＞ 5cm，≥ 4 个阳性腋窝结节，累及切除切缘，或 10 年局部区域复发风险＞ 20%）。SUPREMO 试验的结果可能会进一步扩大这些适应证（1～3 个阳性淋巴结和 10 年局部区域复发风险＜ 15%）。这尤其适用于绝经前患者，他们可能在心理上从即时重建中获益最多 [3, 4]。根据放射肿瘤学家对接近或相关前后边缘的观察，保留皮肤技术的使用也可能导致乳房切除术放射线治疗的增加。术后放疗对种植体和自体皮瓣重建的有害影响已得到充分证实，并发症发生率增加，患者满意度降低。

Robert Mansel 教授曾有句著名的话："我们的乳房柔软，但没有硬数据。"这位资深作者的个人看法基于已发表研究的个体解释，根据个人实践选择知情的患者。但是，对于基于植入物的乳房重建方法和放疗时机，数据是异类的，结论难以得出。作者已经使用了生物学的（Strattice）和合成的脱细胞真皮基质（TiLoop——钛涂层的聚丙烯网），它们的并发症发生率相称且可以接受，植入物丢失率低，并且佐剂没有明显的延迟治疗。TiLoop 具有成本效益，是作者的首选材料。与标准扩张器技术相比，使用脱细胞真皮基质的患者满意度和美学效果更好，这是作者目前所有种植体重建的标准方法。脱细胞真皮基质的使用允许直接植入重建，尽管对于那些可能需要放射治疗的患者，需要使用一个完整端口的解剖扩张器。放射治疗的时机可能影响预后，在放置永久性植入物后，乳房切除术后放射治疗的并发症发生率高达 33.3%，但 51% 的患者美容效果可接受（大多数患者声明他们会再次选择植入性乳房重建）[5, 6]。尽管如此，研究表明在接受永久性植入物照射的患者中，修复手术的比率显著提高，美学评分较低 [7, 8]。从提供服务的角度来看，照射扩张器然后等待放疗效果稳定最适合作者的做法，并允许在进行最终植入物交换时进行潜在的修改。

放射治疗期间组织扩张器的处理是有争议的。一项对兔子的研究表明，放疗前扩张器的收缩增加了皮肤损伤的风险[9]。然而，也有人担心膨胀的扩张器会使放射治疗计划和精确靶向变得更加困难，尤其是在左侧。使用一个完整的端口也可能导致放射治疗散射。扩张器的管理应基于与临床肿瘤学家的局部讨论。在作者的单位，放射治疗的计划和交付是在完全膨胀的扩张器。乳房切除术后放射治疗中植入物或扩张器（包括脱细胞真皮基质）的存在并不影响放射治疗的局部复发的效果[10, 11]。

如果患者理解并接受乳房切除术后放疗的影响，就没有必要因为患者需要接受放疗而拒绝重建乳房。虽然植入式乳房重建可能没有自体乳房重建那么美观，但它是一个更短的过程，一旦放射治疗的效果稳定后，就可以转化为自体乳房重建。患者应意识到增加并发症的潜在风险（39.6％～67.5％）[12]和再次手术的风险增加了 2 倍。植入物的丢失率也高达 30％，并伴有潜在的长期不良的美学结果。T$_3$ 或 T$_4$ 肿瘤患者和腋窝淋巴结阳性患者[13]是最有可能接受乳房切除术后放疗的人群，其种植体损失明显更高[14, 15]。放射治疗对自体组织也有消极影响，这可能导致长期的美学效果不佳。基于这些原因，作者宁愿不照射皮瓣。患者必须意识到，一旦辅助治疗完成，就可以进行自体重建。重要的是，在患者心理痛苦的时候给予他们力量。虽然 50％ 的植入重建术需要 5 年的翻修，但同样数量的患者会认为他们的重建是可接受的。

脱细胞真皮基质辅助重建的使用可以通过最佳的皮肤包膜保存和下垂及自体脂肪移植相结合来改善这些身材。

自体脂肪移植在乳房切除术后放射治疗中的应用显示出良好的效果。Diego Ribuffo 和他的同事提出了一个方案，即在乳房切除术时将扩张器置于完全肌肉覆盖的范围内，然后在 2 个月的时间内迅速扩张至完全容量（每周 100ml）。标准的乳房切除术后放射治疗，然后在放射治疗完成后 6 周不进行通货紧缩和脂肪填充。3 个月后进行植入物交换和低位前囊切开

术。这些作者报道了患者满意度的提高和主要并发症发生率的降低。自体脂肪移植在延迟即时的方法也已被证明改善辐照植入式重建乳房的美容结果[16]。作者目前为那些需要额外容量或在基于植入物的重建治疗中放疗的患者保留了脂质模型。有人建议对乳房切除术皮瓣立即进行脂质建模可以改善预后（Michael Dixon，个人交流）。

必须记住，接受放射治疗的患者很可能是年轻人，而且罹患远处转移性疾病的风险较高。资深作者认为，即使客观结果可能不是最理想的，也不应该拒绝任何患者进行重建。最重要的结果是生活质量，这将考虑到患者的整体福祉和主观看法。

参考文献

[1] Mennie J 2014: HES NHS data 2012.

[2] ADM Assisted breast reconstruction procedures: Joint guidelines from the ABS & BAPRAS. *EJSO* 39 (2013) 425–429.

[3] NICE guidelines CG80: Early and locally advanced breast cancer: Diagnosis and treatment. 2009.

[4] SUPREMO – www.supremo-trial.com

[5] Jhaveri JD, Rush SC, Kostroff K, Derisi D, Farber LA, Maurer VE, Bosworth JL. Clinical outcomes of postmastectomy radiation therapy after immediate breast reconstruction. *Int J Radiat Oncol Biol Phys.*; 2008 72(3):859–865.

[6] Cordeiro, Peter G M.D.; Albornoz, Claudia R M.D., M.Sc.; McCormick, Beryl M.D.; Hu, Qunying M.D.; Van Zee, Kimberly M.D. The impact of postmastectomy radiotherapy on two-stage implant breast reconstruction: An analysis of long-term surgical outcomes, aesthetic results, and satisfaction over 13 years. *Breast* J 2014; 134:588–595.

[7] Whitfield GA, Horan G, Irwin MS, Malata CM, Wishart GC, Wilson CB. Incidence of severe capsular contracture following implant-based immediate breast reconstruction with or without postoperative chest wall radiotherapy using 40 Gray in 15 fractions. *Radiother Oncol.*; 2009 90(1):141–147. Epub 2008 Nov 1. [PubMed: 18977547].

[8] Hvilsom GB, Hölmich LR, Steding-Jessen M, Frederiksen K, Henriksen TF, Lipworth L, McLaughlin J, Elberg JJ, Damsgaard TE, Friis S. Delayed breast implant reconstruction: Is radiation therapy associated with capsular contracture or reoperations? *Ann Plast*

Surg. 2011 E-pub.

[9] Celet Ozden B, Guven E, Aslay I, Kemikler G, Olgac V, Soluk Tekesin M, Serarslan B, Tumerdem Ulug B, Biligin Karabulut A, Arinici A, Emekli U. Does partial expander deflation exacerbate the adverse effects of radiotherapy in two-stage breast reconstruction? *World J Surg Oncol* 2012; 10: 44.

[10] Kronowitz SJ, Lam C, Terefe W, Hunt KK, Kuerer HM, Valero V, Lance S, Robb GL, Feng L, Buchholz TA. A multidisciplinary protocol for planned skin-preserving delayed breast reconstruction for patients with locally advanced breast cancer requiring postmastectomy radiation therapy: 3 year follow up. *Plast Reconstr Surg.*; 2011 127(6):2154–2166.

[11] Kutcher L, Ballangrud A, Cordeiro PG, McCormick B, Hunt M, Van Zee KJ, Hudis C, Beal K. Post mastectomy intensity modulated radiation following immediate expander-implant reconstruction. *Radiother Oncol.*; 2010 94(3):319–323.

[12] Kronowitz SJ. Current status of implant based breast reconstruction in patients receiving postmastectomy radiation therapy. *Plast Reconstr Surg.* 2012 130(4): 513e–523e.

[13] Gross E, Hannoun-Levi JM, Rouanet P, Houvenaeghel G, Teissier E, Ellis S, Resbeut M, Tallet A, Vaini Cowen V, Azria D, Cowen D. [Evaluation of immediate breast reconstruction and radiotherapy: Factors associated with complications]. *Cancer Radiother.*; 2010 14(8):704–710. Epub 2010 Aug 2. French. [PubMed: 20674442 – kron ref 8].

[14] Baschnagel AM, Shah C, Wilkinson JB, Dekhne N, Arthur DW, Vicini FA. Failure rate and cosmesis of immediate tissue expander/implant breast reconstruction after post mastectomy irradiation. *Clin Breast Cancer* 2012; 12: 428–432.

[15] Pestana IA, Campbell DC, Bhart G, Thompson JT. Factors affecting complications in radiated breast reconstruction. Ann Plast Surg 2013; 70: 542–545.

[16] Panettiere P, Marchchetti L, Accorsi D. The serial free fat transfer in irradiated prosthetic breast reconstructions. *Aesthetic Plast Surg* 2009; 33(5): 695–700.

编　者　按

完全使用脂肪移植技术重建整个乳房的能力是可取的，这一领域的研究正在迅速发展。

正如 Rubin 博士所指出的，目前有关乳房完全用脂肪移植重建的问题包括需要多阶段的程序和不可预测的吸收。此外，虽然外部扩张已被证明有助于这一过程，但这可能与患者依从性问题和缺乏医疗保险报销有关。另外，那些在脂肪移植方面有专门知识的人（包括 Delay 博士）经常使用胸部推进皮瓣和多个阶段的脂肪移植。这一章不仅包括 Delay 雄辩的脂肪移植重建乳房的技术，而且描述了这些技术和未来展望的惊人科学基础。毫无疑问，乳房重建外科医生很快就能收获脂肪和（或）间充质干细胞，增强或增殖这些细胞，并随后将其储存起来，以备将来在办公室进行连续注射。研究人员现在能够在体外克隆性地扩增间充质干细胞，这种干细胞连同吸脂液中血管化的基质成分可能足以使乳房生长，而不需要储存脂肪细胞进行连续注射。无论哪种增强技术在单纯使用吸脂成分进行全乳房重建中被证明是成功的，它们都有可能成为未来常规乳房重建的主要方法。

第21章 基于脂肪移植的全乳重建

Fat grafting exclusively for whole breast reconstruction

本章概要

仅仅通过重复的脂肪移植就能创造出一个完整的乳房，这是乳房重建的一个巨大进步。

然而，尽管几位著名的外科医生取得了令人印象深刻的成果，但其他人仍在努力取得令人满意的结果，而独家脂肪移植这一话题仍然存在争议。使用 Brava® 装置（应用于胸壁的负压吸引）可能会显著影响重建乳房内脂肪的植入。这个概念很有趣，可能会对身体其他部位的重建产生影响。一些研究者试图通过在体外克隆性扩增的干细胞系中添加生长因子来改善植入。此外，三维支架的制作也受到了广泛的关注，并可能在未来的某个阶段允许建造一个真正的生物工程乳房。

一、我们的方法（欧洲）

Gilles Tousson　Emmanuel Delay　著

（一）概述

乳房重建一直以来都是一项具有挑战性的手术，技术进步加上创造力一直是乳房整形外科医生的重要工具，他们的共同目标是以最少的瘢痕和功能损伤达到最佳效果。

最终的成就将是建立一个新的乳房丘，既不使用外来物质，也不从皮瓣留下任何瘢痕。

患者的选择是这些技术成功的关键，只有在满足以下条件的情况下才能达到最佳结果。

- 小到中度对侧乳房（低投影、罩杯 A 或 B）。
- 充分的胸部皮肤松弛，以便进行腹部推进皮瓣技术。
- 在多个阶段收集足够的多余脂肪区域。
- 愿意接受多期乳房重建的患者。

（二）患者、方法和手术技术

重建的乳房体积完全是通过使用自体脂肪（不使用植入物或肌肉瓣）来实现的。脂肪收集、加工和注射的原理与本节前面所述的延迟重建相似，我们首先采用胸腹皮肤推进皮瓣技术[1]，扩张皮肤包膜，恢复乳房褶皱（尤其是肌下皱褶和侧皱褶）。这项技术也可用于即时乳房重建，保留皮肤包膜，从而改善乳房的形状。

在这一阶段，第一次脂肪转移是在胸大肌和脱胸区（而不是在受损的皮瓣下）进行。

为了达到所需的体积和形状，需要多个后续阶段。对侧对称化也在最后一次转移过程中进行。在典型病例中，计划平均 3 次（1～5 次）疗程，后续程序之间至少间隔 3 个月。脂肪移植手术通常在住院日进行（图 21-1）。

对于每一个特定的患者，充分评估乳房切除术部位和潜在的脂肪供体部位的皮肤质量至关重要。脂肪转移技术必须非常小心地进行，以最大限度地增加每一次的转移量，同时最小化油囊肿的形成和脂肪坏死的发生率。根据作者的经验，在单侧乳房重建的多个阶段中，必须转移平均体积为 600ml 的纯化脂肪。对他们的第一系列的分析表明[2]，转移脂肪的体积几乎是用阔肌重建获得相同最终体积的 2 倍。这可能是由于缺乏与肌瓣相关的足够的机械和血管支架。

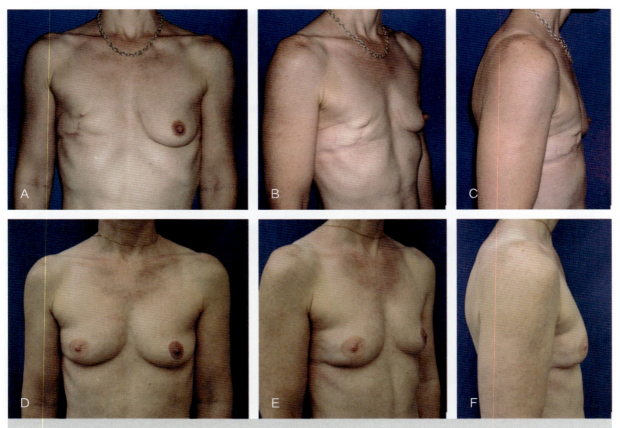

▲ 图 21-1　**A 至 C.** 倒置 T 形瘢痕乳房切除术后等待右乳重建的患者；**D 至 F. 3** 次脂肪调节（共 **443cm³** 的纯化脂肪）后的最终结果。对侧 p-xie 和乳头 - 乳晕复合体重建（乳头分切和文身）

（三）结论

完全使用多种脂肪注射来重建一个完整的乳房丘的能力证明了脂肪转移技术的效率。大多数乳腺的病理和形态学条件（包括恶性肿瘤、发育不全、畸形和胸壁畸形）都可能与其他重建技术相关的脂肪转移或作为一个独立的程序而受益。

参考文献

[1] Delay E, Jorquera F, Pasi P, Gratadour AC. Autologous latissimus breast reconstruction in association with abdominal advancement flap: A new refinement in breast reconstruction. *Ann Plast Surg* 1999;42:67–75.

[2] Delaporte T, Delay E, Tousson G et al. Reconstruction mammaire par transfert graisseux exclusif. A propos de 15 cas consécutifs. *Ann Chir Plast Esthet* 2009;54(4):303–316.

二、干细胞扩增和生长因子刺激

Adam J. Reid　著

尽管临床技术的改进，但在大体积脂肪移植乳房重建中，脂肪吸收的客观测量值仍接近 50%[1]。现在的研究重点转向了对脂肪组织及其成分的细胞操控，以提高脂肪存活和临床转化的可行性。

人体吸脂物消化后会产生一种称为"基质血管部分"的细胞颗粒，其中包含多潜能脂肪源性间充质干细胞以及成纤维细胞、炎症细胞和造血细胞[2]。富含基质血管成分的脂肪移植术已在临床应用，在肿瘤保乳切除术后的美容[3]和重建[4]方面取得了成功。虽然这些主观性研究利用了未经改良的间质血管部分细胞群，但现在有很好的客观证据表明，与未富集的对照组相比，使用实验室扩增的脂肪源间充质干细胞可提高小体积脂肪移植物的存活率（＞4倍）[5]。

为了充分利用脂肪间充质干细胞，我们需要更好地理解脂肪间充质干细胞、脂肪细胞和微环境复杂的相互作用。一个令人兴奋的前景是，脂肪来源间充质干细胞亚群的潜在选择具有更好的增殖、成脂肪、血管生成或抗缺血特性。脂肪源性间充质干细胞表面标志物的表达是一个特别令人感兴趣的问题，在缺乏其他关键标记物的情况下CD73/90/105阳性的最低预设值一直被公认为间充质干细胞的定义[6]，但其他标记物的作用尚不清楚。筛选黏附因子CD34的细胞群已证明能在体外改善脂肪生成[7-9]。其他策略包括基因转染脂肪源间充质干细胞群[10]和操纵3-D支架，以促进脂肪源间充质干细胞与脂肪细胞相互作用。

优化实验室脂肪来源间充质干细胞扩增的培养条件，考虑到增殖、脂肪生成和临床转译的安全性至关重要。使用异种动物源性产品，包括牛源血清，可能有传播传染性疾病的风险或加剧伦理冲突[11]。商业上可用的无血清、无异种培养基替代品已被证明能维持多能性和增殖率[12, 13]。另一些则采用了完全不含异种的协议[14]。人类衍生的替代品，包括脐带提取物[15]、富血小板血浆[16]和汇集的人血小板裂解物[17]，已经显示出一种可变的反应，相当于或明显减少了人口倍增次数，尽管富血小板血浆可能改善脂肪分化[18]。

这种非常有前途的疗法的安全性还有待完全阐明，但最近的实验研究表明，脂肪来源的间充质干细胞可能在体内[19]和体外[20]刺激乳腺癌细胞增强转移表型。肿瘤风险和干细胞治疗的临床疗效将通过精心设计的临床研究得到最好的解决，同时需要进一步的学术和工业实验室研究来证明这些干细胞辅助治疗的安全性和成本效益。

参考文献

[1] Choi M, Small K, Levovitz C, Lee C, Fadl A, Karp NS. The volumetric analysis of fat graft survival in breast reconstruction. *Plast Reconstr Surg.* 2013, 131: 185–191.

[2] Zuk PA, Zhu M, Mizuno H et al. Multilineage cells from human adipose tissue: Implications for cell-based therapies. *Tissue Eng.* 2001, 7: 211–228.

[3] Yoshimura K, Sato K, Aoi N, Kurita M, Hirohi T, Harii K. Cell-assisted lipotransfer for cosmetic breast augmentation: Supportive use of adipose-derived stem/stromal cells. *Aesthetic Plast Surg.* 2008, 32: 48–55; discussion 6–7.

[4] Perez-Cano R, Vranckx JJ, Lasso JM et al. Prospective trial of adipose-derived regenerative cell (ADRC)-enriched fat grafting for partial mastectomy defects: The RESTORE-2 trial. *Eur J Surg Oncol.* 2012, 38: 382–389.

[5] Kolle SF, Fischer-Nielsen A, Mathiasen AB et al. Enrichment of autologous fat grafts with ex-vivo expanded adipose tissue-derived stem cells for graft survival: A randomised placebo-controlled trial. *Lancet.* 2013, 382: 1113–1120.

[6] Dominici M, Le Blanc K, Mueller I et al. Minimal criteria for defining multipotent mesenchymal stromal cells. The international society for cellular therapy position statement. *Cytotherapy.* 2006, 8: 315–317.

[7] De Francesco F, Tirino V, Desiderio V et al. Human CD34/CD90 ASCs are capable of growing as sphere clusters, producing high levels of VEGF and forming capillaries. *PLoS One.* 2009, 4: e6537.

[8] Doornaert MA, Declercq H, Stillaert F et al. Intrinsic dynamics of the fat graft: In vitro interactions between the main cell actors. *Plast Reconstr Surg.* 2012, 130: 1001–1019.

[9] Suga H, Matsumoto D, Eto H et al. Functional implications of CD34 expression in human adipose-derived stem/progenitor cells. *Stem Cells Dev.* 2009, 18: 1201–1210.

[10] Lu F, Li J, Gao J et al. Improvement of the survival of human autologous fat transplantation by using VEGF-transfected adipose-derived stem cells. *Plast Reconstr Surg.* 2009, 124: 1437–1446.

[11] Erickson G, Bolin S, Landgraf J. Viral contamination of fetal bovine serum used for tissue culture: Risks and concerns. *Dev Biol Stand.* 1991, 75: 173.

[12] Lindroos B, Boucher S, Chase L et al. Serum-free, xeno-free culture media maintain the proliferation rate and multipotentiality of adipose stem cells in vitro. *Cytotherapy.* 2009, 11: 958–972.

[13] Patrikoski M, Juntunen M, Boucher S et al. Development of fully defined xeno-free culture system for the preparation and propagation of cell therapy-compliant human

adipose stem cells. *Stem Cell Res Ther*. 2013, 4: 27.

[14] Escobedo-Lucea C, Bellver C, Gandia C et al. A xenogeneic-free protocol for isolation and expansion of human adipose stem cells for clinical uses. *PLoS One*. 2013, 8: e67870.

[15] Kim SM, Moon SH, Lee Y, Kim GJ, Chung HM, Choi YS. Alternative xeno-free biomaterials derived from human umbilical cord for the self-renewal ex-vivo expansion of mesenchymal stem cells. *Stem Cells Dev*. 2013, 22(22): 3025–3038.

[16] Kocaoemer A, Kern S, Kluter H, Bieback K. Human AB serum and thrombin-activated platelet-rich plasma are suitable alternatives to fetal calf serum for the expansion of mesenchymal stem cells from adipose tissue. *Stem Cells*. 2007, 25: 1270–1278.

[17] Trojahn Kolle SF, Oliveri RS, Glovinski PV et al. Pooled human platelet lysate versus fetal bovine serum-investigating the proliferation rate, chromosome stability and angiogenic potential of human adipose tissue-derived stem cells intended for clinical use. *Cytotherapy*. 2013, 15: 1086–1097.

[18] Cervelli V, Scioli MG, Gentile P et al. Platelet-rich plasma greatly potentiates insulin-induced adipogenic differentiation of human adipose-derived stem cells through a serine/threonine kinase Akt-dependent mechanism and promotes clinical fat graft maintenance. *Stem Cells Transl Med*. 2012, 1: 206–220.

[19] Kuhbier JW, Bucan V, Reimers K et al. Observed changes in the morphology and phenotype of breast cancer cells in direct co-culture with adipose-derived stem cells. *Plast Reconstr Surg*. 2014, 134: 414–423.

[20] Kamat P, Schweizer R, Kaenel P et al. Human adipose-derived mesenchymal stromal cells may promote breast cancer progression and metastatic Spread. *Plast Reconstr Surg*. 2015, 136: 76–84.

三、生物工程学人造乳房

J. Peter Rubin　著

专门用于全乳房重建的脂肪移植是微创修复组织的一大进步。供体部位发病率的降低和仅需最小限度切口和自体组织即可形成完整乳房的能力，以惊人的方式推动了乳房重建领域的发展。缺点是需要多个程序才能达到最终结果，再加上移植脂肪体积的不可预测的再吸收。

此外，虽然外部扩张有利于促进这一程序，但合规性问题可能会限制有效性。随着这些巨

大的进步，外科医生可以展望下一代乳房重建疗法组织工程的未来。"生物工程乳房"的治疗会是什么样子？随着对潜在治疗模式的探索，一些方法代表了当前疗法技术上的一个更直接的飞跃，而另一些则更为深远。

在第一类中，药物制剂、细胞和生物材料的使用可以改善注射疗法的效果，以恢复软组织。对于自体脂肪移植的方法，这将包括能够促进注射脂肪组织的更大保留甚至刺激脂肪组织生长的药物。这属于脂肪移植的"增强剂"的范畴，代表了一个已在本领域被许多人研究的概念。一种很有前途的技术是将微囊化的脂肪生成剂与脂肪移植物混合使用。地塞米松具有极强的促脂肪作用，当地塞米松被包裹在 PLGA 微球中并植入裸鼠模型中的人体脂肪移植后，6 个月时的结果显示，地塞米松可显著提高脂肪组织的存活率[1]。其他的脂肪生成因子如胰岛素及血管生成因子（如 VEGF），都是这类治疗的潜在候选药物。在细胞治疗领域，人们对使用浓缩脂肪干细胞补充脂肪移植物以提高生物活性和存活率产生了浓厚的兴趣。这种作用已通过实验证明，且最近在 Kolle 及其同事的 1 级随机试验中得到了证明[2, 3]。包括无细胞脂肪组织基质在内的新的再生支架代表了一种"现成的"可注射基质，用于产生没有任何供体部位的新的脂肪组织[4]。

但更深远的方法呢？有 3 种可能的选择可以考虑。第一种方法是在乳房切除术时放置一个现成的游离皮瓣，用于立即重建乳房并形成脂肪组织。在生物反应器中体外生长的组织已经存在一段时间了，其速率限制步骤是血管供应。全器官脱细胞的最新研究表明可用于乳房的方法，无须切取游离皮瓣进行乳房重建，去细胞化的游离皮瓣可以很容易地植入各种大小和形状。由于这些器官已脱细胞，因此它们将不会面临免疫排斥的风险，并且类似于脱细胞真皮基质。血管供应来自吻合口，就像传统的游离皮瓣一样，但没有供区。值得注意的是，

如果皮瓣出现故障，可以很容易地用一个新的来更换[5]。另一种方法中，在乳房切除术时，将含有脂肪生成和 VEGF 的聚合物盘放置在前胸壁组织中。来自胸内动脉或肋间动脉的血管蒂将被固定并放置在椎间盘上，从而能够为再生组织提供充足的血液供应。在 6 个月的时间内，不同的血管生成和脂肪生成生长因子会在不同的时间点从椎间盘中释放出来。

化学引诱剂通过覆盖的血管蒂吸引循环祖细胞，然后诱导这些细胞形成新的脂肪组织。然后，VEGF 的循环会接踵而来，丰富血管供应，接着是脂肪形成的进一步循环，一直持续到形成乳房隆起。生长因子的精确剂量将决定乳房的最终大小和形状。在另一种方法中，基因转染可以用来操纵自体宿主细胞到胚胎发生的早期阶段。Yamanaka 及同事[6]的实验不同，这些细胞将被重新被编程到乳腺组织生成的芽基阶段。从本质上讲，来自患者的成年细胞将被重新编程，形成一个乳房芽，然后被植入患者体内，随着时间的推移产生乳房。

由于这些细胞来自同一名患者，因此它们的基因决定了该患者乳房的原始大小和形状。

对于乳腺癌患者来说，脂肪移植是一项重大的技术进步，整形外科医师将继续引领生物工程乳腺的发展。

参考文献

[1] Kelmendi-Doko A, Marra KG, Vidic N, Tan H, Rubin JP. Adipogenic factor-loaded microspheres increase retention of transplanted adipose tissue. *Tissue Eng Part A*. 2014;20(17–18):2283–2290.

[2] Kølle SF, Fischer-Nielsen A, Mathiasen AB, Elberg JJ, Oliveri RS, Glovinski PV, Kastrup J et al. Enrichment of autologous fat grafts with ex-vivo expanded adipose tissue-derived stem cells for graft survival: A randomised placebo-controlled trial. *Lancet*. 2013;382(9898):1113–1120. doi:10.1016/S0140-6736 (13)61410-5.

[3] Rubin, JP, Marra KG. Invited discussion–Enrichment of autologous fat ex vivo expanded adipose tissue-derived stem cells for raft survival: A randomized placebo-controlled trial. *Lancet*. 2013; 382(9898): 1077–1079.

[4] Brown BN, Freund JM, Li H, Rubin JP, Reing JE, Jeffries G, Wolf M, Tottey S, Barnes C, Ratner B, Badylak SF. Comparison of three methods for the derivation of a diologic scaffold composed of adipose tissue extracellular matrix. *Tissue Eng Part C*. 2011;17(4):411–421.

[5] Ott HC, Matthiesen TS, Goh SK, Black LD, Kren SM, Netoff TI, Taylor DA. Perfusion-decellularized matrix: Using nature's platform to engineer a bioartificial heart. *Nat Med*. 2008;14(2):213–221.

[6] Takahashi K, Yamanaka S. Induction of pluripotent stem cells from mouse embryonic and adult fibroblast cultures by defined factors. *Cell*. 2006;126(4):663–676.

编　者　按

自脱细胞真皮基质出现以来，尽管基于植入式乳房重建的应用越来越多，但自体组织重建仍是具有良好长期效果的金标准。根据外科医生的能力和经验，有许多自体组织可供选择。

在过去的 10 年里，背阔肌皮瓣用于乳房重建的使用有所减少。这种变化在英国最为明显，直到最近几年，阔背肌皮瓣一直是乳房重建的主流。然而，多亏了 Delay 博士和 Saint-Cyr 博士的出版物所积累的信息，我们对背部区域的解剖学知识有所提高。这使得外科医生可以利用背阔肌瓣获取更多的脂肪，同时也可以利用背阔肌瓣作为血管来增加脂肪移植以重建整个乳房的表面积。这在一定程度上重振了背阔肌皮瓣作为自体乳房重建的理想选择。通过使用自体阔背肌皮瓣或转移到胸壁的连续脂肪移植皮瓣来避免乳房植入的机会，无疑增加了患者对这种乳房重建方法的兴趣。

尽管上腹部深下穿支皮瓣在研讨会上的出版物和演讲中占优势，但基于外科医生的能力和经验，目前全世界都在使用基于腹部的自体组织重建术（带蒂腹横直肌肌皮瓣、游离腹横直肌肌皮瓣和腹壁下深穿支皮瓣）。很明显，这三种乳房重建方法中的每一种都可以在最低发病率下获得良好的美容效果。在本章中，一些被公认为艺术大师的人，以一种有益于读者并最终提高知识和理解及这种乳房重建方法结果的方式描述了这些皮瓣的技术。

第22章 基于自体皮瓣移植的全乳重建（初级术式）

Standard autologous tissue flaps for whole breast reconstruction

本章概要　　尽管对于有足够的穿刺器对下腹部组织进行灌注的特定患者，上腹深部下腹穿支肌皮瓣已成为重建的极佳选择，但在临床实践中，保留肌肉的腹横直肌肌皮瓣可能更常用。尽管在过去的几年中，阔肌皮瓣的使用频率一直保持稳定或降低，但是包括皮下脂肪组织以避开植入物的需求已成为一种流行的选择，尤其是在肥胖患者中。因此，尽管将注意力集中在先进的穿孔器皮瓣上，但背阔肌皮瓣和腹横直肌肌皮瓣仍被大量使用。

一、背阔肌（LD）皮瓣联合植入物

Michel Hector Saint-Cyr　著

（一）概述

带蒂背阔肌皮瓣最初是由 Tansini 及其同事于 1906 年提出的，用于乳房切除术后缺损的重建[1]。它被认为是乳房重建的主力皮瓣，但由于不能提供足够的容量，特别是与腹部皮瓣相比，会受到限制。传统的增大容积的方法仍然是将背阔肌皮瓣与植入物结合使用。然而，增加容积的新技术已经被描述，其中包括切取延长的背阔肌皮瓣和脂肪移植（即时和延迟）[2]。

（二）解剖学和技术

1. 血液供应和神经支配

背阔肌是一块宽阔的扁平肌，位于躯干后下侧，大小可达 25cm×35cm。它被归类为 Mathes V 型肌肉，其主要血供来自胸背动脉，次级节段性蒂来自后肋间动脉和腰动脉的穿支[3]。受胸背神经支配，血管蒂常伴有两根静脉，蒂长约 8cm。

2. 皮瓣收获

背阔肌皮瓣可带或不带皮肤桨收获。皮肤需求取决于乳房切除术时切除的皮肤数量。由于体积在乳房重建术中很重要。因此，即使在保留皮肤的乳房切除术中需要最少的皮肤，背阔肌皮瓣通常从下背部用大的皮肤桨获取。患者被标记为站立姿势。背阔肌的外侧缘最初是有标记的，皮瓣的上缘是在肩胛骨水平上标记的。可以横向、倾斜或横向设计皮岛。研究表明，设计一种低皮肤桨片，使瘢痕低于乳房下折处，可以提高患者满意度[4]。皮瓣收获在侧卧位进行。切开皮岛，并在浅筋膜深处进行解剖，在肌肉上留下深层脂肪。识别肌肉的横向边界，从下方将肌肉从腰骶部和棘突筋膜分开，并在内侧将与椎骨的附件分开。小心结扎大的穿孔分支，可以在近端识别椎弓根，如果需要可以将胸背神经剪断。随后在腋窝高处创建一个皮下通道，并将皮瓣转移到乳房切除术缺损处，同时关闭供体部位。缝制缝线用于消除死角并在闭合时减轻张力[5]。然后将患者重新置于仰卧位以准备插入。

3. 低延展的背阔肌皮瓣对增强量的影响

基于背部的脂肪隔室理论描述了延伸的背阔肌皮瓣的各种修改形式[6]。对侵略性的皮下摘取肩胛旁脂肪和腰椎脂肪进行了描述，虽然它们确实增加了皮瓣体积，但它们有时与轮廓异常和供区发病率有关[7]。我们使用低延伸的背阔肌皮瓣，通过"双泡"捏合测试同时抓住腰胸和腰部脂肪隔室，从而在患者站立姿势的情况下标记出横向皮肤拨片[8]。将皮瓣放在背部下方脂肪最多的地方有助于增加皮瓣的体积，对于一些胸小到中等大小的患者，这可能有助于避免使用植入物。作者已经能够设计出 31cm×20cm 的皮肤划片。然而，扩张的背阔肌皮瓣受到患者身体体质的限制，大多数乳房较大、身体体质较小的患者仍需要一个底层植入物来增大体积（图 22-1）。

4. 组织扩张器与植入物

如果立即进行乳房重建，在乳房切除时可以在肌肉下放置组织扩张器。如果在保留皮肤的乳房切除术中使用，要设计一个小的中央皮岛，皮瓣通常直接放置在皮肤下。扩张器通常放置在胸大肌（胸壁上保持完整）和背阔肌之间。使用扩张器有助于更好地控制体积，并且已证明与更好的预后相关。

延迟乳房重建术通常用于那些计划术后立即放疗以避免照射肌肉的患者[9, 10]。在这种情况下，肌肉主要用于下极饱满和扩张器或植入物的覆盖。可以直接使用植入物，植入物的体积是根据实现与另一个乳房对称所需的来选择的。通常在延迟重建中，因为大多数患者在初次乳房切除术后缺乏皮肤，因此需要较大的皮肤桨。皮肤桨通常沿乳房下皱襞嵌入，以提供较小的极柱容积，并将植入物置于胸大肌和背阔肌之间（图 22-2）。

5. 二次手术

在背阔肌皮瓣下放置组织扩张器的患者通常在切口愈合后 2 周开始进行组织扩张。约 3 个月后，这些患者通常会将扩张器换成永久性植入物。其他可能需要的辅助手术包括胸背神经切断、乳头重建和对侧对称手术。

（三）目前在乳房重建中的作用

随着乳房重建技术的发展，特别是自由组织转移的出现，背阔肌皮瓣在乳房重建中的作用仍然有限，有以下常见的适应证。

(1) 不适合进行腹部自由组织转移的患者，包括腹横直肌肌皮瓣/上腹壁下深穿支皮瓣。

(2) 基于腹部的自体重建失败的患者。

(3) 瘦弱的患者。

(4) 部分乳房切除术的缺陷，如在乳房肿瘤切除术后替换无效腔。

(5) 保留皮肤乳房切除术后的薄皮瓣（背阔肌皮瓣在植入物/扩张器上提供了额外的覆盖）。

总之，背阔肌皮瓣是一种多功能、可靠、坚固的皮瓣，仍然是乳房重建中的"主力"。通常需要与植入物结合使用以增加体积，并且这与感染并发症的发生率略高有关，尤其是对于受辐照的患者。然而，考虑到较新的脂肪移植技术以增加体积，带植入物的背阔肌皮瓣的具体适应证似乎正在减少，这可能导致完全避免植入。

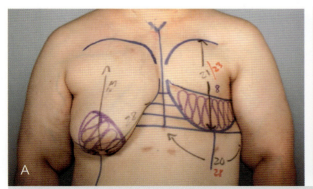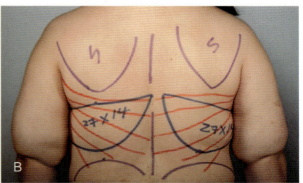

▲ 图 22-1　带横皮瓣的低延伸背阔肌皮瓣的术前标记

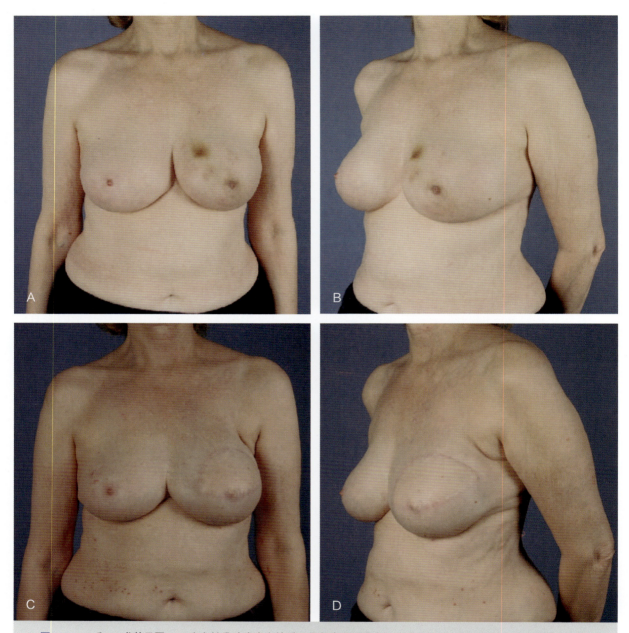

▲ 图 22-2　**A 和 B.** 术前示图：**56 岁女性乳腺癌患者接受了保留皮肤的乳房切除术，然后立即组织扩张器进行乳房重建；C 和 D.** 由于皮瓣脱落，患者最终需要左背阔肌皮瓣。图示患者 **12 个月 s/p** 背阔肌皮瓣和 **2 个月 s/p** 乳头重建

参考文献

［1］ Maxwell GP. Iginio Tansini and the origin of the latissimus dorsi musculocutaneous flap. *Plast Reconstr Surg* 1980;65:686–692.

［2］ Zhu L, Mohan AT, Vijayasekaran A et al. Maximizing the volume of latissimus dorsi flap in autologous breast reconstruction with simultaneous multisite fat grafting. *Aesthet Surg J* 2016;36:169–178.

［3］ Mathes SJ, Nahai F. Classification of the vascular anatomy of muscles: Experimental and clinical correlation. *Plast Reconstr Surg* 1981;67:177–187.

［4］ Bailey S, Saint-Cyr M, Zhang K et al. Breast reconstruction with the latissimus dorsi flap: Women's preference for scar location. *Plast Reconstr Surg* 2010;126:358–365.

［5］ Bailey SH, Oni G, Guevara R, Wong C, Saint-Cyr M. Latissimus dorsi donor-site morbidity: The combination of quilting and fibrin sealant reduce length of drain placement and seroma rate. Ann Plast Surg 2012;68:555–558.

［6］ Hammond DC. Latissimus dorsi flap breast reconstruction. *Plast Reconstr Surg* 2009;124:1055–1063.

［7］Chang DW, Youssef A, Cha S, Reece GP. Autologous breast reconstruction with the extended latissimus dorsi flap. *Plast Reconstr Surg* 2002;110:751–759; discussion 60–61.

［8］Bailey SH, Saint-Cyr M, Oni G et al. The low transverse extended latissimus dorsi flap based on fat compartments of the back for breast reconstruction: Anatomical study and clinical results. *Plast Reconstr Surg* 2011;128:382e–394e.

［9］Spear SL, Onyewu C. Staged breast reconstruction with saline-filled implants in the irradiated breast: Recent trends and therapeutic implications. *Plast Reconstr Surg* 2000;105:930–942.

［10］Thomson HJ, Potter S, Greenwood RJ et al. A prospective longitudinal study of cosmetic outcome in immediate latissimus dorsi breast reconstruction and the influence of radiotherapy. *Ann Surg Oncol* 2008;15:1081–1091.

二、全自体背阔肌（LD）皮瓣

Eva Weiler-Mithoff　James Mansell　著

（一）概述

最近的证据证实，乳房切除术作为早期乳腺癌临床管理及减危策略的一部分，其应用逐渐增多[1, 2]。行乳房切除术外科治疗的乳腺癌患者只要条件适合，目前已普遍接受施予乳腺重建[3]。在即刻及延迟乳房重建中，自体背阔肌皮瓣用途广泛并且安全可靠，是一项十分有用的技术（图 22-3 和图 22-4）。

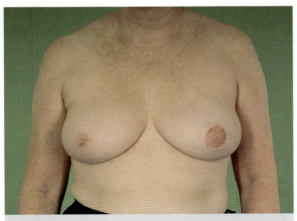

▲ 图 22-3　自体背阔肌皮瓣即刻乳房重建允许保留乳房皮肤并促成更好的外观
保留皮肤的乳房切除术后即刻左侧自体背阔肌皮瓣乳房重建

Tansini 最早在 1896 年描述了一种方法，可覆盖根治性乳房切除术后引起的缺损。这种方法的应用在 20 世纪 70 年代和 80 年代发展，于 1998 年 Delay 描述其为自体背阔肌皮瓣重建[4, 5]。这涉及从其他 6 个区域在 Scarpa 筋膜层次或之下获取脂肪，从而增加皮瓣容积（图 22-5）。此后，进一步的研究相继发表，确认了自体背阔肌皮瓣在乳腺重建中的有效性[6, 7]。

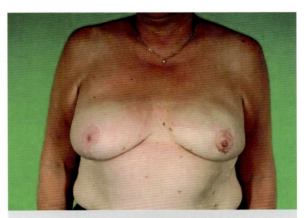

▲ 图 22-4　延迟左乳重建及右乳缩乳术
延迟乳房重建需要更广泛的皮肤替换，并且为了达到对称的目的，更有可能实施对侧乳房的手术

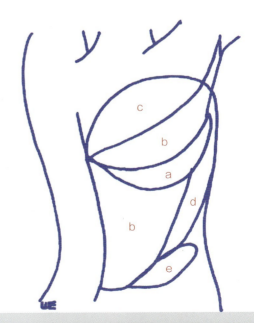

▲ 图 22-5　6 个脂肪供区增加了自体背阔肌皮瓣的容积
A. 皮岛下的脂肪；B. 肌肉表面的脂肪；C. 肩胛旁脂肪筋膜的延展部分；D. 肌肉前脂肪；E. 髂上"爱的把手"；F. 肌肉下脂肪（未显示）

1. 优势

神经血管蒂的解剖合理地一致，使得自体背阔肌皮瓣极为可靠耐用。植入物不再必要，因此自体背阔肌皮瓣重建后需要的额外操作更少，从而避免了相关并发症[8]。与腹部自体游离组织相比，自体背阔肌皮瓣的发病率更低，住院时间更短，并且更有成本效益[9, 10]。此外，在肥胖女性中该操作很安全[11, 12]。

2. 劣势

自体背阔肌皮瓣可能并不适合那些较为依赖上肢力量的女性，如轮椅使用者和运动精英。供体部位瘢痕较长而发病率显著，频繁血清肿形成需要反复穿刺抽吸。此外，背部和乳腺皮肤的颜色和质地可能并不是最优匹配。因为皮肤和脂肪的总量可能有限，自体背阔肌皮瓣更适合即刻重建。

（二）术前计划

1. 患者选择

本身乳房体积小至中等或者乳房体积较大但是希望对侧乳腺缩乳，并且有自体组织重建意愿的女性非常适合自体背阔肌皮瓣重建。这项技术避免了植入物重建，并且延迟了腹部组织转皮瓣，因而在乳房切除术后放疗的情况下特别实用。其他适应证包括非膨胀性胸壁皮肤、乳腺发育不良和之前重建失败的修复程序（图 22-6）。自体背阔肌皮瓣非常适合双侧乳房重建，因为在对侧乳腺癌或减危手术的情况下可以同时或分期进行该手术（图 22-7）。

曾接受后侧开胸手术的女性通常不能进行自体背阔肌皮瓣重建，应当谨慎评估曾接受腋窝手术 / 放疗的患者是否可以建立完整的胸背血管神经蒂。可考虑应用多普勒超声辅助成像或 CT 血管造影成像。如果女性患者有各种需要依赖上部力量的活动、运动或职业需求，应建议她们了解对肩部功能的潜在影响。

2. 标记

如图 22-8 所示在前面和后面进行标记。在延期乳房重建的情况下，对侧乳房的轮廓会移到胸壁。椭圆形的皮肤可以理想地集中背部堆积的脂肪，并适应松弛的皮肤张力线，通常 6～9cm 宽。

（三）手术入路

1. 获取皮瓣

多数情况下，患者被置于侧卧位，乳房切除术和获取皮瓣同时进行（图 22-9）。

皮下注射局部麻醉可减轻术后疼痛并且便于解剖分离。皮瓣最初在 Scarpa 筋膜下方牵起。对于吸烟者、双侧乳房重建或其他存在不良愈合风险的患者应当保持在这个解剖水平分离。另外，牵起 2cm Scarpa 筋膜有助于闭合伤口（图 22-10）。剩余的皮瓣在筋膜上平面牵起，使软组织体积最大化。以 45° 角在获取的软组织的

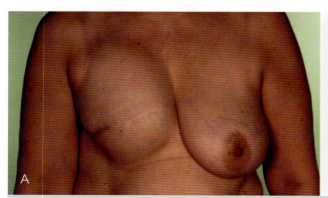
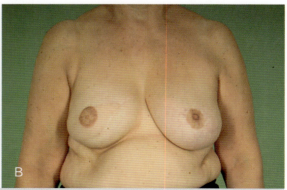

▲ 图 22-6　植入物重建术后复发包膜挛缩，通过自体背阔肌皮瓣置换乳房植入物
A. 术前表现；B. 重建术后 7 年仍稳定

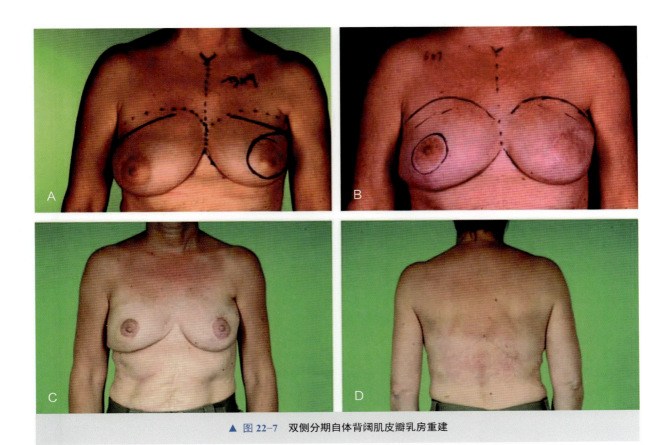

▲ 图 22-7　双侧分期自体背阔肌皮瓣乳房重建

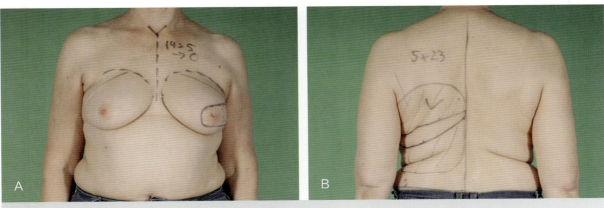

▲ 图 22-8　标记

A. 术前乳腺上的重要标记，包括切除皮肤的范围、乳房底部、乳房取出点和腋窝前皱襞；B. 术前背部标记显示背阔肌的范围，椭圆形的皮肤作为供体区和额外软组织获取范围

外边界加深解剖。覆盖斜方肌的皮下脂肪随肩胛旁脂肪筋膜延伸提起，显示背阔肌后缘。肩胛骨下角应留有一薄层脂肪覆盖，以避免粘连性瘢痕形成（图 22-11）。在近端 1/3 解剖并识别背阔肌前缘。在背阔肌近端至肌腱止点进行解剖，避免采集额外的脂肪，以尽量减少腋窝隧道内的空隙（图 22-12）。分解背阔肌的内侧起点和下起点，将皮瓣由远端向近端提起。在肌肉深面，注意保护大量的肋间穿支和腰穿支。小心避免无意中提起前锯肌和后锯肌，或交错剥离腹外斜肌下侧，可沿前锯肌后缘和背阔肌下表面获取更多的脂肪（图 22-13），保持在背

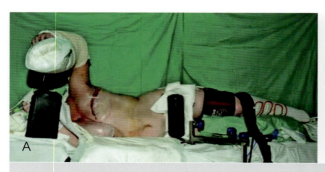
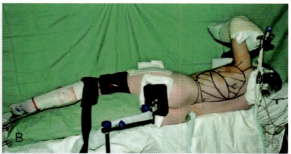

▲ 图 22-9　乳房切除术和获取皮瓣

A. 术中患者的前面观，前桌提供身体支撑，可调节的托槽用于承受患侧肩部的压力，在两腿之间垫一个枕头；B. 后面观显示了后桌支撑和良好的上臂保护性支架，以便将手臂置于 90° 肩外展和肘关节外展位置，以便更容易进入腋窝

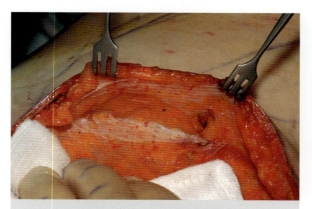

▲ 图 22-10　Scarpa 筋膜水平提起皮瓣

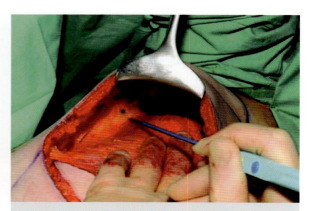

▲ 图 22-12　在背阔肌的近端 1/3 辨识肌肉前缘，并向头侧游离至肱骨的肌腱止点

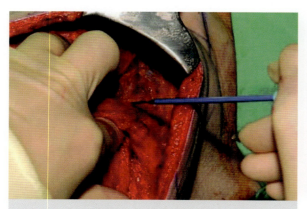

▲ 图 22-11　厚度约为 1 cm 的肩胛旁脂肪—筋膜瓣已经抬起并向后折叠。电刀尖端指向肩胛骨尖端上剩余的一薄层脂肪

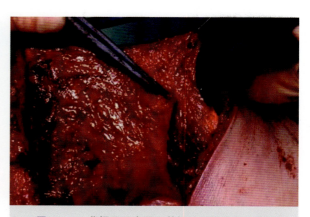

▲ 图 22-13　背阔肌下表面和前锯肌后缘的额外脂肪可与背阔肌皮瓣一起剥离

阔肌和前锯肌的网状平面内对保护这两个肌肉的血管供应非常重要。随着两块肌肉被游离，注意识别并保留供应背阔肌和前锯肌支的胸背神经血管蒂（图 22-14）。

背阔肌的上后缘于圆肌处分离。总体上，背阔肌上可获得可观容积的额外脂肪（图 22-15）。该通道必须足够宽以防止任何挛缩，并应放置在足够高的位置，以免显得侧胸壁上的组织过大（图 22-16）。背阔肌肌腱和前锯肌支保持完整，保留胸背神经。进行皮瓣缝合，并在供体部位放置引流管。

2. 皮瓣插图

在仰卧位进行，手臂部分外展，上躯干直立倾斜 30°～45°（图 22-17）。乳房下皱襞和乳房外侧缘固定在其原始解剖位置。背阔肌肌腱

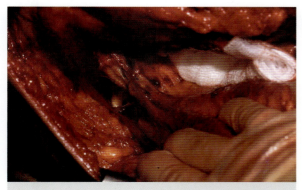

▲ 图 22-14　识别并保留胸背神经血管蒂和锯肌支

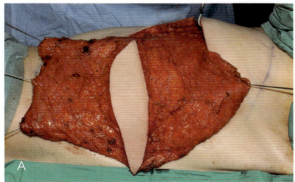

A

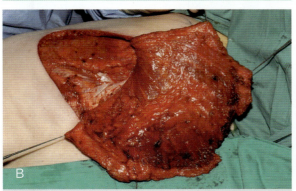

B

▲ 图 22-15　背阔肌的上后缘于圆肌处分离
A. 自体背阔肌皮瓣的表面显示额外脂肪获取的大小范围。B. 皮瓣的下表面显示获取的肌肉及肌肉深部的脂肪的大小范围

走行与胸大肌肌腱平行，将背阔肌上部与胸大肌外侧缘缝合，皮瓣旋转 180°（图 22-18）。肩胛旁的延伸部分在背阔肌的上部下方折叠，形成中心投影和下极（图 22-19）。皮瓣缝合到乳房切除术缺损的边缘。重建的组织丘的下方沿乳房下皱襞精确缝合，在消除重力后进行乳房褶皱的重建。自体背阔肌皮瓣上残留的任何多余皮肤均使用折叠缝合进行去上皮处理，并微调形状。保留皮肤的乳房切除术需要切除一块皮肤组织，只有从背部切取一个小的皮岛移植过来替换缺损的皮肤（图 22-20）。如果计划同期减小对侧乳房，Wise 模式可能有用（图 22-21）。如果乳房体积比较理想，双侧乳房均可从乳房固定术中获益，整个皮瓣可以去上皮和包埋，从而减少乳房下垂（图 22-22）。重建乳房的体积最好比对侧约 25%，因为术后会出现萎缩，尤其是计划进行辅助放疗时。

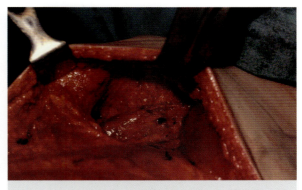

▲ 图 22-16　皮瓣通过高位腋窝隧道转移至前胸壁。胸背神经血管束无张力

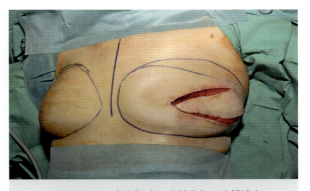

▲ 图 22-17　患者仰卧，重新准备，重新铺巾

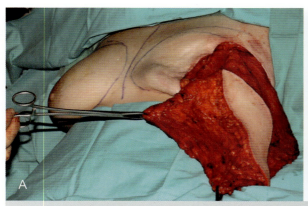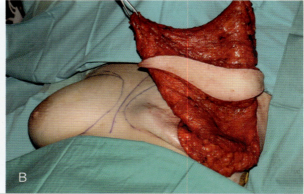

▲ 图 22-18　将皮瓣旋转 **180°** 并植入。背阔肌皮瓣的最远端部分成为重建乳房的上极。牵引器处即为自体背阔肌皮瓣的最远端部分
A. 旋转前；B. 旋转后

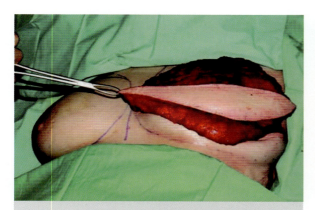

▲ 图 22-19　来自上极的肩胛旁皮瓣在下方折叠，以形成重建乳房下极的皱褶。以这种方式折叠皮瓣可为重建乳房提供自然轮廓

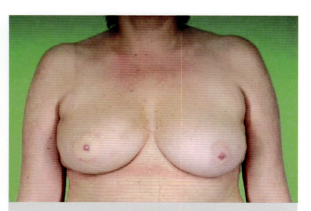

▲ 图 22-20　非下垂型乳房进行保留皮肤的乳房切除术时，仅需要在乳头 - 乳晕复合体部位植入一小块皮岛

（四）术后结果

1. 复苏

将患者转移至具有高度辅助设备的部门进行皮瓣监管。推荐使用不带有钢圈的支撑性内衣。从第 1 天开始进行肩关节理疗项目。住院时间通常为 3～5 天，进行多模式围术期镇痛有助于缩短患者住院时间。

2. 并发症

并发症包括血肿、感染、乳房切除术后皮瓣坏死、延迟愈合和部分或全部皮瓣缺失。部分皮瓣坏死的发生率低于 5%～7%，约 0.2% 的病例发生全皮瓣丢失 [5, 13, 14]。

自体背阔肌皮瓣后供体部位血肿和血清肿比传统的背阔肌植入更常见 [13]。在背阔肌延长切取后，高达 80% 的病例在供区形成血清肿，如果出现症状，可能需要反复穿刺。通常在第 6 周时自行消退。曲安奈德腔内注射可显著减少穿刺后血清肿再积聚和消退的时间过程 [15]。预防方法包括在供体部位闭合时使用绗缝缝合或纤维蛋白密封剂 [16-18]。

3. 肩关节功能

自体背阔肌皮瓣可导致肩部功能受损，但通常不会引起长期的困难，并且肩部力量会恢复，对日常生活的活动没有明显的影响 [19-21]。但是，在特定的体育活动（如游泳、高尔夫、登山）中，很可能会出现明显的功能缺陷。应

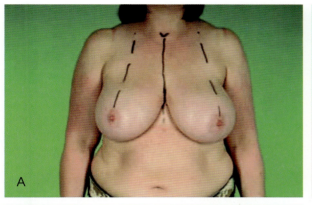

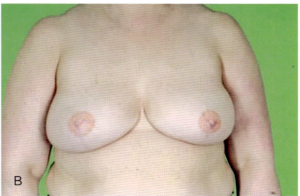

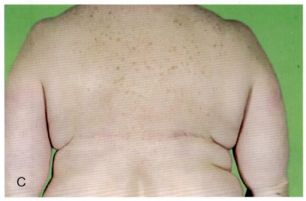

▲ 图 22-21　对于乳房较大且下垂的患者，如果有对侧缩乳手术的计划，Wise 模式乳房切除术可用于重建较小容积的乳房外形。这使得自体背阔肌皮瓣能够完全去上皮。该图显示了接受双侧减危乳房切除术的患者
A. 术前乳房外观；B. 术后乳房外观；C. 术后背部供区外观

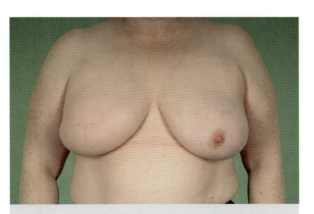

▲ 图 22-22　如果乳房体积比较理想，且双侧乳房均可从乳房固定术中获益，则可整个皮瓣去上皮，并完全植入乳房皮肤下，仅留下横向瘢痕

该注意的是，供体部位的缝缝不会对肩部功能产生不利影响 [17]。

4. 放疗

乳房切除术后的胸壁放射治疗不可避免地导致自体背阔肌皮瓣的侧面照射，伴随的体积损失通常在上极最为明显。可存在皮下脂肪，背阔肌和胸大肌萎缩。尽管如此，无论是否采用放射疗法，整体美容效果仍保持足够的质量，患者满意度很高 [22, 23]（图 22-23）。

5. 后续处理

作者对 1995—2005 年间进行的 500 例自体背阔肌皮瓣乳房重建的复核中，分别有 20% 和 60% 的病例在即刻和延迟乳房重建后进行了对称手术 [24]。自体背阔肌皮瓣中的局部或整体容量不足可通过脂肪移植进行矫正 [25]。重建乳房的自体组织是微滴脂肪移植的良好受体，常可恢复皮肤柔韧性并软化放疗后的重建组织。

（五）结论

自体背阔肌皮瓣通常可用于创建中等大小的乳房，而无须进行对侧对称手术。无论有任何辅助放疗的要求，进行对侧对称手术的概率很低，美学效果始终如一且持久。随着患者期望的提高及对具有成本效益的外科手术的需求，自体背阔肌皮瓣应被视为大多数乳房重建的主要选择。

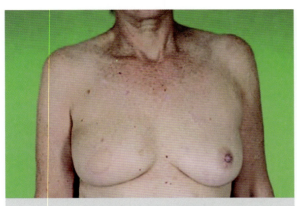

▲ 图 22-23　辅助放疗后采用自体背阔肌皮瓣即刻乳房重建

参考文献

[1] Kummerov KL, Du L, Penson DF, Shyr Y, Hooks MA. Nationwide trends in mastectomy for early breast cancer. *JAMA Surg* 2015;150(1):9–16.

[2] Lucas DJ, Sabino J, Shriver CD, Pawlik TM, Singh DP, Vertrees AE. Doing more: Trends in breast cancer surgery, 2005 to 2011. *Ann Surg* 2015;81(1):74–80.

[3] Rainsbury D. and A. Willett Oncoplastic Breast Reconstruction: *Guidelines for Best Practice*. London, UK: ABS, BAPRAS; 2012.

[4] Maxwell GP. Iginio tansini and the origin of the latissimus dorsi musculocutaneous flap. *Plast Reconstr Surg* 1980;65:686–692.

[5] Delay E, Gounot N, Bouillot A et al. Autologous latissimus breast reconstruction: A 3 year clinical experience with 100 patients. *Plast Reconstr Surg* 1998; 102:1461–1478.

[6] Chang DW, Youssef A, Cha S et al. Autologous breast reconstruction with the extended latissimus dorsi flap. Plasrt Reconstr Surg 2002;110:751–759.

[7] Fatah MFT. Extended latissimus dorsi flap in breast reconstruction. In: Cuthbertson JH, Jones G, ed. *Operative Techniques in Plastic and Reconstructive* Surgery. Philadelphia, PA: WB Saunders, 1999: 38–49.

[8] Fischer JP, Fox JP, Nelson JA, Kovach SJ, Serletti JM. A longitudinal assessment of outcomes and healthcare resource utilization after immediate breast reconstruction comparing implant-based and autologous based breast reconstruction. *Ann Surg* 2015; 262(4):692–699.

[9] Masoomi H, Wirth GA, Paydar KZ, Salibian AA, Mowlds DS, Evans GR. Comparison of perioperative outcomes of autologous breast reconstruction surgeries. *J Plast Reconstr Aesthet Surg* 2015, doi:10.1016/j.bjps.2015.05.023.

[10] Grover R, Padula WV, Van Vliet M, Ridgway EB. Comparing five alternate methods of breast

[11] Hanwright PJ, Davila AA, Hirsch EM, Khan SA, Fine NA, Bilimoria KY, Kim JY. The differential effect of BMI on prosthetic versus autogenous breast reconstruction: A multivariate analysis of 12,986 patients. *Breast* 2013;22(5):938–945.

[12] Yeshelyev M, Duggal CS, Carlson GW, Losken A. Complications of latissimus dorsi flap breast reconstruction in overweight and obese patients. *Ann Plast Surg* 2013;70(5):557–562.

[13] Roy MK, Shrotia S, Holcombe C et al. Complications of latissimus dorsi myocutaneous flap breast reconstruction. *Eur J Surg Oncol* 1998;24:162–165.

[14] National mastectomy and breast reconstruction audit 3rd report. http://www.ic.nhs.uk/webfiles/Services/NCASP/audits%20and%20reports/NHS%20IC%20MBR%202010%20Audit%20Interactive%2024-06-10%20final.pdf

[15] Taghizadeh R, Shoaib T, Hart AM et al. Triamcinolone reduces seroma re-accumulation in the extended latissimus dorsi donor site. *J Plast Reconstr Aesthet Surg* 2008;61(6):636–642.

[16] Titley OG, Spyrou GE, Fatah MFT et al. Preventing seroma in the latissimus dorsi flap donor site. *Br J Plast Surg* 1997;50: 106–108.

[17] Button J, Scott JR, Taghizadeh R, Weiler-Mithoff E, Hart AM. Shoulder function following autologous latissimus dorsi breast reconstruction. A prospective three year observational study comparing quilting and non-quilting donor site techniques. *J Plast Reconstr Aesthet Surg* 2010;63(9): 1505–1512.

[18] Weinrach JC, Cronin ED, Smith BK et al. Preventing seroma in the latissimus dorsi flap donor site with fibrin sealant. *Ann Plast Surg* 2004;53:12–16.

[19] Clough KB, Louis-Sylvestre C, Fitoussi A, Couturaud B, Nos C. Donor site sequelae after autologous breast reconstruction with an extended latissimus dorsi flap. *Plast Reconstr Surg* 2002;109:1904–1911.

[20] Lee KT, Mun GH. A systematic review of functional donor site morbidity after latissimus dorsi muscle transfer. *Plast Reconstr Surg* 2014;134(2):303–314.

[21] Yang JD, Huh JS, Min YS, Kim HJ, Park HY, Jung TD. Physical and functional ability recovery patterns and quality of life after immediate autologous latissimus dorsi breast reconstruction: A 1 year prospective observational study. *Plast Reconstr Surg* 2015. doi:10.1097/PRS.0000000000001769.

[22] McKeown DJ, Hogg FJ, Brown IM et al. The timing of autologous latissimus dorsi breast reconstruction and effect of radiotherapy on outcome. *J Plast Reconstr Aesthet Surg* 2009; 62(4):488–493.

[23] Thomson HJ, Potter S, Greenwood RJ, Bahl A, Barker J, Cawthorn SJ, Winters ZE. A prospective longitudinal study of cosmetic outcome in immediate latissimus dorsi breast reconstruction and the influence of radiotherapy.

reconstruction surgery: A cost –effectiveness analysis. *Plast Reconstr Surg* 2013;132(5):709e–723e.

Ann Surg Oncol 2008;15(4):1081–1091.

[24] Cortufo S, Rickard RF, Weiler-Mithoff EM. Autologous latissimus dorsi breast reconstruction: A technique for all occasions. International Meeting of Oncoplastic and Reconstructive Breast Surgery, 2008, Nottingham, UK.

[25] Delay E. Lipomodelling of the reconstructed breast. In: Spear SL, Ed. *Surgery of the Breast, Principles and Art.* 2nd ed. Philadelphia, PA: Lippincott-Raven, 2006:930.

三、带蒂横行腹直肌（TRAM）皮瓣

Jean-Yves Petit，Maria Rietjens

Andrea Manconi　著

横行腹直肌皮瓣是以 1～2 块腹直肌为基础的肌皮瓣，允许在肚脐水平下方水平移植一个皮肤和脂肪岛。即使在局部条件受损的情况下，带蒂横行腹直肌皮瓣也被允许用于乳房重建，如放射性营养不良、胸肌切除（Halsted 乳房切除术），或广泛的外皮切除（图 22-24）。尽管使用游离横行腹直肌皮瓣的显微外科技术取得了进展，但带蒂横行腹直肌皮瓣仍然是单侧（图 22-25）或双侧（图 22-26）乳房重建的一种选择，特别是当显微外科设备不可用时[1-4]。

（一）解剖

皮肤桨叶取自下腹部，包括脐部以上 1cm 或 2cm 的组织（图 22-27）。该区域由 5 个血管系统供血[3]。

(1) 上腹部血管来自内乳血管。

(2) 腹壁下深血管。

(3) 腹壁下浅血管。

(4) 肋间段血管。

(5) 旋髂浅、深血管。

主要血供来自腹壁下深血管，与腹壁上血管相连。后者为腹壁下血管蒂切断后向皮瓣供血的唯一血管蒂。

在剑突上方画出的线的外侧约 1cm 或 2cm，上血管到达直肌的上部插入。在此，血管穿透肌肉或保留在其深面，直径逐渐减小。

Miller 描述了 40%～50% 的病例中上下系统之间的宏观沟通，约 60% 的患者有显微镜下 choke 血管[5]。腹壁下血管进入弓状线与腹股沟韧带之间的直肌后外侧缘。这两个系统在脐周区域吻合。

下系统占主导。因此，当皮瓣抬起时，静脉引流必须逆向并跟随上静脉系统。这种反向静脉血流可能需要几分钟，这解释了皮瓣内暂时性静脉淤滞的原因。动脉穿支位于肌肉边缘附近的侧方（穿支的侧边），而第二排穿支可以更靠近内侧，距离白线 1～2cm。

前直肌筋膜与肌肉和肌腱交界处粘连。筋膜由下直肌的内外斜肌和内斜肌的两层和上肌的单层组成。在解剖肌肉时，可以保留一小层筋膜，以保护肌肉内的小血管，并在转位至胸部时使肌肉蒂更有弹性。为了加强壁层闭合的质量，值得将筋膜从肌肉中分离出来并保留以用于闭合。

横行腹直肌皮瓣桨叶上描述了 4 个不同的区域（图 22-27），根据距血管蒂的距离，指示血供的质量。Hartrampf 对首次描述进行修订后，1

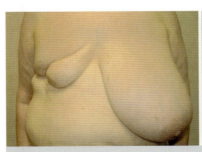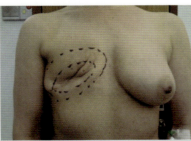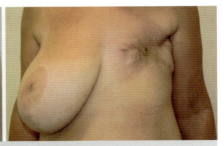

▲ 图 22-24　局部胸壁缺损是横行腹直肌皮瓣重建的适应证

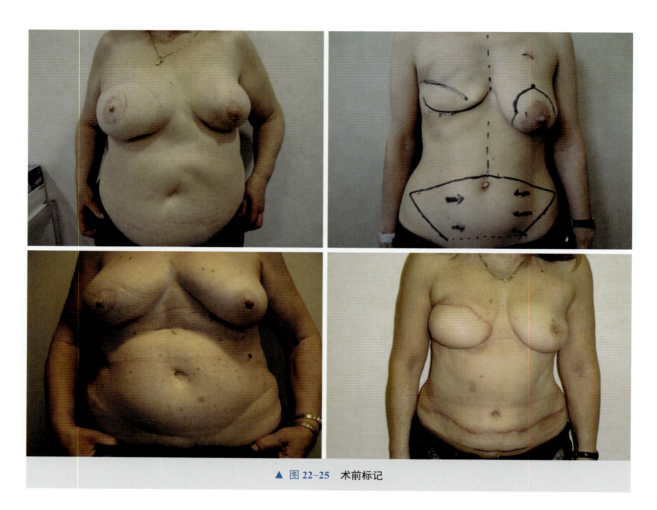

▲ 图 22-25　术前标记

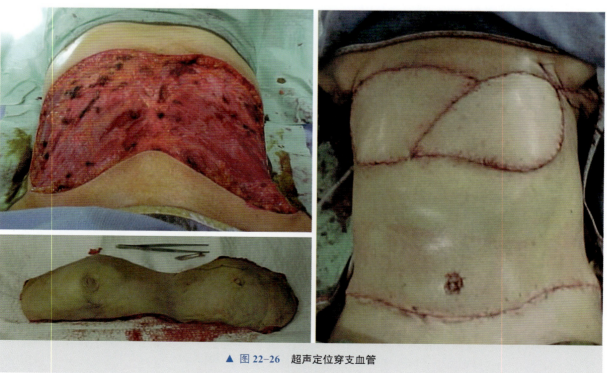

▲ 图 22-26　超声定位穿支血管

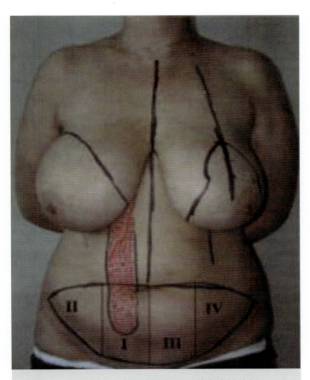

▲ 图 22-27　定位外侧穿支，游离皮瓣外侧

区和 2 区与肌蒂位于同侧，3 区和 4 区在对侧。

　　为了提高血液供应质量并减少坏死的风险，Moon 和 Taylor[3] 建议在确定抬高皮瓣之前将手术延迟 1 周。腹壁下血管的栓塞或结扎在重建前 1 周或 2 周进行。

（二）手术技巧

　　腹部皮肤的术前评价是确保使用横行腹直肌皮瓣最终重建质量的基础，包括即刻或延迟重建。患者坐位时，可以评价多余组织的数量。可用的皮肤和脂肪量可以使用手指挤压腹部，用捏合试验测量可用的组织量。评价可用于皮瓣的组织量后，标记应在站立位进行（图 22-27）。这些标记应从中线开始，从胸骨切迹到耻骨嵴画一条线。然后仔细画出皮瓣的上限，使其相对于中线对称。在中线区域，标记应在脐上 1~2cm。侧面标记应尽量远离中线到达髂嵴，并与髂嵴处于同一水平，以确保腹部瘢痕的完美对称性。可根据挤压试验画出下线，但一旦上腹部皮肤已被破坏，应在术中决定切口的最

终位置。将皮肤边缘向下拉伸至极限，允许在没有过度张力的情况下闭合腹部缺损。可使用多普勒来定位穿支部位。对于即刻乳房重建，将在标记了双侧乳房的乳房下皱褶后进行乳房切除术。在剑突外侧，胸廓的边界决定了直肌止点的位置，可在皮肤上画线标记肌肉的界限。延迟重建时，应标记对侧乳房的乳房下皱褶，以便确定乳房下皱褶在重建乳房中的位置。根据皮肤的松弛度和皮瓣的大小，可沿着乳房切除术瘢痕进行皮肤切除。如果瘢痕位于胸部较高位置，将无法在对应于另一侧乳房的皱褶水平画出切除的下限。通常建议不要将皮肤切除的下限拉到沟皱褶上 1~2cm，因为腹部皮肤缝合的张力会拉低该缝线的位置。对于垂直乳房切除术瘢痕，皮瓣可以垂直或水平定位，而无须考虑垂直瘢痕。如果皮肤紧绷，可能需要同时使用水平瘢痕连同垂直瘢痕的短切口以将其在皮瓣上方打开。这将有助于重建乳房上部的自然形状。如果皮瓣大小足够，去除胸部放射性营养不良性瘢痕是值得的。

　　围术期评估包含预防性使用肝素联合气动腿泵等措施。术中每 4h 应给予抗生素，而不是术后再给予。输血需求取决于手术过程中的失血量，并通过麻醉评估进行指导。患者躺在手术台上，休整，以助于在手术结束时关闭腹部。

　　手术从游离肌肉筋膜上方的上腹部皮瓣开始。切口倾斜 45°，以便皮瓣内包含尽可能多的穿支。在大多数情况下，采用单蒂横行腹直肌皮瓣，根据解剖结束时外侧穿支的质量选择肌肉。分离两侧腹直肌直至肋骨和剑突。然后在腹直肌肋止点和乳房之间制造出一个隧道。

　　继续从外侧向内侧筋膜上进行皮瓣分离。穿支位于肌肉的外侧缘（图 22-28）。这些穿支的质量将决定肌肉的选择，同侧蒂避免了因对侧蒂旋转导致的上腹部局部隆起。

　　然后沿肌肉外侧缘切开腹直肌鞘，从覆盖的筋膜中分离。结扎肋间节段血管、神经。通常可于肌肉下方见到主要血管。然后在距离耻

骨止点 4~5cm 处分离上腹部下血管蒂。然后可从腹白线直至剑突切开筋膜 2~3cm。尽可能多地沿腹白线保留筋膜，以便更容易修复筋膜缺损。应检查肌肉灌注情况，肌肉尖端 2~3cm 的颜色通常较深。在此阶段，可暂时去除血管周围的结扎线，以验证动脉血流并处理静脉淤滞（图 22-29）。在肌肉血供不良的情况下，可以进行双蒂横行腹直肌皮瓣，但通常随着 choke 血管的开放，肌肉尖端局部灌注逐渐改善。

分离脐部，剖离皮肤，切断对侧肌肉的穿支。重要的是分离第 8 肋间神经，以避免将来肌肉发生不良收缩。作者建议在所选直肌的采集完成之前不要切断对侧直肌的血供。这将使在第一肌肉血供出现任何问题时，能够使用对侧肌肉。

1. 供区修复和腹腔关闭

腹部闭合应使用不可吸收材料，系统地

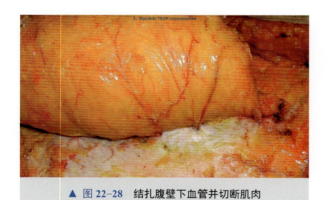

▲ 图 22-28　结扎腹壁下血管并切断肌肉

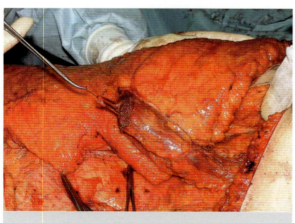

▲ 图 22-29　使用 mersilene 补片闭合筋膜

缝合不同的筋膜层。在鞘关闭中必须包括内外斜肌腱膜。为了加强密封强度，建议使用 Mersilene 补片（图 22-30A），尤其是在双蒂横行腹直肌皮瓣的情况下。在某些情况下，当腹部筋膜足够松弛以避免腹腔内额外张力和过度压力时，可在不使用任何补片的情况下进行闭合[6]。后者可限制术后呼吸功能，导致支气管堵塞和基础肺不张，增加肺部感染的风险，还可引起皮瓣血供受损。补片可采用单层连续缝合固定，中间缝合至其余腹直肌筋膜，外侧缝合至腹外斜肌。由于获取皮瓣后腹直肌筋膜垂直闭合，脐部会轻微移位，在关闭腹部皮瓣前应在中线筋膜处小缝线固定。一旦皮瓣转位至胸壁，即可完成腹部皮肤缝合。患者应采取半坐位，以避免皮瓣过度紧张。在固定双导管引流管后，应进行 3 层缝合。肚脐在中线选取适当位置缝合，避免脐部位置扭曲。

2. 皮瓣重塑

无论选择哪种腹直肌蒂（同侧或对侧腹直肌），避免上腹部隧道内的肌肉张力过大都很重要。要求充分松弛，以避免皮瓣血供出现问题。

患者保持坐位，小心旋转皮瓣，确定最佳位置，以重现重建乳房的自然形态。建议将皮瓣中血供较少的区域置于腋窝附近。在部分坏死的情况下，相较于靠近胸骨区的坏死，腋窝附近的修复瘢痕不会过于醒目（图 22-30B 和 C）。在延迟重建手术中，切除乳房切除术后瘢痕组织将向下直至重建乳房的皱褶边界。如果存在沿着乳房切除术后瘢痕分布的放射性营养不良，应切除所有受累皮肤。皮瓣缝合应从下方切口开始，以重建最佳的皱褶外观。如果乳房切除术瘢痕位于胸壁较高的位置，皮瓣的下缘将不会到达乳房下皱褶部位，这将通过削减原有皮肤并通过去上皮的皮瓣下部重新填充来实现。有经验的横行腹直肌皮瓣重建外科医生都清楚，皮瓣重塑是重建的关键步骤，对于这种情况没有简单的方法。建议在完成转位后至少 0.5h 评估重建乳房的血供情况。对于泛蓝或不容易出血（红色血液）的切缘应当予以修剪。最好是即刻获得良好的重建形状，而不是留着等待第二次手术再行改进。重建乳房的上部应与对侧乳房对称。这是通过将皮瓣去上皮的上缘埋入皮下来实现的（图 22-30D 至 F）。在采用保留乳头的乳房切除术进行即刻重建时，完全去上皮后，皮瓣应完全覆盖在皮肤包膜下，并在皮瓣深部放置引流。

3. 并发症

在作者的机构中，评价了 420 例带蒂横行腹直肌皮瓣乳房重建的并发症[7, 8]。

用照片评价腹部美容效果，对即刻和延迟并发症进行了评级，并要求 2000—2001 年间共 139 例手术患者评价腹壁症状（图 22-31 和图 22-32）。

4. 患者评价

对未经筛选的患者[7] 提两个问题："您是否感觉到任何腹部不适？""根据您的经验，您是否会再次接受该手术？" 64% 的患者报告他们没有腹部不适，20% 报告轻微不适，16% 报告中度或重度不适。在回答第二个问题的 110 例患者中，97 例回答"是"（88.2%），13 例回答"否"（11.8%）。

考虑到作者和其他作者进行的研究中已知的关于腹壁强度下降的信息[9]，双蒂皮瓣的适应证（35.5% vs. 50% 以上）近年来显著减少。对侧乳房成形术更常见（58.8% vs. 30%），并且一些外科医生减少了补片的使用（最近一段时间，对于单蒂皮瓣不超过 20%）。疝发生率为

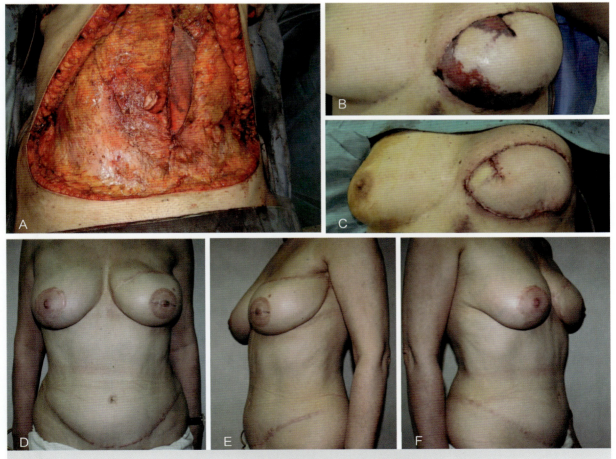

▲ 图 22-30　采用单蒂 TRAM 皮瓣实施乳房重建的病例

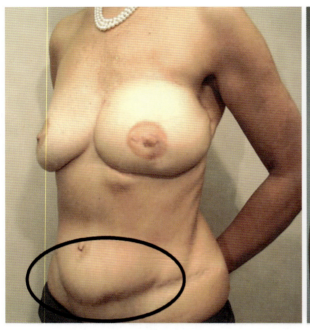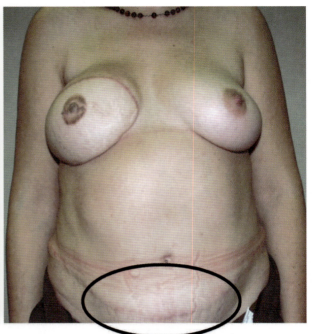

▲ 图 22-31　既往的脐下中线瘢痕不影响横行腹直肌皮瓣重建

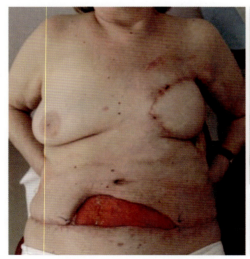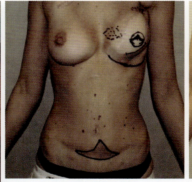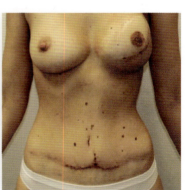

▲ 图 22-32　部分皮瓣坏死和修复

2.6%，与文献中观察到的发生率相当。有趣的是，带补片的双蒂皮瓣与带或不带补片的单蒂皮瓣的疝形成率相似。因此，强烈建议在双蒂皮瓣的情况下使用补片进行腹部修补。BMI 与疝发生率较高相关，尤其是吸烟患者。值得注意的是，随访中接受询问的 80% 以上患者报告体力活动正常，尽管 16% 主诉中度至重度腹部不适。

横行腹直肌皮瓣重建和妊娠：Eskandari 及其同事进行的文献概述表明 [13]，进行基于腹部皮瓣的乳房重建的乳腺癌幸存者能良好耐受平稳的妊娠和分娩，这些患者在乳房或腹部方面不良反应轻微。

参考文献

[1] Hartrampf CR, Scheflan M, Black PW. (1982) Breast reconstruction with a transverse abdominal island flap. *Plast Reconstr Surg* 69:216–224.

[2] Scheflan M, Hatrampf CR, Black PW. (1982) Breast reconstruction with a transverse abdominal island flap. *Plast Reconstr Surg* 69(5)908–909.

[3] Moon HK, Taylor GI (1988) The vascular anatomy of rectus abdominis musculocutaneous flap based on the deep superior epigastric system. *Plast Reconstr Surg* 82(5):815–832.

[4] Elliott LF, Eskenazi L, Beegle PH et al (1993) Immediate TRAM flap breast reconstruction – 128 consecutive cases. *Plast Reconstr Surg* 92:217–227.

[5] Miller LB et al. (1988)The superiorly based rectus abdominis flap: Predicting and enhancing its blood supply based on an anatomic and clinical stidy. *Plast Reconstr Surg* 81(5):713–724.

[6] Losken A, Carlson GW, Jones GE et al. (2002) Significance of intraabdominal compartment pressures following TRAM flap breast reconstruction and the correlation of results. *Plast Reconstr Surg* 109:2257–2264.

[7] Petit JY, Rietjens M, Ferreira MAR et al. (1997) Abdominal sequelae after pedicled TRAM flap breast reconstruction. *Plast Reconstr Surg* 99:723–729.

[8] Petit JY, Rietjens M, Garusi C et al. (2003) Abdominal complications and sequelae after breast reconstruction with pedicled TRAM flap: Is there still an indication for pedicled TRAM in the year 2003? *Plast Reconstr Surg* 112:1063–1065.

[9] Lejour M, Dome M. (1991) Abdominal – wall function after rectus – abdominis transfer. *Plast Reconstr Surg* 87:1054–1068.

[10] Kroll, SS, Schusterman, MA, Reece, GP, Miller, MJ, Robb, G, and Evans, G. Abdominal wall strength, bulging, and hernia after TRAM flap breast reconstruction. *Plast Reconstr Surg*. 96: 616, 1995.

[11] Spear SL, Ducic I, Low M et al. (2005) The effect of radiation on pedicle TRAM flap breast reconstruction: Outcomes and implications. *Plast Reconstr Surg* 115:84–95.

[12] Clough KB, O'Donoghue JM, Fitoussi AD et al. (2001) Prospective evaluation of late cosmetic results following breast reconstruction: II. TRAM flap reconstruction. *Plast Reconstr Surg* 107:1710–1716.

[13] Eskandari A, Alipour S. Systematic review of effects of pregnancy on breast and abdominal contour after TRAM/DIEP breast reconstruction in breast cancer survivors. *Breast Cancer Res Treat*. 2015;152(1):9–15.

[14] Petit JY, Rietjens M, Manconi A et al., *Department of Plastic Surgery Department of Plastic and Reconstructive Surgery* Milan, Italy: European Institute of Oncology.

四、游离横行腹直肌（TRAM）皮瓣

Charles M. Malata　Georgette Oni　著

（一）概述

该术式首先由 Holmstrom 在 1979 年提出，底层的游离横行腹直肌皮瓣依赖于更坚固的上腹壁下深血管[1]。该术式避免了建立容易导致上腹部隆出的皮下隧道，但它属于显微外科手术的一种，而显微外科手术本身带有一定的手术风险（表 22-1）。这类游离肌皮瓣比带蒂肌皮瓣能采集更多的皮肤和皮下脂肪，因此它适用于需要大量组织来重建乳房时，或者当两极双蒂游离皮瓣延迟术无法适用或效果不理想时。当患者有肥胖、吸烟、糖尿病、周围血管病、自身免疫病和心血管疾病等这类增加手术风险的生活习惯或疾病时，横行腹直肌皮瓣是他们的优良选择。此外，游离横行腹直肌皮瓣非常适合那些有腹部瘢痕的患者，尤其是瘢痕横跨上腹部，这类患者如果使用带蒂的横行腹直肌皮瓣，由于瘢痕可能已经横切了上腹部的血管蒂而影响治疗效果。尽管基于腹部的自体重建被认为是乳房重建的黄金标准，但横行腹直肌皮瓣供体部位可能存在局部病变，如肌无力、腹部膨出和疝[2-4]。为了尽量减少这种情况，几种改良术式被提出，这类术式利用了不同程度的肌肉和直肌鞘采集[5-7]。最近，Nahabedian 和同事发表了一份基于采集时剩余肌肉量的分类表（表 22-2），所谓的肌肉节省型腹横直肌肌皮瓣[8]。

（二）适应证和禁忌证

游离横行腹直肌皮瓣可用于单侧和双侧乳房重建术以及乳房切除时的即刻、延迟或延迟－即刻的情况。此外，这些皮瓣还可用于第 3 次乳房重建，作为失败/不理想的自体或种植体重建后的补救措施。

表 22-1 游离肌皮瓣相对于带蒂肌皮瓣在乳房重建术中的优势

- 有腹壁下深血管更好的血液供应
- 更大的皮岛和脂肪岛
- 减少脂肪坏死
- 更好的皮瓣插入
- 供体部分疝气和功能低下等发病率降低
- 禁忌证更少：可用于吸烟者、糖尿病患者及有腹部瘢痕史的患者
- 不引起上腹隆起
- 由于不需要穿刺，因此不会侵犯乳腺下褶

表 22-2 自由肌皮瓣的分类

类 型	肌肉剩余量
MS-0	全部宽度、部分长度
MS-1	保留侧段
MS-2	保留外侧和内侧段
MS-3（腹壁下深穿支）	保留全部肌肉

一般来说，下前腹壁血管翳无瘢痕、并发症少且不吸烟的患者是该手术的最佳人选（表 22-3）。此外，是否为单侧或双侧乳房重建、目前乳房大小和形状、患者对乳房大小的期望、肿瘤状况及计划的辅助治疗等都应考虑在内。

相对禁忌证，包括吸烟、体重指数＞ 35kg/m²、腹部瘢痕（如阑尾切除术、Pfannensteil 或 Kocher 切口），以及有影响麻醉安全的自身因素。此外，影响显微外科移植的因素，如凝血障碍、肿瘤前后的辅助治疗，以及患者的心理状态，都会影响该术式是否为患者重建的最佳选择。

绝对禁忌证，包括已知的上腹壁深血管损伤或者以前接受过腹部成形术和腹疝修复术，因为这类手术很可能会切断供应皮瓣的血管（表 22-4）。

（三）术前检查和手术技术

1. 术前检查

术前患者需要接受标准的检查，以评估是否适合长时间的全身麻醉。如果患者有家族性或个人血液病史，术前凝血和血栓性血友病筛查就尤为必要。不同医疗单位对横行腹直肌皮瓣显微移植手术的术前检测项目有所不同。在作者所在的单位里，CT 血管造影术通常被用于描绘前腹壁血管系统。这能提供有关血管穿支位置集中的信息，从而指导手术入路以获得最佳的肌肉采集。这类检查能够了解与疝有关的更多信息，以及表面和主导循环的模式都可以被阐明。尽管如此，许多医疗单位在术前给患者做标记时并不采用成像检查，而是依靠手持多普勒超声仪进行检查。

分别在患者站立位和仰卧位对其进行标记，首先标记患者的中线，然后标记乳房下皱褶、乳房高度和乳房底部宽度。这些标记所获得的

表 22-3 游离横行腹直肌皮瓣乳房重建术的当前适应证

术前
• CT/MR 血管造影显示穿孔器不良
• 大量瘢痕使 DIEP 皮瓣效果不确切
• 手术类型偏好 / 不熟悉穿孔皮瓣收集
• 患者并发症

术中
• 分离困难
• ＜ 1mm 的穿孔器且处于不利位置
• 意外损坏穿孔器
• 穿支解剖意味着会造成广泛的肌肉 / 神经损伤

表 22-4 游离横行腹直肌皮瓣乳房重建术的禁忌证

绝对禁忌证
• 既往腹壁下深血管分裂，CT 血管造影显示深部血管不连续性，血管损伤
• 显著的并发症：如缺血性心脏病、肺部疾病、凝血障碍
• 有既往腹壁整形史

相对禁忌证
• 吸烟：部分皮瓣坏死 / 脂肪坏死风险增加，肺部并发症
• 有腹部瘢痕
• 广泛的腹部瘢痕
• 有腹部抽脂整形史

信息，将有利于制订自由皮瓣所需的皮下组织的体积和尺寸，皮下组织体积和尺寸又将决定所需的上腹部皮肤数量。瘢痕位置应尽可能低，并应考虑到现有的瘢痕（尤其是 Pfannensteil 切口）及血管穿支的位置，这些位置将包括在肌皮瓣中。瓣的设计基本上类似于美学的腹部成形术。

2. 术中手术方式：采集皮瓣

做上、下皮肤切口，注意辨认上腹壁下浅静脉和动脉。当相应的动、静脉平均大小 > 1.5mm 且搏动时，提示浅表系统占主导，在此阶段可考虑建立浅表的上腹壁动脉瓣，否则这些血管将被结扎。脐部被隔离，上部切口向外倾斜以增加脂肪的采集，此即为皮瓣的垂直尺寸，随后将皮肤切口加深到腹壁筋膜/肌肉的水平。

下一阶段则是在筋膜上方的疏松结缔组织平面，将皮瓣从外侧提起到内侧。这种剥离可迅速到达腹直肌的外侧边缘，此时则需要仔细剥离以确定内、外侧穿支。在腹部两侧从下到上均进行此操作，当看到穿支时停止解剖。从脐下至脐处进行中央隧道剥离，同时小心保留两侧的内穿支。进行肌肉采集时，椭圆形鞘和下面的肌肉轮廓需要被精确地显露。用 15 号刀

片沿着这些边界切开前鞘，以便露出下面的直肌。通常使用的肌肉段是对侧脐周直肌，最大的穿支通常集中在这个区域。沿这些边界采用单极透热法对全层肌肉进行划分，注意避免损伤上腹壁下深血管的穿支和主蒂（图 22-33）。在腹直肌前鞘处的切口以 J 形继续向 Hasselbach 三角延伸，切口的下界由内斜肌肌纤维确定。直肌的外侧边缘从外直肌和后直肌鞘中剥离开来，这便于直肌能够向内侧掀翻以便识别和显露上腹壁下深静脉和动脉，此时可以看见腹下深蒂深入直肌的外侧边界。此时需要决定是采集全范围的肌肉还是保留一定的肌肉量。这一决定通常在穿支暴露时作出，也可以在这个阶段中做一些改进。通常会根据穿支和上腹壁下深主蒂的主要分支的位置，来确定腹直肌外侧部可被切除的区域。在采集过程中需要剥离肌肉，此过程要特别注意不要损伤穿支或蒂。直肌在横向穿支的外侧被纵向分离，蒂头部与直肌一起被分离成穿支。一个有用的方法是将鞘缝合到肌肉上，以防止对穿支的剪切损伤。下直肌在尾部横切到蒂进入肌肉的入口点，此肌肉分裂过程，尤其注意不要损伤蒂，然后纵向分割直肌的内侧部分，根据穿支的位置可以保留一条肌肉的内侧带。在这些操作之后，主要

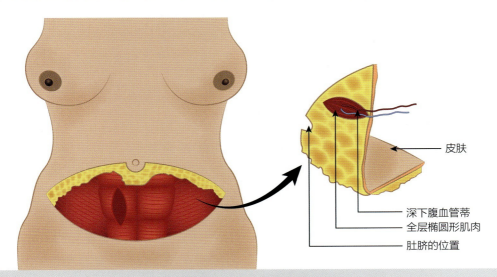

皮肤

深下腹血管蒂

全层椭圆形肌肉

肚脐的位置

▲ 图 22-33 保留肌肉自由皮瓣的设计
图示不同数量的肌肉获取和腹直肌下表面的深上腹壁下血管（引自 Dr. Yahan Yu, MD, Taiwan）

的上腹壁下深蒂即在尾部被剥离，直到剥离到它起源的髂外血管处。

蒂的长度由受体血管的选择决定，如果要使用胸背血管，则需要较长的蒂，而此时相比选择一个深层上腹壁穿支皮瓣，游离横行腹直肌皮瓣更适用。理想情况下，供体血管蒂的整个长度能通过常规解剖获得，距离上腹壁下动脉深静脉汇合处尾部约 1cm。皮瓣现在已经准备好进行显微外科移植，作者更倾向于选择横行腹直肌皮瓣的对侧作为皮瓣置入的部位，因为无论受体血管是乳腺内部还是胸背 - 肩胛下系统，这都有利于皮瓣的植入和微血管的吻合。

3. 术中手术技术：微血管吻合及供区闭合

以标准方式对受体血管进行微血管吻合，对于大多数外科医生（包括笔者）首选的受体血管是乳腺内动脉和静脉[9]。同样的，现在一种常用的术式是使用静脉耦合器与手缝动脉吻合术。如果采用胸背 - 肩胛下系统的受体血管，则必须在前锯肌分支的上方进行侧翻，以实现逆行填充，以便在腹部皮瓣吻合失败时还能保留背阔肌皮瓣蒂。

理想的手术方法是在缝合腹壁缺损的同时进行微血管吻合，这有利于缩短手术时间。如果可能，可以直接修复前鞘（使用 0 号尼龙缝线进行两层缝合），也可以使用镶嵌网状修复（prolene/vicryl），然后采用标准的腹部成形封闭术。

4. 术中手术技术：皮瓣植入

皮瓣的插入和成形按标准术式进行，将对侧皮瓣在胸壁上旋转 180°，使脐区分别在左右乳房的 5 点钟或 7 点钟的位置。在修整皮瓣以保留所需数量的皮肤和皮下组织后，将皮瓣的 Scarpa 筋膜或真皮层缝合在胸肌筋膜上，在皮瓣的嵌入和成形过程中要小心，切忌撕断微血管吻合口。

从内侧上象限开始插入皮瓣以保护血管吻合，并确保内侧充盈和分布充分，插入的过程以逆时针和顺时针的方式进行。从胸大肌前外

侧边缘嵌入皮瓣时，重要的是要填充锁骨下凹陷及任何由腋窝清扫引起的凹陷，并留下少量的皮瓣在腋窝凹陷内"停留"。对于延迟重建者，皮瓣的内侧嵌入是非常重要的，这可避免乳房在一侧的堆积。固定好皮瓣的内侧部分后，应将其从内侧开始，并向外侧延伸，固定在乳房下褶处。此外，因为总是有乳房皮肤自然的出现缺陷，所以在皮瓣插入之前，尽量减少皮肤的上皮剥脱也是尤为重要的。植入皮瓣的上部去上皮化，并固定在乳房上切皮瓣下，而下部皮肤用于替代缺损，以此帮助形成正确的乳房下垂程度。

（四）围术期管理

采用显微外科游离皮瓣监测方案，以确保患者术中体温稳定、补液充分及无疼痛感。如果怀疑血管受到损害，作者会立即采取相应措施，在最初 24h 内，通过导尿管监测尿量最小为 0.5～1ml/（kg·h）时，72h 内即刻通过静脉进行输液补充液体治疗。物理治疗师第 2 天动员患者活动时，TED 长筒袜、低分子肝素及腹部黏合剂是常规使用的。许多医疗单位不再通过使用阿司匹林、葡聚糖 40、双嘧达莫或静脉注射肝素来改变血液的高凝状态，除非微血管吻合有问题或缺血时间延长。尽管正在增强康复方案的优化以便患者能提前到术后第 4 天出院，但目前患者仍普遍在术后 5～7 天内出院。

（五）短期和长期术后康复结果

在很多医疗中心，腹横直肌肌皮瓣重建的成功率普遍很高，文献中引用的再探查/失败率也较低。皮瓣重建完全失败的概率为 5%～6%，再探查率为 10%～15%[10, 11]。随着医疗团队经验的增加，这些值应该分别减少到 < 1%和 < 10%[8, 12, 13]。游离横行腹直肌皮瓣的并发症和带蒂横行腹直肌皮瓣及腹壁下深穿支皮瓣相似，且在供区和受区都存在潜在的问题（表 22-5）。与带蒂横行腹直肌皮瓣和腹壁下深穿支

皮瓣相比，游离横行腹直肌皮瓣的一个显著优点是改善了血液的供应，并尽可能降低了皮瓣内的脂肪坏死率[14-16]。然而，对于后续放射治疗的耐受性而言，游离 TRAM 皮瓣与腹壁下深穿支皮瓣相比并没有明显的优势[17]。

与基于植入的重建相比，患者对自体手术的满意度高很多，这在很大程度上是由于获得了良好的美容效果（图 22-34 和图 22-35）[18]。这种术式术后可能需要进行乳头重建、供体部位瘢痕修复、皮瓣调整（如抽脂）或对侧平衡手术（与其他重建手术一样）。然而，与以植入为基础的手术不同的，游离横行腹直肌皮瓣的

重建极少需要或不需要长期地维持。

取腹直肌的主要问题是供体部位的发病率，以及这是否与腹壁下深穿支皮瓣相对较低的发病率相似。术后腹壁的完整性已经得到了广泛的研究，但与腹壁下深穿支皮瓣相比，游离横行腹直肌皮瓣重建术在术后供区发病的风险是否更低及是否有相似的发病率，仍然存在一定的争议（表 22-6）。一些研究表明，两者的发病率相似[19, 20]，而另一些研究则表明，与横行腹直肌皮瓣相比，腹壁下深穿支皮瓣的腹部隆起率较低[2, 3]，更有可能保留上腹壁的功能[21]。正如作者在一系列腹直肌获取中指出的，游离

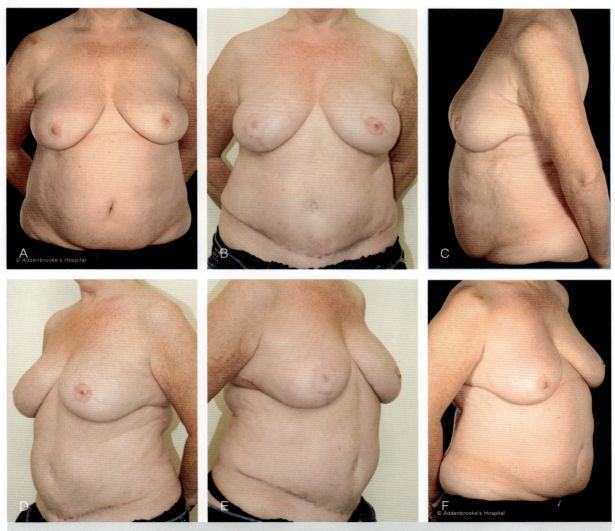

▲ 图 22-34　乳头重建术及标记术后即刻保留肌肉游离横行腹直肌皮瓣重建左乳
和所有游离横行腹直肌皮瓣一样，与腹壁下深穿支皮瓣相比，它在外观上没有什么不同

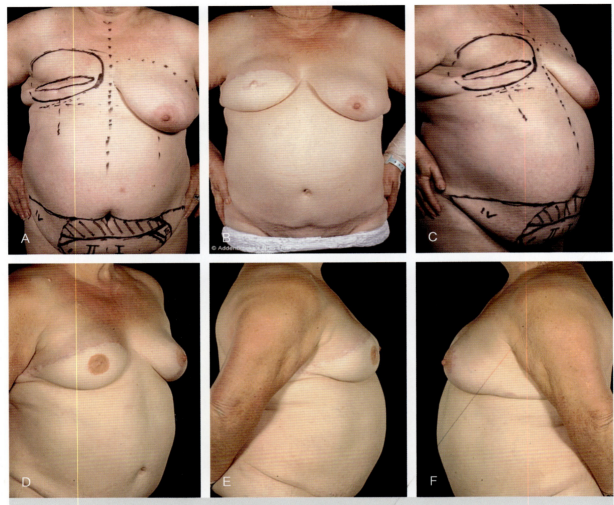

▲ 图 22-35　迟发性右乳重建术采用保留肌肉的游离横行腹直肌皮瓣
并在文身和对侧乳房固定术前后重建乳头。请注意分阶段手术后所获得的良好对称性

横行腹直肌皮瓣的疝形成率比使用带蒂皮瓣时低得多。

（六）结论

　　游离横行腹直肌皮瓣用于乳房重建术已有超过 25 年的历史，与其他下腹部游离皮瓣变体一起，它是乳房切除术后乳房重建的一种可计划的选择，与带蒂横行腹直肌皮瓣相比，它有几个明显优点。游离横行腹直肌皮瓣的肌肉保留型有一个类似于腹壁下深穿支皮瓣的供体部位轮廓，并且游离横行腹直肌皮瓣相对于穿支皮瓣，在技术上是一个更简单的选择。尽管如此，在很多医疗中心，腹壁下深穿支皮瓣仍是手术方式的首选[22]，在腹壁下深穿支皮瓣不可行的情况下，游离横行腹直肌皮瓣仍是术中"备用"的选择。与所有显微外科手术一样，手术的成功取决于多种因素，手术医生必须熟悉这些因素，以便能优化临床结果和提高患者满意度。

表 22-5　游离 TRAM 皮瓣相对 DIEP 皮瓣在乳房重建中的优势

- 提起更快：不需要肌内剥离
- 脂肪坏死少：由于多个穿孔器具有良好的血液供应
- 适用于穿支解剖较差者：尺寸、位置、瘢痕
- 更少的禁忌证
- 在肥胖和病态肥胖患者中更容易保证效果，如皮瓣重量＞ 800g

表 22-6　游离横行腹直肌皮瓣、带蒂横行腹直肌皮瓣和腹壁下深穿支皮瓣在乳房重建中的比较

参　数	游离横行腹直肌皮瓣	带蒂横行腹直肌皮瓣	腹壁下深穿支皮瓣
失败率	5%～6%（既往）	极少	1%～2%
脂肪坏死率	7%（既往）	13%～41%	7.3%
疝发生率	3%～6%（既往）	12%	< 1%
放疗的效果	最少	最大	优于带蒂

多个历史文献参考

参考文献

[1] Holmstrom H. The free abdominoplasty flap and its use in breast reconstruction. An experimental study and clinical case report. *Scand J Plast Reconstr Surg.* 1979;13(3):423–427.

[2] Egeberg A, Rasmussen MK, Sorensen JA. Comparing the donor-site morbidity using DIEP, SIEA or MS-TRAM flaps for breast reconstructive surgery: A meta-analysis. *J Plast Reconstr Aesthet Surg.* 2012; 65(11):1474–1480.

[3] Man LX, Selber JC, Serletti JM. Abdominal wall following free TRAM or DIEP flap reconstruction: A meta-analysis and critical review. *Plast Reconstr Surg.* 2009;124(3):752–764.

[4] Wan DC, Tseng CY, Anderson-Dam J, Dalio AL, Crisera CA, Festekjian JH. Inclusion of mesh in donor-site repair of free TRAM and muscle-sparing free TRAM flaps yields rates of abdominal complications comparable to those of DIEP flap reconstruction. *Plast Reconstr Surg.* 2010;126(2):367–374.

[5] Elliott LF, Seify H, Bergey P. The 3-hour muscle-sparing free TRAM flap: Safe and effective treatment review of 111 consecutive free TRAM flaps in a private practice setting. *Plast Reconstr Surg.* 2007; 120(1):27–34.

[6] Arnez ZM, Khan U, Pogorelec D, Planinsek F. Rational selection of flaps from the abdomen in breast reconstruction to reduce donor site morbidity. *Br J Plast Surg.* 1999;52(5):351–354.

[7] Kroll SS, Marchi M. Comparison of strategies for preventing abdominal-wall weakness after TRAM flap breast reconstruction. *Plast Reconstr Surg.* 1992;89(6):1045–1051; discussion 52–53.

[8] Nahabedian MY, Momen B, Galdino G, Manson PN. Breast reconstruction with the free TRAM or DIEP flap: Patient selection, choice of flap, and outcome. *Plast Reconstr Surg.* 2002;110(2):466–475; discussion 76–77.

[9] Malata CM, Moses M, Mickute Z, Di Candia M. Tips for successful microvascular abdominal flap breast reconstruction utilizing the "total rib preservation" technique for internal mammary vessel exposure. *Ann Plast Surg.* 2011;66(1):36–42.

[10] Serletti JM, Moran SL. Free versus the pedicled TRAM flap: A cost comparison and outcome analysis. *Plast Reconstr Surg.* 1997;100(6):1418–1424; discussion 25–27.

[11] Arnez ZM, Bajec J, Bardsley AF, Scamp T, Webster MH. Experience with 50 free TRAM flap breast reconstructions. *Plast Reconstr Surg.* 1991;87(3):470–478; discussion 9–82.

[12] Baldwin BJ, Schusterman MA, Miller MJ, Kroll SS, Wang BG. Bilateral breast reconstruction: Conventional versus free TRAM. *Plast Reconstr Surg.* 1994;93(7):1410–1416; discussion 7.

[13] Damen TH, Morritt AN, Zhong T, Ahmad J, Hofer SO. Improving outcomes in microsurgical breast reconstruction: Lessons learnt from 406 consecutive DIEP/TRAM flaps performed by a single surgeon. *J Plast Reconstr Aesthet Surg.* 2013;66(8):1032–1038.

[14] Kroll SS. Fat necrosis in free transverse rectus abdominis myocutaneous and deep inferior epigastric perforator flaps. *Plast Reconstr Surg.* 2000;106(3):576–583.

[15] Baumann DP, Lin HY, Chevray PM. Perforator number predicts fat necrosis in a prospective analysis of breast reconstruction with free TRAM, DIEP, and SIEA flaps. *Plast Reconstr Surg.* 2010;125(5):1335–1341.

[16] Serletti JM. Breast reconstruction with the TRAM flap: Pedicled and free. *J Surg Oncol.* 2006;94(6):532–537.

[17] Garvey PB, Clemens MW, Hoy AE, Smith B, Zhang H, Kronowitz SJ *et al.* Muscle-sparing TRAM flap does not protect breast reconstruction from postmastectomy radiation damage compared with the DIEP flap. *Plast Reconstr Surg.* 2014;133(2):223–233.

[18] Yueh JH, Slavin SA, Adesiyun T, Nyame TT, Gautam S, Morris DJ et al. Patient satisfaction in postmastectomy breast reconstruction: A comparative evaluation of DIEP, TRAM, latissimus flap, and implant techniques. *Plast Reconstr Surg.* 2010;125(6):1585–1595.

[19] Chun YS, Sinha I, Turko A, Yueh JH, Lipsitz S, Pribaz JJ *et al.* Comparison of morbidity, functional outcome, and satisfaction following bilateral TRAM versus bilateral

DIEP flap breast reconstruction. *Plast Reconstr Surg.* 2010;126(4):1133–1141.

[20] Macadam SA, Zhong T, Weichman K, Papsdorf M, Lennox PA, Hazen A et al. Quality of life and patient-reported outcomes in breast cancer survivors: A multicenter comparison of four abdominally based autologous reconstruction methods. *Plast Reconstr Surg.* 2016; 137(3):758–771.

[21] Seidenstuecker K, Legler U, Munder B, Andree C, Mahajan A, Witzel C. Myosonographic study of abdominal wall dynamics to assess donor site morbidity after microsurgical breast reconstruction with a DIEP or an ms-2 TRAM flap. *J Plast Reconstr Aesthet Surg.* 2016; 69(5):598–603.

[22] Pien I, Caccavale S, Cheung MC, Butala P, Hughes DB, Ligh C et al. Evolving trends in autologous breast reconstruction: Is the deep inferior epigastric artery perforator flap taking over? *Ann Plast Surg.* 2016;76 (5): 489–493.

五、腹壁下深穿支（DIEP）皮瓣

Edward Wayne Buchel　Nakul Gamanlal Patel　著

（一）概述

　　腹壁下深穿支皮瓣是在横行腹直肌皮瓣上演化而来，是将腹下深动脉及其伴生静脉的单个或多个穿支穿过腹直肌，这样能保护筋膜和有神经支配的肌肉，从而减轻腹部闭锁，减少供血部位的发病率[1]。腹壁下深穿支皮瓣于1992年首次被提出，现在已成为自体乳房重建的金标准[2,3]（图22-36）。

（二）腹部血管解剖

　　腹壁下深动脉和静脉起源于髂外动脉，进入直肌下1/3深外侧表面，并在肌实质内分成一系列垂直走行，这些血管穿过肌肉进入覆盖肌肉的筋膜脂肪层和皮肤层。Hartrampf最初描述了有蒂的腹横直肌肌皮瓣在下腹的4个灌注区：Ⅰ区是同侧直肌上方的区域；Ⅱ区是穿过对侧肌肉中线的区域；Ⅲ区是同侧肌外侧区；Ⅳ区是对侧腹直肌外侧的剩余区域[4]。Ⅰ区和Ⅱ区是灌注量最大的，Ⅲ区灌注量较小，Ⅳ区灌注最少（图22-37）。

　　Holm提出将Ⅱ区和Ⅲ区交换，更能代表腹壁下深穿支皮瓣的灌注情况[5]。

　　Wong及同事证明了Hartrampf和Holm的灌注区都是准确的，这取决于穿支血管的位置[6]。他们将"穿支体"的概念引入腹壁下深穿支皮瓣，腹壁下深穿支皮瓣是由每个穿支供应的组织块。Saint-Cyr的工作进一步阐明了对穿支解剖和灌注的认识[7]。他的工作阐明了在穿支连接血管的重要性，以及体内"热"和"冷"穿支区域的概念[7,8]。

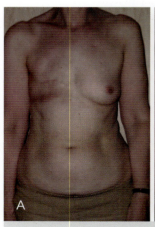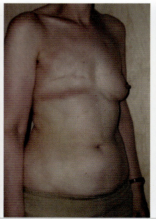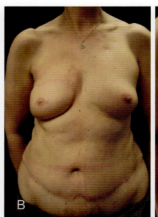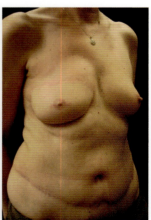

▲ 图 22-36　右侧迟发性乳房腹壁下深穿支皮瓣重建术
A. 术前效果；B. 术后效果

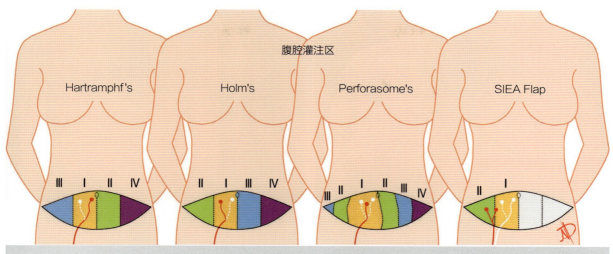

▲ 图 22-37　腹腔灌注区
（Ⅰ）Hartramphf 带蒂横行腹直肌皮瓣；（Ⅱ）Holm 的腹壁深下穿支皮瓣；（Ⅲ）穿支小体；（Ⅳ）腹壁下浅动脉皮瓣

（三）优点

该类皮瓣与腹直肌皮瓣相比，供体部位无力、肿胀和疝的形成较少[9]。采集主要穿支时，能保留神经支配的肌肉和筋膜是腹壁下深穿支皮瓣的一个主要优点。在双侧乳房重建的病例中，只有腹壁下深穿支皮瓣可以直接闭锁筋膜。

与非自体方法相比，腹壁下深穿支皮瓣的乳房重建是终生的，不需要反复接受手术，这让患者在术后有长时间的高满意度[10, 11]。

（四）缺点

腹壁下深穿支皮瓣在技术上是一个更有挑战性的皮瓣，因此对于不熟悉穿支皮瓣的外科医生来说，需要花费更长的时间。特别是，如果主穿支受损，将会导致部分或全部皮瓣的缺损。

与游离皮瓣相比，腹壁下深穿支皮瓣的灌注略有减少，可能与脂肪坏死率增加和部分皮瓣丢失（Ⅰ区、Ⅱ区以外）有关[12]。在有限的病例中，静脉充血率的增加需要二次静脉引流[13]（图 22-38）。

值得注意的是，在直肌处切开一个长而厚的切口，提起一个腹壁下深穿支皮瓣，必然会切断运动神经和去神经肌，这能消除引起腹壁并发症的所有影响因素，这也正是腹壁下深穿支皮瓣设计的目的。

（五）适应证

几乎所有腹部组织充足的患者都是腹壁下深穿支皮瓣乳房重建的潜在候选人。它对于立即的和延迟的乳房重建都是理想的，尤其有利于失败了的植入式乳房重建（图 22-39），其适应证与游离横行腹直肌皮瓣相似。对于需要接受术后放疗的患者来说，自体重建比植入式重建更能让此类患者获益，但应考虑到脂肪坏死率增加、乳房切除术皮肤变紧、体积损失和随后为了改善乳

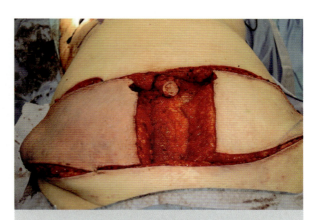

▲ 图 22-38　左右半腹在两侧单个穿支上作为腹壁下深穿支皮瓣被抬高
右侧腹壁下深穿支皮瓣显示静脉充血，需经腹壁下浅静脉进行二次引流

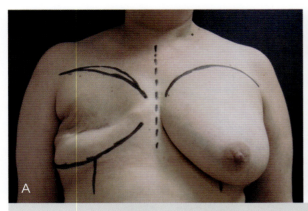
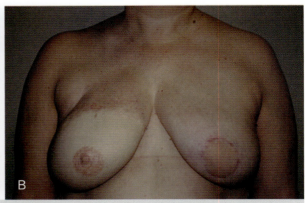

▲ 图 22–39　右侧延迟乳房重建术、左侧保留皮肤乳房切除术和立即用腹壁下深穿支皮瓣乳房重建术
A. 术前；B. 术后照片

房形状和放射后对称性的再次手术。

　　禁忌证包括影响麻醉安全的严重并发症，以及那些已经做过腹部成形术或切除下腹壁组织的患者。相对的禁忌证，包括腹壁瘢痕和凝血障碍。吸烟、控制不良的糖尿病和肥胖对供体部位和乳房切除皮瓣有负面影响[14, 15]。

　　对于那些腹部组织局限的患者，我们将在下文中介绍如何利用和重新组织邻近区域的组织作为移植皮瓣。联合皮瓣也有助于增加组织体积，如双蒂腹部皮瓣到一个乳房，腹壁下深穿支 – 旋髂深动脉（deep circumflex iliac artery，DCIA）/ 臀上动脉穿支（superior gluteal artery perforator，SGAP）联合皮瓣和腹壁下深穿支 – 股薄肌堆叠皮瓣[16-18]（图 22-40）。

（六）成像模式

　　虽然不是必需的，但成像提供最大的穿支走行，可以帮助更快的术中决策。各种各样的血管成像方式，包括双多普勒、CT 血管造影术和磁共振血管成像都已经被应用[19]（图 22-41）。然而，这些都是昂贵、耗时的项目，并且也存在一定的风险。CT 血管造影术存在一定的辐射且有致癌风险[20]。

　　应用吲哚菁绿的激光血管造影术是一种有用的术中血管成像方式，可用于评估腹壁下深

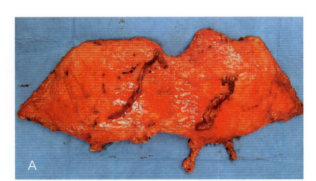
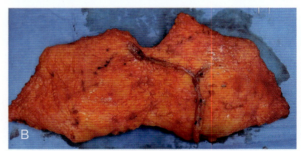
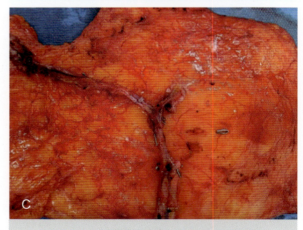

▲ 图 22–40　双蒂腹瓣重建单个乳腺瓣的容积更大

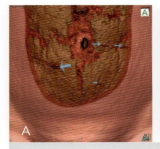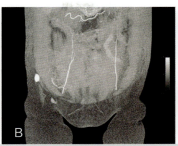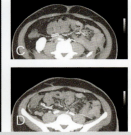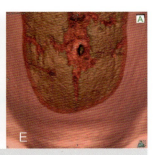

▲ 图 22-41　CT 血管造影绘制腹壁穿孔

右半腹部有一个较大的脐下穿支，而左半腹部有 3 个较小的穿支，三维重建

穿支皮瓣的生理灌注区，也有助于评估乳房切除术皮瓣的血管密度[21]。

（七）皮瓣采集

　　术前标记集中于设计下腹皮瓣，同时加入脐周穿支。取皮瓣首先进行下切口，剥离浅静脉，识别上腹壁下浅动脉，如果有的话，多达 1/3 的患者适合于腹壁下浅动脉皮瓣。在所有可行的病例中，将上腹壁下浅静脉作为二次静脉引流是常规的选择。然后做上切口，绕过脐，脐上的腹部皮瓣上升到剑突，然后将腹壁下深穿支皮瓣从外侧提起到内侧，以确定最大的外侧穿支。在双侧病例中，做脐下正中切口，并确定穿支的内侧。如果显像发现了主穿支，则将其剥离至筋膜水平。此外，术中主要剥离穿支的内侧。一旦确定了主穿支，所有剩余的穿支将被暂时夹紧，并对皮瓣的灌注进行评估。

分离支配穿支周围的筋膜，通过腹直肌解剖穿支，以获得合适的血管长度和管径。一旦确定了主要穿支上的灌注，则切割剩余的穿支并收集皮瓣（图 22-42 和图 22-43）。如果灌注不足，则剥离二级穿支以连接主穿支。

　　同时，受体血管从乳腺内部或胸背部系统准备。在胸部，使用乳腺内血管，除非有较大的乳腺内穿支。皮瓣在乳房内解剖吻合对受体血管。用 0 环乙基纶修补腹筋膜开口，在切开前用可吸收缝合线分层缝合腹上皮瓣，用带刺缝合线将皮瓣缝合至腹直肌前筋膜。脐通过下拉的腹部皮瓣的一个新开口被拉出来（图 22-42）。

（八）腹部皮瓣的进化

　　腹部供体从横行腹直肌皮瓣发展到保留肌肉的变型横行腹直肌皮瓣，再到腹壁下深穿支皮瓣，以努力减少供体发病率。然而，所有这

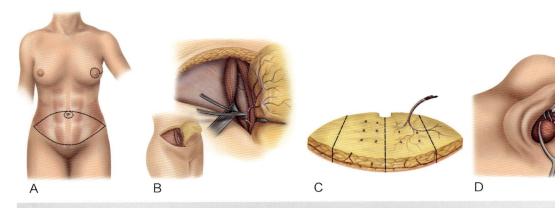

▲ 图 22-42　腹壁下深穿支皮瓣摘取和插入步骤说明

A. 术前标记；B. 肌内剥离皮瓣；C. 抬高皮瓣；D. 内乳血管（内乳动脉 / 内乳静脉）准备与肋软骨切除

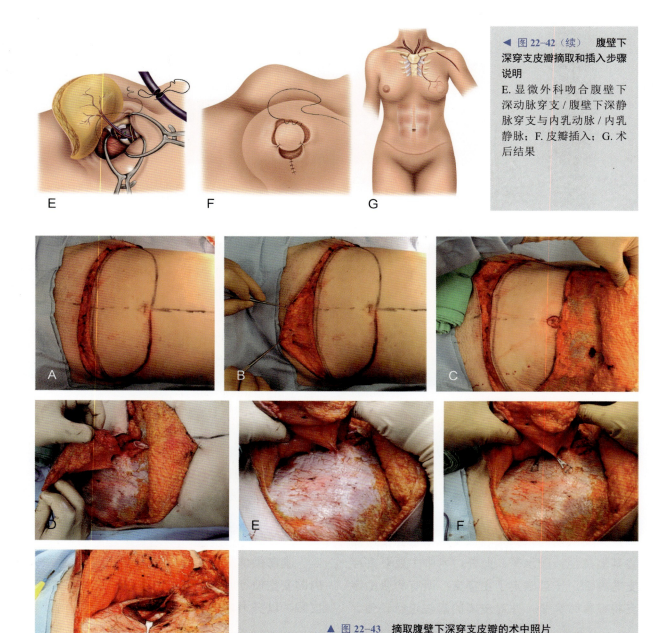

◀ 图 22-42（续） 腹壁下深穿支皮瓣摘取和插入步骤说明
E. 显微外科吻合腹壁下深动脉穿支 / 腹壁下深静脉穿支与内乳动脉 / 内乳静脉；F. 皮瓣插入；G. 术后结果

▲ 图 22-43 摘取腹壁下深穿支皮瓣的术中照片
A. 尾部切口；B. 剥离腹壁下浅动脉 / 腹壁下浅静脉；C. 剥离脐上方至剑突的腹部皮瓣；D. 剥离内、外侧行穿支；E. 与较小穿支相连的钳；F. 选定（内侧）行穿支的肌内剥离

些都需要通过腹直肌前筋膜切开，并通过肌肉进行解剖，可能损伤供应腹直肌的肋间神经（图 22-44）。腹壁下浅动脉皮瓣是有利的，因为它不涉及通过腹直肌或筋膜的解剖。不幸的是，以前的下腹壁手术由于小口径血管，血管横断的发生率高和对侧腹部灌注不足，限制了其使用[22-24]（图 22-40）。

（九）结论

腹壁下深穿支皮瓣是自体乳房重建的金标准选择。它可用于立即和延迟乳房重建，并可用于修复假体植入重建失败。腹壁下深穿支皮瓣提供了一种稳定可靠的方法来形成乳房隆起，这种隆起在外观上持久自然，其限制腹壁发病率，并可改善腹部轮廓（图 22-45）。

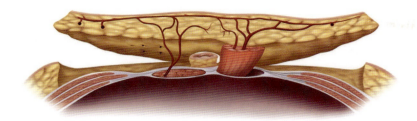

◀ **图22-44** 图解比较腹壁下深穿支皮瓣和横行腹直肌皮瓣

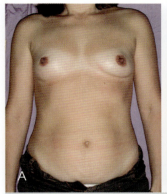 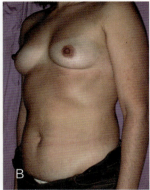 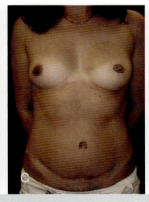 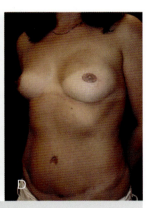

▲ **图22-45** 左侧保留皮肤乳房切除术和即刻乳房重建与腹壁下深穿支皮瓣
A和B. 术前；C和D. 术后乳头重建和文身的照片

参考文献

［1］ Wang, X.L. et al. Meta-analysis of the safety and factors contributing to complications of MS-TRAM, DIEP, and SIEA flaps for breast reconstruction. *Aesthetic Plast Surg*, 2014. 38(4): pp. 681–691.

［2］ Allen, R.J. and P. Treece. Deep inferior epigastric perforator flap for breast reconstruction. *Ann Plast Surg*, 1994. 32(1): pp. 32–38.

［3］ Healy, C. and R.J. Allen, Sr. The evolution of perforator flap breast reconstruction: Twenty years after the first DIEP flap. *J Reconstr Microsurg*, 2014. 30(2): pp. 121–125.

［4］ Hartrampf, C.R., M. Scheflan, and P.W. Black. Breast reconstruction with a transverse abdominal island flap. *Plast Reconstr Surg*, 1982. 69(2): pp. 216–225.

［5］ Holm, C. et al. Perfusion zones of the DIEP flap revisited: A clinical study. *Plast Reconstr Surg*, 2006. 117(1): pp. 37–43.

［6］ Wong, C. et al. Perforasomes of the DIEP flap: Vascular anatomy of the lateral versus medial row perforators and clinical implications. *Plast Reconstr Surg*, 2010. 125(3): pp. 772–782.

［7］ Mohan, A.T. and M. Saint-Cyr. Anatomic and physiological fundamentals for autologous breast reconstruction. *Gland Surg*, 2015. 4(2): pp. 116–133.

［8］ Saint-Cyr, M. et al. The perforasome theory: Vascular anatomy and clinical implications. *Plast Reconstr Surg*, 2009. 124(5): pp. 1529–1544.

［9］ Man, L.X., J.C. Selber, and J.M. Serletti. Abdominal wall following free TRAM or DIEP flap reconstruction: A meta-analysis and critical review. *Plast Reconstr Surg*, 2009. 124(3): pp. 752–764.

［10］ Yueh, J.H. et al. Patient satisfaction in postmastectomy breast reconstruction: A comparative evaluation of DIEP, TRAM, latissimus flap, and implant techniques. *Plast Reconstr Surg*, 2010. 125(6): pp. 1585–1595.

［11］ Atherton, D.D. et al. The economic viability of breast reconstruction in the UK: Comparison of a single surgeon's experience of implant; LD; TRAM and DIEP based reconstructions in 274 patients. *J Plast Reconstr Aesthet Surg*, 2011. 64(6): pp. 710–715.

［12］ Mulvey, C.L. et al. Increased flap weight and decreased perforator number predict fat necrosis in DIEP breast reconstruction. *Plast Reconstr Surg Glob Open*, 2013. 1(2): pp. 1–7.

［13］ Rozen, W.M. and M.W. Ashton. The venous anatomy of the abdominal wall for deep inferior epigastric artery (DIEP) flaps in breast reconstruction. *Gland Surg*, 2012. 1(2): pp. 92–110.

［14］ Parrett, B.M. et al.. DIEP flaps in women with abdominal scars: Are complication rates affected? *Plast Reconstr Surg*, 2008. 121(5): pp. 1527–1531.

［15］ Klasson, S. et al. Smoking increases donor site complications in breast reconstruction with DIEP flap. J *Plast Surg Hand Surg*, 2016: pp. 1–5.

[16] Patel, N.G. et al. Stacked and bipedicled abdominal free flaps for breast reconstruction: Considerations for shaping. *Gland Surg*, 2016. 5(2): pp. 115–121.

[17] DellaCroce, F.J. et al. Body lift perforator flap breast reconstruction: A review of 100 flaps in 25 cases. *Plast Reconstr Surg*, 2012. 129(3): pp. 551–561.

[18] Rozen, W.M., N.G. Patel, and V.V. Ramakrishnan. Increasing options in autologous microsurgical breast reconstruction: Four free flaps for "stacked" bilateral breast reconstruction. *Gland Surg*, 2016. 5(2): pp. 255–260.

[19] Rozen, W.M. et al. Stereotactic image-guided navigation in the preoperative imaging of perforators for DIEP flap breast reconstruction. *Microsurgery*, 2008. 28(6): pp. 417–423.

[20] Smith-Bindman, R. et al., Radiation dose associated with common computed tomography examinations and the associated lifetime attributable risk of cancer. *Arch Intern Med*, 2009. 169(22): pp. 2078–2086.

[21] Gurtner, G.C. et al. Intraoperative laser angiography using the SPY system: Review of the literature and recommendations for use. Ann Surg Innov Res, 2013. 7(1): 1.

[22] Antia, N.H. and V.I. Buch. Transfer of an abdominal dermo-fat graft by direct anastomosis of blood vessels. *Br J Plast Surg*, 1971. 24(1): pp. 15–19.

[23] Grotting, J.C. The free abdominoplasty flap for immediate breast reconstruction. *Ann Plast Surg*, 1991. 27(4): pp. 351–354.

[24] Buchel, E.W., K.R. Dalke, and T.E. Hayakawa. Rethinking the superficial inferior epigastric artery flap in breast reconstruction: Video demonstration of a rapid, reliable harvest technique. *Can J Plast Surg*, 2013. 21(2): pp. 99–100.

编 者 按

　　第 22 章介绍了自体组织乳房重建的先进选择，由实际开发人员或世界上实施这些先进皮瓣的专家，提供了他们如何实施这些皮瓣进行乳房重建的经验总结。这些章节将为读者提供必要的信息，以整合这些先进皮瓣的信息，以便实践到他们的临床中。

　　横行腹直肌皮瓣和腹壁下深穿支皮瓣仍然是乳房切除术后乳房重建的自体组织的主要选择，因为它们提供了理想的供体部位，并且在可靠而稳定的血液供应下能保持腹部的美容。当然，有几种方法可以在腹部脂肪组织有限的患者中增加腹部皮瓣的使用，其中包括使用双腹壁下深穿支皮瓣，其中的皮瓣要么以链为基础的嵌合皮瓣灌注，要么使用 2 条独立的受体血管，如乳腺内顺行和逆行血管。最新的和流行的选择是使用转移的横行腹直肌皮瓣或腹壁下深穿支皮瓣作为导管，用于随后的一系列脂肪转移，通过从人体所有区域提供脂肪来优化重建乳房的体积，而不是将重建限制在腹部脂肪组织上。

　　然而，许多患者仍然不适合做横行腹直肌皮瓣或腹壁下深穿支皮瓣。已经做过横行腹直肌皮瓣或腹壁下深穿支皮瓣的患者，如果需要再做一次乳房重建或有其他解剖相关问题，通常需要从身体其他部位取组织。由于整形外科医生的创造性，基于脂肪的解剖分布，为这些患者提供了其他的自体游离组织移植选择。一种令人感兴趣的臀动脉穿支（gluteal artery perforator，GAP）皮瓣变异，被称为 boomerang 皮瓣，增加了臀部组织在乳房重建中的广泛应用。Allen 和 Levine 博士继续扩大股深动脉穿支（profunda artery perforator，PAP）皮瓣的应用。作者描述了他们的皮瓣提升技术，提供了手术提示、皮瓣植入的选择，以及他们所做的 300 多个股深动脉穿支皮瓣的重建结果。横半月形股薄肌皮瓣是非常有用的，但由于其体积小和供区美容效果差而受到限制。然而，许多经常使用这种皮瓣的专家，如 Buntic 医生，使用股薄肌肌皮瓣进行乳房重建，取得了令人难以置信的美容效果。Buntic 及同事提供了一个非常有描述性的章节，关于如何进行股薄肌皮瓣，特别是形状和嵌入，以及如何最小化大腿内侧供体部位的畸形。在本章提供的细节应该为读者提供信心和知识，以使用这种皮瓣在他们的乳房重建手术中。Hamdi 博士最近发表了使用腰动脉穿支（lumbar artery perforator，LAP）皮瓣重建乳房的最大经验。他对于这种在 2003 年首次提出的游离皮瓣提供了一个循序渐进的章节，包括潜在的风险及手术的设计和解剖的图解。

　　所有用于乳房重建的高级皮瓣都不是游离组织移植，胸背动脉穿支（thoracodorsal artery perforator，TAP）皮瓣在乳房重建中的应用又重新提了出来。Agrigiani 博士简要介绍了使用这些胸壁穿支皮瓣（胸背动脉穿支和左肋间动脉穿支变种）进行部分乳房重建的技术，这些皮瓣对于局限于乳房上外侧和外侧面的较大乳房切除特别有用，可以避免乳房切除术和全乳房重建。自从脱细胞真皮基质产品出现在乳房重建术中以来，背阔肌皮瓣的使用量一直在下降。胸背动脉穿支皮瓣是一种避免背部肌肉转移的皮瓣，在乳房重建术中主要提供皮肤置换而受到限制。然而，胸背动脉穿支皮瓣可以转移的脂肪量可以扩大，这可以显著增加仅用于股薄肌皮瓣重建的体积，从而避免了乳房植入的需要。尽管皮瓣的普及和避免背阔肌转移有明显好处，但仅背阔肌皮瓣仍然是乳房重建术的最佳选择。在延迟－即刻重建的情况下，当扩张器在放射治疗后换成永久的乳房植入物时，仅用阔背肌皮瓣覆盖植入物是理想的愈合和美容效果。Selber 博士已经开发并继续使用机器人方法来获取背阔肌，这可以最大限度地减少背部供体部位的不良美容和功能后果。

第23章 基于自体皮瓣移植的全乳重建（高级术式）

Advanced autologous tissue flaps for whole breast reconstruction

本章概要　　使用穿支皮瓣进行乳房重建，连同术前 CT 和 MRI，已经打开了新皮瓣选择的"潘多拉盒子"，包括深动脉穿支皮瓣。此外，机器人手术的应用越来越多，现在已经扩展到乳房重建上，未来可能会有越来越多的应用。创新的双蒂上腹部腹壁下深穿支皮瓣扩大了瘦弱患者腹壁下深穿支重建的适应证。横半月形股薄肌皮瓣作为替代臀瓣重建的第二选择越来越受欢迎。这些可供选择的皮瓣和摘取方法继续为显微外科乳房重建领域注入活力。

一、胸背穿支（TAP）皮瓣

Claudio Angrigiani, Alberto Rancati

Marcelo Irigo　著

（一）概述

胸背穿支皮瓣最早报道于 1992 年[1]，该术式是在传统背阔肌肌皮瓣的区域内取皮肤和皮下岛状皮瓣，但不包含肌肉。该皮瓣最初是作为乳房重建的辅助皮瓣[2, 3]，但最近已被用于完整的自体乳房重建。多项研究的证据表明胸背动脉穿支皮瓣是一种可靠和安全的乳房重建的选择[4-6]。

胸背穿支皮瓣的血供以胸背动脉降支穿支近端为基础，具有一致的解剖存在[7, 8]。当需要增加体积而不需要肌肉时，上（肩胛）和下（腰椎）脂肪间室可部分被近端肌穿支所捕获，并作为延伸的胸背穿支皮瓣供应[9]（图 23-1）。使用该技术可以获得足够的体积，以重建 B 罩杯大小的乳房与全部或部分去上皮皮瓣（图 23-2 和图 23-3）。

（二）适应证

当需要进行自体手术且常规腹部供体部位不可用，或患者和（或）外科医生拒绝采用这种方法时，胸背穿支皮瓣应作为重建的选择。

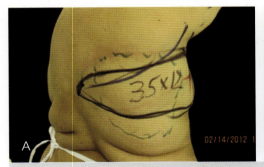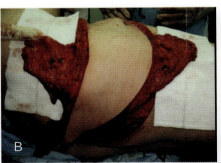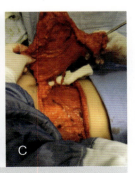

▲ 图 23-1　胸背穿支
A. 皮瓣设计在背面；B. 切口延伸到部分肩胛和腰椎脂肪腔；C. 皮瓣抬高，观察穿支

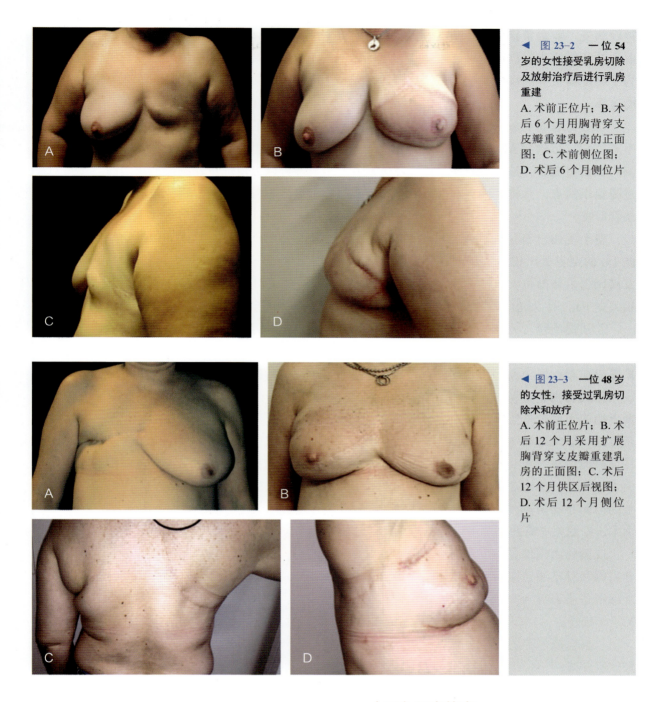

◀ 图 23-2　一位 54 岁的女性接受乳房切除及放射治疗后进行乳房重建

A. 术前正位片；B. 术后 6 个月用胸背穿支皮瓣重建乳房的正面图；C. 术前侧位图；D. 术后 6 个月侧位片

◀ 图 23-3　一位 48 岁的女性，接受过乳房切除术和放疗

A. 术前正位片；B. 术后 12 个月采用扩展胸背穿支皮瓣重建乳房的正面图；C. 术后 12 个月供区后视图；D. 术后 12 个月侧位片

此外，当没有显微手术技术时，胸背穿支皮瓣也可以作为参考。根据作者的经验，当可以通过一次手术获得与对侧乳房体积相当的体积时，使用胸背穿支进行自体乳房重建是首选。胸背穿支皮瓣重建的主要优点是避免显微手术、手术时间相对较短、可靠、供区发病率低及技术的有效性。此外，与背阔肌皮瓣相比，供体部位的发病率较低。

（三）手术技术

1. 皮瓣设计

皮瓣规划时，患者取站立位，双臂放在身体两侧，手放在腰部。要求患者主动收缩背部肌肉，此时背阔肌的前外侧边界在皮肤下清晰可见，并用记号笔标记出来。在乳房切除术后的病例中，没有任何明显的肌肉收缩，高度提示背阔肌神经血管蒂受损。虽然这一发现提示神经病变，但也常伴有血管病变。以"代偿"血供的背阔肌皮瓣的可能性已被报道。然而，为了将皮瓣丢失的风险降到最低，也推荐其他的选择。

在腋窝皱襞下 8cm 的前外侧肌线上标记一个点"A"。近端穿支降支平行于这条线并向外侧约 2cm 处延伸。应确定穿支（或皮支）刺穿皮瓣组织的点，并将其纳入皮瓣设计，以确保血管形成。

整个皮瓣一直延伸到背部外侧 3/4 和最内侧 1/4 的交界处。皮瓣宽度的设计是为了允许直接闭合供体部位。用拇指和示指捏住皮肤及相关皮下组织，标出所需的宽度。

2. 皮瓣抬起

皮瓣从远端到近端，浅于深筋膜，同时保护覆盖在背阔肌上的筋膜。同时，使用 4 倍环放大仔细识别穿支动脉。持续、渐进地控制皮瓣末端的出血量是监测良好穿支血管存在的理想方法。如果皮瓣与背阔肌部分分离时仍能保持良好的灌注，那么穿支很可能足够，直径至少为 0.5mm。相比之下，如果皮瓣部分抬高，肋间内侧穿支切断时灌注明显减少，则应推迟手术，以避免皮瓣丢失。

皮瓣的内侧部分向上和向下扩张，并与部分肩胛和腰椎脂肪室合并。皮瓣的剩余部分必须保持最小厚度（3～5mm），以避免供体部位的组织损伤。

一旦明确了穿支部位，可以采用以下方法来获取皮瓣。

(1) 将皮瓣旋转 180°，像螺旋桨一样在前胸壁上旋转。这个过程很简单，但穿支不像常规穿支那样到达前面。此技术适用于侧乳缺损的部分重建[10]。

(2) 将皮瓣翻转作为一种肌肉保留技术。该手术需要剥离皮瓣上皮，因为真皮仍在乳房深处。当需要更换容积时，此选项会被指示。

(3) 通过肌肉对穿支肌进行完整的解剖（传统的穿刺皮瓣），并在完全保留肌纤维的情况下

进行移位。虽然这个手术很复杂，但它提供了一个最远端到达点的皮瓣，并为完整的自体乳房重建提供了指导。

3. 皮瓣嵌入

皮瓣的皮肤部分用来覆盖皮肤缺损。在延迟乳房重建中，将 Stewart 型瘢痕转化为圆形瘢痕，可以方便地重建圆形创口边缘。然后对皮瓣进行相应的剪裁，避免最后的瘢痕形成尖锐的三角形。在立即乳房重建中，保留皮肤技术被推荐用于乳房切除术，以达到最佳的最终美学效果。

4. 手术小贴士

胸背穿支在所有个体中普遍存在。尽管如此，在延迟乳房重建的病例中，这些穿支器应在术前仔细评估，以评估任何可能由初次手术所造成的损害。虽然多普勒超声对于外科医生来说是一个重要的辅助手段，但它可能不足以确定是否存在良好的穿支。

可取的方法是直接通过下入路进行术中评估，直到穿支显露出来。在皮瓣抬高过程中看到的较大穿支应保留，直到确定所选穿支。

参考文献

[1] Angrigiani C, Grilli D, Siebert J. Latissimus dorsi musculocutaneous flap without muscle. *Plast Reconstr Surg.* 1995;96:1608–1614.

[2] Hamdi M, Van Landuyt K, Hijjawi JB et al. Surgical technique in pedicled thoracodorsal artery perforator flaps: A clinical experience with 99 patients. *Plast Reconstr Surg.* 2008;121:1632–1641.

[3] Hamdi M, Salgarello M, Barone-Adesi L et al. Use of the thoracodorsal artery perforator (TDAP) flap with implant in breast reconstruction. *Ann Plast Surg.* 2008;61:143–146.

[4] Santanelli F, Longo B, Germano S et al. Total breast reconstruction using the thoracodorsal artery perforator flap without implant. *Plast Reconstr Surg.* 2014;133:251–254.

[5] Ortiz CL, Mendoza MM, Sempere LN et al. Versatility of the pedicled thoracodorsal artery perforator (TDAP) flap in soft tissue reconstruction. *Ann Plast Surg.* 2007;58:315–320.

[6] Guerra AB, Metzinger SE, Lund KM et al. The thoracodorsal artery perforator flap: clinical experience

and anatomic study with emphasis on harvest techniques. *Plast Reconstr Surg*. 2004; 114: 32–41;discussion 42–43.

[7] Lin CT, Huang JS, Yang KC et al. Reliability of anatomical landmarks for skin perforators of the thoracodorsal artery perforator flap. *Plast Reconstr Surg*. 2006;118:1376–1386;discussion 1387.

[8] Schaverien M, Wong C, Bailey S et al. Thoracodorsal artery perforator flap and latissimus dorsi myocutaneous flap--anatomical study of the constant skin paddle perforator locations. *J Plast Reconstr Aesthet Surg*. 2010;63:2123–2127.

[9] Angrigiani C, Rancati A, Escudero E et al. Extended thoracodorsal artery perforator flap for breast reconstruction. *Gland Surg*. 2015;4:519–527.

[10] Thomsen JB, Bille C, Wamberg P et al. Propeller TAP flap: is it usable for breast reconstruction? *J Plast Surg Hand Surg*. 2013;47:379–382.

二、机器人辅助下的背阔肌皮瓣获取

Karim A. Sarhane，Amir E. Ibrahim

Jesse C. Selber　著

（一）概述

自 20 世纪 80 年代末和 90 年代初以来[1, 2]，机器人手术已经在各种外科领域普及，包括妇科、耳鼻喉科、泌尿外科、血管外科、胃肠外科、心胸外科等[3]。机器人手术具有高精度、高自由度、三维视觉、高分辨率和震颤消除等优势，已经渗透到整形外科的领域，并在重建病例中得到了更广泛的应用。我们将在本章讨论机器人辅助下的背阔肌皮瓣获取的临床应用和手术技巧。

获取背阔肌皮瓣的传统方式是在用于游离和移动蒂的腋窝切口的基础上，再在背部开一个 15～40cm 的切口[4, 5]。一种能消除由于背部切口而导致的切口相关并发症的新技术是令人期待的。出于这个目的，半开放和内镜的方法被提出来，但由于技术挑战和器材的缺乏，它们并没有得到广泛的应用。机器人手术由于其平台的多重优势，已经可以安全可靠地获取背阔肌皮瓣。

2010 年，这项新技术首次由作者在尸体模型上进行了测试[6]，并随后于 2011 年在 8 例患者上进行了临床应用[7]，至今作者所在中心已应用此技术进行了 40 余例背阔肌的获取。在皮瓣供体部位缺少的情况下，这是一种并发症较少的安全技术。整个背阔肌可以通过一个小的隐藏的切口被获取和转移，并且作为一个带蒂的游离皮瓣有着许多的应用，包括部分的乳房重建、植入物的覆盖、胸壁的重建等。乳房重建的适应证包括乳房部分切除后缺损的侧面的重建、保留乳头－乳晕复合体的乳房切除术后的植入式重建和扩张器植入后再接受放疗患者的 II 期重建（图 23-4）。

手术步骤

(1) 患者的定位和标记：患者取侧卧位，同侧手臂被放置在无菌手术铺巾上，对侧腋窝放置腋窝卷以避免对臂丛神经的损伤。标记好背阔肌的边界。

(2) 切口和端口的放置：获取背阔肌的切口通常使用乳房切除时的原切口，也可以使用取前哨淋巴结时的切口。3 个操作端口的放置以腋窝后皱褶和背阔肌前缘前 3～4cm 为起点，每个端口间隔 6～8cm。

手术由打开原有的切口开始，沿着肌肉表面解剖背阔肌，游离胸背部血管并使用血管环标记。背阔肌前的皮下空间应被充分显露，也可以使用额外的操作端口来辅助完成这一步骤。所建立的皮下空间应是连续的，这样才能给端口以足够的操作空间。背阔肌也应当尽量使用上述切口进行分离。对肌肉进行缝线提拉后，操作可在直视下进行（一个 12mm 的端口在中间用于内窥镜，两个 8mm 的端口在两边）。

(3) 机器人的对接和解剖肌肉：在操作端口放置完成后，机器人手术可以随后应用于患者，两个手术操作臂与内镜在后面延伸并且与端口保持一致。端口与操作臂对接，随后开始充气。

对背阔肌的解剖从肌肉后表面开始，直至到达肌肉的边界，切断之前的提拉缝线，使整

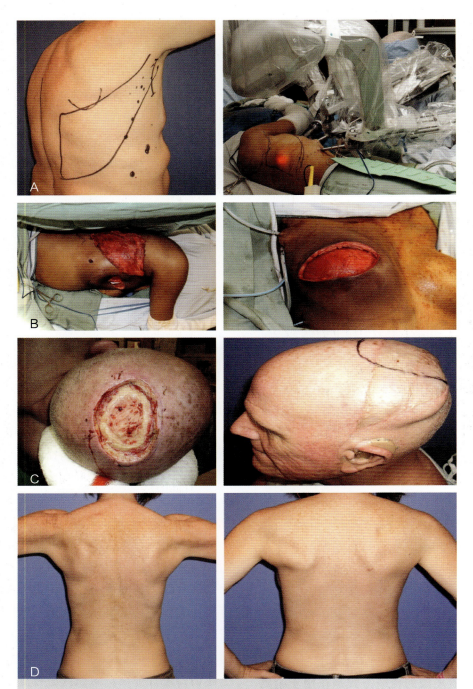

▲ 图 23-4　背阔肌皮瓣的获取

A. 左图：标记和端口的放置。背阔肌的边缘根据解剖标志标出，随后标记腋窝切口。对于乳房重建，获取前哨淋巴结的切口被使用。如果是为了得到游离的皮瓣，那么可以选择一个促进肌蒂解剖的切口，建立背阔肌前表面的皮下空间后，在下级末端放置一个端口。两个补充的端口放置在肌肉前面，一个端口离腋窝切口末端 8cm 远，另一个端口与第二个端口距离 8cm。右图：在端口放置完成后，机器人主机被推至患者后方，两个机械操作臂和一个内窥镜延伸跨过患者以便于与端口完成对接。B. 手术中的情景。左图：在皮下转移出来的背阔肌。右图：背阔肌对硅胶假体植入物进行了完全覆盖。C. 左图：鳞状细胞癌切除后约 90cm² 的头皮缺损。右图：术后 3 周，皮瓣愈合良好，放疗区域也被标记。D. 保留乳头 - 乳晕复合体的右侧乳房切除术后的即刻乳房重建的案例。除了少许的外形缺陷，术前（左图）和术后（右图）在供体部位仅有轻微的外形改变个肌肉暴露在视野中。在背阔肌的前表面分离肌肉，并且抓取肌肉的边缘朝胸壁移动。一旦背阔肌深、浅面的解剖完成，肌肉可在下后方得到游离，并且可通过腋窝切口轻松地获取。

(4) 机器人解除对接和取出肌肉：一旦背阔肌被完全游离，机器人可解除对接，随后可从腋窝路径取出肌肉。肌腱的嵌入可以是全部或部分分离的，用于帮助肌蒂应对各类的移动。引流管应放置在供体部位。

(5) 技术上的注意事项：手术的设置时间（腋窝切口、端口放置和机器人对接）约为30min，背阔肌的获取时间约为60min。在上述的研究者进行的操作中，没有一例改为开放手术获取，所有的背阔肌都被完整地获取和转移。术后并发症也很少，仅有1例患者术后出现皮下积液，1例出现术后感染，没有患者发生包膜挛缩、血肿、裂开和覆盖的皮肤损伤。然而，和其他的新技术一样，在被有效掌握之前，机器人辅助下的背阔肌获取仍需要很长的学习曲线。

（二）结论

机器人手术是一种技术进步后的微创技术。对于大量的乳房重建目的而言，机器人手术获取背阔肌皮瓣是一种安全而有效的方式，与开放手术相比，这种方法减少了患者的不适，减少了皮下积液和血肿的形成，同时也缩短了住院时间。

参考文献

[1] Kwoh YS, Hou J, Jonckheere EA, Hayati S. A robot with improved absolute positioning accuracy for CT guided stereotactic brain surgery. *IEEE Trans Biomed Eng* [Internet]. 1988;35(2):153–160. Available from: http://www.ncbi.nlm.nih.gov/pubmed/3280462

[2] Davies BL, Hibberd RD, Ng WS, Timoney AG, Wickham JE. The development of a surgeon robot for prostatectomies. *Proc Inst Mech Eng H* [Internet]. 1991;205(1):35–38. Available from: http://www.ncbi.nlm.nih.gov/pubmed/1670073

[3] Lanfranco AR, Castellanos AE, Desai JP, Meyers WC. Robotic surgery: A current perspective. *Ann Surg* [Internet]. 2004;239(1):14–21. Available from: http://www.pubmedcentral.nih.gov/articlerender.fcgi?artid=1356187&tool=pmcentrez&rendertype=abstract

[4] Maxwell GP, Manson PN, Hoopes JE. Experience with thirteen latissimus dorsi myocutaneous free flaps. *Plast Reconstr Surg* [Internet]. 1979;64(1):1–8. Available from: http://www.ncbi.nlm.nih.gov/pubmed/377326

[5] Maxwell GP, McGibbon BM, Hoopes JE. Vascular considerations in the use of a latissimus dorsi myocutaneous flap after a mastectomy with an axillary dissection. *Plast Reconstr Surg* [Internet]. 1979; 64(6): 771–780. Available from: http://www.ncbi.nlm.nih.gov/pubmed/117475

[6] Selber JC, Baumann DP, Holsinger CF. Robotic harvest of the latissimus dorsi muscle: Laboratory and clinical experience. *J Reconstr Microsurg* [Internet]. 2012;28(7):457–464. Available from: http://www.ncbi.nlm.nih.gov/pubmed/22744894

[7] Selber JC, Baumann DP, Holsinger FC. Robotic latissimus dorsi muscle harvest: A case series. *Plast Reconstr Surg* [Internet]. 2012;129(6):1305–1312. Available from: http://www.ncbi.nlm.nih.gov/pubmed/22634647

三、双蒂腹壁下动脉穿支皮瓣

Phillip Blondeel　Michel Moutran　著

（一）概述

乳房的自体组织重建应该是创造一个具有良好组织构造的三维结构，新的结构应该尝试模仿乳房原有的形状、体积和质地。在乳房重建领域，自体组织迁移已成为重建这一结构的金标准，比植入物乳房重建更能避免长期的并发症。穿支皮瓣的使用使得在供体部位减少的情况下，获得更好的形态和皮肤恢复效果，这一技术被认为是可靠且可应用广泛的[1]。不管用于乳房重建的皮瓣如何，为了达到良好的对称外形，对于皮瓣和对侧乳房的二期手术仍然是有必要的。

在整形手术领域，脂肪移植也是一种可以预期的技术[2-6]，它能有效地恢复体积和形状，在乳房重建领域也越来越受欢迎。

有一种三维的基质模型能用于辅助重建的

过程，它能像脚手架一样供组织所伸展，这一概念在体外实验中得到了广泛的整合。这一概念现在已经被应用于体内试验的模型，不仅仅是脂肪组织，临床医师也在尝试脂肪迁移。脂肪细胞不是培养出来的，而是来自于患者，并且用于自体移植。这一基质模型不是微观的支架，而是患者自身的组织，但是它们的作用是一样的，均可使移植的脂肪获得合适的生长空间。

转移到胸壁上的皮瓣体积有时候不能达到理想的对称结果，在二期手术中减少对侧乳房的体积或者增加重建后乳房的体积是一种可能的解决方法。增加重建后乳房的体积可以选用假体植入、增加第二个（带蒂）皮瓣、脂肪注射等。

在这一篇章中，作者分享了自己从使用脂肪注射来填充乳房以达到对称效果，到最终改变原有的游离皮瓣重建乳房的观点的这一演变过程。

下腹部游离皮瓣，如带蒂腹肌皮瓣和腹壁下动脉穿支皮瓣，由于它们的高相容性、皮肤的质地和范围而更受欢迎。在较瘦的患者和经过腹部抽脂手术的患者中，下腹部皮瓣的体积有时候是不够的。当腹肌皮瓣和腹壁下动脉穿支皮瓣无法获得时，臀上动脉穿支皮瓣、臀下动脉穿支皮瓣、横半月形股薄肌肌皮瓣、腰动脉穿支、大腿前外侧和扩大的背阔肌皮瓣有时也可成为第二选择。这些皮瓣的应用同样有着技术挑战，也可能不能提供足够的体积，同时也存在着塑形的困难。一种能够解决体积不足的方法就是联合皮瓣（Siamese 皮瓣），如双血管蒂的腹肌皮瓣或腹壁下动脉穿支皮瓣，或者一次转移多个皮瓣进行堆积。

这种不常见的皮瓣获取方式，对于高年资的外科医生而言可能也是经验不足的，它需要多处血管吻合，操作时间长，并且可能增加更多的显微外科并发症。笔者相信随着脂肪自体移植的经验增加，带血管的基质模型应用将更安全和简单的。

（二）带血管的基质模型的获取原则

这一操作要求外科医生去获取他们所熟悉的小体积皮瓣（通常是下腹部皮瓣），并且将其转移到合适的地方重建乳房。移植的组织并不是直接重建整个乳房，而是将其作为基质模型，用于放置其他移植物或脂肪，这一过程最好经过 II 期手术完成（初次术后 3～6 个月）。

在乳房重建过程中，也应考虑到时间的影响。乳房重建是一个动态的过程，由于重力和愈合过程，重建后的乳房最初的外观会随着时间的推移而变化。辅助性的手术也能改变乳房的最终外观，这一动态过程必须整合到患者的整个手术计划中。因此，当游离的"基质"皮瓣转移到乳房时，第一阶段的目标是实现完整的形状和轮廓，体积的重建可以后续再去完成。

在第一阶段的重建过程中需要遵循三步原则 [7]，对乳房基底的边界进行外科式的重新定义，并且使用能覆盖整个基底的游离皮瓣去覆盖基底。此时重建乳房的体积并不重要，但应达到尽量好的形状。在乳房切除手术时的脂肪组织也应考虑到游离皮瓣的转移。

在第一阶段应留下足够的皮肤，以创建一个足够大的包膜，以供后期使用。此时乳房的所有基本组成部分都已就位，皮瓣作为"带血管的基质"，可以在第二阶段手术中接受脂肪移植，这样来完成乳房重构中的最后一个部分 [8]。皮瓣也不再是一个没有体积的三维血管结构，而是后期脂肪移植的良好基质。

通过脂肪移植来增加乳房的体积相对容易，因为脂肪可以注射到皮瓣的各个层次，在一次手术中就可以接受大体积的脂肪。此外，通过选择合适的注射体积和部位也可以优化乳房的形状。

（三）脂肪移植

脂肪移植的特征对手术的成功至关重要。它包括了一个明确的脂肪收集方案，渗透液、收获用的导管、负压、移植物的处理（筛选、漂洗、离心）、重新注射移植物用的导管、一次移植的脂肪量（总体积）都是决定最终质量的因素。

作为一种移植物，脂肪细胞与宿主的接触对于促进脂肪早期生存的充分吸收至关重要。当脂肪颗粒相对较小时，接触充分，此时是最佳的。相比之下，如果使用较大的颗粒，球体的核心无法与体内微环境产生接触，这有可能这导致核心脂肪坏死，并形成油脂囊肿[9, 10]。这一问题可以通过使用小套管来收获脂肪和转移脂肪来解决。

施加在脂肪上的压力对脂肪细胞的存活也是有害的，既往的实验研究通常推荐使用温和的负压来获取脂肪。

在导管每个通道传输的脂肪量仅限于每孔隙 0.2ml，孔隙和通道数量都是可以调整的。这样做的目的是限制每个孔隙的脂肪量，防止脂肪在没有与环境彻底接触的情况下沉积下来。

不同医生对这一技术的掌握程度不同，作者建议每个外科医生使用他们熟悉并且能提供良好临床结果的技术。

（四）宿主的准备

为了减少供体部位的发病率，笔者倾向于使用穿支皮瓣而不是肌皮瓣。此外，穿孔皮瓣的某些特性也使其更适合作为血管化基质。

穿支皮瓣主要取材于下腹部（腹壁下深穿支皮瓣）、腰部（腰动脉穿支皮瓣）或臀部（臀上动脉穿支和臀下动脉穿支皮瓣），这些皮下组织皮瓣有着被浅筋膜所分隔的脂肪层，这些同侧的脂肪层通常要比筋膜下的脂肪层厚。任何在浅筋膜下的脂肪移植都会增加筋膜和上面的脂肪层，导致乳房的体积增大。相比之下，浅筋膜上方的脂肪转移将会导致皮肤的凸起和轮廓的改变。

当进行乳房二次脂肪移植时，可以利用穿支皮瓣的这些特征。当目标是增加体积时，要在基质的深层进行脂肪注射。当目标主要是增强轮廓或形状时，是在需要操作区域的表层内进行脂肪注射。

乳房的轮廓主要是在不同象限内改变方向的曲线。局部的抽脂术也可以用来塑造合适的轮廓和矫正过度的填充。

穿支皮瓣最常见的是由单个穿支实现血管化。穿支血管与受体血管（内乳动脉）吻合。经过短暂延迟，阻塞的血管重新灌注后，皮下和深层神经丛被调动起来去灌注整个皮瓣。与离断前的灌注相比，脂肪和皮肤的血管供应也增加了，将皮瓣转化为一个"血管海绵"，成为一个高度血管化的基质，为移植在其中的脂肪提供合适的血液供应。这反过来又优化了移植物的获取。

游离的穿支皮瓣是笔者首选的基质，但是如果不能实施显微手术的话，带蒂（扩大）背阔肌肌皮瓣或胸背穿支皮瓣也是很好的选择。使用这些皮瓣的最大挑战是将其正确地集中在乳房的基底上，以避免侧凸，并在二次乳房重建时提供足够的皮肤。背部的皮肤往往较厚，也缺乏弹性[5]。一些外科医生尝试过反向的腹壁成形术联合背阔肌或胸背穿支皮瓣，以增加皮肤包膜的表面积。

被辐照过的小皮瓣或初始体积正常但因辐照而体积丢失的皮瓣仍可用于脂肪移植。然而，笔者建议将脂肪移植分为多个较小的步骤去完成。在第一步中，少量的脂肪被注射到距离皮肤非常近的部位。由于辐照后的乳房的扩张受限，需要注射少量的脂肪以避免脂肪完全坏死。临床经验表明，在非常靠近真皮的地方注射脂肪移植物更有可能改善乳房皮肤的颜色、纹理、弹性和外观。这一有效手段的确切机制目前是未知的，但是用来扩张皮肤包膜非常有效。在随后的操作中，更多的脂肪应该被注射到重建的乳房深层，以增加体积和改善形状。由于辐照组织的弹性和松弛性较差，每次脂肪移植的体积都较有限，但是随着每一阶段的进行，组织恢复了自然的可膨胀性，体积也会增加。

最后，是否应该使用游离皮瓣移植到乳房基底上也值得思考。如果在乳房切除时的皮瓣有合适的皮肤和皮下组织，可以在被作为宿主或者基质的皮下脂肪层中进行脂肪移植。这尤其适用于当基底的自然边界非常明显的时候（如乳房下方的皱褶和侧面的边界）。如果患者满足于小到中等大小的乳房，并且皮肤和基质有足够的扩张，则可以进行尽量多的脂肪移植。如果患者不满足于乳房体积，一个小的移植物或者第二个游离或者带蒂的皮瓣也是可以的。

多次脂肪填充（通常间隔 3～6 个月）的主要缺点是需要很长时间才能达到最终的效果。患者也需要牺牲身体的某些部位堆积的脂肪作为供体来提供合适的脂肪，约 50% 的脂肪在转移过程中会丢失，因此在开始前需要仔细考虑并向患者解释相关流程和风险。对患者的术后护理包括避免对受体部位施加压力，每次治疗后 4～6 周内需要涂抹脂剂。作为完全知情同意的一部分，这些必须向患者解释清楚。事实上，患者的依从性是获得良好结果的关键。

（五）结果

在脂肪填充出现之前，使用游离皮瓣进行乳房重建需要同时满足体积、形状和皮肤的替代。放置在皮瓣下的植入物也被大量地尝试，但无法为患者提供自然自体重建组织，也避免不了乳房重建的不良反应及长期并发症。

消瘦、腹部抽脂术后、腹部较多瘢痕或者拒绝腹部瘢痕的患者，其下腹部组织无法利用，笔者尝试过使用其他的供体部位，比如臀上动脉穿支、臀下动脉穿支、腰动脉穿支或者其他任何能提供合适体积的皮瓣。然而，使用这些皮瓣都有一定的限制，在技术上具有一定的挑战性，解剖和成形比较困难，有时候甚至需要血管移植，使这些少见的皮瓣常常作为次选的方案。因此，这些皮瓣的使用频率也比较低，外科医生在这方面的经验也较少，这可能会增

加显微外科及乳房整形方面的并发症发生率。这些手术也会给手术团队带来不必要的压力。

使用组合皮瓣，如双侧的腹壁下深穿支或者横行腹直肌皮瓣，也是一种获得良好体积的方法。这些跨过中线的皮瓣需要 2 个滋养血管。通常在一边取腹壁下深穿支，另一边也可以取腹壁下深穿支或腹壁下浅动脉。这些组织可以相互连接然后和内乳血管吻合，或者两边的组织都与内乳血管吻合（两个都与靠近头侧的内乳血管吻合，或者一个与头侧内乳血管，另一个与远端的内乳血管）。这些技术的使用使得重建的乳房体积可以大幅增加，但限制了成形过程中皮瓣的活动性，同时手术时间也明显延长，血栓的形成风险也大大增加。此外，供体部位的并发症发病率由于牺牲腹直肌的肌肉与横行腹直肌皮瓣去重建一个乳房而高得令人无法接受，也有一些合适的替代品能解决乳房体积不够的问题。

另一个增加乳房体积的方法是组合多个小的游离皮瓣到一个乳房上，这种所谓的 2 个或2 个以上的皮瓣的组合可以纳入考虑，但是有几个缺点：塑形可能是一个挑战（尤其是在二期重建时）、需要多个血管吻合、增加了血栓形成的风险、延长了手术时间。

使用外科医生所熟悉的单一皮瓣的并发症发生率低，也缩短了手术时间[11]。约有 90% 的患者在 6 个月后需要进行 Ⅱ 期手术，包括乳头重建和（或）对侧乳房的调整，或对供体部位的修整，同时也很容易进行脂肪填充手术。正常乳房的脂肪填充手术只在腺体下方和皮下注射脂肪，而在移植的皮瓣下可以以不同的方向注射多层，包括皮下和胸壁前。丰盈的皮肤会给乳房的圆锥体提供足够的"空间"来进行脂肪堆积和扩张。此外，脂肪填充术现在也经常用于增加乳房的体积或改善对侧乳房的形状。

即使下腹壁或其他游离皮瓣的供体部位进行了过抽脂手术，只要术前血管 CT 能看到合适大小的穿支血管，仍然是可以安全获得皮瓣

的[12]。浅筋膜上下脂肪组织的瘢痕会影响第二阶段脂肪填充时导管的推进，但仍然能满足皮瓣的三维扩张。

（六）结论

根据血管基质的原理，第一步使用游离皮瓣，第二步进行皮瓣内的脂肪填充，这是一种安全、可靠、可重复的乳房重建技术。这样可以避免使用外科医生不太熟悉、对于患者来说具有手术风险的少见的皮瓣。

参考文献

[1] Matros, E. et al. Cost-effectiveness analysis of implants versus autologous perforator flaps using the BREAST-Q. Plast Reconstr Surg, 2015. 135(4): pp. 937–946.

[2] Kaoutzanis, C. et al. Autologous fat grafting after breast reconstruction in postmastectomy patients: Complications, biopsy rates, and locoregional cancer recurrence rates. Ann Plast Surg, 2016. 76(3): pp. 270–275.

[3] Gentile, P. et al. Breast reconstruction with enhanced stromal vascular fraction fat grafting: What is the best method? Plast Reconstr Surg Glob Open, 2015. 3(6): pp. e406.

[4] Gabriel, A., M.C. Champaneria, and G.P. Maxwell. Fat grafting and breast reconstruction: Tips for ensuring predictability. Gland Surg, 2015. 4(3): p. 232–243.

[5] Delay, E. and S. Guerid. The role of fat grafting in breast reconstruction. Clin Plast Surg, 2015. 42(3): pp. 315–323, vii.

[6] Agha, R.A. et al. Use of autologous fat grafting for breast reconstruction: A systematic review with meta-analysis of oncological outcomes. J Plast Reconstr Aesthet Surg, 2015. 68(2): pp. 143–161.

[7] Blondeel, P.N. et al. Shaping the breast in aesthetic and reconstructive breast surgery: An easy three-step principle. Plastic and reconstructive surgery, 2009. 123(2): pp. 455–462.

[8] Blondeel, P.N. et al. Shaping the breast in aesthetic and reconstructive breast surgery: An easy three-step principle. Part II--Breast reconstruction after total mastectomy. Plastic and reconstructive surgery, 2009. 123(3): pp. 794–805.

[9] Mashiko, T. and K. Yoshimura. How does fat survive and remodel after grafting? Clin Plast Surg, 2015. 42(2): pp. 181–190.

[10] Doi, K. et al. Differential contributions of graft-derived and host-derived cells in tissue regeneration/remodeling after fat grafting. Plast Reconstr Surg, 2015. 135(6): pp. 1607–1617.

[11] Seidenstuecker, K., Mahajan, A, Van Waes, C, Christoph, A and Blondeel, Ph, DIEAP flap for safe definitive autologous breast reconstruction. The Breast, 2016. accepted for publication.

[12] De Frene, B. et al. Free DIEAP and SGAP flap breast reconstruction after abdominal/gluteal liposuction. J Plast Reconstr Aesthet Surg, 2006. 59(10): pp. 1031–1036.

四、股深动脉穿支（PAP）皮瓣

Joshua L. Levine　Robert J. Allen，Sr.　著

（一）概述

腹部是大多数寻求自体乳房重建的女性的首选供体部位。腹壁下深穿支因为它允许使用外部的腹部组织而不牺牲深部的肌肉，已成为金标准。然而，有些女性并不适合进行腹部组织的摘取。使用腹组织进行自体乳房重建的绝对禁忌证包括既往进行过腹部抽脂手术，多次的腹部手术导致下腹部组织血供的减少，不足以重建乳房体积的腹部脂肪等。在股深动脉穿支皮瓣出现之前，臀动脉穿支皮瓣在穿支皮瓣重建乳房方面一直是优先考虑和推荐的。横半月形股薄肌皮瓣作为臀部皮瓣的一种替代方式，需要牺牲一定的肌肉组织，带有一个短的血管蒂，通常设计在大腿内侧前部。在大腿的相对前部获取皮瓣容易导致明显的瘢痕和下肢的隐静脉、淋巴管破裂的风险。股深动脉穿支皮瓣是基于股深动脉穿支灌注到大腿后的区域，是一种克服了股薄肌肌皮瓣的缺点的可选方法。股深动脉穿支血管穿过紧靠股薄肌后方的外展大肌，并灌注于臀部折痕下方的区域。

在过去的 4 年里，笔者给超过 300 例的病例进行了股深动脉穿支手术。

（二）适应证

任何适用于臀动脉穿支或股薄肌皮瓣的患者通常也适合尝试股深动脉穿支皮瓣。理想的候选人是腹部组织不足以重建乳房的患者。即

使是那些很瘦的患者，她们的大腿后方往往也有足够的体积来进行乳房重建，能够提供预期的适合乳房重建的体积。换句话说，瘦的缺乏脂肪的女性可能不能在第一阶段就实现重建大乳房的目的，但是仍然是股深动脉穿支皮瓣的理想候选人。消瘦的女性乳房通常较小，也不需要很多的组织体积来进行重建。此外，自体乳房重建是可以在第二阶段通过脂肪移植、增加另一个皮瓣或植入物来增大的。

患者应当知道她们是可以选择腹部或者大腿后的组织来进行乳房重建的，医师应该告知她们这些方式的优缺点。

（三）解剖

股深动脉是股总动脉的一个分支，它在大腿内侧向下，为股薄肌提供血供，然后穿过大收肌，这些穿支最终终止于大腿后部和内侧的皮肤，其中一条或多条穿支可作为股深动脉穿支皮瓣的血管蒂。

（四）术前准备

所有患者应接受 MRI 或者 CT 血管成像检查，以明确主穿支进入皮瓣的位置。这个位置（或多个位置）由放射科医生确定的坐标指定，并通过回顾影像学研究来进行确认。穿支的坐标通常是根据特征性的标志来建立，主要的穿支是通过垂直方向上它们到臀下折痕最下点尾部的距离来识别的，这一与中线的距离决定了穿支的水平方向，这就给了外科医生两个参考点。患者俯卧时，可以用卷尺定位并标记这些点，然后用超声检查确认穿支的标记点。

我们发现大多数主要的穿支在臀下折痕下方 2～7cm，一旦标记好了穿支，就可以围绕这一点进行皮瓣的设计。对于消瘦的患者，建议在垂直方向上的获取不超过 6cm，以减少供体部位收缩闭合时的张力。水平方向可以是 20cm或更多。皮瓣可以设计成刚好在臀下折痕下方的新月状组织，前尖端在大腿内侧、内收肌腱

的后面，外侧尖端约终止于臀下折痕的外侧。由于皮瓣的垂直尺寸是有限的，应该正确进行标记，避免错过主要的穿支。

熟悉穿支穿过大收肌的解剖学细节是非常重要的，这在解剖过程中非常有用，在手术过程中参考血管模式图像也有一定的帮助。

（五）手术技巧

患者取仰卧位，胳膊和腿都固定好，覆盖在手术区域内，依次将压缩装置放置在小腿膝盖以下，然后用无菌床单包裹，腿被放在无菌床单上，外展并向外旋转（蛙式）。两个显微外科医生同时工作，一个外科医生准备胸部的受体部位，另一个外科医生站在患者身体的另一侧获取股深动脉穿支皮瓣。患者取头高脚低体位，轻微旋转远离医生，以暴露大腿内侧，对于手术也是很有帮助的。最后在皮瓣的前尖处做一个切口，确定长收肌肌腱，将切口向下取至其后缘。需要注意的是，要避免损伤外展肌腱前面的隐静脉和淋巴结，隐静脉的一个静脉分支也需要结扎。然后剥离到股薄肌，皮瓣就在这块肌肉的上方。在接近穿支部位时要适当倾斜，以确保主要穿支部位包含在收获的脂肪中。一旦完成靠近肌肉的上方和下方的组织游离，并且靠近了穿支进入皮瓣的点，找到股薄肌和长收肌之间的隔膜。股薄肌在前面反折，覆盖在大收肌上的隔膜随后进入。这是手术过程中的一个关键步骤，随后开始寻找穿支。在手术过程中，对解剖的熟悉是至关重要的。

当找到合适的穿支血管时，沿着穿支血管进入大收肌直至解剖到深部的血管。解剖时需要多个自动的牵开器，并且时刻调整它们和患者的位置。

进行深部血管的解剖是非常重要的，当找到脂肪组织包围穿支血管的部位的时候，穿支动脉的直径足够与内乳动脉吻合。

随后把血管蒂从它在深层肌肉的附着处剥离出来，这样它就只与深静脉和皮瓣组织相连

了。此时，可以将皮瓣缝合到之前的位置，这样就可以在保留血管蒂的情况下进行后续皮瓣的获取。有经验的外科医生可以很自信地找到血管蒂，随后从臀部肌肉附着处移除皮瓣。然而，在皮瓣获取成功完成之前，笔者建议将最后的血管蒂结扎作为收获皮瓣的最后一步。

后侧和外侧皮瓣的摘取是通过内收和内旋下肢来实现的，这样外侧切口更容易完成。

经典的股深动脉穿支血管蒂的长度通常是为 8～12cm，动脉直径平均是 2.2mm，静脉直径通常是 2.7mm，在大多数病例中，内乳血管被用作受体血管。

植入股深动脉穿支皮瓣前通常需要对其形状进行一些调整，长新月形的皮瓣可以塑造一定程度的锥体，并且创造一个良好的乳房轮廓。股深动脉穿支皮瓣的获取时间通常为 40min 至 1h。

在封闭供体部位切口前应使用抗生素冲洗创面，以标准方式封闭创面。随后患者被送往恢复室 2h，然后转至病房进行皮瓣的监测。在术后第一天患者可以走动时，可以拔除静脉导管和导尿管，并在术后 2～4 天出院。

（六）临床结果

在笔者所进行的 300 例手术中，股深动脉穿支皮瓣被证明是一个非常可靠的手术。失败率低于 1%，供体部位并发症发生率为 10%～15%，包括感染、血清肿和伤口裂开，约 10% 的病例伴有皮瓣脂肪坏死。当需要更多的体积来塑造乳房时，股深动脉穿支皮瓣还可以结合其他皮瓣共同使用。一个乳房可以使用 2 个皮瓣，一个股深动脉穿支皮瓣可以与半腹式腹壁下深穿支皮瓣或胸部外侧皮瓣联合使用。这些皮瓣也可以通过自体脂肪注射来增加体积。股深动脉穿支皮瓣的血管蒂长度平均为 10cm，这样植入时的过程也不复杂。股深动脉穿支皮瓣的新月形状也使得重建的乳房能获得最大投影和最优形状。在较瘦的女性中，笔者也经常能取到足够的组织来重建乳房。由于避开了腹股沟区域，没有出现淋巴水肿的病例。有时也可以用股后皮神经的分支来支配刺激皮瓣。

（七）结论

使用股深动脉穿支皮瓣进行自体乳房重建的一种很好的选择，它相对于股薄肌皮瓣有 4 个主要优势：不用牺牲肌肉，血管蒂较长（平均为 8～14cm），股深动脉穿支设计更偏向后侧避免损伤下肢的隐静脉和淋巴管，越靠后瘢痕越少。

五、回旋镖式臀动脉穿支（R-GAP）皮瓣

Edward I. Chang　Steven J. Kronowitz　著

（一）概述

尽管腹部仍然是自体游离皮瓣用于乳房重建时最受欢迎的供体部位，但有一些情况可能会排除腹部作为供体部位的可能性，如缺乏足够的腹部组织或之前做过腹部抽脂术的患者，通常不能使用腹部组织进行自体重建。此外，可能已经做过腹部皮瓣但是对侧乳房又患癌或游离腹壁皮瓣失败的患者也需要一个替代的供体。在这种前提下，首选的供体就是臀部，它可以提供足够的软组织，并且供体部位并发症发病率很小。

在大多数机构中，臀部皮瓣的使用往往是次选的皮瓣，主要是由于对皮瓣和穿支血管的解剖不太熟悉，经常需要改变位置来获取皮瓣及随后的微血管吻合和皮瓣的植入。此外，经常有关于血管蒂长度和直径的担忧，这使得臀部皮瓣不太适合作为自体乳房重建的主要供体部位。

臀上动脉穿支皮瓣是一种基于臀上动脉的穿支皮瓣，已被广泛报道，较少使用的臀下动脉皮瓣也有报道。自臀上动脉穿支被应用后，对该皮瓣的设计经过大量的修改。在这里，笔者

提出"回旋镖式"的方法来优化传统的臀上动脉穿支皮瓣，这一新颖的设计已被证实能改进供体部位的轮廓，增加皮瓣的体积使其能构建最佳的乳房外形和体积。

（二）皮瓣的设计和获取

皮瓣的设计流程如下：患者站立来确定转子的位置（图 23-5），随后改为俯卧位。在转子上方的水平面标记皮瓣的下缘（M：重建乳房的中间），随后标记皮瓣的内侧缘（S：重建乳房的上面），这一内侧缘的范围通常是有限的，是为了避免在关闭供体部位时臀下折痕被不必要地抬高。

供应皮瓣的穿支血管通常是一条穿过臀肌进入皮下组织和皮肤（以下称为穿支）的单条动脉和两条伴随静脉，可以使用手持超声探头来定位和标记。最理想的穿支是位于皮瓣下外侧区域的穿支，位于臀裂上缘的水平面上，提供了一个很长的血管蒂。根据所选穿支的位置，

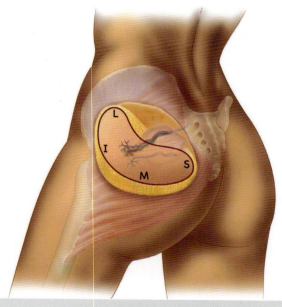

▲ 图 23-5 回旋镖式臀动脉穿支皮瓣的设计和获取
回旋镖式臀动脉穿支皮瓣被设计在患侧乳房对面的臀部（即右乳房、左臀部），以保证皮瓣在胸壁上的方向是最佳的，并使得所需的组织厚度从上乳房最薄到下外侧乳房最厚。皮瓣直接在臀大肌上设计，在设计皮瓣之前标记臀大肌的边界。皮瓣不能延伸到阔筋膜张肌的覆盖区域，因为这样做可能会导致供体部位畸形，而且该组织的血液供应往往不太可靠

臀上血管或臀下血管为皮瓣提供血液供应。尽管通常只需要获取一条穿支，但即使使用手持超声探头，术前准确定位穿支的位置依旧是很困难的。因此，可以使用多个超声信号来标记穿支，通常都在皮瓣的下外侧边界内。

在定位好穿支血管后，可以设计皮瓣的侧缘（I：重建乳房的下侧面），使皮瓣的这个边缘构成重建乳房的下褶。

然后标记皮岛的上边缘（L：重建乳房的外侧区域），以完成其曲线形状。区分皮岛的上缘和皮瓣的上缘是很重要的。虽然皮岛是曲线形的，但皮瓣却是圆形的。在皮瓣的上内侧，在皮岛的边界之上，从 Scarpa 筋膜和下面的臀肌筋膜下收集脂肪组织，这一部分构成了皮瓣周围的血液供应。省略这一部分可能会导致皮瓣周围的血供不足，部分皮瓣坏死。

摘取皮瓣的步骤：在患者仰卧位暴露乳腺内血管后，将患者重新调整为俯卧位摘取回旋镖式臀动脉穿支皮瓣。作者不推荐使用旋转体位，因为这样维持一段时间后容易造成背部相关的疾病。此外，作者更倾向于在开始获取皮瓣前确定作为受体的乳腺内乳血管是否满足条件。在剥离过程中可能会损伤内乳血管，使其不适合作为受体血管。

皮瓣剥离从切开皮岛开始，除位于 Scarpa 筋膜下的皮瓣组织外，还包括所有穿过臀大肌筋膜切口的脂肪组织，将解剖范围限制在臀部是非常必要的，这可以通过限制皮瓣只采集直接覆盖在臀大肌上的组织来实现，特别是在侧方剥离时，应向内夸大剥离角度，以保持剥离平面垂直于患者的躯干。

切开臀肌筋膜有助于解剖筋膜下组织平面内的穿支，它使得分离从臀肌下层来的血管变得更容易。可以从皮瓣的下外侧进行筋膜的剥离，穿支一般在这个部位，一旦发现穿支，即可以很方便地进行筋膜下剥离。在下外侧开始剥离也比在其他区域开始剥离更容易，在其他区域，筋膜和肌肉的结缔组织粘连非常紧密。

所有被认为有足够口径的穿支血管都被隔离在解剖的皮瓣面。穿支的直径因患者而异，因此最好的做法是在所有穿支都被分离出来之前，不要结扎任何大小合理的穿支。此外，穿支的选择是基于血管直径和流量，这可以通过手持超声探头所检测到，同时也要考虑皮瓣上穿支血管位置。通常认为 2 个或 3 个穿支血管足够供应皮瓣。一旦选择了最佳的穿支血管，在剩余的血管剥离过程中，应该使用 Acland 显微外科血管钳夹闭剩余的穿支。虽然保留第二支穿支（或者多支）可以使血管解剖更烦琐，但是可以提供一个额外的穿支选项，在剥离过程中发现所选穿支灌注不足或者受损时可以有备选穿支。

对于腹壁下深穿支皮瓣，可能需要多个穿支血管以避免脂肪坏死，但回旋镖式臀动脉穿支皮瓣通常只需要一个穿支即可充分灌注皮瓣。笔者的临床经验表明，只要皮瓣只包含直接覆盖在臀大肌上的脂肪组织，只需一条穿支，就可以满足臀区皮肤和皮下组织内的动脉灌注和静脉回流。获取多个穿支需要破坏较多的臀大肌肌肉，血管蒂靠近骨盆的解剖也比较少见，可能导致连续性破坏或者需要结扎第二或第三支穿支血管的分支。额外的穿支也会导致血管蒂变短，这可能增加显微手术的难度，并可能导致穿支血管的扭结。

随着近端血管剥离的继续，穿支是起源于臀上血管还是臀下血管就变得很明显了。回旋镖式臀动脉穿支皮瓣的临床经验表明，穿支起源于臀上或者臀下对皮瓣的血液循环没有影响。然而，最好在靠近骨盆的臀筋膜下横切臀血管。如果臀肌血管在穿过臀筋膜前就被切断，会产生相对较短的血管蒂，这样就需要皮瓣卷起来才能完成后续的显微外科手术。尽管这个深度的解剖可能是有风险的，因为涉及大的静脉，这很难越过而不产生损伤。可以在靠近骨盆附近获取臀动脉近端，这里有着更大的血管直径，可以减少其与受体血管匹配的风险，同时也可以降低微血管血栓形成的可能性。

通常较粗的静脉在此水平相互缠绕，在获取皮瓣时只需结扎近端静脉。直到血管分离完成前，大静脉分支的远端通常是不能横断的。在没有损伤的情况下完成穿支剥离，并使皮瓣得到充分灌注后，再结扎第二穿支。在关闭臀部供体部位时应该考虑到皮瓣的冷缺血。

在皮瓣摘取过程中未结扎的臀静脉远端分支必须在手术放大下直接缝合，以避免不经意阻塞臀静脉内的血流。在靠近骨盆的位置来完成臀部的血管离断，这样可以方便外科医生选择不同的动静脉孔径与内乳动静脉进行吻合。在大多数情况下，管口的选择是基于血管的直径以及其与内乳血管的关系。

偶尔可能会出现穿支血管被压迫的情况，应该在穿支血管进入脂肪组织时松解包围穿支血管的外膜和筋膜。这些包绕血管的筋膜可能会很厚且缺乏弹性，可能会压迫血管，尤其是负责皮瓣静脉血回流的静脉。

（三）皮瓣植入

将皮瓣逆时针旋转 90°，使皮瓣内侧的大部分位于重建乳房的上方（图 23-6），这就为皮瓣血管蒂与内乳血管的吻合提供了最佳的方向。一旦血管吻合完成，皮瓣得到充分灌注，就要按照"回旋镖式"小心设计皮瓣的位置和形状。在皮瓣进行定位和植入时，必须小心确保没有对血管蒂的牵引，以免牵引造成血管蒂损伤或从内乳血管上撕脱。皮瓣的内侧大部分位于重建乳房的上方，外侧大部分与皮瓣的内侧缝合，以此构成重建乳房的外上部分。通过将"回旋镖"的两端结合在一起，臀上动脉穿支皮瓣可以有效地形成锥形，以最大化皮瓣的投影。

（四）结果

相比传统的臀上动脉穿支皮瓣，"回旋镖式"的技术可以收获体积更大的皮瓣用于自体乳房重建（图 23-7 至图 23-9）。增加的体积可以重建较大乳房，以恢复乳房较大患者的对称性，

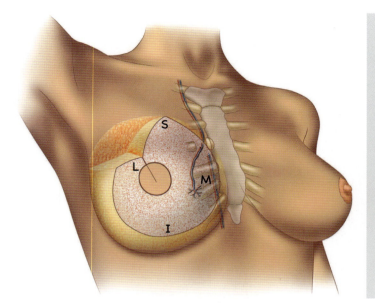

◀ 图 23-6 回旋镖式臀动脉穿支皮瓣植入胸壁
在皮瓣被转移到胸壁后，皮瓣从对侧臀部的方向逆时针旋转 90°，使得重建乳房的上侧面是皮瓣的内侧边界，重建乳房的下侧面是皮瓣的下外侧边界。这个方向上的穿支血管附近就可以找到受体血管——内乳动脉和静脉。皮瓣的上内侧边界只包括 Scarpa 筋膜和臀大肌筋膜下面的脂肪组织构成重建乳房的腋窝区域，可以提供良好的腋窝外观和体积。为了完善乳房的形状，应顺时针旋转皮瓣的上外侧边界，并将其叠覆在 Scarpa 筋膜下组织上，形成重建乳房的外侧缘

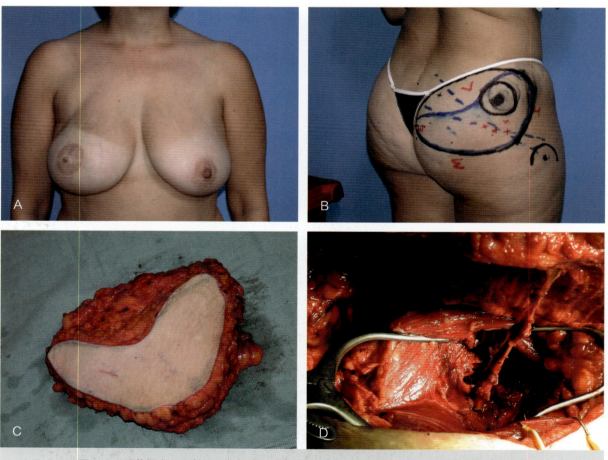

▲ 图 23-7　回旋镖式臀动脉穿支皮瓣乳房重建术在既往做过对侧横行腹直肌皮瓣乳房重建术中的应用
A. 一位 41 岁 34D 罩杯的女性患者，既往做过右侧乳腺癌改良根治性术，并做了即刻横行腹直肌皮瓣乳房重建。最近检测到 BRCA 突变阳性，准备切除左侧乳房以降低肿瘤复发的风险。B. 术前标记设计右侧回旋镖式臀动脉穿支皮瓣用于重建左乳房；C 和 D. 回旋镖式臀动脉穿支皮瓣术中图片

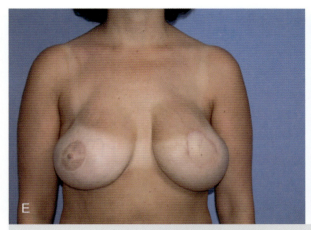

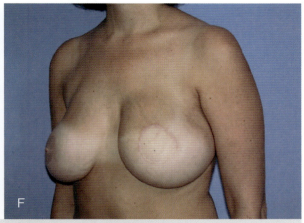

▲ 图 23-7（续） 回旋镖式臀动脉穿支皮瓣乳房重建术在既往做过对侧横行腹直肌皮瓣乳房重建术中的应用
E 和 F. 回旋镖式臀动脉穿支皮瓣重建 3 个月后的术后效果图

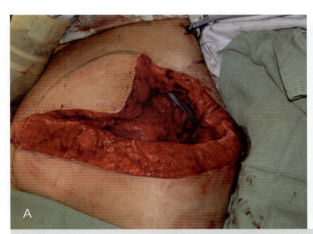

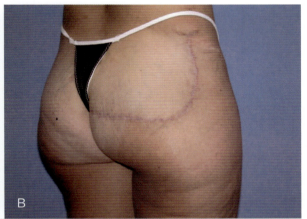

▲ 图 23-8 回旋镖式臀动脉穿支皮瓣乳房重建术后的臀部供体区域的修复
A. 术中视图：回旋镖式臀动脉穿支皮瓣乳房重建术后 12 个月，右臀供区翻修。供体部位的修复在很大程度上依赖于初始臀部的大小和臀部皮肤和皮下组织的松弛程度，但大多数接受回旋镖式臀动脉穿支皮瓣乳房重建术患者的供体部位需要进行修复。作者通常在进行重建术后至少 6 个月后进行供体区域的修复。通常，对供体部位的修复与对侧乳房的修整或对称性手术同时进行。在这种情况下，由于俯卧姿势可能会破坏对乳房的精细修复，所以在乳房手术前必须先进行对供体部位的修复。臀部的修复手术通常包括臀部上方的供体部位、供体上的瘢痕，以及被破坏的臀大肌肌肉。此外，为了进行向上内侧的推进，供体瘢痕下方的皮肤和皮下组织在臀大肌水平被广泛破坏。剥离切口下方的皮瓣的上边缘皮肤，向上内侧牵引，与臀大肌缝合，位于先前升高的上内侧皮肤皮瓣的下方、供体瘢痕上方。这些被剥离了皮肤的皮下组织纠正了初次获取皮瓣时所造成的体积损失和外形畸形。放置一个闭合的引流管后，切开去除皮肤区域的下缘，可以使用可吸收缝线进行逐层缝合。B. 术后观察：供体部位修复术后 3 个月。患者接受了单边的回旋镖式臀动脉穿支皮瓣乳房重建，并且有一个自体的乳房，作者不建议为了追求对称而对对侧的臀部进行手术，防止需要再次进行回旋镖式臀动脉穿支手术时没有可利用的组织。相比之下，对于已经接受乳房切除术并对对侧乳房重建且对结果满意的患者，可以进行对侧臀部对称手术。然而，最好在修正臀部供体部位后至少 3～6 个月再进行对侧的对称手术，以使重力效应发挥作用

因此也避免了对对侧的手术。增加体积和优化皮瓣设计也有助于增加重建乳房的投影，与传统技术相比，也使得重建的乳房更加丰满，从而满足更多的审美要求。

对于供体部位，"回旋镖式"的切口可以很容易地对合两侧的皮肤，达到无张力闭合。在 Scarpa 筋膜水平以下的皮肤边缘之外收集额外的组织，保留皮下脂肪，可以最大限度地

减少供体部位的外形畸形。供体部位瘢痕的位置也很容易隐藏在衣服下，而传统的臀上动脉穿支皮瓣瘢痕可能在泳衣或其他服装中变得明显。

（五）结论

回旋镖式臀上动脉穿支皮瓣是对传统的臀上动脉穿支皮瓣的一种新改良，使得血管蒂的长度和皮瓣的体积增加，以优化重建乳房的形状和表现。

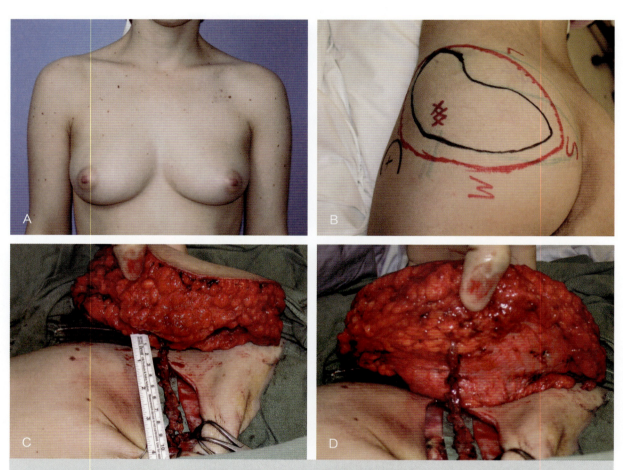

▲ 图 23-9 乳腺癌改良根治术和乳腺切除术后放疗后保留皮肤的延迟回旋镖式臀动脉穿支皮瓣乳房重建

A. 26 岁未产妇，胸罩尺寸为 32C，腹部脂肪组织极少且松弛，患有右侧 Ⅱa 乳腺癌。患者进行了乳房全切的乳腺癌改良根治术，因为要进行乳腺切除术后放疗，遂延迟了乳房重建手术。病理切片提示患者需要进行乳腺切除术后放疗，于是在乳房切除术后放置了一个组织扩张器（400ml），在乳房切除和乳腺切除术后放疗开始的 6 周间隔期间，组织扩张器处于充盈状态。在 6 周的乳腺切除术后放疗治疗期间，扩张器处于干瘪状态。在乳腺切除术后放疗完成后 2 周，扩张器又重新注水 400ml 达到充盈状态。在乳腺切除术后放疗完成后 6 个月进行了回旋镖式臀动脉穿支皮瓣乳房重建术，扩张器也随之被取出。B. 左臀部回旋镖式臀动脉穿支皮瓣设计术中视图。黑色的椭圆形是皮岛的轮廓。红色椭圆形是皮瓣在 Scarpa 筋膜水平下方的延伸范围。红色 X 表示手持超声探头找到的首选穿支血管的位置。髋关节外侧的黑色标记是转子的位置。在患者仰卧位进行显微手术前，不要切断内乳血管，直到进行回旋镖式臀动脉穿支皮瓣的植入。如果需要增加内乳血管蒂的长度，可以去除第四肋间软骨。在进行显微手术前也不能分离内乳血管，因为在长时间的皮瓣采集过程中需要保证血管的血流，避免患者在俯卧位时中断 Acland 钳从而导致无法控制的大出血。C 和 D. 在显微外科手术完成血管吻合后，皮瓣暂时位于腋窝。回旋镖式臀动脉穿支皮瓣的长血管蒂允许在显微外科手术中将皮瓣放置于腋窝内，避免了较厚的臀部皮瓣对精细的血管吻合手术操作的干扰。较长的血管蒂也使得该皮瓣可以利用其他受体血管，如胸背血管，同时也可以让皮瓣植入到胸壁内侧

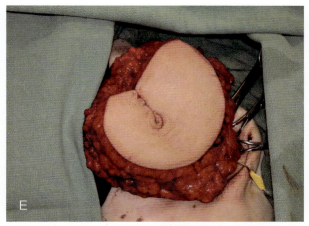
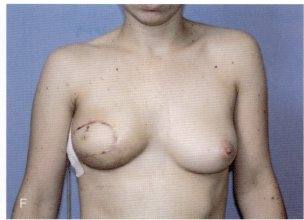
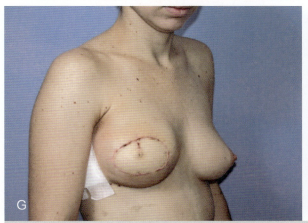
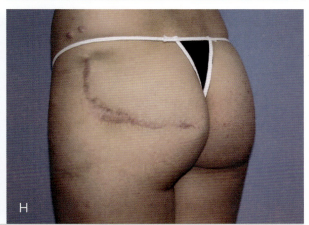

▲ 图 23-9（续）　乳腺癌改良根治术和乳腺切除术后放疗后保留皮肤的延迟回旋镖式臀动脉穿支皮瓣乳房重建

E. 回旋镖式臀动脉穿支皮瓣植入胸壁以创建乳房外形。皮瓣已从臀部取出后逆时针方向旋转 90°，但尚未置于乳房皮肤包膜内。臀部皮瓣的上外侧边界顺时针旋转，并在垂直方向上覆盖 Scarpa 筋膜下组织重建乳房的下外侧。臀部皮瓣的上内侧面组织只包括 Scarpa 筋膜下的组织，将位于重建乳房的腋窝区域，在那里它将取代该患者接受了 I 级和 II 级腋窝淋巴结清扫术以及腋窝照射后腋窝所消失的体积。F 和 G. 乳房重建术后 2 周；H. 乳房重建术后 10 个月未修复的左侧臀部供区。由于乳房重建术时广泛的组织破坏，患者的臀部供体区域有一小块伤口裂开形成了术后血肿。由于发生这种并发症，在随后的情况下，臀部皮肤和皮下组织只允许采用无张力的方式关闭供体切口。因为臀部淋巴组织密集，容易形成血肿，采用闭合性负压引流的时间通常为 2～3 周。取出引流管后，患者应立即开始佩戴腰带，这不仅有助于重塑供体部位，更重要的是形成局部压迫以进一步防止血肿的形成

六、横半月形股薄肌（TUG）皮瓣

Andrei Odobescu, Isak Goodwin

Rudolf Buntic　著

（一）概述

腹壁下深穿支皮瓣通常是自体乳房重建的首选，但并非所有患者都适合采用该皮瓣。我们已经描述一些其他供移植的皮瓣，如腹壁浅动脉穿支皮瓣、臀上动脉穿支皮瓣、臀下动脉穿支皮瓣、横半月形股薄肌皮瓣和腘动脉穿支皮瓣等。股薄肌皮瓣的应用由 Yousif 及其同事首次报道 [1]，该皮瓣可提供足够的组织、可靠而确切的血管蒂解剖、供瓣部位隐蔽、较腹壁下深穿支更好的乳房形态。尽管这种方法尚未在美国广泛使用，但在一些使用者眼中是部分患者的绝佳选择，并提供了最佳的美学效果。

股薄肌皮瓣具有以下优势。

(1) 出色的乳房塑形。

(2) 部分患者即刻乳头－乳晕复合体重建。

(3) 持续血液供应。

(4) 供瓣部位抬高。

(5) 高成功率（熟练使用者）。

(6) 可用于即刻或延迟重建。

股薄肌皮瓣具有以下适应证。

(1) 患者意向避免腹部瘢痕。

(2) 腹部皮下脂肪不足的患者，如瘦弱或体型健美的患者。

(3) 有既往腹部整形术或腹部手术的患者。

（二）解剖

股薄肌皮瓣位于股深筋膜下方，上部起于耻骨下支，向下移行为扁圆腱并止于胫骨粗隆内侧。股薄肌肌腹位于长收肌及缝匠肌深面、腘绳肌前部（图 23-10）。

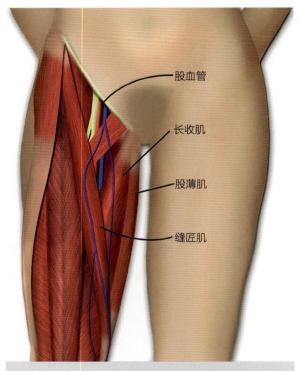

▲ 图 23-10　股薄肌的解剖

股薄肌起源于耻骨体，插入到膝内侧面，位于长收肌后方。可见大隐静脉的前后分支。图中由上而下依次为股血管、长收肌、股薄肌、缝匠肌

该皮瓣的优势血管蒂位于耻骨结节远端 8～10cm 处，走行于长收肌及大收肌之间，相对于股薄肌长轴以直角穿入股薄肌下表面。第二优势血管蒂通常可在优势血管远端被发现，但第二优势血管蒂可能不足以支持皮瓣血供。肌皮穿支血管通过横向穿支供应上覆皮肤，其穿支大多位于股薄肌近端肌腱 1/3 处[1, 2]。闭孔神经为股薄肌提供运动神经功能，与血管蒂不同，神经以倾斜角度穿入肌肉。

（三）皮瓣设计与术中解剖

患者手术体位为背部截石位，并充分暴露股内侧及后侧切口（图 23-11）。将皮瓣标记在大腿内侧折痕处，即腹股沟韧带的正下方，经臀部下折痕向后延伸。皮岛应标记股薄肌最大范围。理想情况下，皮岛的宽度为 8～12cm，张力过大会导致供瓣部位破裂、瘢痕加宽。在对合位置对大腿内侧进行提拉对合，有助于确定可以去除的皮肤范围。切口的前部长度不应超过内收肌范围 2～3cm[3]。这将供体瘢痕隐藏在臀沟中，同时避免了明显的前侧瘢痕。此外，后切口的放置可最大限度地减少股三角的解剖，降低淋巴管破裂的风险。

皮瓣前侧通过长收肌浅层肌筋膜平面抬高，保留大隐静脉前分支，后分支走行于皮瓣内，可离断并精细分离。分离至长收肌中部时，切开肌筋膜，通过侧向收缩长收肌可确认股薄肌血管蒂。确认血管蒂后即可将皮瓣后面妥善抬高（图 23-12）。分离股薄肌近端及远端，追踪血管蒂至起始部位[4]。动脉直径通常较小（2mm 左右），其最大长度可达 6cm，常见两支伴随静脉，直径一般大于动脉。关闭供瓣部位并在皮下放置引流。

（四）塑形与移植

皮瓣塑形方法如图 23-13 及图 23-14 所示。与腹壁下深穿支皮瓣重建类似，股薄肌皮瓣塑形与移植对于重建效果极为重要。基于腹部皮

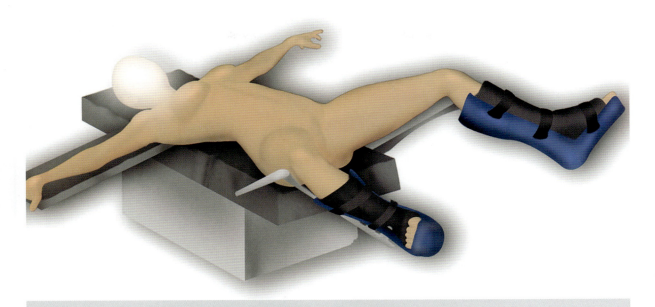

▲ 图 23–11　患者取截石位

这一体位保证了皮瓣后侧部位的暴露和解剖，仅仰卧蛙式体位可能使皮瓣解剖较为烦琐

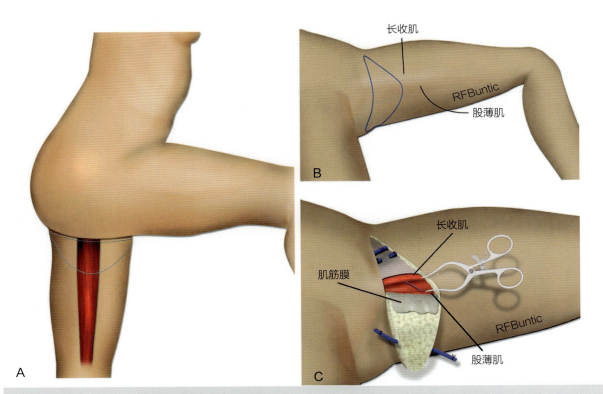

▲ 图 23–12　皮瓣标记及获取

A 和 B：皮岛以股薄肌为中心向前后延伸。C：侧向收缩长收肌，血管蒂可沿大收肌表面观察；大隐静脉后分支需跟随皮瓣并离断，一旦观察到血管蒂，皮瓣后侧即可安全游离

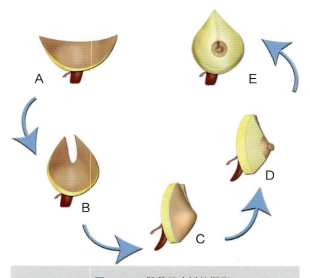

▲ 图 23-13　股薄肌皮瓣的塑形

一旦游离皮瓣，新月形皮瓣可折叠而成为锥形。可塑形新的乳头 - 乳晕复合体，并对其余皮肤进行去上皮处理（de-epithelialized）以用于移植

瓣的移植导致乳腺外形较为平坦，仅可通过皮瓣厚度获得乳房外形，而股薄肌皮瓣经塑形可成为圆锥状，更好地还原乳房形状，其形态通常优于腹壁下深穿支及腹壁下浅动脉皮瓣。通过利用半月形皮瓣的形状并充分折叠，可以即刻重建乳头 - 乳晕复合体。股内侧皮肤的自然肤色相较乳房附近皮肤略深，可良好地模拟乳晕区的色泽（图 23-15）。

术中需将大腿内侧抬高，在股内收状态下完成供瓣区域的关闭，术后数日患者应避免外展，待切口处张力减小时逐渐开始外展运动，术后恢复与腹壁下深穿支或腹壁下浅动脉皮瓣乳房重建过程类似。

在图 23-16 及图 23-17 中展示了一些临床案例。

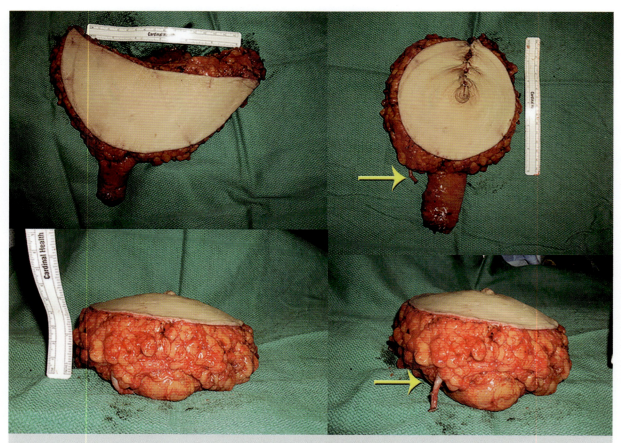

▲ 图 23-14　皮瓣塑形为锥形

折叠皮瓣形成锥形可产生较立体的乳房，重建较好的形态。中央区域的高度可为 5cm，周围逐渐下降。血管蒂（黄箭）用于指示移植的位置及方向

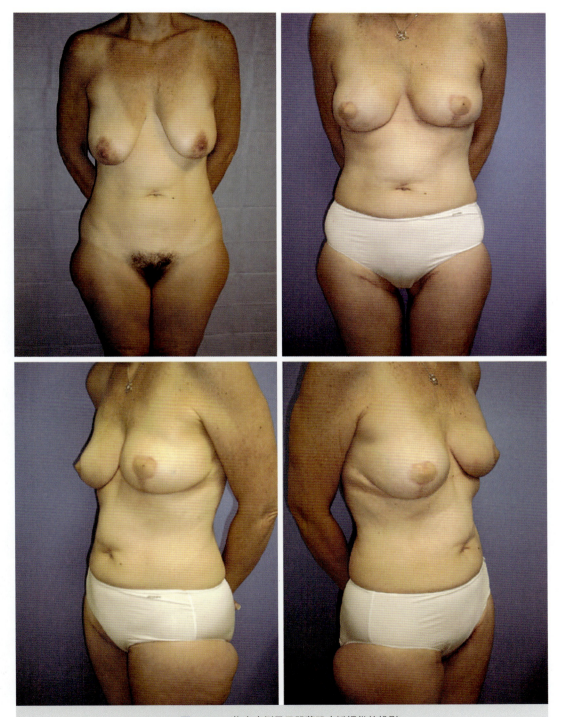

▲ 图 23-15　临床病例显示股薄肌皮瓣提供的投影

一名 68 岁的女性左乳腺癌患者选择了双侧乳房切除术和股薄肌皮瓣重建术。乳头 - 乳晕复合体是在同一阶段用股薄肌皮肤重建的，没有使用其他文身。下侧照片显示了可以通过股薄肌重建完成的高度和形状

（五）并发症及皮瓣成活率

根据已发表的结果，股薄肌皮瓣完全坏死率为 2%～6%，而部分坏死率则更低（0%～1.3%）。

股薄肌皮瓣移植重建具有陡峭的学习曲线（即易于学习），但乳房轮廓形态异常发生率可能较高（某些统计显示可为 100%），一般继发于脂肪坏

死（3.9%～29%）或股薄肌萎缩（57%）。每位患者平均附加手术次数（不包括乳头－乳晕复合体重建术）高达 3.9（标准差 2.9）[5]。

供瓣部位并发症包括水肿（7%）、伤口破裂/瘢痕再次修复（6%）和感觉障碍（4%）[6]。

将皮瓣宽度限制在 8cm 以下可将伤口开裂或感染比例从 28% 降低至 9%。股薄肌皮瓣的供体部位发病率通常为患者和显微外科医师所接受。它为寻求自体重建但有腹部禁忌证的患者提供了很好的选择[7]。

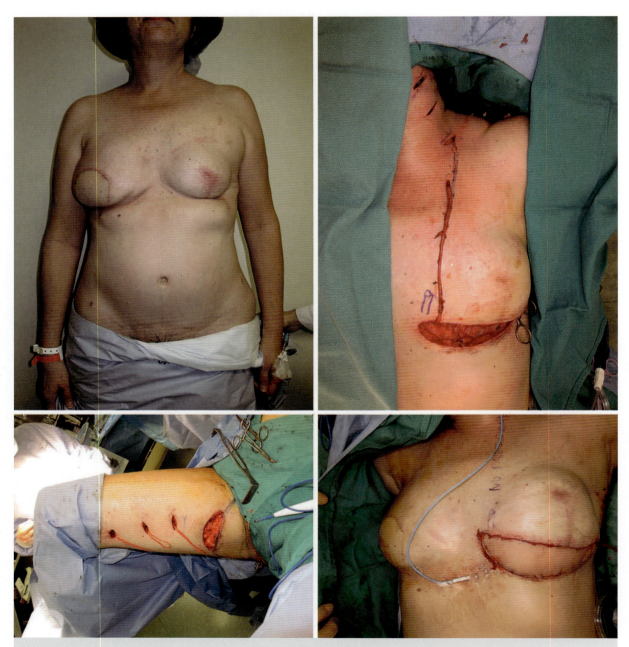

▲ 图 23-16 股薄肌皮瓣设计的修改

该患者先前双侧横行腹直肌皮瓣重建失败，而双侧臀上动脉皮瓣重建失败。左乳下侧体积仍然不一致且不对称。之后进行股薄肌皮瓣移植，可重建左乳下侧的体积和覆盖范围。解剖大隐静脉的后分支并将其吻合至颈外静脉的分支。皮瓣动脉与内乳动脉吻合

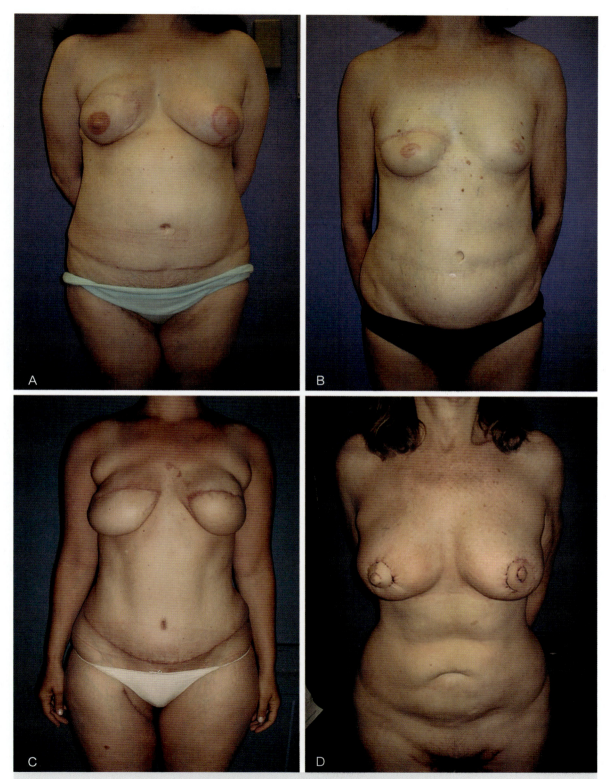

▲ 图 23-17　股薄肌皮瓣乳房重建实例

A：腹壁下深穿支重建失败后进行了股薄肌皮瓣重建和左乳房复位的患者。B：横行腹直肌皮瓣失败后进行股薄肌皮瓣重建。股薄肌用于清除肋骨坏死切除术后的无效腔。C：患者先前对右乳房进行了腹壁下深穿支重建。然后患者需要进行左乳房切除术，并用右大腿的股薄肌皮瓣进行重建。D：使用股薄肌皮瓣进行双侧乳房重建。注意皮瓣可提供较大容积，以及即刻乳头－乳晕复合体重建

参考文献

[1] Yousif NJ, Matloub HS, Kolachalam R, Grunert BK, Sanger JR. The transverse gracilis musculocutaneous flap. *Ann Plast Surg.* 1992;29(6):482–490.

[2] Coquerel-Beghin D, Milliez PY, Auquit-Auckbur I, Lemierre G, Duparc F. The gracilis musculocutaneous flap: Vascular supply of the muscle and skin components. *Surg Radiol Anat.* 2006;28(6):588–595.

[3] Craggs B, Vanmierlo B, Zeltzer A, Buyl R, Haentjens P, Hamdi M. Donor-site morbidity following harvest of the transverse myocutaneous gracilis flap for breast reconstruction. *Plast Reconstr Surg.* 2014;134(5):682e–691e.

[4] Buntic RF, Horton KM, Brooks D, Althubaiti GA. Transverse upper gracilis flap as an alternative to abdominal tissue breast reconstruction: Technique and modifications. *Plast Reconstr Surg.* 2011;128(6): 607e–613e.

[5] Locke MB, Zhong T, Mureau MA, Hofer SO. Tug 'O' War: Challenges of transverse upper gracilis (TUG) myocutaneous free flap breast reconstruction. J Plast *Reconstr Aesthet Surg.* 2012;65(8):1041–1050.

[6] Hunter JE, Lardi AM, Dower DR, Farhadi J. Evolution from the TUG to PAP flap for breast reconstruction: Comparison and refinements of technique. J Plast *Reconstr Aesthet Surg.* 2015;68(7):960–965.

[7] Lakhiani C, DeFazio MV, Han K, Falola R, Evans K. Donor-site morbidity following free fissue harvest from the thigh: A systematic review and pooled analysis of complications. *J Reconstr Microsurg.* 2016; 32(5):342–357.

七、腰动脉穿支（LAP）皮瓣

Moustapha Hamdi　Randy De Baerdemaeker　著

（一）定义

腰动脉穿支皮瓣通常用于不具备腹部供瓣条件的患者[1-8]。De Weerd 及其同事在 2003 年发表病例报道展示了 1 例游离腰动脉穿支皮瓣用于乳房重建的案例[1]。这一案例是基于崭新尸检与其他 6 例既往尸检的经验。最近，Peters 及其同事与作者小组（均来自比利时）一起发表了最大规模的用于乳房重建的游离腰动脉穿支皮瓣研究[8, 9]。

（二）解剖

腰动脉起源于主动脉的后侧，在身体左右两侧各有 4 支，并走行于腰大肌后方。上部的 3 支腰动脉在腰方肌和竖脊肌之间横向和后向延伸，而最低的一组动脉通常在腰方肌前方走行（图 23-18）。并非每条腰动脉都可成为供体穿支动脉。L_1 和 L_2 穿支不如 L_3 和 L_4 穿支常见，而第四腰动脉是最常见的供体穿支动脉。尸检和影像学研究显示，每位患者平均有 6+2 个腰动脉穿支[7]。应该注意的是，穿支动脉的大小、位置和走行可能有所不同[1-3, 6, 7, 9]。腰穿支血管（动脉和静脉）的平均直径为（2.1±0.5）m[7]。较低的腰椎血管可产生更多和稍大的穿支血管，而第四腰动脉穿支血管更可能是供应皮瓣的。有时（在 20% 优势穿支血管中），横向走行的血管直径可能小于穿过筋膜进入皮下组织的血管直径。这是因为一旦血管远离肌肉，血管外部压力就会消失，血管的直径则显稍大[9]。腰穿支血管到达腰筋膜的平均位置位于距离中线 7.22cm（平均 5~9cm）处[3]。在 L_1 和 L_2 血管中几乎很少出现筋膜水平的分叉，但在 L_3 和 L_4 血管中则较常见。仅在最低腰穿支血管中出现皮下组织水平的分叉[9]。血管解剖结构的变化也是存在的，例如由同一动脉主支可发出第二个穿支血管，又如来自 L_2 的较大侧分支可代替缺如的 L_3 穿支血管。

（三）病史及体格检查

术前评估应包括与其他任何游离皮瓣自体乳房重建技术相同的检查。体格检查应包括检查腰部区域的皮肤是否有瘢痕或既往切口，并通过提拉对合检查组织的体积，明确手术范围。

（四）影像特征

所有患者均应接受术前对腰部和胸部区域的 CT 血管成像，明确腰穿支的大小（图 23-19）、通畅性及血管位置，此外还需了解内乳受

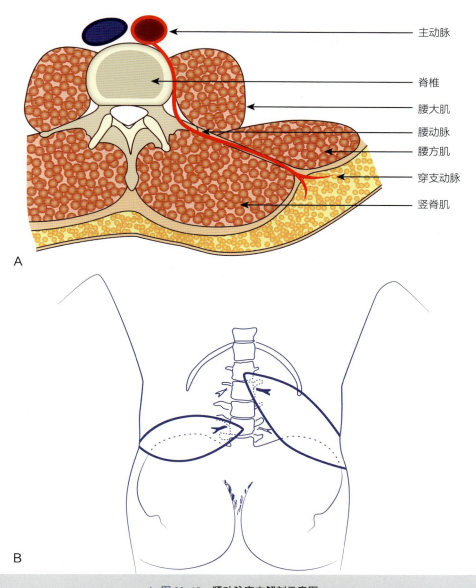

主动脉

脊椎

腰大肌

腰动脉

腰方肌

穿支动脉

竖脊肌

A

B

▲ 图 23-18　腰动脉穿支解剖示意图

A. 腰动脉及其穿支血管的起源和走向的矢状示意图；B. 基于不同水平穿支血管的腰动脉穿支皮瓣示意图

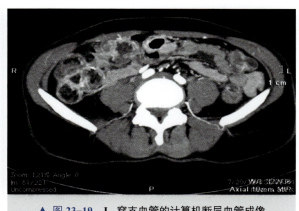

▲ 图 23-19　L₄ 穿支血管的计算机断层血管成像

体血管的通畅性[4]。放射医师应通过描述坐标评估腰穿支血管的位置，其中脊柱中线代表 Y 轴，双侧髂棘代表 X 轴。优势穿支血管应通过超声单向多普勒标记并确认。

（五）手术管理

腰动脉穿支皮瓣乳房重建术仅用于在首次、二次甚至三次手术病例中腹部供瓣部位不可用的情况下，以完成单侧或双侧乳房重建，双侧乳房重建需要进行 2 次手术分别完成。腰动脉

341

穿支皮瓣的手术指征包括腹部组织不足及既往腹部手术，如腹部整形术或既往腹壁下深穿支皮瓣术后。

1. 术前准备

术前应仔细检查 CT 成像，并确定腰动脉穿支优势血管。通常使用同侧腰动脉穿支皮瓣（图 23-20），但在双侧重建的情况下，应逐个手术，每次手术至少间隔 3 个月。术前标记：患者站立位标记（图 23-20A 至 C）。首先标记后侧脊柱中线及双侧髂棘，然后通过单向多普勒明确优势的腰动脉穿支，选择覆盖穿支血管的梭形皮岛，长轴应略微指向上方，以满足形成臀上部提拉样的瘢痕（图 23-20B 和 C）。皮岛不应通过脊柱中线，并且尽量腹侧面完成对合。通过提拉对合检查组织大小与皮肤张力。前胸待手术区域也应标记。

2. 体位

一般通过俯卧或侧卧位获取皮瓣移植物。注意保护术中压力部位，侧卧位的患者必须控制前臂位置，可通过包裹前臂固定来完成（图 23-20D 和 E）。

3. 术中入路

侧卧位：从后向腹部获取皮瓣，外科医生可站在患者的后侧（后入路）。当穿支血管位置更靠近腹侧时，也可使用前入路。必要时，这一体位允许两个团队同时对乳房全切部位及腹壁下深穿支皮瓣移植物进行准备。

俯卧位：手术应从仰卧位开始，首先进行乳房全切部位的准备，解剖受瓣血管，并获取腹壁下深穿支皮瓣移植物。随后，将患者转到俯卧位置进行腰大肌穿支皮瓣解剖，术者站于同侧，将皮瓣从腹外侧向中线内侧解剖。进行移植物吻合前，第二小组即可关闭供瓣部位，将患者重新置于仰卧位，以进行血管重建和皮瓣成形[8, 9]。穿支血管蒂的解剖通常与其他单一穿支血管皮瓣的解剖类似。

（六）手术技巧

切开皮肤和皮下组织后，将胸腰筋膜在内侧沿竖脊肌方向打开。用牵开器将筋膜抬高，以识别感觉神经和穿支血管（图 23-20F 和 G）。当穿支血管可见时，将皮瓣从筋膜下平面由前外侧向内侧分离（图 23-20G）。所选的穿支动脉及其相应的静脉应在竖脊肌和腰方肌之间切断（图 23-20H 和 I），以获得足够的血管蒂长度。为了获取足够的皮下组织，可将皮瓣上下翻起，获取一定的臀肌，然后使皮瓣脱离腹部深筋膜（图 23-20J），皮瓣尚可获得感觉神经（图 23-20K），此处应评估血管蒂长度和直径。建议在脊椎横突水平停止解剖，以免损伤脊神经。如果血管蒂长度足够（≥ 6cm）和（或）动脉直径 > 0.5mm，则采用与腹壁下深穿支相似的方式进行吻合。如果血管蒂的长度或动脉直径不合适，则可通过延长切口或单独的腹部横行切口从腹壁下血管中获取更多血管移植物。血管移植物与腰动静脉的吻合在单独的手术台上进行。腹壁下血管易于获取，并且拥有更长的血管蒂及更好的尺寸，以匹配内乳血管的直径，尤其是内乳动脉的直径（图 23-23）。受瓣血管是内乳血管，可两队同时解剖。但是，由于腰穿支血管长度较短，在切除一根肋软骨后，应将内乳血管切开 3～4cm（图 23-21A），易于进行显微吻合。感觉神经可以与肋间神经进行吻合。供瓣部位关闭与显微吻合可同时进行。供瓣部位关闭时需要配合轻微抬升上臀部，使用褥式缝合及纤维蛋白胶进行关闭。供瓣部位应放置两根引流管，完成内乳血管显微缝合手术后，使用外科吻合钉将皮瓣暂时固定在乳房切除术的皮肤上。然后将患者转到仰卧位置，完成乳房成形术。皮下组织应在胸大肌（腋侧）及乳房下折处固定。根据重建类型的不同决定是否需要皮瓣修整或修薄（deepithelialization）。术中有时会使用整个皮瓣，而在其他情况下，如果有静脉充血或局部缺血的现象，则需修剪皮瓣远端。若将乳房全切术后缺口视为口袋（pocket），则皮瓣可视作口袋外的覆盖物（hammock），无须进行自身折叠。皮瓣塑形较为容易，因为脂肪组织非常柔软，可以轻松地重塑。将皮瓣旋转 180°，臀肌延伸连接在重建乳房的上极，填充全切后的空缺部分可产生丰满感（图 23-21B）。

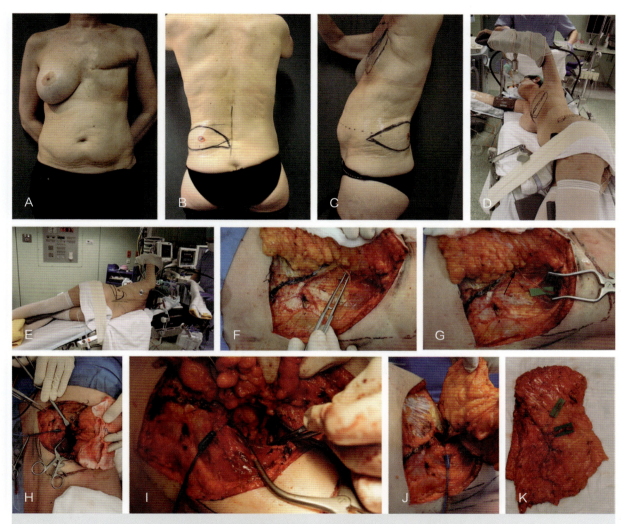

▲ 图 23-20 一位 57 岁患者在全乳切除术及术后放疗后 2 年使用腰动脉穿支皮瓣行左乳重建术

A. 术前观；B 和 C. 同侧皮瓣标记：规划覆盖穿支血管的扇形皮瓣，横轴略向上倾斜，形成臀上缝区域的瘢痕；D 和 E. 患者取侧卧位，有助于两个手术组同时对供体及受体区域进行处理；F. 在竖脊肌上方打开胸腰筋膜，使用牵引器抬高筋膜并暴露感觉神经及穿支血管，其中蓝色标记指示髂棘上缘；G. 若需获取具有感觉功能的皮瓣，则游离感觉神经，箭代表腰穿支血管进入深筋膜的部位；H. 将合适的穿支动脉及其附属静脉在竖脊肌与腰方肌之间离断；I. 获得足够长度和（或）直径后将血管蒂在肌纤维间离断；J. 血管蒂完全离断后，皮瓣可游离于腹深筋膜前侧；K. 皮瓣已完全游离，绿色标记示感觉神经

（七）常见问题与处理

1. 技巧

- 外科手术的挑战在于胸腰筋膜的精细解剖及肌肉间穿支血管的烦琐解剖。
- 两个团队同时手术，将节约切除软骨或血管吻合的时间。相反的，较长的血管蒂或受瓣血管可以促进吻合快速完成。

2. 血管蒂长度与尺寸不吻合

- 准备腹壁下深穿支血管移植物（有 50%~75% 的患者是必要的，由于较短的血管蒂（平均长度 5.25cm[9]）。
- 去除部分或全部第三或第四肋软骨。

3. 水肿

- 更多的前侧皮瓣设计可保留脊柱旁肌肉深筋膜上的淋巴引流。
- 获取稍少的皮瓣皮肤。
- 避免对髂棘进行过度剥离，最小化对其破坏。
- 使用褥式缝合并充分引流伤口。
- 使用纤维蛋白胶。
- 在腰腹部区域使用压力衣物，如腹带。

4. 变形

- 仅损伤供瓣区域。
- 在单侧病例中可行对侧抽脂术。

5. 臀上部、皮瓣区域感觉缺失

- 很少对患者造成困扰，但术中可尽量保护臀上神经。
- 在特定病例中，可吻合臀上神经与第四肋间神经。

6. 严重瘢痕

- 难以隐藏于一般内衣裤或比基尼中。
- 谨慎选择年轻女性行此项手术，注意纳入患者的重要性。
- 选择最低的穿支动脉进行手术。

（八）术后管理

术后 4~6 周在供体部位腹带保护。引流装置应保留，直到每 24h 产生少于 20ml 的液体，或术后 10 天以上。

（九）术后效果

腰动脉穿支皮瓣的大小通常足以形成足够体积的乳房（表 23-1）。平均皮瓣大小约为 142cm² （尺寸 22cm×5.28cm×6.5cm），平均皮瓣重量为 495~554g[8]。可以使用额外的充脂术改善乳房轮廓，以改善术前照射所致皮肤受损的质量（图 23-22）。相对于横半月形股薄肌皮瓣 [平均 224+67g，平均 BMI 为（22+2）kg/m²

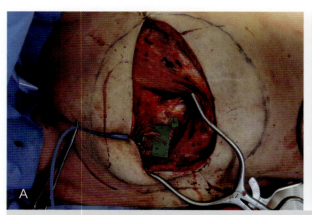
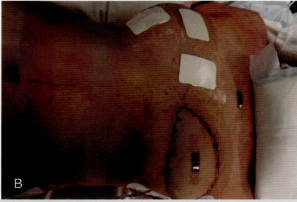

▲ 图 23-21　准备受瓣部位

由于腰部皮岛的宽度受到限制，乳房尾部皮肤主要受到破坏，而没有去上皮化。A. 准备内乳血管。根据获得血管蒂，去除肋骨软骨。血管蒂长度短时，必须进行软骨切除。切除一只肋软骨后，将内部乳腺血管解剖 3~4cm，以获得更容易的显微手术。B. 在完成显微吻合并将神经与肋间神经接合后，通过少量缝合将皮瓣固定在胸壁上

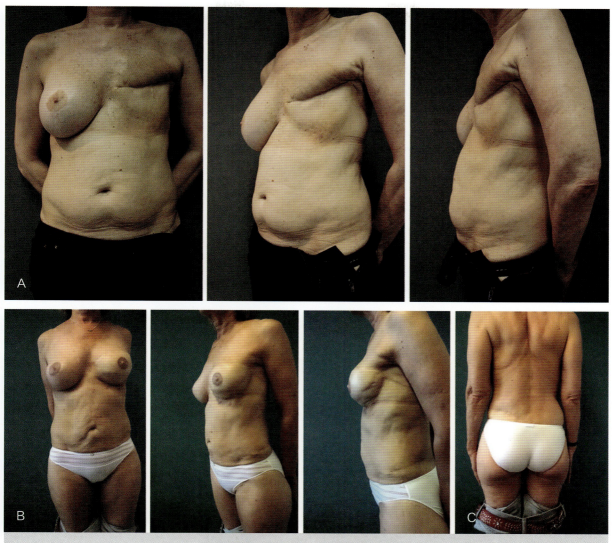

▲ 图 23-22　随访 30 个月后显示结果

5 个月后，在重建侧皮下进行了脂肪移植，并对右乳行乳房提拉术。A. 术前观；B. 术后观；C. 供体部位瘢痕

的患者]，腰动脉穿支皮瓣为 BMI 相似的患者提供了更多的组织（平均 495g，平均 BMI 为 23kg/m² 的患者）。在 Peters 及其同事的研究中，涉及 35 个腰动脉穿支皮瓣，由于静脉血栓形成（17%），必须对 6 个皮瓣进行修复。这可能是由于较多的病例、学习曲线或所使用了额外的血管移植物。皮瓣坏死仅发生在 3 例患者（5.7%）中[8]。在 Hamdi 及其同事系列研究中[9]，未发现需要修整显微吻合或皮瓣发生衰竭或坏死的病例。较常见的是供体的水肿，其比例稍高，为 17%～78%[9]。此外，瘢痕的位置可能高于臀上动脉穿支皮瓣或股深动脉穿支皮瓣，但通常不致变形，并且能够塑形纤细的腰部（图 23-23）。Hamdi 及其同事[9] 完成了随访时间为 6～26 个月（平均 13 个月）的研究，而 Peters 及其同事的研究随访时间为 1～48 个月（平均 18 个月）[8]。腰动脉穿支皮瓣可提供更好的脂肪质量，这往往会使乳房更加柔软和柔顺。因此，皮瓣成形更容易，不需要进一步的手术修整。除此之外，完成这项手术的患者满意度很高。此项重建手术的平均手术时间为 260[8] ～ 375min[9]。

（十）并发症

术后并发症包括再次手术、部分/完全皮瓣坏死和水肿形成。后者会导致引流时间延长，连续抽吸及需要切除水肿包膜等情况。伤口愈合延迟也可能会成问题，并会影响辅助治疗的时机。$L_3 \sim L_4$ 区域的股四头肌无力或感觉异常可能是腰动脉穿支皮瓣重建的结果[8]（表 23-1）。

表 23-1 作者系列手术中的并发症[9]

并发症	皮瓣区域	供瓣区域（/9）
修整手术	0/9	
部分/全部皮瓣坏死	0/9	
水肿		7/9
引流时间延长		4/9
连续抽吸		1/9
水肿包膜切除（使用/未使用褥式缝合）		2/9

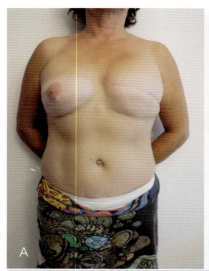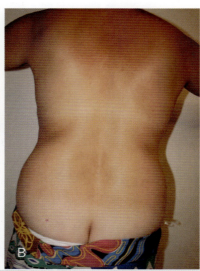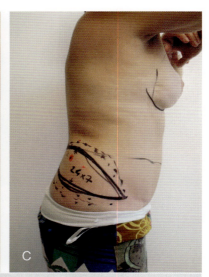

▲ 图 23-23 一名 53 岁既往行腹部成形术的患者接受了双侧腰动脉穿支皮瓣的依次重建
A. 术前观；B. 供体部位；C. 皮瓣的设计延伸扩展到了腹部成形术的瘢痕

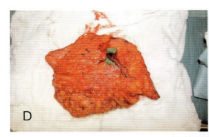
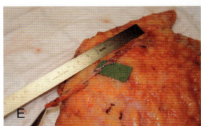
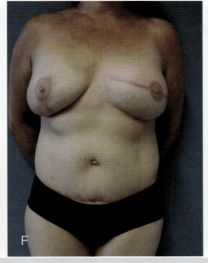
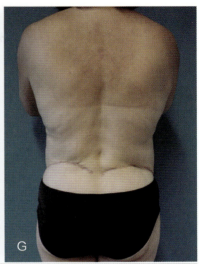

▲ 图 23–23（续） 一名 53 岁既往行腹部成形术的患者接受了双侧腰动脉穿支皮瓣的依次重建
D. 获取左腰动脉穿支皮瓣，蒂的长度 < 6cm，动脉直径小；E. 从左腹壁下深血管中获取血管动静脉旁路，从而形成 12cm 的血管蒂长度，可与内乳动脉直径更好地匹配；F. 依次腰动脉穿支皮瓣乳房重建 2 年的随访结果；G. 供体部位：瘢痕位于患者内衣上方，但不会破坏臀部形态并可改善腰围轮廓

参考文献

［1］ de Weerd L, Elvenes OP, Strandenes E, Weum S. Autologous breast reconstruction with a free lumbar artery perforator flap. *Br J Plast Surg* 2003; 56(2):180–183.

［2］ Hamdi M, Van Landuyt K, Van Hedent E et al. Advances in autogenous breast reconstruction: The role of preoperative perforators mapping. *Ann Plast Surg* 2007; 58:18e–26e.

［3］ Kato H, Hasegawa M, Takada T, Torii S. The lumbar artery perforator based island flap: Anatomical study and case reports. *Br J PLast Surg* 1999; 52(7):541–546.

［4］ Kiil BJ, Rozen WM, Pan WR et al. The lumbar artery perforators: A cadaveric and clinical anatomical study. *Plast Reconstr Surg* 2009; 132:1229–1238.

［5］ Kroll SS, Rosenfield L. Perforator-based flaps for low posterior midline defects. *Plast Reconstr Surg* 1988; 81(4):561–566.

［6］ Lui KW, Hu S, Ahmad N, Tang M. Three-dimensional angiography of the superior gluteal artery and lumbar artery perforator flap. *Plast Reconstr Surg* 2009; 123(1):79–86.

［7］ Offman SL, Geddes CR, Tang M, Morris SF. The vascular basis of perforator flaps based on the source arteries of the lateral lumbar region. *Plast Reconstr Surg* 2005; 115(6):1651–1659.

［8］ Peters KT, Blondeel PN, Lobo F, Van Landuyt K. Early experience with the free lumbar artery perforator flap for breast reconstruction. *J Plast Reconstr Aesthet Surg* 2015; 68(8):1112–1119.

［9］ Hamdi M, Craggs, B, Carola Brussaard et al. Lumbar artery perforator flap: An anatomic study using multidetector CT Scan and surgical pearls for breast reconstruction. *Plast Reconstr Surg*, 2016 (in Press).

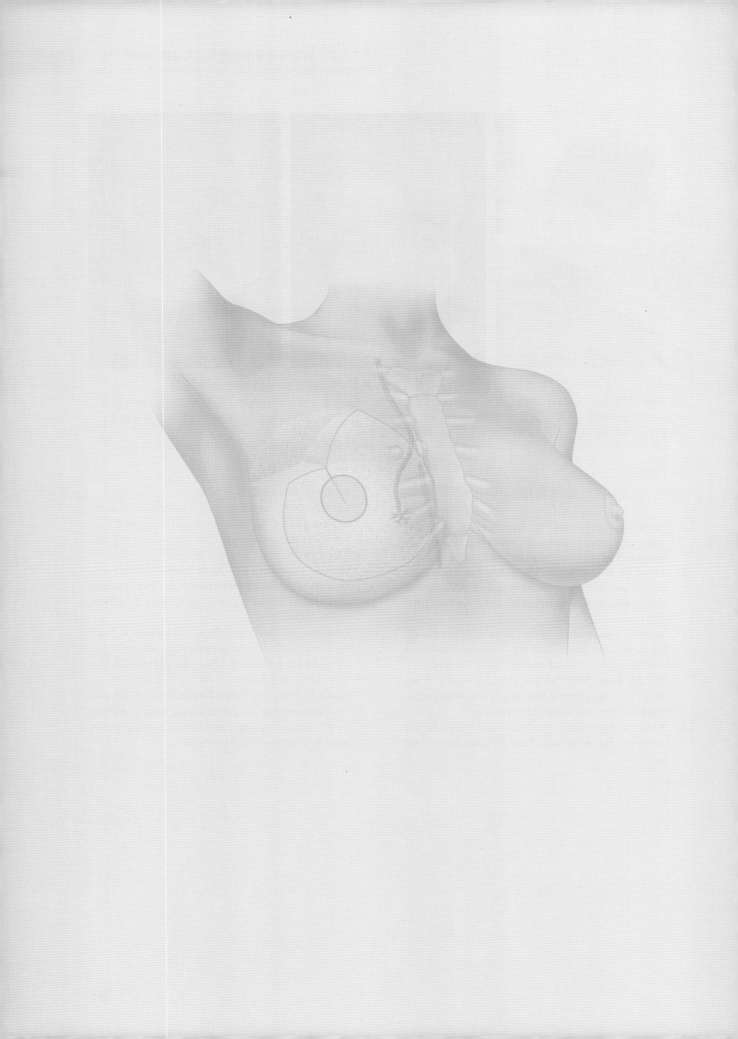

第七篇

乳房重建术后的修复手术
（乳房局部和全部重建术后）

Revisional breast reconstruction
(following both partial and whole breast reconstruction)

本篇概要 乳房重建后的修复手术比乳房重建本身更具有挑战性，尤其是患者接受过放疗后。背阔肌皮瓣常用来修复通过植入假体重建的乳房放疗后形成的不良外形。现在脱细胞真皮基质和脂肪移植被越来越多地用于乳房重建后的修复手术中。对于部分乳房切除术后的患者来说，也许最好的修复方法还是预防不良外形的形成。一般在刚接受放疗之后不久，不太需要做修复的手术。尽管如此，在拟行修复手术时，根据所需的修复手术的复杂程度和患者自身的意愿，目前还是有多种选择的。在整个施行乳房重建术后的修复手术时，应当遵循系统全面的原则来优化手术方式，确保修复手术的安全和治疗效果。假体植入是乳房切除术后最常用的乳房重建的方法。然而，假体植入后的远期外观效果可能不够理想，尤其是在患者接受放疗以后。所以，针对这一类患者的乳房进行再次修复手术，有诸多因素需要在术前通盘考虑，因为它们都可能影响放疗后修复手术的风险和复杂程度。对未接受过放疗和接受过放疗的乳房重建术后的患者，进行乳房外形的修复，其手术程序是不同的，其主要的区别在于皮肤（皮瓣）的愈合能力。接受过放疗的皮瓣通常会失去正常的愈合能力，进行修复手术后可能伤口难以愈合，可能需要使用"真空辅助闭合装置"来帮助愈合，甚至可能需要移植一个新的皮瓣来愈合伤口。目前认为，在修复术前进行脂肪移植可以有助于修复放疗后的重建乳房，并且可以降低术后乳房形成挛缩畸形的风险，可以避免再次进行皮瓣移植的可能。综上所述，同Ⅱ期乳房重建相比，Ⅰ期乳房重建术后的修复手术所涉及的问题是截然不同的。接受过放疗和未接受放疗的患者在修复术后的效果差异主要来自于伤口的愈合能力。与未接受放疗的患者相比，接受过放疗的患者通常更需要接受乳房的再次修复手术。此外，无论是乳房全切还是部分切除术后，接受过放疗照射的胸壁区域，都很难正常愈合，通常都更需要再次接受修复的手术。而且由于这一类修复手术的复杂性，现在出现了专门论述相关知识和技能的专著。

第 24 章　保乳术后的乳房整形和修复手术
Breast revision following breast conservation and
oncoplastic repair ………………………………………… 350

第 25 章　植入式乳房重建后的修复手术
Breast revision after implant-based breast reconstruction ……… 359

第 26 章　乳房切除术后的乳房修整、全乳房重建和
乳房切除术后的放射治疗
Breast revision after mastectomy, whole breast reconstruction,
and postmastectomy radiation therapy ……………………… 363

第 24 章　保乳术后的乳房整形和修复手术

Breast revision following breast conservation and oncoplastic repair

Steven J. Kronowitz　著

部分乳房切除术后的乳房重建手术

　　修复接受过放疗的重建乳房是极具挑战的。对接受过放疗和未接受放疗的患者进行乳房修复的主要区别是其伤口愈合能力的不同。虽然是否需要修复经放疗后的乳房组织、假体、皮瓣本身存在差异，但是接受过放疗的患者发生不良外形事件的发生率总是比没有接受过放疗的患者要高一些[1-8]。乳房重建的时机也对最终治疗效果有很大影响。放疗后，用未接受放射照射区域的皮瓣对乳房进行Ⅱ期重建的患者一般不太需要接受再次修复手术。放疗后，用胸大肌皮瓣或者假体对乳房进行Ⅱ期重建的患者一般也不太需要接受再次修复手术；而Ⅰ期未行皮瓣移植而是植入假体重建后经过放疗，就很有可能需要接受再次修复手术。此外需要注意的是，即使是修复放疗后Ⅱ期重建的乳房，由于患者胸壁还是接受过放疗，所以修复手术的并发症发生率仍然高于未接受过放疗的乳房修复手术[5, 6, 8]。一般来说，对于乳房再造接受过放疗后的患者，之前植入的是假体的患者比之前植入的是自体组织的患者，发生不良外形从而需要修复手术的概率要高[3]。此外，无论是部分乳房切除术后，还是全乳切除术后的胸壁组织，因其在接受放疗辐射后都不能正常愈合，所以需要再次修复手术的概率都会提高。

　　对于保乳手术的患者，进行乳房局部大面积的修复可能会导致伤口裂开，有时候为了让伤口更好地愈合，可能需要进行皮瓣移植。

　　虽然在乳房部分切除术及放疗后数年，比较适合对乳房进行外形修复手术（如乳房上提固定术），不过这些Ⅱ期的修复手术仍然可能约有50% 的并发症发生[9-12]。乳房部分切除术后延迟进行修复手术和放疗前就立即进行修复手术两者也许看起来差不多，但其实是完全不同的。一般建议首选在放疗前对乳房部分切除术后的乳房缺损进行修复手术，这样可以大大降低之后需要再次修复的可能性。如果在放疗后再对乳房的缺损进行修复手术，经常会需要辅以皮瓣移植，这可能会导致患者对手术的接受度下降。

　　对于乳房部分切除术后的患者来说，最好的修复方法其实是预防。如果能在放疗之前就进行修复手术，那么之后需要再次修复的可能性就会降低。放疗前的修复手术可以尽量限制需要涉及的修复区域，通常仅为小范围皮肤修整和脂肪移植就足够了[9, 12]。经皮穿刺瘢痕松解术加自体脂肪移植也许可以用来替代传统的乳房整形修复手术，但是这一类手术通常需要多次反复进行，而且由于真皮层可能形成瘢痕，所以效果可能也不理想[13]。有部分外科医生尝试用假体植入来填塞缺损的乳腺组织，但值得注意的是，这种术式可能导致乳房更严重的变形或外观改变，从而增加了需要进一步修复手术的可能性。

　　综合考虑，对放疗后乳房的畸形进行修复手术的方式有很多种。应该注意的是，最简单的方式就是只对对侧乳房进行整形，从而让双侧达到对称的手术，对于一些患者来说，这就是他们所追求的全部了，同时这还能让患者穿上她们觉得满意的合适胸罩。例如，如果为了达到对称而进行对侧乳腺的部分切除术，那么对侧的乳头 - 乳晕复合体的位置不一定要重新定位到乳腺下皱褶的水平，而只需提高到与患侧乳房的乳头 - 乳晕复合体对称的水平即可。另一种更复杂的手术方式是对放疗后畸形部分的乳房进行去上皮化修复。这种方法通常只对调整乳头 - 乳晕复合体的位置有帮助，但它可以与对侧乳腺的调整固定手术很好地结合使用，以达到更好的对称效果。去上皮化修复与对放疗后乳腺组织深层解剖进行修复相比，其愈合效果更好，所以外科医生应抵制对放疗后乳腺组织深层进行手术探查的诱惑。因为从已发表的研究和外科医生长期的经验来看，有很多证据证实这些修复手术往往会引起很多术后伤口愈合的问题 [9-13]。

另一种效果相对较好的乳房部分切除术后修复的选择是经皮穿刺瘢痕松解术，乳房内因放射线和初次手术影响而产生的瘢痕组织可以通过这种方式进行修复整形。一般这种手术需要对整个乳房进行瘢痕松解，而不是仅仅局限于形成了畸形的区域（图 24-1）[13]。作为标准治疗的全乳照射，会使含有残余乳腺组织的乳房纤维化，从而导致整个乳房的瘢痕形成和畸形 [13]。因为大多数接受保乳手术的患者术后会接受全乳房照射，而不是最新的乳房局部照射技术。

虽然在放疗前进行乳房整形修复手术也可能导致组织纤维化，从而需要再次进行修复手术，但是放疗前对乳房部分缺损进行 I 期修整可以尽量缩小放疗后局部形成畸形的范围 [9, 12, 13]。放疗可能弥漫性地影响整个乳腺组织（特别是脂肪组织），导致乳房的体积，尤其是乳房的脂肪组织体积的全局性减少，会加重手术切除后的各种（未经修复区域的）局部畸形。即使已经进行过 I 期的整形修复，我们也建议在放疗后对整个乳房进行广泛经皮穿刺瘢痕松解。而

在进行瘢痕松解后，下一步还必须对整个乳房进行脂肪移植 [13]。在脂肪移植约 3 个月后，一般就会有新生血管和新的脂肪组织生成。而为了达到最理想的效果，通常还需要数次额外的经皮穿刺瘢痕松解及脂肪移植 [13]。

对于乳房部分切除术后的患者进行的修复手术来说，由于它是在放疗后的区域进行操作，十分复杂，所以可以看作是对乳房的第二次重建。各种各样的局部和远处的皮瓣可以用来对初次重建后不良的外形进行修整，包括肋间皮瓣、上腹皮瓣、胸背穿支皮瓣和部分乳突皮瓣。还有一些皮瓣被用于促进微血管的转移和形成，如来自大腿内侧（股薄肌）或大腿前侧（大腿前外侧）的大腿皮瓣。有些医生尝试在放疗后的修复手术中使用腹壁下动脉穿支游离皮瓣（DIEP 皮瓣），不过也许利用这个皮瓣做全乳重建可能更好。腹壁下深穿支皮瓣的优点是可以为 II 期全乳房重建（尤其是放疗后）提供足够多的皮肤替代 [5-7]。此外，在部分乳房切除进行整形修复后乳房发生严重变形的情况下，可能最合适的修整方法是全乳切除，再使用腹壁下深穿支皮瓣进行全乳房重建。

如上所述，保乳手术后修复乳房外形的最佳方法是预防畸形外观的形成，或者尽量控制术后放疗后可能需要修复的病变范围。对于不同乳房形状和大小的女性，放疗前可采取的方法有所不同 [9, 12, 13]。对于 A 罩杯和 B 罩杯大小的乳房及早期乳腺癌（小肿瘤）的患者，保留乳头 - 乳晕结构的乳房单纯切除术加 I 期乳房重建，可能比部分乳房切除术更可取（图 24-2）[12-14]。因为全乳切除后可能不需要放疗，而如果选择保乳手术则必须序贯放疗，再加上自身乳房较小，可供替代的自身乳房组织不多，就会更容易形成不良外形的乳房。此外，保留乳头 - 乳晕结构的乳房单纯切除术还提供了 II 期植入假体的选择，因为在放射治疗前不能植入假体。

对于 C 罩杯的患者可分为两种情况，即有

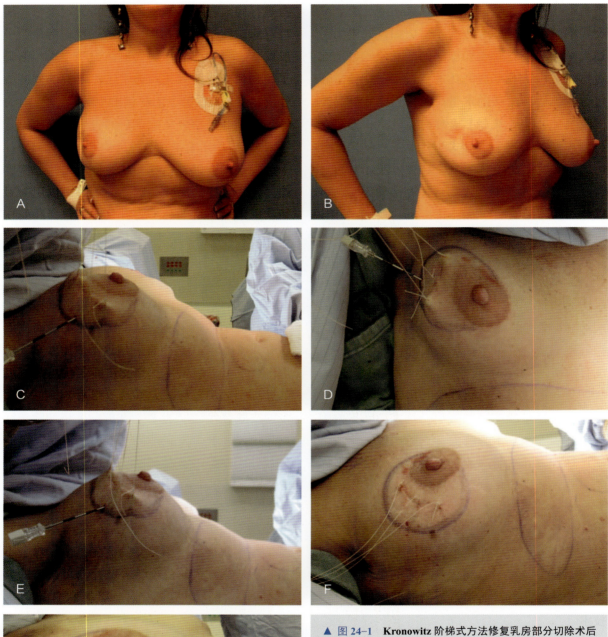

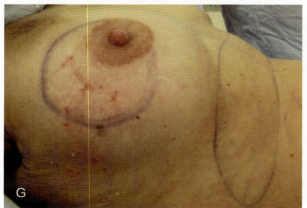

▲ 图 24-1　**Kronowitz 阶梯式方法修复乳房部分切除术后的缺损**

A 和 B. 一位 38 岁的女性，在右侧乳房部分切除和全乳放疗数年后就诊。患者上外侧系带畸形，已形成轮廓畸形，乳头 - 乳晕复合体移位，与对侧乳房不对称。C 至 E. 术中观：沿乳房部分切除术后形成的瘢痕放置小提琴缝合线，以便反牵引进行瘢痕松解。以从胸壁到皮肤的阶梯式方式，使用大口径经皮脊柱针松解整个乳房实质。虽然图中未显示，但患者随后还接受了整个乳房的脂肪移植。F 和 G. 乳房部分切除术和脂肪移植术后的畸形乳房，在接受了 II 期的广泛经皮穿刺瘢痕松解和脂肪移植后的外观乳房下垂和无乳房下垂的[12]。C 罩杯的乳房，没有乳房下垂，但有上极缺损的患者，可以采用向心性移位乳房切除术进行整形修复（图24-3）。这种技术对于外上象限的肿瘤效果特别好，而外上象限也是乳腺癌最好发的部位。那

些没有乳房下垂的 C 罩杯患者，保留乳头－乳晕结构的乳房单纯切除术可能是最好的选择，尤其是那些早期乳腺癌患者，他们在乳房切除术后不太可能需要放疗。

C 罩杯乳房下垂的患者可能是垂直式整形

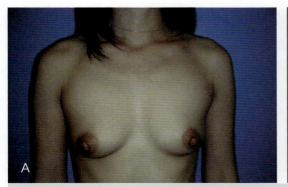
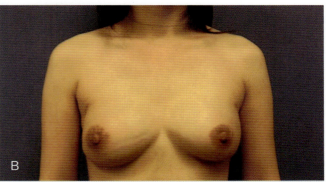

▲ 图 24-2　乳房较小的患者，乳房部分切除术后需要再次修复手术的可能性预防
A. 术前观：42 岁女性，B 罩杯大小的乳房，有轻微的下垂，拟行部分乳房切除术，术前请整形外科会诊评估有无进行整形修复的必要；B. 术后观：这名乳房较小患者没有进行部分乳房切除术，也没有进行放射线治疗，而是进行了保留乳头－乳晕的乳房切除术，并进行了假体植入。这避免了之后的再次修复手术，即使她在部分乳房切除术后可能会立即进行再次整形修复

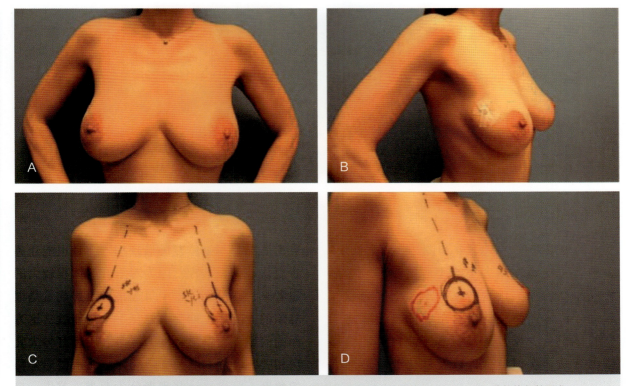

▲ 图 24-3　乳房体积较大的患者部分乳房切除术后需再次修复手术的预防——Kronowitz 移位修复整形术
A 至 D. 术前观。A 和 B. 36 岁女性，D 罩杯，乳房轻微下垂。乳腺肿瘤位于右乳外上象限。C 和 D. 右侧乳房向心性移位整形修复术和左侧乳房对称矫形术的手术标记。红色标记为肿瘤的位置

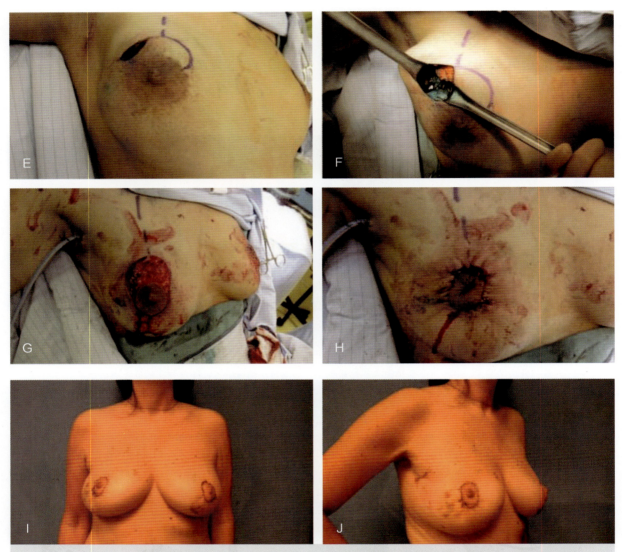

▲ 图 24-3（续） 乳房体积较大的患者部分乳房切除术后需再次修复手术的预防——Kronowitz 移位修复整形术
E 至 J. 术中观。E 和 F. 沿着标记的切口进行部分乳房切除术。肿瘤切除后的乳房缺损，术中病检证实肿瘤切缘为阴性。G 和 H. 向心性移位乳腺切除术，将周边组织移位到上方，填补缺损。I 和 J. 使用向心性移位乳房切除术和左侧乳房对称矫形术后，右侧乳房在数周后的外观

手术的理想人选（图 24-4 和图 24-5）。然而，由于乳房精确体积大小的不确定性和放疗后乳房体积的损失，这些患者通常需要在放疗后进行自体脂肪移植，这将有助于将乳房损失的体积至少恢复到基线水平。自体脂肪移植也有助于伤口愈合，以及软化放疗后的乳房组织。

　　D 罩杯或更大的乳房患者往往最适合于接受 I 期整形修复[10, 11]。这些患者不仅有足够的乳房周围组织来修复肿瘤缺损，而且也能让患者更快地完成放疗。因为对于乳房体积较大的患者来说，放疗过程中每天决定照射剂量是很麻烦的，所以 I 期整形修复手术也能改善这方面的问题。这些患者中的许多人还患有与大乳房相关的背痛和其他的骨骼疼痛。从整形外科的角度，可以将这些患者分为两类。首先，有一类女性的乳房较宽，乳房一直延伸到腋下；与此相对应的，另一类女性的乳房较窄，多局

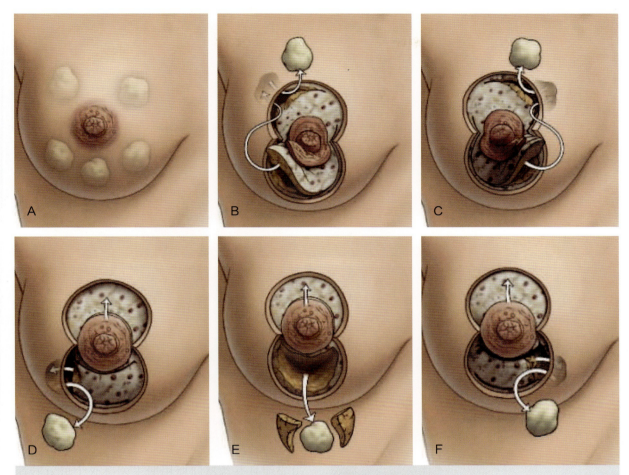

▲ 图 24-4 **Kronowitz 垂直式整形修复术**

A. 可采用 Kronowitz 垂直式整形修复术的肿瘤部位；B. 位于乳腺外上象限的肿瘤缺损，采用顺时针方向旋转的上极带蒂皮瓣进行修复，填充缺损；C. 位于乳房内上象限的肿瘤缺损，采用外上侧带蒂皮瓣按逆时针方向旋转来填补缺损；D. 位于外下象限的肿瘤缺损，使用 2 个带蒂皮瓣进行修复。用一个标准的上极带蒂皮瓣提升乳头—乳晕复合体的位置，一个内下侧带蒂皮瓣向外侧填充缺损。E. 下部中央区的肿瘤缺损可使用标准的上极垂直带蒂皮瓣修复；F. 位于内下象限的肿瘤缺损使用 2 个带蒂皮瓣进行修复。一个标准的上极带蒂皮瓣用于提升乳头－乳晕复合体的位置，一个下极的带蒂皮瓣向内侧填充缺损

限于前胸壁，与腋下组织分界清晰。

对于那些 D 罩杯大小或更大的宽胸型患者，可能适合接受垂直式切口加带蒂皮瓣移植修补术[12]（图 24-6 至图 24-8）。这种手术方式为这一类患者提供了极大的通用性手术原则，并为乳头－乳晕复合体提供了可靠的血液供应。对于那些窄胸型的大乳房患者来说，垂直整形术是一种很好的整形修复技术。可以使用垂直式切口，以及上级和下中央区缺损部位的带蒂皮瓣移植。对于那些乳房大而窄胸型的，缺损位于内下或外下象限的患者，双带蒂皮瓣法可以提供比较好的效果。虽然这些技术在尽量缩小保乳术后可能需要再次修整手术的范围方面是有效的，但在任何手术之前，多学科团队以协调、多学科的方式来共同规划策略综合治疗的方式都是必需的。

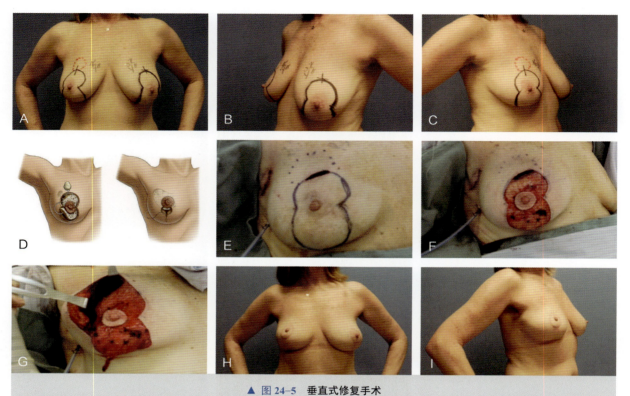

▲ 图 24-5　垂直式修复手术

A 至 D. 术前观。A 至 C. 43 岁女性，C 罩杯，乳房肿瘤位于右乳房外上象限；D. 拟采用垂直式切口，以及上中极带蒂皮瓣顺时针旋转填补修复缺损。E 至 G. 术中观。E. 乳腺外科医生进行肿瘤切除的手术通道；F 和 G. 创建带蒂皮瓣后，顺时针旋转到乳房外上象限填补缺损前；H 和 I. 术后观，右乳放疗完成后 6 个月

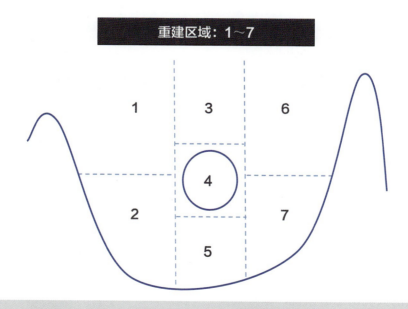

▲ 图 24-6　Kronowitz Wise 整形术

乳房的区域划分对应于修复部分乳房切除缺损的皮瓣设计

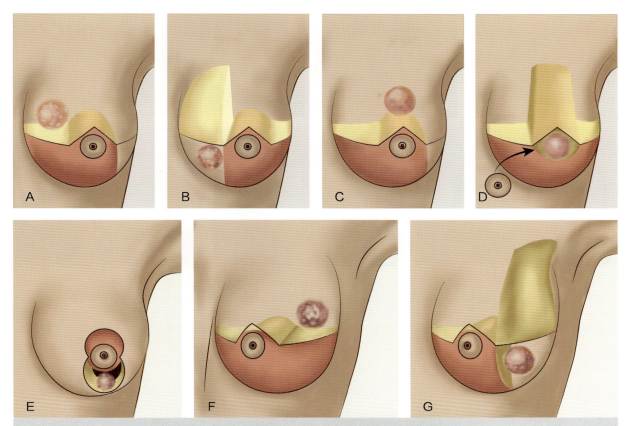

▲ 图 24-7　以 Kronowitz Wise 整形术修复乳房内缺损的带蒂皮瓣设计

A. 1 区：缺损的修复使用内侧的皮瓣；B. 2 区：使用内侧皮瓣修复缺损。皮瓣内侧 1/3 的组织不减薄，用以在填充缺损后保持一定的厚度；C. 3 区：缺损采用内侧皮瓣修复；保留的内侧楔形区可以增加乳头和乳晕的血供，这是必不可少的，因为肿瘤切除往往会沿着乳腺导管进行，会破坏血供。内侧楔形区还可以加深乳房的乳沟，改善美容效果。D. 4 区：涉及乳头和乳晕切除的中央缺损，使用内侧皮瓣修复，皮瓣的中央 1/3 处的实质组织保持厚实，闭合后填充缺损。还需要进行乳头和乳晕的重建。E. 5 区：下部中央缺损更适合使用标准的上层皮瓣和垂直皮肤切除方式进行修复；F. 6 区：使用内侧皮瓣修复缺损。保留的外侧楔形区用以填充缺损，同时保留内侧楔形区以加强乳房的血液供应和维持乳沟的外形；G. 7 区：利用内侧皮瓣修复缺损，并保留皮瓣外侧 1/3 的实质，在皮肤闭合后填充缺损

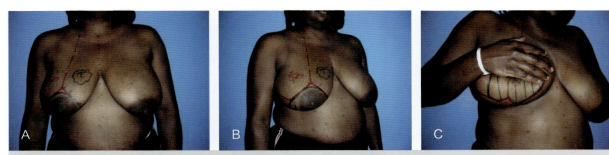

▲ 图 24-8　Kronowitz Wise 整形术

A 至 C. 术前观：43 岁女性，右乳腺癌 2 期。肿瘤位于右乳 1 区。拟使用内侧皮瓣进行修复的体表标记

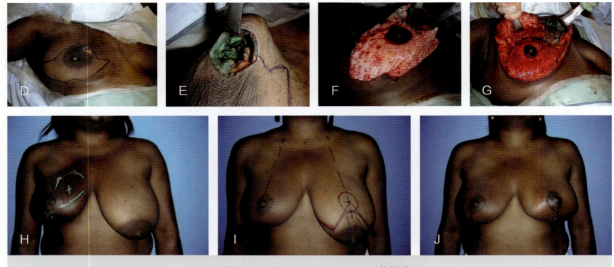

▲ 图 24-8（续） **Kronowitz Wise 整形术**

D 至 G. 术中观：切除右乳 1 区的肿瘤所使用的切口，以及切除后留下的缺损区域。切除肿瘤缺损附近的内侧皮瓣后。最后，皮瓣解剖游离后，创面闭合前。H. 全乳放疗期间，对肿瘤部位进行加强照射；I. 右乳放疗结束后 6 个月。左侧乳房对侧性矫形手术的标记，使用相同的内侧皮瓣设计。J. 左侧对称矫形手术完成后 1 个月

参考文献

[1] Clemens MW, Kronowitz SJ. Current perspectives on radiation therapy in autologous and prosthetic breast reconstruction. *Gland Surg.* 2015 Jun;4(3):222–231.

[2] Hubenak JR, Zhang Q, Branch CD, Kronowitz SJ. Mechanisms of injury to normal tissue after radiotherapy: A review. *Plast Reconstr Surg.* 2014 Jan;133(1):49e–56e.

[3] Kronowitz SJ. Current status of implant-based breast reconstruction in patients receiving postmastectomy radiation therapy. *Plast Reconstr Surg.* 2012 Oct;130 (4):513e–523e.

[4] Kronowitz SJ. Current status of autologous tissue-based breast reconstruction in patients receiving postmastectomy radiation therapy. *Plast Reconstr Surg.* 2012 Aug;130(2):282–292.

[5] Kronowitz SJ, Robb GL. Radiation therapy and breast reconstruction: A critical review of the literature. *Plast Reconstr Surg.* 2009 Aug;124(2):395–408.

[6] Kronowitz SJ, Robb GL. Breast reconstruction with postmastectomy radiation therapy: Current issues. *Plast Reconstr Surg.* 2004 Sep 15;114(4):950–960.

[7] Kronowitz SJ, Robb GL. Breast reconstruction and adjuvant therapies. *Semin Plast Surg.* 2004 May; 18(2):105–115.

[8] Adesiyun TA, Lee BT, Yueh JH, Chen C, Colakoglu S, Anderson KE, Nguyen MD, Recht A. Impact of sequencing of postmastectomy radiotherapy and breast reconstruction on timing and rate of complications and patient satisfaction. *Int J Radiat Oncol Biol Phys.* 2011 Jun 1; 80(2):392–397.

[9] Kronowitz SJ, Kuerer HM, Buchholz TA, Valero V, Hunt KK. A management algorithm and practical oncoplastic surgical techniques for repairing partial mastectomy defects. *Plast Reconstr Surg.* 2008 Dec; 122(6):1631–1647.

[10] Losken A, Hamdi M. Partial breast reconstruction: Current perspectives. *Plast Reconstr Surg.* 2009 Sep;124(3):722–736.

[11] Losken A, Styblo TM, Carlson GW, Jones GE, Amerson BJ. Management algorithm and outcome evaluation of partial mastectomy defects treated using reduction or mastopexy techniques. *Ann Plast Surg.* 2007 Sep;59(3):235–242.

[12] Kronowitz SJ, Feledy JA, Hunt KK, Kuerer HM, Youssef A, Koutz CA, Robb GL. Determining the optimal approach to breast reconstruction after partial mastectomy. *Plast Reconstr Surg.* 2006 Jan;117(1):1–11; discussion 12–14.

[13] Kronowitz SJ. State of the art and science in postmas-tectomy breast reconstruction. *Plast Reconstr Surg.* 2015 Apr;135(4):755e–771e.

[14] de Alcantara Filho P, Capko D, Barry JM, Morrow M, Pusic A, Sacchini VS. Nipple-sparing mastectomy for breast cancer and risk-reducing surgery: The Memorial Sloan-Kettering Cancer Center experience. Ann Surg Oncol. 2011 Breast reconstruction. *Plast Reconstr Surg.* 2008 Mar;121(3):728–734.

第 25 章 植入式乳房重建后的修复手术

Breast revision after implant-based breast reconstruction

João Carlos Sampaio Goés, Alexandre Mendonça Munhoz　Rolf Gemperli　著

一、概述

对于先前重建失败的并发症、保守性乳房手术无法令人满意的结果或疾病复发，可能需要进行抢救或翻修手术。通常，当这些患者进行翻修手术时，会出现一些使翻修复杂化的技术问题，例如组织厚度、囊膜挛缩、植入物移位、波纹等。因此，翻修病例具有挑战性，需要大量的手术时间，并且可能伴随较高的并发症发生率。

作者通常在翻修手术中采用系统的方法来优化结果，并确保二次重建安全且可预测。患者满意度的主要决定因素之一是外科医生对患者的意愿和期望的聆听程度。一旦明确阐明了这些目标，重要的是确定哪些目标是可行的，并认识到那些不可能的目标。根据作者的涉及修复性翻修的经验，通常针对以下一种或多种适应证进行手术：①局部软组织缺陷/不规则；②包膜挛缩；③植入物轮廓的可见度；④波纹。

二、全乳重建术后的翻修手术

植入物重建是乳房切除术后最常见的乳房重建形式之一[1]。然而，长期效果可能不理想，特别是在放疗后。在植入物放置 10 年后，近 60% 的患者存在 Baker Ⅲ/Ⅳ 挛缩，近 45% 的患者有必要取出植入物[2]。

由于这些不令人满意的结果数据，有相当多的患者要求去除他们的植入物，以支持其他重建技术。作为植入物肌肉覆盖的进一步发展，合成网状物[3-6]和脱细胞真皮基质[7-9]被用于提供补充组织。事实上，这些材料有可能强化肌肉，以及在释放胸肌和乳腺下皱褶的空间提供额外的材料[8,9]。作为重建的手术辅助手段，自体脂肪的目的是增加覆盖组织的厚度和纠正表面的不规则[5,6]（图 25-1）。在这种方案的临床经验早期，作者首先通过网膜瓣转移腹内脂肪[5,6]。腹腔镜下收获的网膜瓣一次手术就能达到足够的体积，且术后无明显吸收[5,6]。尽管观察到有利的结果，但除了学习曲线外，还存在一定的局限性。无法预测网膜的大小和那些需要修复的症状性疝气已被报道为其在重建中使用的重要限制。此外，对于一些既往有腹腔手术史的患者，腹腔镜可能是禁忌证[10,11]。2009 年，美国整形外科医师协会对脂肪移植到乳房的安全使用提出了共识建议[12]。因此，从那时起，作者和其他人开始获得脂肪移植与混合网状物在原发性和翻修性乳房重建中的相关临床经验（图 25-2）。脂肪移植作为二次乳房重建的工具，已经成为一种有用和可靠的程序。作者观察到，在翻修乳房手术中使用脂肪移植的并发症发生率相对较低，适应证也在扩大。

三、患者评估、切口设计和重建方式的选择

大多数翻修重建的候选者可以用目前的技术成功治疗。这类患者经常出现部分或全部软组织缺损，可见种植体轮廓、波纹或囊状挛缩。在皮下组织减弱的患者中，种植体表面的不规则性变得明显。因此，在需要的地方进行种植体

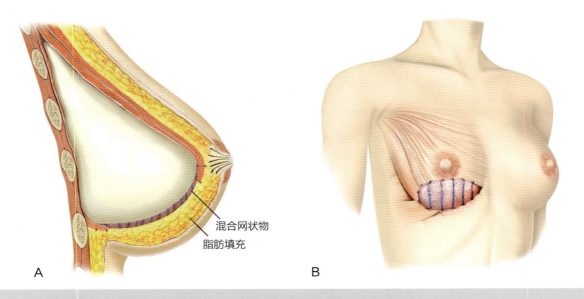

混合网状物
脂肪填充

A   B

▲ 图 25–1　乳房修复手术示意图
A. 术中示意图，用硅胶植入物、混合网状物和脂肪填充进行重建；B. 乳房植入物置于胸大肌下，混合网状物覆盖在植入物的下端

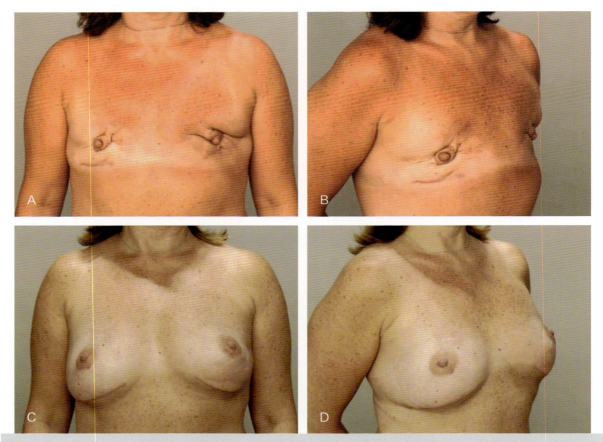

▲ 图 25–2　一名 57 岁患者，以前患有导管原位癌，有乳腺癌家族史。患者在其他地方接受了保留双侧乳头乳晕乳房切除术，并立即进行双侧植入物重建，由于双侧感染，出现了植入物挤压现象（A 和 B）。患者进行了翻修重建，采用形态稳定的解剖形状的硅胶植入物、混合网状物和脂肪填充。乳房植入物被放置在胸大肌下，混合网状物覆盖在植入物的下极（C 和 D）

置换和自体脂肪移植的皮下置入，可以提供额外的软组织，强化薄层组织，从而掩盖表面的不规则。术前根据乳房的宽度和高度，选择解剖学质地的硅胶植入物。根据患者的解剖结构和肌肉 / 皮瓣的情况，将植入物放置在胸大肌下缘与混合网相关的部分肌下袋中。混合网状物（ULTRAPRO，Johnson & Johnson）通过单独的4.0 聚丙烯缝线上侧缝合到胸大肌，下侧缝合到乳下皱襞旁，外侧缝合到锯齿肌。为了最大限度地提高美学效果，并有可能改善轮廓畸形，我们利用自体脂肪移植来填充局部软组织缺损，并保护补片 / 植入物。为此，在选定的供体部位使用直径 2.4mm 的套管进行吸脂。在浅层和皮下层平行隧道进行脂肪填充，以增加组织覆盖率，纠正皮下不规则，避免皮肤粘连（图 25-3）。

四、部分乳房重建术后的修复手术

保乳手术是早期乳腺癌治疗的重要手术内容，其生存效果可与更激进的手术相媲美[13, 14]。尽管人们接受了大部分乳房部分切除术可以通过原发闭合来处理，但美学效果可能无法预测，有时还与重建的时机有关[15, 16]。事实上，放疗一般会对组织产生负面影响，导致组织缺血、纤维组织增强和囊状挛缩。这种重建方案的挑战与皮肤和剩余的乳腺组织之前已经被照射过有关。因此，由于担心伤口愈合、囊状挛缩和胸肌纤维化，可能不适合使用植入物。这些患者通常会被提供自体重建技术，使用基于腹部皮瓣或植入物辅助的背阔肌肌皮瓣[17]。

保乳手术后重建手术的选择需要仔细考虑

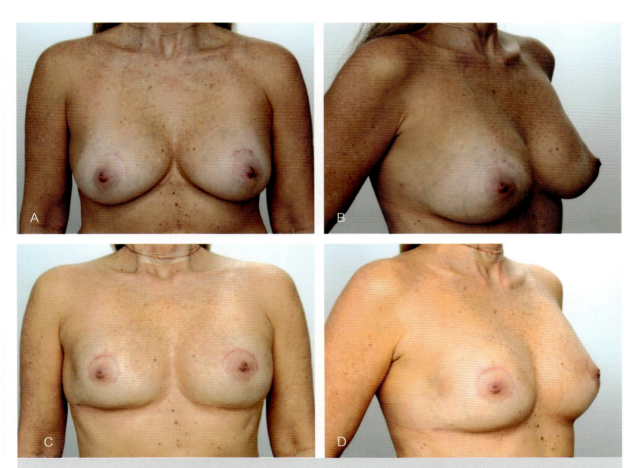

▲ 图 25-3　一名 40 岁患者，左乳患有浸润性癌（1.9cm）（A 和 B）。患者既往曾行乳房缩小术，伴有乳晕周围瘢痕，出现局部复发。患者接受了双侧乳晕周围乳头 - 乳晕疏通乳房切除术和修整重建术，采用形态稳定的解剖形状硅胶植入物、混合网状物和脂肪填充（C 和 D）

各种因素，包括乳房体积、下垂程度、患者的偏好 / 期望、临床因素和医生的经验 [18, 19]。虽然自体组织具有一定的优势，但并非适合所有患者。在这些情况下，可以使用异体整形技术，包括两阶段的方法或使用传统的肌肉下硅胶植入物进行单阶段重建。作为进一步的发展，可以采用合成补片 [3-6] 来提供补充组织，提高植入物的覆盖率。在作者的临床经验中，手术方法通常是基于解剖学植入物与合成补片相结合。同样，正如其他作者观察到的细胞真皮基质 [7-9]，合成补片可以提供额外的支持和种植体的覆盖率。作为重建的手术补充，网膜瓣或皮瓣脂肪填充的目的是增加乳房切除皮瓣的厚度，纠正保乳手术后的轮廓不规则。作者的实践结果令人满意，支持使用目前的技术，当应用于保乳手术后的翻修手术时，这是一种有效的方法，避免了在选定的患者中需要额外的供体部位。

五、结论

以前的假体重建失败会带来相当大的挑战，是一种复杂的情况。翻修手术的目标是完整地恢复以前不满意的重建后的乳房丘，可以通过植入物、自体组织或两者的结合来实现。一般来说，以往重建后的手术选择需要慎重考虑与患者相关的各种因素。

参考文献

［1］ Serletti, J.M., Fosnot, J., Nelson, J.A., Disa, J.J., Bucky, L.P. Breast reconstruction after breast cancer. *Plast Reconstr Surg* 127 (2011): 124e–135e.

［2］ Saline-filled breast implant surgery: Making an informed decision. Mentor Corporation; 2009. Available at: http://www.mentorcorp.com/pdf/ FinalInformedConsent.pdf.

［3］ Becker, H., Lind, J.G. The use of synthetic mesh in reconstructive, revision, and cosmetic breast surgery. *Aesth Plast Surg* 37 (2013): 914–921.

［4］ Dieterich, M., Paepke, S., Zwiefel, K. et al. Implant-based breast reconstruction using coated polypropylene mesh (TiLOOP Bra): A multicenter study of 231 cases.

［5］ Góes, J.C.S., Macedo, A.L. Immediate reconstruction after mastectomy using a periareolar approach with an omental flap and mixed mesh support. *Perspectives Plast Surg* 10 (1996): 69–81.

［6］ Góes, J.C.S., Macedo, A.L.V. Immediate reconstru-ction after skin-sparing mastectomy using the omental flap and synthetic mesh. In: *Surgery of the Breast—Principles* and Art by Scott L. Spear—Third ed.—2012; Chap. 57.

［7］ Breuing, K.H., Warren, S.M. Immediate bilateral breast reconstruction with implants and inferolateral AlloDerm slings. *Ann Plast Surg* 55 (2005): 232–239.

［8］ Spear, S.L., Seruya, M., Clemens, M.W., Teitelbaum, S., Nahabedian, M.Y. Acellular dermal matrix for the treatment and prevention of implant-associated breast deformities. *Plast Reconstr Surg* 127 (2011): 1047–1058.

［9］ Salzberg, C.A. Nonexpansive immediate breast reconstruction using human acellular tissue matrix graft (Allo-Derm). *Ann Plast Surg* 57 (2006): 1–5.

［10］ Das, S.K. The size of the human omentum and methods of lengthening it for transplantation. *Br J Plast Surg* 29 (1976): 170–244.

［11］ Saltz, R. Endoscopic harvest of the omental and jejunal free flaps. Clin Plast Surg 22 (1995): 747–754.

［12］ Gutowski, K.A. ASPS fat graft task force. Current applications and safety of autologous fat grafts: A report of the ASPS fat graft task force. *Plast Reconstr Surg* 124 (2009): 272–280.

［13］ Fisher B, Anderson S, Bryant J. et al. Twenty-year follow-up of a randomized trial comparing total mastectomy, lumpectomy, and lumpectomy plus irradiation for the treatment of invasive breast cancer. *N Engl J Med* 347 (2002): 1233–1239.

［14］ Veronesi, U., Cascinelli, N., Mariani, L. et al. Twenty-year follow-up of a randomized study comparing breast-conserving surgery with radical mastectomy for early breast cancer. *N Engl J Med* 347 (2002): 1227–1233.

［15］ Berrino, P., Campora, E., Santi, P. Postquadrantectomy breast deformities: Classification and techniques of surgical correction. *Plast Reconstruct Surg* 79 (1987): 567–572.

［16］ Clough, K.B., Cuminet, J., Fitoussi, A., Nos, C., Mosseri, V. Cosmetic sequel after conservative treatment for breast cancer: Classification and results of surgical correction. *Ann Plast Surg* 41 (1998): 471–479.

［17］ Munhoz, A.M., Aldrighi, C., Montag, E., Arruda, E.G., Aldrighi, J.M., Filassi, J.R., Ferreira, M.C. Periareolar skin-sparing mastectomy and latissimus dorsi flap with biodimensional expander implant reconstruction: Surgical planning, outcome, and complications. *Plast Reconstr Surg* 119 (2007): 1637–2149.

［18］ Slavin, S.A., Halperin, T. Reconstruction of the breast conservation deformity. *Sem Plas Surg* 18 (2004): 89–95.

［19］ Munhoz, A.M., Montag, E., Fels, K.W. et al. Critical analysis of reduction mammaplasty techniques in combination with conservative breast surgery for early breast cancer treatment. *Plast Reconstr Surg* 117 (2006): 1091–1099.

（关于 [4] 续）*Plast Reconstr Surg* 132 (2013): 8e–19e.

第26章　乳房切除术后的乳房修整、全乳房重建和乳房切除术后的放射治疗

Breast revision after mastectomy, whole breast reconstruction, and postmastectomy radiation therapy

Steven J. Kronowitz　著

一、乳房即刻重建和延迟重建的差异

如果在放疗前没有对乳房切除术后进行合适的修整或重建，后续再进行全乳房重建或放疗后的矫正手术就会非常困难和复杂。放疗后的植入物置换术往往并发症发生率较高，包括感染、积液、伤口开裂和植入物损失[1, 2]。放疗后的皮瓣进行翻修通常会导致愈合不良，因为皮肤失去了正常纤维蛋白沉积和愈合的能力，其次是照射会引起成纤维细胞的功能失调，再者放疗会阻止带蒂皮瓣移植后新生血管的形成。虽然对于乳房切除术后放疗的患者来说，皮瓣移植最佳时机的选择仍然是一个具有争论的话题[1-4]，但目前普遍的共识认为放疗后再进行皮瓣的翻修手术是比较困难的。

参考文献

[1] Kronowitz SJ, Hunt KK, Kuerer HM, Babiera G, McNeese MD, Buchholz TA, Strom EA, Robb GL. Delayed-immediate breast reconstruction. *Plast Reconstr Surg*. 2004;113(6):1617–1628.

[2] Kronowitz SJ, Lam C, Terefe W, Hunt KK, Kuerer HM, Valero V, Lance S, Robb GL, Feng L, Buchholz TA. A multidisciplinary protocol for planned skin-preserving delayed breast reconstruction for patients with locally advanced breast cancer requiring postmastectomy radiation therapy: 3-year follow-up. *Plast Reconstr Surg*. 2011;127(6):2154–2166.

[3] Kronowitz SJ. Delayed-immediate breast reconstruction: Technical and timing considerations. *Plast Reconstr Surg*. 2010;125(2):463–474.

[4] Mehrara BJ, Santoro TD, Arcilla E, Watson JP, Shaw WW, Da Lio AL. Complications after microvascular breast reconstruction: Experience with 1195 flaps. *Plast Reconstr Surg*. 2006;118(5):1100–1109.

二、假体植入术后的处理

对于以植入物为基础的手术，需要考虑一些乳房切除术前的因素，这些因素会影响到乳房放疗后翻修手术的风险和复杂性。无论是永久植入物还是暂时的组织扩张器（放疗后再换成永久植入物），放疗都将不可避免地影响所有的翻修手术。如果在放疗前就放入永久植入物，可以避免放疗后将组织扩张器换成植入物时造成的风险。然而，经过照射后的永久种植体往往发生囊状挛缩的概率较高，反而会导致日后进行范围更大的翻修手术。

目前发现，对于术后会进行放疗的以植入物为基础的手术时，使用活性脱细胞真皮基质可以抑制炎症过程、减少细胞数量、降低假性囊形成率，以及减少乳房重建的机会和程度[1, 2]。脱细胞真皮基质可以形成坚固的保护层促进乳房切除术伤口的闭合，从而提高翻修手术的坚固性和安全性。此外，对于一些因为手术和放疗的原因皮瓣很薄的患者，因为植入物周围囊形成极少，很难将脂肪注入到皮下填充，这时脱细胞真皮基质还能为皮瓣提供充足的皮下组

织间隙，以便进行脂肪填充。

既往做过假体隆胸手术的乳腺癌患者，在保乳手术和放疗后大概率会出现乳房假体挛缩，这是一个特别具有挑战性的重建问题。在试图进行囊膜切除和植入物替换时，植入物损失的风险很高。首选的解决方法是将这些隆胸术后准备行乳腺癌手术的患者视为乳房较小，可以进行保留乳头的乳房切除术而非保乳手术，从而避免放疗。大多数接受植入物隆胸的患者，其自身乳腺组织一般为 A 罩杯或 B 罩杯，在乳房重建方面应对其进行相应的评估。此外，乳房较小患者往往比较瘦弱，如果行保乳手术效果不佳后再考虑自体组织移植，方案的选择也比较有限。

参考文献

[1] Clemens MW, Kronowitz SJ. Acellular dermal matrix in irradiated tissue expander/implant-based breast reconstruction: Evidence-based review. *Plast Reconstr Surg.* 2012;130(5 Suppl 2):27S–34S.

[2] Kim JY, Davila AA, Persing S, Connor CM, Jovanovic B, Khan SA, Fine N, Rawlani V. A meta-analysis of human acellular dermis and submuscular tissue expander breast reconstruction. *Plast Reconstr Surg.* 2012;129(1): 28–41.

三、皮瓣移植术后的处理

修整辐射后皮瓣的过程与非辐射皮瓣（如腹壁下深穿支皮瓣）不同，主要的区别在于以皮瓣为基础的乳房重建环境下，伤口的愈合能力不同。辐射过的皮瓣已经失去了正常伤口愈合的能力，尝试翻修可能会导致伤口愈合非常缓慢，或者可能需要真空辅助闭合装置，甚至可能需要另一个新的皮瓣。所以即使许多外科医生倾向于Ⅰ期进行皮瓣移植，但对于乳房切除术后预计会有放疗的患者，其他医生仍倾向于初始放置组织扩张器，放疗后再进行皮瓣移植，从而避免辐射引起的皮瓣损伤[1-3]。采用后一种方法，皮瓣允许未被辐射过的细胞（如成纤维细胞）定植，有助于后续翻修手术的皮瓣愈合[4]。

移植皮瓣，如背阔肌皮瓣，对于修整辐射后植入物的重建手术都非常有用。然而最近出现了另一种选择——脂肪移植。脂肪移植术已成为乳房重建后翻修的重要手段，不仅应用于植入物重建后翻修，也可用于翻修辐射后皮瓣（图26-1）[5-7]，包括以下情况：①保乳治疗后植入物挛缩；②乳房切除术放疗后需要替换植入物；③修整辐射后的皮瓣（如腹壁下深穿支皮瓣）。脂

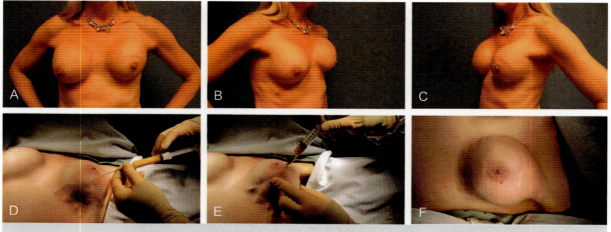

▲ 图 26-1 **Kronowitz 间隔脂肪移植术**

A 至 C. 术前观：47 岁女性，曾做过左侧部分乳房切除术和放疗。患者在乳腺癌治疗前曾行双侧假体隆胸术。患者左侧乳房植入物出现严重的 4 级囊状挛缩。D 至 F. 术中视图：将滤过的脂肪注射到整个覆盖着乳房植入物挛缩的乳房表面。左侧乳房的脂肪移植手术共进行了两次，间隔 3 个月，在第二次手术后 3 个月进行了囊膜切除和植入物替换及第三次脂肪移植

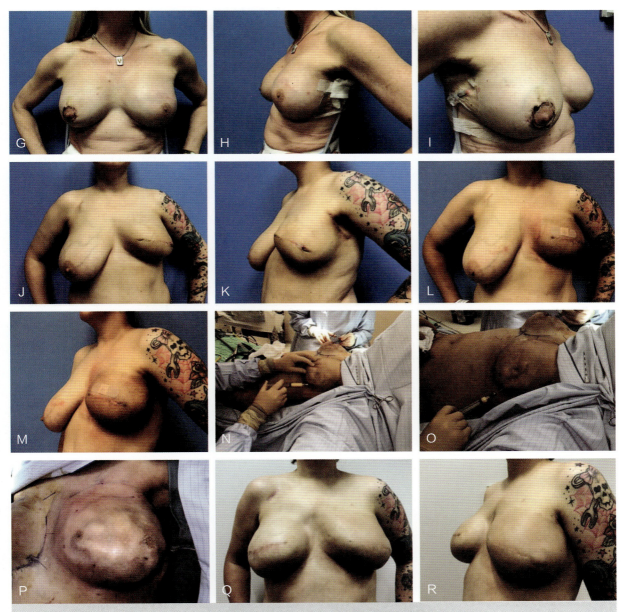

▲ 图 26-1（续）　**Kronowitz 间隔脂肪移植术**

G 至 I. 术后观察：左侧植入物替换后数周，为保证对称行右侧乳房切除术。J 和 K. 41 岁女性，左侧乳腺癌 Ⅲ 期改良根治性乳房切除术后 6 周。患者在乳房切除术后放疗期间，立即放置了一个充满盐水的组织扩张器，以保留乳房皮肤。L 和 M. 乳房切除术后放疗完成 2 周后，组织扩张器重新充水。在放疗过程中，组织扩张器部分放水，以便于放射线的治疗。N 至 P. 术中视图。放疗后 3 个月，在乳房重建前扩张器仍在原位的情况下，左侧乳房行间隔脂肪移植术。Q 和 R. 整个乳房和腋窝区域被注入脂肪

肪移植已成为修整和促进辐射后乳房重建手术愈合的第一步。将脂肪转移到辐射后重建的乳房上，将有助于脂肪细胞沉积和新生血管形成，以及促进纤维化环境形成 [4-7]。在某些情况下，在尝试重建手术之前，会对辐射后乳房重建进行多次脂肪移植。虽然脂肪移植并不能消除手术本身的风险，但它可以增强伤口的愈合能力，加速术后炎症的吸收。术前脂肪移植可以提高修整的成功率，并有可能降低辐射后植入物重建的挛缩和畸形风险 [4, 6]。此外，如果使用脂肪移植作为辐射后乳房重建的第一步，可避免使（如 Latissimus）皮瓣来修整植入物和皮瓣重建中与辐射相关的畸形。

参考文献

[1] Kronowitz SJ, Hunt KK, Kuerer HM, Babiera G, McNeese MD, Buchholz TA, Strom EA, Robb GL. Delayed-immediate breast reconstruction. *Plast Reconstr Surg*. 2004;113(6):1617–1628.

[2] Kronowitz SJ, Lam C, Terefe W, Hunt KK, Kuerer HM, Valero V, Lance S, Robb GL, Feng L, Buchholz TA. A multidisciplinary protocol for planned skin-preserving delayed breast reconstruction for patients with locally advanced breast cancer requiring postmastectomy radiation therapy: 3-year follow-up. *Plast Reconstr Surg*. 2011;127(6):2154–2166.

[3] Kronowitz SJ. Delayed-immediate breast reconstruction: Technical and timing considerations. *Plast Reconstr Surg*. 2010;125(2):463–474.

[4] Salgarello M, Visconti G, Barone-Adesi L. Fat grafting and breast reconstruction with implant: Another option for irradiated breast cancer patients. *Plast Reconstr Surg*. 2012;129(2):317–329.

[5] Kronowitz SJ, Mandujano CC, Liu J, Kuerer HM, Smith B, Garvey P, Jagsi R, Hsu L, Hanson S, Valero V. Lipofilling of the breast does not increase the risk of recurrence of breast cancer: A matched controlled study. *Plast Reconstr Surg*. 2016;137(2):385–393.

[6] Sarfati I, Ihrai T, Kaufman G, Nos C, Clough KB. Adipose-tissue grafting to the post-mastectomy irradiated chest wall: Preparing the ground for implant reconstruction. *J Plast Reconstr Aesthet Surg*. 2011;64(9):1161–1166.

[7] Salgarello M, Visconti G, Barone-Adesi L. Fat grafting and breast reconstruction with implant: Another option for irradiated breast cancer patients. *Plast Reconstr Surg*. 2012;129(2):317–329.

编 者 按

绝大多数的乳房重建，无论是部分乳房切除术后的整形修复，还是乳房切除术后的全乳房重建，都需要进行一定的修整，以优化美学效果和对称性。与原手术相比，翻修乳房手术往往更具挑战性，且容易发生并发症。直观上认为乳房翻修手术难度主要取决于原始手术是部分乳房还是整个乳房，然而有经验的乳房重建外科医生都明白，决定手术复杂性的主要因素是重建的乳房是否经过放疗。

随着自体脂肪移植术的出现，乳房重建的修整方法发生了巨大的变化。脂肪移植到乳房上，对非辐射和辐射重建的乳房修整都有积极作用。以前传统的开放性乳房修复手术常发生伤口愈合不良，所以现在外科医生更多倾向于选择脂肪移植来修复辐射后的乳房重建。

对辐射后的所有乳房组织使用连续经皮针释放治疗内部瘢痕组织，并结合脂肪移植，已经彻底改变了对辐射后乳房重建的修整方法，这些以前不会被尝试或被认为可能导致慢性开放性伤口。进行连续针释放和脂肪移植的重点是治疗整个乳房，而不仅仅治疗视觉畸形的局部部位。全乳照射造成的内部瘢痕会对局部切除的部位产生牵制力，这就需要连续针释放和脂肪移植作为一种有效的方法来恢复整个乳房的柔软度，并获得与对侧乳房的最佳对称性。通常乳房部分切除术后放疗，因为乳房的脂肪细胞与基质血供受到损伤会使得脂肪萎缩，从而使保留下来的乳房组织进一步萎缩。

脂肪移植在辐射后乳房重建修整术的用法，根据原乳房重建中是否使用了植入物而有所不同。在自体皮瓣重建的情况下，辐射后的脂肪移植可以提供非辐射的细胞（如成纤维细胞），有利于：①改善乳房重建的外观；②软化辐射后的皮瓣；③为进一步的翻修手术创造更好的局部环境。尽管有争议，笔者仍倾向于避免照射自体移植皮瓣这种特殊情况，相反更倾向于在乳房切除术后，先使用组织扩张器将保留的乳房皮肤撑起，在放疗后再用非辐射的自体皮瓣替换组织扩张器。

辐射后乳房植入物的翻修可能是乳房重建翻修里最复杂的情况。这种情况也可能发生在保乳手术时，如既往隆胸的患者发生乳腺癌，在不切除乳房植入物的情况下接受乳房部分切除术和放疗。虽然对于翻修这些复杂情况有不同的方法，但笔者发现翻修前进行脂肪移植是有益的。脂肪移植可以在囊膜切除和植入物替换前进行，创造一个更有利于愈合的局部环境，减少术后伤口愈合问题的发生（如新替换的植入物的损失和囊状挛缩的进一步发展）。重申一下，笔者不是在支持需要乳房切除术后放疗的患者中放置永久性植入物，而是支持在乳房切除术时先放置组织扩张器。对于那些术前确诊或最终病检后发现需进行术后放疗的患者，可在放疗结束后将扩张器换成永久性乳房植入物之前进行间隔脂肪转移术，将脂肪沉积在扩张器上层组织和胸壁周围。笔者发现，与直接进行开放性手术重建相比，这种方法的并发症更少，效果更好。

　　乳房重建还有一点很重要，就是使用乳房固定术，无论是乳房部分切除术后还是全乳切除术后重建。乳房固定术联合去上皮皮瓣仅在乳房部分切除术放疗后重建手术时使用，同时使用脂肪移植，是非常有效的选择。在非辐射和辐射的全乳切除术后，仅用去上皮皮瓣的乳房切除术同样可以有效地改善初始乳房重建中经常发生的盒状外观问题。

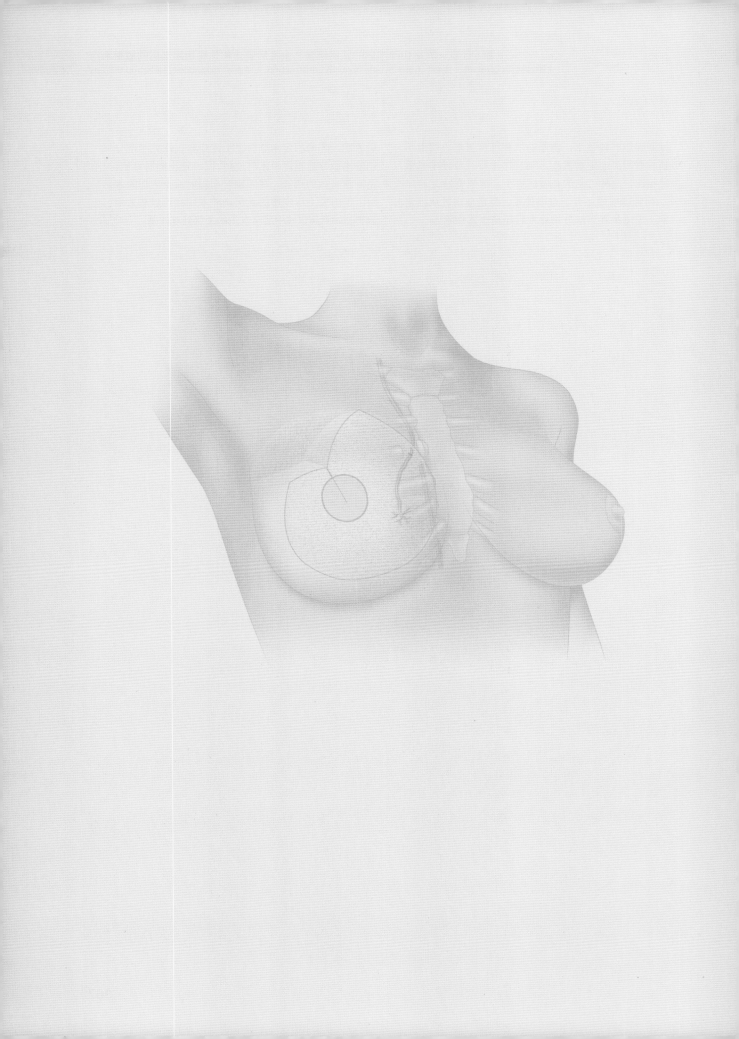

第八篇

放射治疗方法和技术的选择

Techniques for delivery of radiotherapy

第 27 章　保乳手术后局部还是全乳放疗

Partial or whole breast radiotherapy after

breast-conserving surgery? ………………………………… 370

第 28 章　乳房切除－全乳重建术后放疗

Postmastectomy radiotherapy after whole breast

reconstruction ………………………………… 377

第 29 章　保乳手术后乳腺部分放疗

Partial breast radiotherapy after breast-conserving surgery …… 383

第 30 章　保乳手术后全乳放射治疗

Whole breast radiotherapy (boost) after partial mastectomy …… 394

第 27 章　保乳手术后局部还是全乳放疗

Partial or whole breast radiotherapy after breast-conserving surgery?

Mukesh Bindish Mukesh　Charlotte Coles　著

本章概要　在过去 10 年中，局部乳腺放射已被迅速推广，可以使用治疗施源器或线性加速器通过近距离放射疗法进行术中或术后放疗。新的设备和技术推动了局部乳房照射领域的许多发展。但是，与全乳放疗相比，局部乳房照射的局部复发率仍然令人担忧。当然，不论在术中或术后放疗，局部及全乳照射在肿瘤整形术的选择范围和修复时机上有着显著不同。

一、保乳术后放疗的作用

保乳手术后的辅助放疗是目前早期乳腺癌的治疗标准。早期乳腺癌试验研究人员协作组对超过 10 000 名患者进行了 30 年有或无放疗的保乳手术试验的 Meta 分析已充分证明了放疗的有利和不良影响[1]。增加放疗可使疾病复发率（局部、区域或远处）减半，并使乳腺癌的死亡率降低约 1/6（15%）。

早期乳腺癌研究者协作小组的 Meta 分析包括对整个乳房进行放射治疗的试验。在过去的 30 年中，对所有患者进行保乳手术后是否需要进行全乳放射治疗一直受到质疑，局部乳腺放射治疗的使用也被探索。在本章中，我们讨论使用局部乳腺放疗作为替代全乳放疗。

二、局部乳房放射治疗的基本原理

局部乳房放疗包括将放射治疗靶向手术腔和周围较小体积的乳房组织（通常称为瘤床）。对于早期乳腺癌，大多数局部复发病例出现在瘤床内及其周围[2, 3]，放射治疗的最大获益与瘤床的照射有关。因此，局部乳房放疗的局部复发率预计与全乳放疗相当。

接受全乳放疗的女性有发生远期不良反应的风险，包括乳房萎缩和不理想的外观，这可能会损害生活质量并引起心理困扰（尽管当剂量均匀性得到优化时，这种风险相对较低）[4, 5]。小体积乳腺组织的放射治疗与局部乳腺放射治疗可潜在地减少上述不良反应[6]。传统上，全乳放射治疗的总时间为 5～6 周，这对于那些使用放射治疗设施有限的患者可能会感到压力和不便。因此，即使保留乳房的手术可行，许多患者仍选择进行全乳切除术[7]。局部乳房放疗包括在较短时间内进行放疗，这一组患者可能更容易接受。

三、全乳放疗与局部乳腺放疗的随机对照研究

20 世纪 80 年代末的两项随机试验报道了局部乳腺放疗的结果较差结果，包括局部复发率和乳腺纤维化率高于全乳放疗[8, 9]。这些试验均未采用严格的患者选择标准，但仍率先提出了局部乳腺放疗的概念。

在最近的几项随机对照试验中，采用严格

的患者选择标准和质量保证程序，对保乳手术后局部乳腺放疗与全乳放疗的疗效进行了评估，汇总于表 27-1。这些试验采用了不同的放射治疗技术，包括近距离放疗、术中放疗、三维适形放疗和调强放疗。这些试验在局部乳房放疗组中有很强的不均质性，放射剂量、每次放射剂量和乳腺组织体积存在显著差异。

2014 年的 Cochrane 回顾发现，与全乳放疗相比，局部乳房放疗的局部复发率更高，但基于当时有限的公布数据，无法得出任何明确结论[10]。最近，Marta 及其同事[11]针对涉及 8653 名患者的 Meta 分析发现，与全乳放疗相比，加速局部乳房放疗的局部复发率更高，但淋巴结复发率、全身性复发率和总生存率无差异。

（一）近距离放射治疗技术

局部乳腺放疗可通过使用间质近距离放射治疗或腔内近距离放射治疗导管进行。间质近距离放射治疗涉及在瘤床中放置 10～20 个导管，然后在导管中放置放射源。腔内近距离放射治疗需要在瘤床内插入一个导管（单腔 / 多腔），然后临时加载放射源。

一项匈牙利试验将 258 例 I 期或 II 期 T_1N_0 行保乳手术的乳腺癌患者随机分为全乳放疗组或局部乳房放疗组。全乳放疗采用钴或光子束，总剂量为 50Gy，每日 2 次。相比之下，局部乳房放疗采用高剂量率的 ^{192}Ir 近距离放射治疗（85 例患者），剂量为 36.4Gy，每次 5.2Gy，照射 4 天以上；或电子治疗（40 例患者），剂量为 50Gy，每天 2Gy，按 80％ 等剂量。中位随访为 122 个月，两个试验组的局部复发率无显著差异。但是，使用哈佛标准[12]评估在局部乳房放疗组中的美容效果更好。局部乳房放疗的美容优良率是 81％，而全乳放疗的仅为 63％ [13]。这是一项小型的单中心研究，需要大型的验证性试验的结果。

GEC-ESTRO 试验将 1184 例患者随机分为全乳放疗组和加速局部乳房放疗，采用高剂量率或脉冲率短程治疗[28]。局部乳房放疗采用加速方式，每日 2 次，中位随访 6.6 年，在局部复发、远处转移和总体生存率方面无差异。与全乳放疗相比，加速局部乳腺放疗组在临床医生评估中较少报道 5 年累积 2～3 级后期皮肤毒性（包括皮肤色素沉着和皮肤毛细血管扩张）。两个研究组在累积 2～3 级皮下毒性、乳房疼痛或 3 级纤维化方面无显著差异。在临床医师和患者评估中，大多数患者均达到了良好的美容效果，全乳和加速局部放射治疗没有差异。

（二）术中技术

术中放疗包括在肿瘤切除后立即照射手术腔，并在两项随机试验中进行了评估。ELIOT 试验将 1305 例肿瘤大小 ≤ 2.5cm 的患者随机分为两组，即全乳放疗和术中电子放疗[14]。全乳放疗剂量为 50Gy，分 25 次，随后进行瘤床加量，术中使用单剂量 21Gy 电子靶向瘤床。术中放疗组的 5 年同侧乳腺肿瘤复发率明显高于全乳放疗组（4.4％ vs. 0.4％，危险比 9.3）。尽管如此，术中放疗组中出现皮肤不良反应的患者较少，5 年生存率总体上无差异。TARGIT-A 试验对 3451 名早期乳腺癌患者进行了全乳放疗（40～56Gy），加或不加瘤床加量，或术中放疗，使用低能量 X 线（50kV）将 20Gy 的剂量送入瘤床（在 1cm 深度处衰减至 5～7Gy）[15]。中位随访 2.4 年，术中放疗组的 5 年局部复发率高于全乳放射治疗组（3.3％ vs. 1.3％）。对这些结果的一个潜在批评是，对于 ER 受体阳性的小肿瘤患者，中位随访 2.4 年是不够的，因为这些患者的局部复发风险随时间线性增加[16]。Haviland 及其同事[17]还强调，当随访 5 年的患者少于 700 人时，试验中使用的二项分析是不合适。相反，应该使用基于 Kaplan-Meier 的分析方法，该分析方法将考虑不同的随访时间、事件发生的时间，并结合审查。目前，在 TARGIT 试验的背景下，术中放疗还没有明确的结论。

（三）适形放疗 / 调强放疗

局部乳房放疗也可与常规放疗或调强放疗同时进行，这两种放疗均使用大多数放疗科室中使用的标准线性加速器。

佛罗伦萨的一项试验将 520 例肿瘤大小≤2.5cm 的患者，随机分为全乳放疗或局部乳房放疗，采用调强放疗技术[18]。局部乳房放疗组的患者在 2 周内每天接受 5 次 30Gy 放疗。中位随访 5 年，同侧乳房复发率和总体生存率均无差异。然而，局部乳房放疗组的患者具有更有利的急性和长期毒性，包括美容效果。尽管有这些结果，但这项研究的动力不足，患者太少，无法检测到局部和全乳放疗的微小差异。

来自安大略省癌症小组的一项较大的 RAPID 试验将 2000 多名患者随机分为全乳放疗和局部乳房放疗，采用三维适形放射治疗（3-D CRT）进行治疗[19]。全乳放射治疗组的患者接受了共 25 次 50Gy 的放疗，加或不加瘤床加量，而局部乳房放疗组的患者在 5～8 天内分 10 次（每天 2 次）接受了 38.5Gy 的剂量。乳腺癌复发和总生存率的数据尚未正式报道。然而，与接受全乳放疗的患者相比，接受局部乳腺放疗的患者在 3 年时的美容结局更差。这与预期相反，因为局部乳房放疗涉及照射体积较小的乳房组织。Bentzen 和 Yarnold 曾评论说，从放射生物学的角度来看，在 5～8 天中，分 10 次（每天 2 次）38.5Gy 的放射治疗剂量可能相当于正常分次 2Gy 的 65Gy[20]。较高的放疗剂量可以解释局部乳房放疗组的美容效果较差，并表明较小体积的乳房组织的放疗不一定能补偿总体上较高的放射治疗剂量。

这项基于英国的 IMPORT LOW 研究将 2018 年患者随机分为全乳放疗组、减剂量组和局部乳腺放疗组[26]。所有患者均采用简单的先前计划的调强放疗，在 3 周内分 15 次接受 40Gy 治疗，乳腺组织的辐射量是该研究中三组之间唯一的随机变量。三组间局部复发率和总体生存率无统计学差异。该研究对基于临床医师和患者评估进行了累积毒性和额外的精确评估。用严格的 1% 的显著性水平进行多次检验。通过患者评估，与全乳放疗相比，局部乳腺放疗组和减剂量放射治疗组的 5 年累积"乳房外观改变"和"乳房硬化 / 僵硬"发生率较低。在其他患者报告的领域、临床医生评估和精确评分方面均无显著差异。

正在等待其他几项试验的结果，包括美国 NSABP-B39/RTOG 0413 和 IRMA 试验。

四、局部乳房放疗患者的选择

以上讨论的各种试验已经表明，局部乳房放疗相关的局部复发率更高，或与全乳房放疗的疗效相似。这可以通过使用不同的局部乳房放疗技术来解释，但更可能与每个特定试验的合格标准和患者选择有关。ASTRO 和 GEC-ESTRO 均在 2009—2010 年发表了关于患者接受局部乳房放疗的适用性的共识声明（2009—2010）[21, 22]。这些建议[23]主要基于可行性和（或）单中心局部乳房放射治疗的研究结果。大多数比较局部和全乳放疗的随机试验都是在这些共识声明发表后报道，这些共识声明需要定期更新，因为局部乳房放疗的知识和经验已经进化。

五、低风险患者是否应常规进行局部乳房放射治疗

迄今为止，只有小型匈牙利部分乳房放疗试验报道了 10 年的疗效结果。通常，接受内分泌治疗的低风险雌激素受体阳性患者已被纳入部分乳腺放疗试验，并且至少需要 5 年的试验随访才能证明非劣效性。由于 CALGB 9343 试验证明，放疗对局部复发的影响持续超过 5 年，

因此需要更长的随访时间[16]。

对于不方便进行 5～6 周全乳放疗的患者，可以采用局部乳房放疗的替代方法。目前，加拿大和英国常规采用 3 周疗程的低分割全乳放射治疗，英国的 FAST FORWARD 试验也正在研究在 1 周内使用更低分割方案的放疗方案[24]。根据个体化医疗的趋势，安全地省略放疗可能成为部分患者的选择[25]。

六、结论

局部乳房放疗是一个新兴的概念，可以使用几种不同的技术。尽管绝对复发率仍然很低，但是与局部乳房放疗相关的局部复发率要高于全乳放射治疗。正在进行的试验的长期结果（表 27-1）将提供强有力的科学数据，并回答一个重要的问题，即对于低风险组的患者，局部乳房放疗是否可接受和安全的替代全乳放疗。

表 27-1　全乳放疗和局部乳房放疗的随机对照研究对比

临床试验	全乳放疗	局部乳房放疗	患者数量（随访年数）	功效结果（局部复发率）	不良反应结果
匈牙利国立肿瘤研究所[13]	5 周，25 次照射，剂量 50Gy	高剂量率 ^{192}Ir（85 位患者）4 天，36.4Gy 照射 7 次或电子（40 位患者）以 50Gy 照射 25 次，为规定的 80% 的等剂量	258（10.2 年）	10 年局部复发（局部乳房放疗 vs. 全乳放疗）：5.9% vs. 5.1%	10 年良好外观效果（局部乳房放疗 vs. 全乳放疗）：81% vs. 63%（P＜0.01）
ELIOT 试验[14]	50Gy 照射 25 次，瘤床加量 10Gy	术中电子单次照射，剂量 21Gy	1305（5.8 年）	5 年局部复发（局部乳房放疗 vs. 全乳放疗）：4.4% vs. 0.4%	局部乳房放疗组更低的皮肤不良反应。在乳房缩小及乳房纤维化上无差别
TARGIT-A 试验[15]	40～56Gy 加上可选择的瘤床加量剂量 10～16Gy	术中使用 50kV 光子进行 20Gy 单次照射	3451（2.4 年）	5 年局部复发（局部乳房放疗 vs. 全乳放疗）：3.3% vs. 1.3%	局部乳房放疗降低 3～4 级皮肤不良反应：0.2% vs. 0.7%
佛罗伦萨试验[18]	50Gy 照射 25 次，10Gy 瘤床加量	2 周内，使用调强放疗 30Gy 照射 5 次	520（5 年）	5 年局部复发（局部乳房放疗 vs. 全乳放疗）：均为 1.5%	5 年良好外观效果（局部乳房放疗 vs. 全乳放疗）：100% vs. 99.2%。2 级以上急性皮肤毒性（局部乳房放疗 vs. 全乳放疗）：2% vs. 37.7%
RAPID 试验[19]	42.5Gy 照射 16 次，选择性的 10Gy 瘤床加量	使用 3D-CRT 38.5Gy 10次照射，每天 2 次，照射 5～8 天	2135（3 年）	无报道	5 年良好外观效果（局部乳房放疗 vs. 全乳放疗）：护士评估：67.2% vs. 86.6%；患者评估：67.6% vs. 78.5%；医师照片评估：64.9 % vs. 83.4%

（续　表）

临床试验	全乳放疗	局部乳房放疗	患者数量（随访年数）	功效结果（局部复发率）	不良反应结果
IMPORT-LOW 试验 [26]	40Gy 照射 15 次，无瘤床加量	组 1：40Gy 分 15 次照射目标象限，36Gy 分 15 次照射剩余象限组 2（局部乳房放疗）：40Gy 分 15 次照射目标象限	2018（6 年）	5 年局部复发：在局部乳房放疗中为 0.5%（组 2），在组 1 中为 0.2%；在全乳放疗组中为 1.1%	患者评估：5 年中至重度"乳房外观改变"的累计发病率为 48%（全乳放疗组）、37%（组 1）、27%（局部乳房放疗组）。5 年中至重度"乳房硬化 / 僵硬"的累积发病率为 35%（全乳放疗组）、21%（组 1）、15%（局部乳房放疗组）
NSABP-B39/RTOG0413 试验 [27]	50～50.4Gy 分 25～28 次照射，可选择的 10～16Gy 瘤床加量	使用单 / 多源近距离放疗，5 天内 34Gy 分 10 次照射或使用 3D-CRT5 天内 38.5Gy 分 10 次照射	4300（未答）	未报道	未报道
GEC-ESTRO 试验 [28]	50～50.4Gy 分 25～28 次照射，可选择的 10Gy 瘤床加量	32Gy 分 8 次照射或 30.3Gy 分 7 次高剂量率照射或 50Gy 脉冲剂量率照射	1184（5 年）	5 年局部复发（局部乳房放疗 vs. 全乳放疗）：1.4% vs. 0.9%	医师评估：5 年 2～3 级皮肤毒性累积发生率（局部乳房放疗 vs. 全乳放疗）：6.9% vs. 10.7%
IRMA 组 [29]	45Gy18 次照射或 50Gy 分 25 次照射或 50.4Gy 分 28 次照射，可选择的 10～16Gy 瘤床加量	使用 3D-CRT 38.5Gy 分 10 次照射，每天 2 次，照射 5 天	3302（未答）	未报道	未报道
丹麦乳腺癌合作小组 [30]	40Gy 分 15 次照射	使用 3D-CRT 40Gy 分 15 次照射	628（未答）	未报道	未报道
SHARE 试验 [31]	50Gy 分 25 次照射 +16Gy 瘤床加量或 40～42.5Gy 分 15～16 次照射，无瘤床加量	使用 3D-CRT 40Gy 分 10 次照射，每天 2 次，照射 5～7 天	2796（未答）	未报道	未报道

参考文献

[1] Darby S, McGale P, Correa C et al. Effect of radiotherapy after breast-conserving surgery on 10-year recurrence and 15-year breast cancer death: Meta-analysis of individual patient data for 10,801 women in 17 randomised trials. *Lancet* 2011;378:1707–1716.

[2] Vaidya JS, Vyas JJ, Chinoy RF, Merchant N, Sharma OP, Mittra I. Multicentricity of breast cancer: Whole-organ analysis and clinical implications. *Br J Cancer* 1996;74:820–824.

[3] Baum M, Vaidya JS, Mittra I. Multicentricity and recurrence of breast cancer. *Lancet* 1997;349:208.

[4] Hopwood P, Haviland JS, Sumo G, Mills J, Bliss JM, Yarnold JR. Comparison of patient-reported breast, arm, and shoulder symptoms and body image after radiotherapy for early breast cancer: 5-year follow-up in the randomised Standardisation of Breast Radiotherapy

(START) trials. *Lancet Oncol* 2010;11:231–240.

[5] Mukesh MB, Barnett GC, Wilkinson JS et al. Randomized controlled trial of intensity-modulated radiotherapy for early breast cancer: 5-year results confirm superior overall cosmesis. *J Clin Oncol* 2013; 31:4488–4495.

[6] Mukesh M, Harris E, Jena R, Evans P, Coles C. Relationship between irradiated breast volume and late normal tissue complications: A systematic review. *Radiother Oncol* 2012;104:1–10.

[7] Nattinger AB, Kneusel RT, Hoffmann RG, Gilligan MA. Relationship of distance from a radiotherapy facility and initial breast cancer treatment. *J Natl Cancer Inst* 2001;93:1344–1346.

[8] Ribeiro GG, Magee B, Swindell R, Harris M, Banerjee SS. The Christie Hospital breast conservation trial: An update at 8 years from inception. *Clin Oncol* (R Coll Radiol) 1993;5:278–283.

[9] Dodwell DJ, Dyker K, Brown J et al. A randomised study of whole-breast vs tumour-bed irradiation after local excision and axillary dissection for early breast cancer. *Clin Oncol* (R Coll Radiol) 2005;17:618–622.

[10] Lehman M, Hickey BE, Francis DP, See AM. Partial breast irradiation for early breast cancer. *Cochrane Database Syst Rev* 2014;6:CD007077.

[11] Marta GN, Macedo CR, Carvalho Hde A, Hanna SA, da Silva JL, Riera R. Accelerated partial irradiation for breast cancer: Systematic review and meta-analysis of 8653 women in eight randomized trials. *Radiother Oncol* 2015;114:42–49.

[12] Harris JR, Levene MB, Svensson G, Hellman S. Analysis of cosmetic results following primary radiation therapy for stages I and II carcinoma of the breast. *Int J Radiat Oncol Biol Phys* 1979;5:257–261.

[13] Polgar C, Fodor J, Major T, Sulyok Z, Kasler M. Breast-conserving therapy with partial or whole breast irradiation: Ten-year results of the Budapest randomized trial. *Radiother Oncol* 2013;108:197–202.

[14] Veronesi U, Orecchia R, Maisonneuve P et al. Intraoperative radiotherapy versus external radiotherapy for early breast cancer (ELIOT): A randomised controlled equivalence trial. *Lancet Oncol* 2013;14:1269–1277.

[15] Vaidya JS, Joseph DJ, Tobias JS et al. Targeted intraoperative radiotherapy versus whole breast radiotherapy for breast cancer (TARGIT-A trial): an international, prospective, randomised, non-inferiority phase 3 trial. *Lancet* 2010;376:91–102.

[16] Hughes KS, Schnaper LA, Bellon JR et al. Lumpectomy plus tamoxifen with or without irradiation in women age 70 years or older with early breast cancer: Long-term follow-up of CALGB 9343. *J Clin Oncol* 2013;31:2382–2387.

[17] Haviland JS, Bliss JM, Bentzen SM, Cuzick J. The TARGIT-A trial: understanding non-inferiority and survival analysis. *Int J Radiat Oncol Biol Phys* 2015;92:954–955.

[18] Livi L, Meattini I, Marrazzo L et al. Accelerated partial breast irradiation using intensity-modulated radiotherapy versus whole breast irradiation: 5-year survival analysis of a phase 3 randomised controlled trial. *Eur J Cancer* 2015; 51:451–463.

[19] Olivotto IA, Whelan TJ, Parpia S et al. Interim cosmetic and toxicity results from RAPID: A randomized trial of accelerated partial breast irradiation using three-dimensional conformal external beam radiation therapy. *J Clin Oncol* 2013;31:4038–4045.

[20] Bentzen SM, Yarnold JR. Reports of unexpected late side effects of accelerated partial breast irradiation—Radiobiological considerations. *Int J Radiat Oncol Biol Phys* 2010;77:969–973.

[21] Polgar C, Van Limbergen E, Potter R et al. Patient selection for accelerated partial-breast irradiation (APBI) after breast-conserving surgery: Recommendations of the Groupe Europeen de Curietherapie-European Society for Therapeutic Radiology and Oncology (GEC-ESTRO) breast cancer working group based on clinical evidence (2009). *Radiother Oncol* 2010;94:264–273.

[22] Smith BD, Arthur DW, Buchholz TA et al. Accelerated partial breast irradiation consensus statement from the American Society for Radiation Oncology (ASTRO). *Int J Radiat Oncol Biol Phys* 2009;74:987–1001.

[23] Leonardi MC, Maisonneuve P, Mastropasqua MG et al. Accelerated partial breast irradiation with intraoperative electrons: Using GEC-ESTRO recommendations as guidance for patient selection. *Radiother Oncol* 2013;106:21–27.

[24] Coles CE, Brunt AM, Wheatley D, Mukesh MB, Yarnold JR. Breast radiotherapy: Less is more? *Clin Oncol* (R Coll Radiol) 2013;25:127–134.

[25] Bellon JR. Personalized radiation oncology for breast cancer: The new frontier. *J Clin Oncol* 2015;33:1998–2000.

[26] Coles CE, Griffin CL, Kirby AM et al. on behalf of the IMPORT Trialists. Partial-breast radiotherapy after breast conservation surgery for patients with early breast cancer (UK IMPORT LOW trial): 5-year results from a multi-centre, randomised, controlled, phase 3, non-inferiority trial. *Lancet* 2017;390:1048–1060.

[27] NSABP B-39, RTOG 0413: A randomized phase III study of conventional whole breast irradiation versus partial breast irradiation for women with stage 0, I, or II breast cancer. *Clin Adv Hematol Oncol* 2006;4:719–721.

[28] Polgár C, Ott OJ, Hildebrandt G et al. Late side-effects and cosmetic results of accelerated partial breast irradiation with interstitial brachytherapy versus whole-breast irradiation after breast-conserving surgery for low-risk invasive and in-situ carcinoma of the female breast: 5-year results of a randomised, controlled, phase 3 trial. *Lancet Oncol* 2017;18:259–268.

[29] Breast Cancer with Low Risk of Local Recurrence: Partial and Accelerated Radiation with Three-Dimensional Conformal Radiotherapy (3DCRT) vs. Standard Ra-

diotherapy after Conserving Surgery (Phase III Study). Available from: https://clinicaltrials.gov/ct2/show/NCT01803958 (accessed October 1, 2015).

［30］ Danish Breast Cancer Co-operative Group. Partial breast versus whole breast irradiation in elderly women operated on for early breast cancer. http://clinicaltrials.gov/ct2/show/NCT00892814.

［31］ Belkacemi Y, Lartigau E. On behalf of federation nationale des centres de lutte contre le cancer. Standard or hypofractionated radiotherapy versus accelerated partial breast irradiation (APBI) for breast cancer (SHARE); 2010. http://clinicaltrials.gov/ct2/show/NCT01247233.

第 28 章　乳房切除－全乳重建术后放疗

Postmastectomy radiotherapy after whole breast reconstruction

本章概要

近年来，乳房切除术后的放射治疗（postmastectomy radiotherapy，PMRT）适应证逐渐放宽，目前约 30% 的术后患者接受了胸壁照射，尽管这取决于不同的医疗中心所持的学术观点，并不可避免地存在一些争议。这一肿瘤学治疗策略的转变将影响乳房重建手术的方式和时机选择。PMRT 对采用基于植入物的全乳房重建术后患者的长期预后影响尚不明确，但现有数据显示，随着放疗技术不断提高，植入物设计不断改进以及基于植入物（不论是否使用脱细胞真皮基质）或植入物辅助背阔肌皮瓣进行乳房重建技术的背景下，PMRT 对于患者远期预后的影响正在显现。目前大家普遍认同，尚没有证据表明脱细胞真皮基质有任何放射保护作用，如果术前评估患者需要接受 PMRT，那么应该避免使用胸大肌后组织扩张器。研究已经证实，无论是单纯植入假体还是使用背阔肌肌皮瓣联合假体植入，PMRT 都会提高包膜挛缩的发生率，但当 PMRT 后需要进行植入物替换时，一些外科医生会选择后者。另一些人则倾向于仅使用自体组织进行乳房重建（延长背阔肌肌皮瓣、带蒂横向腹直肌肌皮瓣或腹壁下动脉穿支皮瓣），因为自体组织似乎比基于植入物的重建更能耐受放疗。尽管如此，PMRT 可能会导致"延迟的即刻"乳房重建，即只有在 PMRT 完成并使用植入物填充以保留乳房切除术后的皮肤皮瓣后，才进行皮瓣转移以完成乳房重建。对于全乳房重建术后的放射治疗也是放射肿瘤学家争论的焦点，一部分人认为胸壁上的皮瓣、植入物或膨胀的扩张器在放射治疗期间是一种障碍，并且不能使用三束技术（three-beam technique）来治疗内乳淋巴结而不影响放疗靶区设计 [并有导致心脏和（或）肺部过度治疗的风险]。另一部分放射肿瘤学家认为，可以在胸壁上有任何装置或皮瓣的情况下进行放射治疗。此外，对于某些类型的组织扩张器内的金属填充座，学者们仍然存在担忧。

一、乳房切除－重建术后进行放射治疗不影响放疗疗效

Beryl McCormick　著

无论遵循怎样的医疗决策指导，对于需要接受乳房切除术的女性乳腺癌患者来说，通常希望了解乳房重建的相关选择。因此，当我看到 1 名患者在咨询 PMRT 的有关问题时，她通常处在乳房重建的某个阶段。那么，重建的乳房是否会妨碍必要的放射治疗？以我的经验来看，这并不是一个主要的问题，无论是实际放射剂量的计算，或是当使用带金属阀门的扩张器时如何计算放射剂量，真正重要的是，如何以局部控制和疾病特异性生存率作为终点来评价患者的放疗效果。

为了解决具体的治疗方案问题，首先要考虑什么是最佳的乳房重建，也就是恢复患者的乳房形状。当治疗方法是乳房切除术，所使用的辐射束基本上与用于治疗乳房肿瘤切除术后患者的辐射束相同，也需要局部淋巴结照射。所有的重建方法，包括盐水和硅胶植入物或自体重建，都是由医学物理学家所说的"组织等效"材料组成的，换句话说，是由密度与乳房组织相似的材料组成的，目的是规划治疗。唯一的例外是组织扩张器中的磁化钢阀，这将在后面进行讨论。

治疗方案问题

2005 年，来自 MD.Anderson 癌症中心的

Schechter 等首次报道，"即刻乳房重建可能会对 PMRT 的治疗方案造成限制"。该研究回顾了 18 名接受了 I 期乳房重建的女性患者，他们均接受了标准的 PMRT 治疗方案，结论是只有 4 名患者的治疗方案达到了胸壁和内乳淋巴结（internal mammary node，IMN）区域的最佳覆盖。2 名放射肿瘤学家使用预先设定的解剖标志和评分系统分别对放疗方案的覆盖范围进行评分，1 分表示不影响，1/2 分表示中度影响，0 分表示严重影响[1]。MD.Anderson 的同一研究小组在 2006 年报道了针对更大的样本量并得出了类似结论，即"在决定即刻和延迟重建时，应考虑 PMRT 治疗方案受损的可能性"[2]。

在这些研究发表后的几年里，乳腺癌的放射治疗领域取得了重大进展。现在，大多数患者使用专用的 CT 模拟器进行放疗计划；放射肿瘤学家可以利用这项新技术作为工具来绘制危险器官的轮廓（contour organs at risk，OARS），如心脏和肺、目标乳房或胸壁组织，以及必要时的区域淋巴结。先进的计算机能计算出确定体积的危险器官的"安全"放射剂量，并将临床效果与这些信息联系起来。2009 年，RTOG 协作组首次发布了一份乳腺癌图谱，专门用于绘制区域淋巴结、乳腺组织和胸壁体积的轮廓（http://www.rtog.org），用于为患者设计靶区，并在专业领域中得到广泛使用。同年，MSKCC 的 Koutcher 等发表了一份对 41 名接受组织扩张器或永久性植入物重建的女性的 PMRT 治疗方案的回顾性研究分析，探究了与 MD.Anderson 论文相似的问题。所有患者都使用 CT 模拟器绘制肺和心脏的轮廓，并分析这些危险器官的放射剂量，以及胸壁和局部淋巴结的射线覆盖情况。但在这项研究中，并不是所有的患者都接受了对内乳淋巴结的辐射。研究表明，除了胸壁和锁骨上区域外，在给予 IMN 照射时，心脏和肺的剂量略高，但对这些危险器官的放射剂量在两种方案中均在可接受的标准内。作者

的结论是患者完成即刻扩张器植入重建乳房后接受 PMRT 是安全和合理的[3]。

PMRT 治疗方案所涉及的技术包括具有切向场的三维光子束、结合光子和电子进行覆盖的计划、调强放疗及在有条件的情况下的质子治疗。如何选择最佳的放疗技术，取决于患者个体的解剖结构、针目标区域淋巴结群及医疗中心当前所拥有的技术。虽然这些知识超出了本章的范围，但图 28-1 展示了对同一患者采用不同技术在心脏水平上对于重建的胸壁和内乳淋巴结的放疗覆盖范围。对于这个患者来说，右图所示的质子覆盖最适合。图 28-1 左图所示的部分宽切线平面，由于受到心脏和植入物位置的影响，是次优选择，而且也会导致更大体积的心脏接受更高的放射剂量[4]。

扩张器的磁阀（用于定位注射点），如何影响 PMRT 放射量的测定？为了回答这一问题，MSKCC 医院的医学物理小组用低能和高能光子束进行了一系列的辐射测量用于评估。低能量束（6 MV）照射剂量的透射率为 78%，15 MV 照射剂量的透射率为 84%。由于磁阀的位置每天都在变化，因此研究得出"衰减很小"的结论，并建议使用 15 MV 的光子来治疗此类患者。并且可以适量追加放射以解决皮肤辐射剂量不足的问题[5]。

乳腺癌手术重建后进行 PMRT 的临床效果如何？来自台湾的一项研究比较了 191 例有或者没有接受腹横直肌肌皮瓣重建的患者，这些患者在经过适当的全身治疗后接受了 PMRT 治疗，结果发现两组在局部复发或远处转移方面没有显著差异[6]。Ho 等研究者观察了 151 名在手术中放置了组织扩张器的女性，她们接受了化疗及植入物的更换，然后在最后一次化疗后平均 8 周开始接受 PMRT。平均随访 86 个月，总生存率为 93%，7 年无局部复发。69% 的患者为 III 期，其余为 II 期。这些结果显示 PMRT 对该研究人群有利，从而印证了系统性全身治疗和局部区域治疗的重要性[7]。

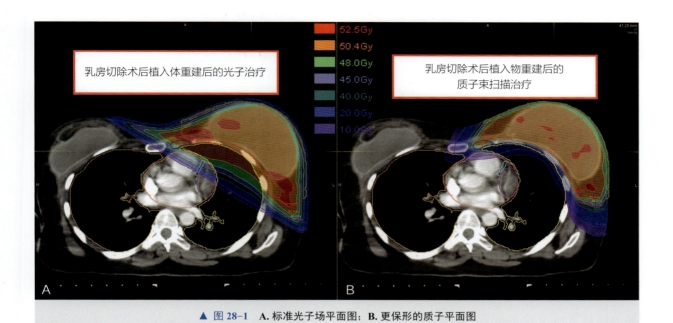

乳房切除术后植入体重建后的光子治疗	乳房切除术后植入物重建后的质子束扫描治疗

52.5Gy
50.4Gy
48.0Gy
45.0Gy
40.0Gy
20.0Gy
10.0Gy

▲ 图 28-1　A. 标准光子场平面图；B. 更保形的质子平面图

参考文献

[1] Schechter N, Strom E, Perkins G, et al. Immediate breast reconstruction can impact postmastectomy irradiation. *Am J Clin Oncol* 2005; 28:485–494.

[2] Motwani S, Strom E, Schechter N, et al. The impact of immediate breast reconstruction on the technical delivery of postmastectomy radiotherapy. *Int J Radiat Oncol Biol Phys* 2006; 66:76–82.

[3] Koutcher L, Ballengrud A, Cordiero P, et al. Postmastectomy intensity modulated radiation therapy following immediate expander-implant reconstruction. *Radiother Oncol* 2010; 94:319–323.

[4] MacDonald S, Patel S, Hickey S, et al. Proton therapy for breast cancer after mastectomy: Early outcomes of a prospective clinical trail. *Int J Radiat Oncol Biol Phys* 2013; 86:484–490.

[5] Damast S, Beal K, Ballengrud A, et al. Do metallic ports in tissue expanders affect postmastectomy radiation deliver? *Int J Radiat Oncol Biol Phys* 2006; 66:305–310.

[6] Huang C, Hou M, Lin S, et al. Comparison of local recurrence and distant metastases between breast cancer patients after postmastectomy radiotherapy with and without immediate TRAM flap reconstruction. *Plast Reconstr Surg* 2007; 118:1079–1086.

[7] Ho A, Cordeiro P, Disa J, et al. Long-term outcomes in breast cancer patients undergoing immediate 2-stage expander/implant reconstruction and postmastectomy radiation. *Cancer* 2012; 118: 2552–2559.

二、全乳房切除 - 重建术后放疗：乳房重建会影响放疗吗

Eric Strom　Wendy Woodward　著

PMRT 的主要目的是广泛覆盖胸壁，对同侧锁骨上窝和腋窝尖淋巴结区（Ⅲ区）进行照射，避开心脏，并尽量减少放射视野内肺组织的体积。PMRT 最重要的目标就是充分的胸壁覆盖照射。关于是否将同侧内乳淋巴结作为 Ⅱ 期乳腺癌患者的治疗靶区目前仍存在争议。然而，几乎每个随机对照试验都得出包含同侧内乳淋巴结区域的 PMRT 会使患者有生存获益[1-4]。此外，近期对早期乳腺癌患者的研究数据也显示对局部淋巴结的照射可使患者的无病生存期延长[5]。预期靶标的覆盖范围及重要组织的保护需要进行平衡，特别心脏组织，有证据表明心脏照射剂量和心脏毒性存在明显的线性相关[5]。在 Ⅲ 期乳腺癌患者中，内乳淋巴结的照射不做推荐。

我们小组对于放疗技术上的权衡进行了严格的评估，在某些情况下可能确实影响了立即

乳房重建后的最佳放射治疗。Schechter 及同事研究了在放射治疗前进行乳房重建的患者所接受的 18 种不同的 PMRT 计划[6]。为完善评估，制订了一个评分表，并由 2 名专业从事乳房放射治疗的经专业委员会认证的放射肿瘤学家审查所有病例。就该研究而言，如果胸壁在 25 个疗程中的照射剂量达到 45～50Gy，照射范围包括从胸骨中线到腋中线及腋后线外侧，下至对侧乳房下皱襞下方 2cm，上缘至锁骨上淋巴区域，则该计划被评为最佳方案且不受损。如果内乳血管在前三个肋间间隙的范围内被至少 45～50Gy 覆盖，则计划被评为具有足够的（未受损的）同侧内乳淋巴结覆盖。如果胸壁切线野内的肺量最大厚度为 2cm 或更小，则该计划被评为足够照射且肺覆盖最小。最后，如果心脏和心脏大血管完全排除在放射切向场之外，则该计划被评分为充分避开心脏。只有异常的偏差被评为次优。18 个放疗计划中只有 4 个被认为是最佳的。12 例涉及胸壁宽度内侧和（或）外侧的受损覆盖，而 9 例没有覆盖内乳淋巴结区域。

Motwani 及同事进行了一项更大规模的研究，明确比较了乳房重建后和没有乳房重建的不同分期乳腺癌放疗方案的匹配情况，并试图提供更多关于类型和妥协程度的详细数据[7]。使用与前一项研究相似的方法，一个"最佳"计划可以达到所有的目标或其他目标只有 0.5 分的小扣分。被归为"中度"折中的治疗方案被扣分 1.0 分或 1.5 分，而"主要"折中的治疗计划被扣分 ≥ 2.0 分。在 112 个乳房重建术后的 PMRT 计划中，52% 有不同程度的妥协，相比之下，对照组仅有 7% 有不同程度的妥协（$P <$ 0.0001）。那些被归类为"中度"折中治疗方案的案例有 1.0 分或 1.5 分的扣分，而"重大"折中方案有 ≥ 2.0 分的扣分。在重建后评分的 112 个 PMRT 计划中，52% 的计划有妥协程度，而在对照组中只有 7% 的计划有妥协程度（$P <$ 0.0001）。在重建后的折中方案中，33% 被认为

是中度折中方案，19% 是重大折中方案，甚至被认为是 PMRT 主要目标的胸壁覆盖也在 21% 的重建病例中受到影响。在 16% 的病例中有可回避的心脏照射，而对内乳淋巴结的覆盖范围有 55% 的病例出现妥协。这些发现与对照组相比具有统计学意义，确实，67% 的"重大"折中放疗计划出现在左侧肿瘤患者（$P <$ 0.16）。

由于重建乳房的存在改变了目标区域的几何形状（隆起替代了平面），并影响了可用于辐射规划的技术，所以会发生放疗计划的妥协。光子（X 线）需要穿透组织以达到更大的深度，但会导致不必要的对非目标组织的损伤，因为它们会完全穿透患者。增加光子场的大小以完全覆盖乳房重建所产生的深度目标组织会增加对正常组织的辐射剂量（图 28-2）。放射肿瘤学家必须判断对包含肿瘤的靶标部位进行最佳照射，同时限制对邻近结构的辐射剂量。在没有乳房重建引起的外形改变情况下，多束技术可用于优化放射覆盖范围和减少正常组织损伤之间的权衡。最高能量的电子也不能穿透深度超过 5cm 的目标，因此往往不用于乳房重建后的放疗设置。然而，这限制了治疗医师可用的技术，增加了放疗过程中权衡的必要性（图 28-3）。在可能的情况下，建议延迟重建或放置组织扩张器（在放射治疗期间保持不充填），以避免对于放射治疗的影响。

调强放射治疗技术，为解决这一解剖困境提供了潜在的方案。由于调强放射治疗仅使用光子束即可达到适形，因此低剂量的照射可扩散到可治愈的乳腺癌患者以前未治疗过的组织结构，包括对侧乳腺和肺部。事实上，使用这种技术，整个胸腔可以接收到 5Gy 甚至更多的能量。由于辐射诱发癌变的阈值为 1Gy[8]，对于可能会长期存活的乳腺癌患者，应谨慎采用这项技术。最后，改善患者生活质量的重建技术，如充气或注射液体的扩张器或胸肌前放置方式，都为达到最佳放射治疗带来新的挑战。胸肌前扩张器中的非组织当量（如空气），可以限制放

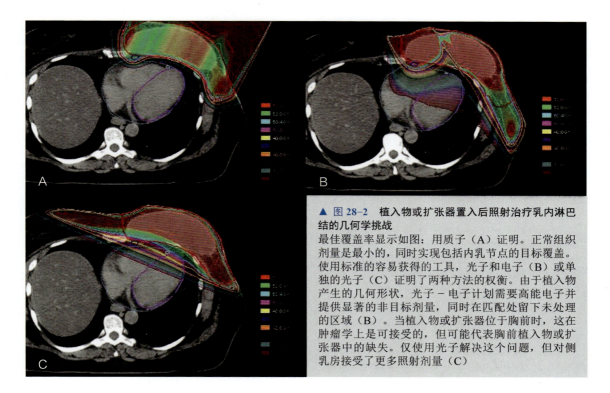

▲ 图 28-2　植入物或扩张器置入后照射治疗乳内淋巴结的几何学挑战

最佳覆盖率显示如图：用质子（A）证明。正常组织剂量是最小的，同时实现包括内乳节点的目标覆盖。使用标准的容易获得的工具，光子和电子（B）或单独的光子（C）证明了两种方法的权衡。由于植入物产生的几何形状，光子 – 电子计划需要高能电子并提供显著的非目标剂量，同时在匹配处留下未处理的区域（B）。当植入物或扩张器位于胸前时，这在肿瘤学上是可接受的，但可能代表胸前植入物或扩张器中的缺失。仅使用光子解决这个问题，但对侧乳房接受了更多照射剂量（C）

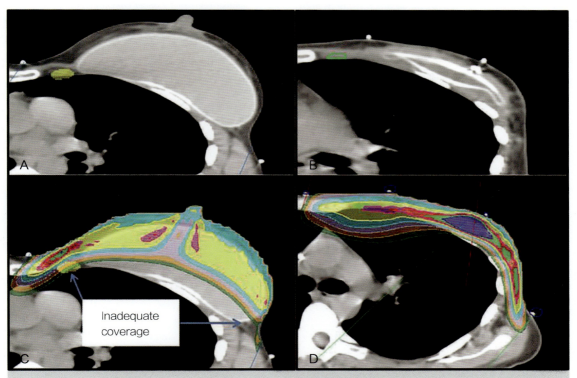

▲ 图 28-3　电子选项

在有植入物（或任何重建的乳房）的情况下使用电子比较几何问题（A）或没有植入物或带有放气扩张器（B）的平胸壁。电子具有有限穿透的优点。在重建的乳房凸起的情况下，即使是高能电子也无法充分穿透以覆盖整个目标（A，底部），并且即使覆盖浅内乳淋巴结目标（黄色阴影）也会受到影响，因为目标上的外形迅速倾斜。这意味着电子不能用于这种设置，光子如图 28-2 将被选中。对比 B，其中放气的扩张器使得内乳淋巴结和胸壁紧密贴合使得电子覆盖和剂量符合期望的目标而不损害正常组织射剂量的积累，并干扰剂量计划算法，应在将接受 PMRT 的患者中尽量避免使用。外科医生、整形外科医生和放射肿瘤学家的多学科协调对于制订最佳放射策略、提供最佳的肿瘤护理和达到最优的整形手术结果至关重要，特别是在开展新的整形外科技术和放射治疗技术时。

参考文献

［1］ Ragaz J, Olivotto IA, Spinelli JJ et al. Locoregional radiation therapy in patients with high-risk breast cancer receiving adjuvant chemotherapy: 20-year results of the British Columbia randomized trial. *Journal of the National Cancer Institute* 2005; 97(2): 116–126.

［2］ Overgaard M, Hansen PS, Overgaard J et al. Postoperative radiotherapy in high-risk premenopausal women with breast cancer who receive adjuvant chemotherapy. Danish Breast Cancer Cooperative Group 82b Trial. *New England Journal of Medicine* 1997; 337(14): 949–955.

［3］ Overgaard M. Overview of randomized trials in high risk breast cancer patients treated with adjuvant systemic therapy with or without postmastectomy irradiation. *Seminars in Radiation Oncology* 1999; 9(3): 292–299.

［4］ Ebctcg, McGale P, Taylor C et al. Effect of radiotherapy after mastectomy and axillary surgery on 10-year recurrence and 20-year breast cancer mortality: Meta-analysis of individual patient data for 8135 women in 22 randomised trials. *Lancet* 2014; 383(9935): 2127–2135.

［5］ Darby SC, Ewertz M, McGale P et al. Risk of ischemic heart disease in women after radiotherapy for breast cancer. *New England Journal of Medicine* 2013; 368(11): 987–998.

［6］ Schechter NR, Strom EA, Perkins GH et al. Immediate breast reconstruction can impact postmastectomy irradiation. *American Journal of Clinical Oncology* 2005; 28(5): 485–494.

［7］ Motwani SB, Strom EA, Schechter NR et al. The impact of immediate breast reconstruction on the technical delivery of postmastectomy radiotherapy. *International Journal of Radiation Oncology, Biology, Physics* 2006; 66(1): 76–82.

［8］ Berrington de Gonzalez A, Curtis RE, Kry SF et al. Proportion of second cancers attributable to radiotherapy treatment in adults: A cohort study in the US SEER cancer registries. *Lancet Oncology* 2011; 12(4): 353–360.

第 29 章　保乳手术后乳腺部分放疗

Partial breast radiotherapy after breast-conserving surgery

本章概要

加速部分乳腺照射（accelerated partial breast irradiation，APBI）可以减少乳房的受照射量和治疗时间。保乳手术后，复发大多发生在原发肿瘤切除部位，因此可能不需要全乳照射（whole breast irradiation，WBI）。APBI 技术聚焦于肿瘤床和不同深度的周围组织区域，对于匹配和适当选择的患者，迄今为止，局部控制率似乎与全乳照射相当。近距离放疗治疗的复杂性可能降低了它的普及程度，但是 APBI 的新方法正在被开创。术中放射治疗（intraoperative radiotherapy，IORT）在手术时提供高剂量的单独部分照射，允许精确地应用于靶区，并且迄今为止的证据表明，就临床效果而言，各种形式的 IORT 是可接受的。TARGIT 采用低能量 X 线源（20Gy），而不是由移动直线加速器提供的电子束疗法（electron beam therapy，ELIOT）。术后近距离放射治疗也可以通过放置在手术腔内的多腔导管使用远程后装治疗（铱 192）或在 4～5 天内进行组织间放射性粒子植入。外粒子束 APBI 与 TARGIT IORT 相比，美容效果较差，但 TARGIT IORT 的疼痛少，与乳房相关的生活质量更好，治疗次数少，成本更低，死于心脏病和其他癌症的发生率低。肿瘤切除术中的 TARGIT IORT 治疗比外粒子束 APBI 治疗更为精准，尤其是当肿瘤整形使肿瘤床变形时（http://bit.ly/35BwojG）。

一、作为保乳治疗一部分的靶向放疗

Jayant S. Vaidya, Michael Douek, Nathan Coombs,
Julian Singer, and Jeffrey S. Tobias　著

随机对照试验和 Meta 分析表明，在广泛局部切除 / 肿瘤切除的基础上增加放疗可以降低局部复发率。如果 5 年时局部复发率减少超过 10% 的绝对值，那么预期可获得 1/4 的生存收益。

一些临床试验对放射治疗的范围提出了质疑，并提供了对疾病自然史的观察，从而指导临床管理决策。

（一）加量放疗

EORTC 研究[1]是证明增加肿瘤床放疗能减少局部复发率的最大试验——绝对减少取决于背景风险，但风险水平没有减少。虽然这在局部控制上是一种令人满意的改善，但生存率没有明显的改善。

内乳淋巴结和锁骨上内侧区域的照射，与无病生存率和乳腺癌特异性生存率的改善及总体生存率的微小改善有关[2]。在这项来自荷兰的试验中，25% 的患者接受了乳房切除术，大多数患者淋巴结阳性。

TARGIT-B（www.targit.org.uk）是一项由健康技术评估资助的随机试验，评估术中瘤床的靶向放疗是否能改善局部控制。该试验使用 Intrabeam ™进行术中放疗，目前正在全球 35 个中心招募。TARGIT IORT 靶向准确、给予及时，不仅能提高局部控制，而且由于其具有远效性，还能提高总生存率[14, 15, 21, 22]。高危患者似乎从更高水平的辐射中受益更多，对某些乳腺癌患者结局的获益是巨大的，并且超过了放射疗法的任何可能的毒性。同时，根据已发布的数据，TARGIT IORT Intrabeam 放疗已成为 38 个县的 280 多个中心的治疗标准。

（二）免于放疗

CALGB[3]、BASO Ⅱ[4] 和 PRIME Ⅱ[5] 研究试图评估在高度选择的低风险组患者中，保乳术后不进行免于放疗是否能产生可接受的结果。现在已经很清楚，没有一个确定队列的患者放疗不能改善局部控制。在高度筛选的低风险患者中，免于放疗会增加局部复发率至 1/25～1/17。使用部分乳腺照射技术，如 TARGIT IORT（使用 TARGIT-A 标准），将会对局部控制产生有意义的改善。仅应用 ER 阳性这一个选择标准，估计复发率为 1/71，而不增加患者负担，也不增加医疗系统的成本（表 29-1）。

（三）部分乳腺照射或肿瘤床靶向照射

过去 20 年进行的随机试验提供了证据，支持 20 多年前提出的原始假设[6-8]。伴随 TARGIT-A 研究的第一个结果，一篇评论提出部分乳房照射是对适当选择的患者的一种新的治疗标准[9]。已发表的研究证实，局部控制率在预先定义的非劣效性边界内。有关研究的详情如下。

1. TARGIT IORT

在 TARGIT-A 试验中[3, 10-13]，术中靶向放疗与全乳外放射治疗的局部控制方面在预设的显著性水平（0.01）下无统计学差异（图 29-1）。整个试验建立的非劣效性边界为 2.5%。肿瘤切除时给予 TARGIT，术中放疗的 5 年无复发生存率为 93.9%（95%CI 90.9～95.9），外照射治疗的 5 年无复发生存率为 92.5%（95%CI 89.7～94.6，P=0.35，图 29-2）。有趣的是，这是第一个发现靶向放疗在统计上显著降低非乳腺癌死亡率的研究[14, 15]。

对于在 TARGIT-A 研究中筛查出癌症的患者，总生存率提高了 2%（图 29-2B）。对适当选择的患者使用术中靶向放疗替代外照射治疗，也会对患者的出行产生显著影响，对环境产生影响。如果广泛推广，理论上英国每年可以节省 500 万英里（800 万公里）的行程、17 万女性·小时（woman-hours）及 1200 吨的二氧化碳排放

表 29-1　保乳术后免于放疗与乳房肿瘤切除时使用 TARGIT IORT 的局部复发比较

	CALGB	BASO Ⅱ	PRIME Ⅱ	TARGIT-A Prepathology
样本量（例）	636	1135	1326	1625
年龄（岁）	≥ 70	≥ 65	≥ 65	≥ 45
肿瘤大小（cm）	≤ 2	≤ 2	≤ 2	小 T_2，≤ 3.5
组织学分级		G_1	G_1 或 G_2	无限制
淋巴结状态	阴性	阴性	阴性	无限制
脉管浸润		阴性	阴性	无限制
雌激素受体状态	阳性	阳性	阳性	无限制
5 年局部复发	4% vs. 1%*	6% vs. 2%*	4.1% vs. 1.3%*	总体：2.1% vs. 1.1% ER+：1.4% vs. 1.1% 两者差异均无显著性
试验组 5 年局部复发	1/25	1/17	1/25	总体：1/48 ER+：1/71

*. 差异具有统计学意义

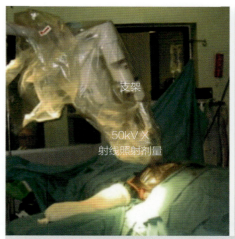
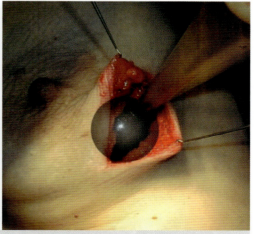

▲ 图 29-1　TARGIT-A 试验

A. TARGIT-A 研究中肿瘤切除术后 TARGIT IORT 放疗的无局部复发率；B. TARGIT-A 研究中筛查检测人群（*n*=2102）中 TARGIT IORT 放疗的总体生存获益

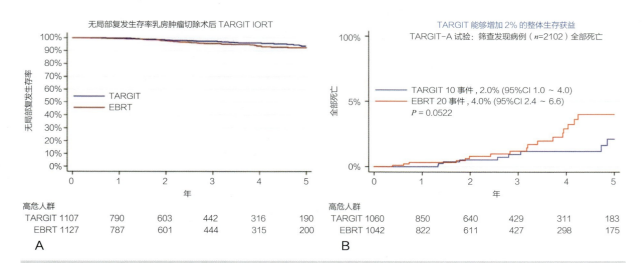

A

B

▲ 图 29-2　肿瘤切除后立即给予 TARGIT IORT，在相同的麻醉下，在标准手术室进行。球形装置被插入新鲜的肿瘤床，采用荷包缝合使其与目标组织平行。照射时间超过 20～30min。取出装置，伤口常规缝合。常规术后护理，患者通常当天就可以回家（更多信息请访问 https://www.targit.org.uk）

（100 公顷森林每年吸收的二氧化碳量）[16]。与外照射治疗相比，使用 TARGIT IORT 也有更好的乳房相关生活质量，并且可以安全地用于已有乳房植入物的患者[25]。TARGIT IORT 也比传统治疗更便宜，节省了像 NHS 这样的医疗系统的费用[26]。

2. IORT 使用 NOVAC-7

在 ELIOT 研究中，术中放疗组 5 年内发生同侧乳房肿瘤复发率（4.4%，95% CI 2.7～6.1）

明显高于外照射治疗组（0.4%，95%CI 0.1～1.0），但差异小于预先设定的非劣效性边界 7.5%。在预后良好的亚组中（如 luminal A），组间差异无统计学意义[17]。

3. GEC-ESTRO 研究

该研究评估了使用放射源（wires）的间质内放疗对部分乳腺照射的效果（图 29-3），发现局部复发率与全乳照射相比是非劣效的。这项研究采用了 3% 的非劣效性边界[18]。一项对

GEC-ESTRO 和 TARGIT-A 研究的 Meta 分析（图 29-4）表明，部分乳腺照射的局部控制是非劣效的。此外，有证据表明非乳腺癌相关死亡率降低[19]。

4. IMPORT LOW 研究

该研究[20] 也报道了与全乳放疗相比，在使用 3 周以上每天对肿瘤床进行调强放疗时，局部控制非劣效。若要接受这种治疗，患者必须连续 3 周每天就诊，而调强放疗明显比传统放疗昂贵。因此，英国的国民医疗保健制度（National Health Service）可能无法节省开支净额。此外，发现仅两项测试的生活质量预后指标在统计学上更有利于强度调节放疗[24]。

（四）与全乳放疗相比，靶向放疗的生存获益

一项对 5 年间已发表的随机对照研究数据的 Meta 分析，纳入了约 6000 名接受乳房肿瘤

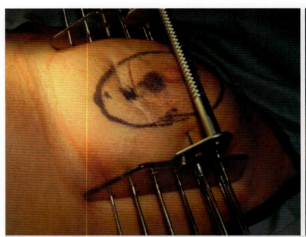
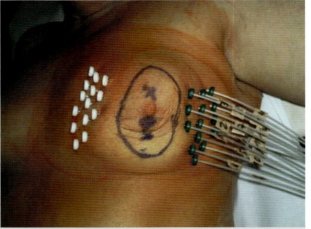

▲ 图 29-3 GEC-ESTRO 研究在术后几周内进行组织间植入治疗

局部 / 全身麻醉下，将多根 16～20cm 长的塑料植入针插入乳房，如图所示。然后每天接入放射性导线两次，持续 4～5 天。在此期间，患者必须待在放射防护室。需要多次 CT 扫描来确认位置。由于定位的不确定性，辐照量比需要的要大得多，如图所示

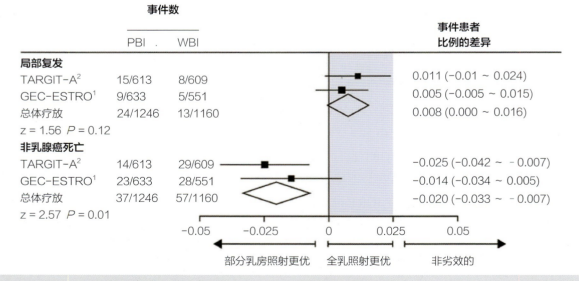

	事件数			事件患者 比例的差异
	PBI	WBI		
局部复发				
TARGIT-A[2]	15/613	8/609		0.011 (-0.01 ~ 0.024)
GEC-ESTRO[1]	9/633	5/551		0.005 (-0.005 ~ 0.015)
总体疗放	24/1246	13/1160		0.008 (0.000 ~ 0.016)
z = 1.56 P = 0.12				
非乳腺癌死亡				
TARGIT-A[2]	14/613	29/609		-0.025 (-0.042 ~ -0.007)
GEC-ESTRO[1]	23/633	28/551		-0.014 (-0.034 ~ 0.005)
总体疗放	37/1246	57/1160		-0.020 (-0.033 ~ -0.007)
z = 2.57 P = 0.01				

-0.05   -0.025   0   0.025   0.05

部分乳房照射更优   全乳照射更优   非劣效的

▲ 图 29-4 TARGIT-A 和 GEC-ESTRO 研究的 Meta 分析
结果显示，使用靶向放射治疗，局部复发非劣效性，非乳腺癌死亡显著减少

切除术的浸润性乳腺癌患者，评估部分乳房照射（或采用风险调整的方法）相比全乳房照射治疗的生存获益，进一步证实了 TARGIT-A 被首次报道的靶向放射治疗对生存的获益的结论[24]，更新的 Meta 分析还包括了 IMPORT-Low 研究的数据[23]（图 29-5）。乳腺癌死亡率无显著差异（n=5574，差异 0.000%，95%CI −0.6～0.6，P=0.925）。但对于非乳腺癌死亡率（n=5832，差异 1.0%，95%CI −1.8%～−0.2%，P=0.015）和总死亡率（差异 1.1%，95%CI 2.2%～0.0%，

P=0.044），部分乳腺照射优于全乳照射，相对风险降低 25%。因此，在适当的患者中，部分乳房照射（如使用 TARGIT IORT 作为手术中单一剂量）可能通过避免对重要器官的辐射降低死亡率（或其他机制[14, 15, 21]），并同时维持对肿瘤的控制。

（五）总结

(1) 增加照射范围可改善高风险患者的预后。应该努力招募患者进入 TARGIT-B 研究。

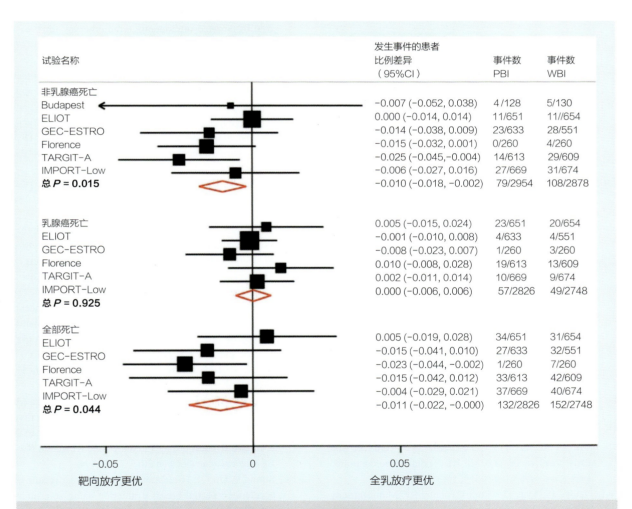

▲ 图 29-5　靶向放疗提高了总生存率

森林图代表了约 6000 名部分乳房照射随机试验患者的 Meta 分析，显示了部分乳房照射和全乳照射的死亡率差异，包括 Budapest 研究[1]、TARGIT-A 研究[2]、ELIOT 研究[3]、Florence 研究[4]、GEC-ESTRO 研究[5] 和 IMPORT-LOW[6]。所有这些研究的中位随访时间为 5～6 年。TARGIT-A 试验中最初的 1222 名患者的数据，平均随访时间为 5 年。Budapest 研究中无法获得乳腺癌的死亡人数或总死亡人数。没有显著的异质性，乳腺癌组 P=0.546，非乳腺癌组 P=0.447，总死亡 P=0.448，Higgins I^2 值均为 0.0%。乳腺癌死亡率差异无统计学意义（P=0.925）。与全乳照射相比，靶向放疗使非乳腺癌死亡率显著降低 1%（P=0.015），总死亡率显著降低 1.1%（P=0.044）

（2）减少靶向治疗的照射范围可以通过降低非乳腺癌死亡率来改善合适的患者整体预后，同时维持对乳腺癌的局部控制。TARGIT 术中放疗有效、安全、快捷，对于患者来说最方便，能提供更好的生活质量，对于医疗保健提供者和保险公司来说费用低。

（3）如果考虑不进行放射治疗，手术前与患者的沟通必须包含部分乳房照射的潜在好处，TARGIT IORT 可以更好地控制肿瘤，而且在手术中可以方便地进行放射治，可能是患者的首选。

参考文献

[1] Bartelink H, Horiot JC, Poortmans PM et al. Impact of a higher radiation dose on local control and survival in breast-conserving therapy of early breast cancer: 10-year results of the randomized boost versus no boost EORTC 22881–10882 trial. *Journal of Clinical Oncology* 2007; 25(22): 3259–3265.

[2] Poortmans PM, Collette S, Kirkove C et al. Internal mammary and medial supraclavicular irradiation in breast cancer. *New England Journal of Medicine* 2015; 373(4): 317–327.

[3] Hughes KS, Schnaper LA, Bellon JR et al. Lumpectomy plus tamoxifen with or without irradiation in women age 70 years or older with early breast cancer: Long-term follow-up of CALGB 9343. Journal of Clinical Oncology: Official *Journal of the American Society of Clinical Oncology* 2013; 31(19): 2382–2387.

[4] Blamey RW, Bates T, Chetty U et al. Radiotherapy or tamoxifen after conserving surgery for breast cancers of excellent prognosis: British association of surgical oncology (BASO) II trial. *European Journal of Cancer* 2013.

[5] Kunkler IH, Williams LJ, Jack WJ, Cameron DA, Dixon JM, investigators PI. Breast-conserving surgery with or without irradiation in women aged 65 years or older with early breast cancer (PRIME II): A randomised controlled trial. *Lancet Oncology* 2015; 16(3): 266–273.

[6] Vaidya JS, Vyas JJ, Mittra I, Chinoy RF. Multicentricity and its influence on conservative breast cancer treatment strategy. *Hongkong International Cancer Congress* 1995: Abstract 44.4.

[7] Vaidya JS, Vyas JJ, Chinoy RF, Merchant N, Sharma OP, Mittra I. Multicentricity of breast cancer: Wole-organ analysis and clinical implications. *British Journal of Cancer* 1996; 74(5): 820–824.

[8] Baum M, Vaidya JS, Mittra I. Multicentricity and recur-rence of breast cancer. Lancet 1997; 349(9046): 208.

[9] Azria D, Bourgier C. Partial breast irradiation: New standard for selected patients. *Lancet* 2010; 376(9735): 71–72.

[10] Vaidya JS, Joseph DJ, Tobias JS et al. Targeted intraoperative radiotherapy versus whole breast radiotherapy for breast cancer (TARGIT-A trial): An international, prospective, randomised, non-inferiority phase 3 trial. *Lancet* 2010; 376(9735): 91–102.

[11] Vaidya JS, Wenz F, Bulsara M et al. Risk-adapted targeted intraoperative radiotherapy versus whole-breast radiotherapy for breast cancer: 5-year results for local control and overall survival from the TARGIT-A randomised trial. *Lancet* 2014; 383(9917): 603–613.

[12] Vaidya JS, Bulsara M, Wenz F et al. Pride, Prejudice, or Science – attitudes towards the results of the TARGIT-A trial of targeted intraoperative radiotherapy for breast cancer. *International Journal of Radiation Oncology*Biology*Physics* 2015; 92(3): 494–500.

[13] Vaidya JS, Wenz F, Bulsara M et al. An international randomised controlled trial to compare TARGeted Intraoperative radioTherapy (TARGIT) with conventional postoperative radiotherapy after breast-conserving surgery for women with early-stage breast cancer (the TARGIT-A trial). Health Technology Assessment 2016; 20(73): 1–188.

[14] Vaidya JS, Bulsara M, Wenz F. Ischemic heart disease after breast cancer radiotherapy. New England Journal of Medicine 2013; 368(26): 2526–2527.

[15] Vaidya JS. The systemic effects of local treatments (Surgery and Radiotherapy) of breast cancer. In: Retsky M, Demichelli R, eds. Perioperative Inflammation as *Triggering Origin of Metastasis Development*. Cham, Switzerland: Nature, Springer; 2017.

[16] Coombs NJ, Coombs JM, Vaidya UJ et al. Environmental and social benefits of the targeted intraoperative radiotherapy for breast cancer: Data from UK TARGIT-A trial centres and two UK NHS hospitals offering TARGIT IORT. *British Medical Journal Open* 2016; 6(5): e010703.

[17] Vaidya A, Vaidya P, Both B, Brew-Graves C, Bulsara M, Vaidya JS. Health economics of targeted intraoperative radiotherapy (TARGIT-IORT) for early breast cancer: A cost- effectiveness analysis in the United Kingdom. *British Medical Journal Open* 2017; 7: e014944.

[18] Strnad V, Ott OJ, Hildebrandt G et al. 5-year results of accelerated partial breast irradiation using sole interstitial multicatheter brachytherapy versus whole-breast irradiation with boost after breast-conserving surgery for low-risk invasive and in-situ carcinoma of the female breast: A randomised, phase 3, non-inferiority trial. Lancet 2015.

[19] Vaidya JS, Bulsara M, Wenz F, Tobias JS, Joseph D, Baum M. Partial breast irradiation and the GEC-ESTRO trial. *Lancet* 2016; 387(10029): 1717.

[20] Coles CE, Griffin CL, Kirby AM et al. Partial-breast radiotherapy after breast conservation surgery for patients with early breast cancer (UK IMPORT LOW trial): 5-year results from a multicentre, randomised, controlled, phase 3, non-inferiority trial. *Lancet* 2017.

[21] Vaidya JS, Bulsara M, Wenz F et al. The lower non-breast cancer mortality with TARGIT in the TARGIT-A trial could be a systemic effect of TARGIT on tumor microenvironment. *International Journal of Radiation Oncology, Biology, Physics* 2013; 87(2): S240.

[22] Kolberg HC, Loevey G, Akpolat-Basci L, Stephanou M, Fasching PA, Untch M, Liedtke C, Bulsara M, Vaidya JS. Targeted intraoperative radiotherapy tumour bed boost during breast-conserving surgery after neoadjuvant chemotherapy. *Strahlentherapie und Onkologie* 2017; 193(1): 62–69.

[23] Vaidya JS, Bulsara M, Wenz F et al. Targeted radiotherapy for early breast cancer. *Lancet* 2018; 391(10115): 26–27.

[24] Vaidya JS, Wenz F, Tobias JS. Trial supports targeted radiotherapy for early breast cancer but protocol still requires 3 weeks of daily therapy. *BMJ Evidence-Based Medicine* 2018; 23(1): 38–39.

[25] Corica T, Nowak AK, Saunders CM, et al. Cosmetic outcome as rated by patients, doctors, nurses and BCCT.core software assessed over 5 years in a subset of patients in the TARGIT-A trial. *Radiation Oncology* 2018; 13(1): 68.

[26] Kolberg HC, Uhl V, Massarut S, et al. Targeted intraoperative radiotherapy during breast-conserving surgery for breast cancer in patients after implant augmentation. *Anticancer Research* 2019; 39(8): 4215–4218.

二、术后放疗技术

（一）近距放射疗法（Brachytherapy）

Nicholas Serrano　Douglas W. Arthur　著

历史上，乳房肿瘤切除术后全乳照射一直是保乳治疗的基础，提供了一个可接受的替代乳房切除术的早期乳腺癌治疗方法[1-3]。放射疗技术的发展已经从 6～7 周的开放式全乳治疗发展到包括加速全乳和部分乳房放疗的个体化治疗。放射治疗的成功和结局越来越依赖于确定乳房局部靶区的能力，即乳房肿瘤切除残腔加上周围正常乳房组织的邻近区域。无论采用 APBI 治疗还是全乳放疗后增加剂量，确定乳房的局部靶区都至关重要。因此，外科医生和放射肿瘤学家的合作对于建立一个可识别的

治疗靶区至关重要，特别是当使用肿瘤整形技术时，可能将危险组织重新分布到乳房中远处无法识别的位置[4, 5]。对于适当的患者来说，APBI 是一种可以接受的治疗选择。已发表的患者选择标准是可用的，保守的归类为淋巴结阴性、肿瘤＜3cm 的老年女性（超过 50—60 岁），来自美国放射肿瘤学协会（American Society of Radiation Oncology，ASRO）的指南[6]、美国近距离放射疗法协会（American Brachytherapy Society）指南[7]、欧洲放射治疗与肿瘤协会（Groupe Européen de Curiethérapie and the European Society for Radiotherapy & Oncology）指南[8] 和美国乳腺外科医生学会（American Society of Breast Surgeons）指南[9]。虽然这 4 个指南的具体细节不同，但在方法上都是相似的，更多的信息有待于研究 APBI 的成熟 III 期临床研究，从而对指南进行改进。

APBI 技术包括间质多导管近距放射治疗、单次腔内放射治疗和利用三维适形放疗（3D-conformal external beam techniques，3D-CRT）[10-15]。过去几年的技术创新提高了每一种治疗技术的可重复性和效果。持续的评估包括一项多机构研究，将 APBI 治疗方案从标准的 10 个部分减少到目前正在应用的 3 个部分[16]。此外，一种使用 AccuBoost 系统的无创乳房近距离放射治疗方法正在研究中，它的优点是避免了近距放射治疗的创伤和将治疗时间减少到 5 个日程安排[17]。

然而，需要指出的是，当肿瘤整形手术与 APBI 技术相结合时，单次腔内乳腺照射是有问题的。该技术需要一个完整的肿瘤切除残腔，从而可靠地识别治疗靶区，并提供放置腔内治疗装置的位置。根据定义，肿瘤整形破坏了这个基本结构，从而否定了使用 APBI 技术的能力。相反，对于这些患者，应该考虑采用多导管近距离治疗或 3D-CRT 等替代技术。

近年来，肿瘤整形手术的应用有所增加，并在接受保乳手术的女性中实现了美容效果的

最大化[18]。最具挑战性的任务是确定 APBI 的靶区体积。已有许多研究表明，肿瘤整形后辨认肿瘤床轮廓的困难[19-21]。一项 Meta 分析系统的探究了 24 项研究，包括 1933 例接受肿瘤整形手术并接受外束全乳放疗的患者[22]。结果表明，加强外科医生和放射肿瘤学家的交流可以更好地识别肿瘤床和减少放疗范围。

一项回顾性研究分析了 134 名接受保乳肿瘤整形手术的患者中的 136 个低风险乳腺肿瘤[23]。在手术后约 3 周进行了间质多导管植入，并针对由手术标记夹限定的体积增加了余量。4 天内，APBI 的脉冲剂量率为 50.4Gy 或高剂量率为 32Gy。中位随访时间为 39 个月，范围为 4～106 个月。文章报道 3 例乳房内复发，1 例边缘性漏诊，2 例不同象限内复发，作者认为在选择的低风险乳腺癌患者中，行保乳术后多导管 APBI 是一种可行的技术。

在实施 APBI 之前，肿瘤床可视化对于实现局部控制和有限毒性的目标至关重要。一项研究评估了 31 名接受肿瘤切除治疗的患者，其中 18 人使用了肿瘤整形技术[24]，均进行了术前、术后 CT 扫描。研究发现，使用 3 个以上的标记夹（与术前到术后的 CT 图像精确匹配相关）可以再肿瘤整形手术后更好地优化肿瘤床的定位。随着肿瘤床识别被确立为一个至关重要的步骤，创新的三维标记装置正在开发中，可以在肿瘤切除时放置，从而促进加速放疗和 APBI 的靶区确定。例如，BioZorb 组织标记物可以通过放置基准标记物同时关闭腔体，从而提供了一种三维肿瘤床识别方法。如图 29-6 所示，使用该组织标记物可以方便地在肿瘤整形术闭合残腔后识别治疗靶区，为安全有效的多导管 APBI 疗法提供了机会。

总结

乳腺肿瘤整形手术的应用越来越多，这使得乳腺外科医生既能达到阴性的手术切缘，又能达到可接受的美容效果。当使用肿瘤整形技术时，肿瘤床的识别可能是有问题的。因此，努力确定靶区和适当的描绘，对精确实施靶向放射治疗是必要的。这对于所有接受术后放射治疗的患者，无论是进行 APBI 治疗还是在全乳照射后进行强化治疗，都非常重要。通过外科医生与放疗医生的沟通及放置多个手术定位夹或使用新兴的 3D 腔识别装置，可以实现上述目标。虽然在肿瘤腔闭合后，APBI 技术可能受到限制，但在适当选择的患者中，使用间质多导管或 3D-CRT 方法仍可考虑 APBI。

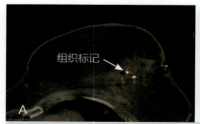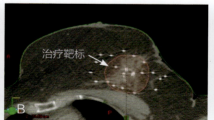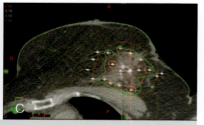

▲ 图 29-6　BioZorb 组织标记物放置
A. BioZorb 组织标记物，在肿块切除和瘤体闭合手术后接近空腔边缘，指导多导管近距离放射治疗植入物的范围和位置；B. 导管放置后，识别和描述 APBI 治疗靶区，制订基于 CT 的治疗计划；C.APBI 剂量分布，描述乳房局部靶区的精确覆盖

参考文献

[1] Fisher B, Anderson S, Bryant J et al. Twenty-year follow-up of a randomized trial comparing total mastectomy, lumpectomy, and lumpectomy plus irradiation for the treatment of invasive breast cancer. *N Engl J Med.* 2002;347(16):1233–1241.

[2] Veronesi U, Cascinelli N, Mariani L et al. Twenty-year

follow-up of a randomized study comparing breast-conserving surgery with radical mastectomy for early breast cancer. *N Engl J Med*. 2002;347(16):1227–1232.

[3] Darby S, McGale P, Correa C et al. Effect of radiotherapy after breast-conserving surgery on 10-year recurrence and 15-year breast cancer death: Meta-analysis of individual patient data for 10,801 women in 17 randomised trials. Lancet. 2011;378(9804):1707–1716.

[4] Anderson BO, Masetti R, Silverstein MJ. Oncoplastic approaches to partial mastectomy: An overview of volume-displacement techniques. *Lancet Oncol*. 2005; 6(3):145–157.

[5] Clough KB, Lewis JS, Couturaud B, Fitoussi A, Nos C, Falcou MC. Oncoplastic techniques allow extensive resections for breast-conserving therapy of breast carcinomas. *Ann Surg*. 2003;237(1):26–34.

[6] Smith BD, Arthur DW, Buchholz TA et al. Accelerated partial breast irradiation consensus statement from the American society for radiation oncology (ASTRO). *Int J Radiat Oncol Biol Phys*. 2009;74(4):987–1001.

[7] Shah C, Vicini F, Wazer DE, Arthur D, Patel RR. The American brachytherapy society consensus statement for accelerated partial breast irradiation. *Brachytherapy*. 2013;12(4):267–277.

[8] Polgar C, Van Limbergen E, Potter R et al. Patient selection for accelerated partial-breast irradiation (APBI) after breast-conserving surgery: Recommendations of the groupe Europeen de curietherapie-European society for therapeutic radiology and oncology (GEC-ESTRO) breast cancer working group based on clinical evidence (2009). *Radiother Oncol*. 2010;94(3):264–273.

[9] The American Society of Breast Surgeons. Consensus statement for accelerated partial breast irradiation. https:// www.breastsurgeons. org/new_layout/about/statements/ PDF_Statements/APBI.pdf.

[10] Keisch M, Vicini F, Kuske RR et al. Initial clinical experience with the MammoSite breast brachytherapy applicator in women with early-stage breast cancer treated with breast-conserving therapy. *Int J Radiat Oncol Biol Phys*. 2003;55(2):289–293.

[11] Tokita KM, Cuttino LW, Vicini FA et al. Optimal application of the contura multilumen balloon breast brachytherapy catheter vacuum port to deliver accelerated partial breast irradiation. *Brachytherapy*. 2011;10(3):184–189.

[12] Yashar CM, Scanderbeg D, Kuske R et al. Initial clinical experience with the strut-adjusted volume implant (SAVI) breast brachytherapy device for accelerated partial-breast irradiation (APBI): First 100 patients with more than 1 year of follow-up. *Int J Radiat Oncol Biol Phys*. 2011;80(3):765–770.

[13] Berrang TS, Olivotto I, Kim DH et al. Three-year outcomes of a canadian multicenter study of accelerated partial breast irradiation using conformal radiation therapy. *Int J Radiat Oncol Biol Phys*. 2011;81(5):1220–1227.

[14] Hepel JT, Wazer DE. A comparison of brachytherapy techniques for partial breast irradiation. *Brachytherapy*. 2012;11(3):163–175.

[15] Lehman M, Hickey BE, Francis DP, See AM. Partial breast irradiation for early breast cancer. *Cochrane Database Syst Rev*. 2014;6:CD007077.

[16] Khan AJ, Vicini FA, Brown S et al. Dosimetric feasibility and acute toxicity in a prospective trial of ultra-short-course accelerated partial breast irradiation (APBI) using a multi-lumen balloon brachytherapy device. *Ann Surg Oncol*. 2013;20(4):1295–1301.

[17] BrUOG 291: Five fraction partial breast irradiation using non-invasive image-guided breast brachytherapy (NIBB). https:// clinicaltrials.gov/ct2/show/NCT01961531.

[18] Silverstein MJ, Mai T, Savalia N, Vaince F, Guerra L. Oncoplastic breast conservation surgery: The new paradigm. *J Surg Oncol*. 2014;110(1):82–89.

[19] Pezner RD. The oncoplastic breast surgery challenge to the local radiation boost. *Int J Radiat Oncol Biol Phys*. 2011;79(4):963–964.

[20] Pezner RD, Tan MC, Clancy SL, Chen YJ, Joseph T, Vora NL. Radiation therapy for breast cancer patients who undergo oncoplastic surgery: Localization of the tumor bed for the local boost. *Am J Clin Oncol*. 2013;36(6):535–539.

[21] Kirova YM, Servois V, Reyal F, Peurien D, Fourquet A, Fournier- Bidoz N. Use of deformable image fusion to allow better definition of tumor bed boost volume after oncoplastic breast surgery. *Surg Oncol*. 2011;20(2):e123–e125.

[22] Schaverien MV, Stallard S, Dodwell D, Doughty JC. Use of boost radiotherapy in oncoplastic breast-conserving surgery— A systematic review. *Eur J Surg Oncol*. 2013;39(11):1179–1185.

[23] Roth AM, Kauer-Dorner D, Resch A et al. Is oncoplastic surgery a contraindication for accelerated partial breast radiation using the interstitial multicatheter brachytherapy method? *Brachytherapy*. 2014;13(4):394–399.

[24] Furet E, Peurien D, Fournier-Bidoz N et al. Plastic surgery for breast conservation therapy: How to define the volume of the tumor bed for the boost? *Eur J Surg Oncol*. 2014;40(7):830–834.

（二）直线加速器

Icro Meattini　著

APBI 作为早期乳腺癌患者的替代治疗方法。APBI 的潜在优势包括治疗时间更短、改善肿瘤整形手术使瘤床体积的减少，以及与标准治疗相比费用更低。APBI 的概念是在几项大规模前瞻性随机试验的公开报道后被提出的，这些试验对肿瘤切除术后全乳放疗的必要性提出了质疑。这些研究评估了仅接受手术治疗或随后接受全乳房放疗的患者。在这些试验中，未接受放疗患者的残余乳腺组织中的复发大多发生在肿瘤切除腔内的区域 [1-5]。

为了减少辅助放射治疗，从而减轻患者的治疗负担和放射治疗部门的工作量，最近试验了几种技术。然而，支持在特定患者中使用 APBI 的数据有限。目前正在进行大规模的Ⅲ期前瞻性临床试验（NSABP-B29/RTOG 0413、IRMA、RAPID、GECESTRO APBI）从而评估 APBI 的作用。此外，正在进行的研究旨在探索在不降低疗效的情况下将毒性降到最低的其他放射疗法。在各种已发表的研究中，在低风险、淋巴结阴性的患者群体的远处转移和总体生存率方面没有差异 [6]。

对于使用线性加速器的 APBI，一种被广泛研究的模式是调强放疗（intensity-modulated radiotherapy，IMRT）。与三维技术相比，该技术具有进一步增加剂量一致性的理论优势，并允许更多的正常组织保留。迄今为止，只有佛罗伦萨大学的一项Ⅲ期临床试验报道了调强放疗与全乳房放疗的结局 [7]。在这项试验中，520 名年龄超过 40 岁且早期乳腺癌肿瘤大小 ≤ 25mm 的女性被随机分配接受全乳房放疗或使用调强放疗的 APBI。APBI 组的患者在分 5 天接受肿瘤床的总剂量为 30Gy 的放疗。全乳放疗组接受 25 次 50Gy 的照射，随后 5 次 10Gy 的肿瘤床照射。中位随访 5 年，部分乳房照射组和全乳照射组同侧乳腺肿瘤复发率均为 1.5%，两组间无显著差异（log rank 检验 P=0.86）。全乳照射组的 5 年总生存率为 96.6%，APBI 组的 5 年总生存率为 99.4%。APBI 组在急性期（P=0.0001）、晚期（P=0.004）和美容效果（P=0.045）方面明显有更好的结果。本试验的结果表明，在同侧乳腺肿瘤复发和总生存率方面，采用调强放疗的 APBI 与全乳放疗具有相同的疗效，且具有良好的毒性。然而，这项研究存在样本量小、同侧乳腺肿瘤复发事

件少等局限性，尚需要较长时间的随访。

最近发表的一项对 70 岁以上患者的亚组分析显示，5 年同侧乳腺肿瘤复发率仅为 1.9%，在急性皮肤不良反应方面，APBI 组明显更好 [8]。因此，对患者放疗依从性的显著影响可以转化为整体生活质量的持续改善。

然而，公开发表的关于 APBI 的急性和长期不良反应的结果是相互矛盾的。对 2000 多名使用三维适形外照射治疗的 APBI 患者的 RAPID 随机试验结果显示，中位随访 3 年的皮肤不良事件发生率较高 [9]，5 年的皮肤疾病明显更严重（33% vs. 13%）。体外 APBI 治疗后的美容效果差异很大，在短期随访中，89% 的患者美容效果良好 / 优秀 [10]，高达 21% 的患者出现不可接受的美容效果 [11, 12]。然而，大多数发表的结果是单中心研究，患者人数少，随访时间短。几项研究中报道了较高的中度至重度晚期不良反应（如较差的美容效果），令人吃惊的是采用了分割放疗（总剂量 38.5Gy，每次 3.85Gy，每天 2 次）。

这种出乎意料的不良结果的可能原因，可能是在那些美容效果中等 / 较差的患者中，接受显著放疗剂量的乳腺组织体积相对较大。另一种可能的解释是，在这些研究中采用的每天 2 次的治疗计划可能有更大的生物效应，因为两次剂量的组织恢复不完全 [13]。因此，诸如 NSABP-B29/RTOG 0413 联合试验等前瞻性试验的结果值得期待 [14]。

关于对靶区和处于危险区域中的器官的剂量控制标准是实施 APBI 治疗的主要挑战。

应用常规的放疗方案（40Gy，15 次）的部分乳房照射的 IMPORT LOW 研究 [15] 是一个很好的例子，说明如何选择合适的患者接受局部乳房照射，可以将乳腺癌患者的局部复发率降到最低。Coles 等 [15] 指出，相较标准的全乳放疗，局部乳房照射在控制患者 5 年局部复发方面具有非劣性（5 年局部复发率：局部乳房照射组 0.5% vs. 全乳照射组 1.1%）。此外，局部乳房照射采用简便易行的标准放疗方案，显著降低了

乳房外观不良变化的发生率和严重程度（中度或明显变化发生率局部乳房照射组 15% vs. 全乳照射组 7%）。该研究纳入的患者大多为淋巴结阴性（98%）、低组织学分级（91%）、ER 阳性（95%）和 HER2 阴性（94%）。这些结果证明了局部乳房照射的有效性，认为可以作为新的证据被纳入标准的临床实践。这反过来又会促进对适合局部乳房照射患者的最佳选择，这些技术目前 [16] 在欧洲放射治疗和肿瘤学学会指南和更新的美国放射肿瘤学会指南 [17, 18] 被推荐作为标准方案。

参考文献

[1] Fisher B, Anderson S, Bryant J et al. Twenty-year follow-up of a randomized trial comparing total mastectomy, lumpectomy, and lumpectomy plus irradiation for the treatment of invasive breast cancer. *N Engl J Med* 347:1233–1241, 2002.

[2] Holli K, Saaristo R, Isola J et al. Lumpectomy with or without postoperative radiotherapy for breast cancer with favourable prognostic features: Results of a randomized study. *Br J Cancer* 84:164–169, 2001.

[3] Veronesi U, Marubini E, Mariani L et al. Radiotherapy after breast-conserving surgery in small breast carcinoma: Long-term results of a randomized trial. *Ann Oncol* 12:997–1003, 2001.

[4] Clark RM, Whelan T, Levine M et al. Randomized clinical trial of breast irradiation following lumpectomy and axillary dissection for node-negative breast cancer: An update. ontario clinical oncology group. *J Natl Cancer Inst* 88:1659–1664, 1996.

[5] Liljegren G, Holmberg L, Bergh J et al. 10-Year results after sector resection with or without postoperative radiotherapy for stage I breast cancer: A randomized trial. *J Clin Oncol* 7:2326–2333, 1999.

[6] Marta GN, Macedo CR, Carvalho Hde A, Hanna SA, da Silva JL, Riera R. Accelerated partial irradiation for breast cancer: Systematic review and meta-analysis of 8653 women in eight randomized trials. *Radiother Oncol*. 2015;114(1):42–49.

[7] Livi L, Meattini I, Marrazzo L, Simontacchi G, Pallotta S, Saieva C, Paiar F, Scotti V, De Luca Cardillo C, Bastiani P, Orzalesi L, Casella D, Sanchez L, Nori J, Fambrini M, Bianchi S. Accelerated partial breast irradiation using intensity-modulated radiotherapy versus whole breast irradiation: 5-year survival analysis of a phase 3 randomised controlled trial. *Eur J Cancer*. 2015; 51(4):451–463.

[8] Meattini I, Saieva C, Marrazzo L, Di Brina L, Pallotta S, Mangoni M, Meacci F et al. Accelerated partial breast irradiation using intensity-modulated radiotherapy technique compared to whole breast irradiation for patients aged 70 years or older: Subgroup analysis from a randomized phase 3 trial. *Breast Cancer Res Treat*. 2015;153(3):539–547.

[9] Olivotto IA, Whelan TJ, Parpia S, Kim DH, Berrang T, Truong PT, Kong I et al., Interim cosmetic and toxicity results from RAPID: A randomized trial of accelerated partial breast irradiation using three-dimensional conformal external beam radiation therapy. *J Clin Oncol*. 2013 10;31(32):4038–4045.

[10] Formenti SC, Hsu H, Fenton-Kerimian M, Roses D, Guth A, Jozsef G, Goldberg JD, Dewyngaert JK. Prone accelerated partial breast irradiation after breast-conserving surgery: Five-year results of 100 patients. Int *J Radiat Oncol Biol Phys*. 2012 1;84(3):606–611.

[11] Jagsi R, Ben-David MA, Moran JM, Marsh RB, Griffith KA, Hayman JA, Pierce LJ. Unacceptable cosmesis in a protocol investigating intensity-modulated radiotherapy with active breathing control for accelerated partial-breast irradiation. *Int J Radiat Oncol Biol Phys*. 2010 1;76(1):71–78.

[12] Hepel JT, Tokita M, MacAusland SG, Evans SB, Hiatt JR, Price LL, DiPetrillo T, Wazer DE. Toxicity of three-dimensional conformal radiotherapy for accelerated partial breast irradiation. *Int J Radiat Oncol Biol Phys*. 2009 Dec 1;75(5):1290–1296.

[13] Yarnold J, Bentzen SM, Coles C, Haviland J. Hypofractionated whole-breast radiotherapy for women with early breast cancer: Myths and realities. *Int J Radiat Oncol Biol Phys*. 2011 1;79(1):1–9.

[14] NSABP B-39, RTOG 0413: A randomized phase III study of conventional whole breast irradiation versus partial breast irradiation for women with stage 0, I, or II breast cancer. *Clin Adv Hematol Oncol*. 2006;4(10):719–721.

[15] Coles CE, Griffin CL, Kirby AM, Titley J, Agrawal RK, Alhasso A, Bhattacharya IS et al., Partial-breast radiotherapy after breast conservation surgery for patients with early breast cancer (UK IMPORT LOW trial): 5-year results from a multicentre, randomised, controlled, phase 3, non-inferiority trial. *Lancet*. 2017;390(10099):1048–1060.

[16] Meattini I, Livi L, Pallotta S, Marrazzo L. Partial breast irradiation: The time is there! *Breast*. 2018;38:98–100.

[17] Polgar C, Van Limbergen E, Potter R et al. Patient selection for accelerated partial-breast irradiation (APBI) after breast-conserving surgery: Recommendations of the groupe Europeen de curietherapie-European society for therapeutic radiology and oncology (GEC-ESTRO) breast cancer working group based on clinical evidence (2009). *Radiother Oncol* 2010;94:264e73.

[18] Correa C, Harris EE, Leonardi MC et al. Accelerated partial breast irradiation: Executive summary for the update of an ASTRO evidence-based consensus statement. *Pract Radiat Oncol* 2017;7:73e9.

第 30 章 保乳手术后全乳放射治疗

Whole breast radiotherapy (boost) after partial mastectomy

本章概要

虽然 60 岁以上的女性局部复发率 < 5%，但在年轻女性和老年女性中，对肿瘤切除部位进行加强照射可改善 10 年局部复发率。尽管如此，作为保乳治疗的组成部分，这种额外剂量的放疗会加剧乳房纤维化和皮肤皱缩，它应在保留皮肤的乳房切除术和全乳重建时作为一种选择，以优化肿瘤和美容效果。对于那些需要对肿瘤床和邻近组织进行额外"加强"放射治疗的患者，可以在术中使用低能量 X 线源或电子束疗法进行放射治疗。手术恢复后，可以进行体外放射治疗，这样并发症可能更少。该技术有助于破坏手术床残留肿瘤细胞，否则它们可能会在开始常规放射治疗之前保留在手术区域中 4~6 周。

一、保乳术后对肿瘤床进行加强或非加强的全乳房放射治疗

Laura Lozza 著

乳腺癌保乳术后进行放疗仍然是早期乳腺癌的标准治疗方法，20 世纪 70 年代至 90 年代期间进行的随机试验确立了保乳术作为全乳切除术的替代疗法的有效性[1, 2]。整形外科手术的进展有助于获得令人满意的保乳术后的乳房外形美学效果[3]。

常规的全乳放疗（50Gy/25 次）或生物学等效的超分割方案，然后在肿瘤床上再加 10~16Gy 剂量，既降低了局部复发的风险[4]，又提高了保乳手术患者的整体生存率[5]。

（一）肿瘤床的加强照射治疗

1. 为什么要加强照射

肿瘤床加强照射的基本原理基于几个前提：①乳腺癌剂量－反应关系的放射生物学观察；②近 70% 的同侧乳腺癌复发位于或非常接近原发部位的临床证据[6]；③支持肿瘤切除术部位周围存在残余肉眼不可见病灶的数据[7]。

随机三期临床试验证实，加强照射的剂量可增加局部控制率，而不会改变无转移时间或总生存率[8-11]。

里程碑式的 EORTC 22881-10882 试验报道了随访 20 年的结果，证实了加强照射对同侧乳腺癌复发累积发生率的影响。该试验将超过 5000 名患者随机分配到加强组和非加强组，非加强组的复发累积发生率为 16.4%，加强组的复发累积发生率为 12.0%。报道证实了强化治疗对同侧乳腺肿瘤复发累积发生率的影响（无强化治疗组为 16.4%，强化治疗组为 12.0%）。年轻人获益最大。中度至重度纤维化的风险增加（无强化组为 1.8%，强化组为 5.2%，$P < 0.0001$）[8]。

2. 在哪里加强放射

肿瘤的诊断方式包括术前体检、乳房钼靶摄片、乳腺超声[12]和乳腺磁共振[13]。肿瘤床的定位可能具有一定困难，多学科方法对肿瘤床定位的优势已在最近的研究中得到证明[14]。术后残腔的评估，尤其是肿瘤切除时放置的手术夹[15]，将有利于 CT 图像的解释和肿瘤床区域的计算。局部加强的精确剂量也可能取决

于病理医生对边缘癌症的评估。尽管如此，所有这些用于评估肿瘤床范围的方法都是有限的，并且患者在检查和接受手术时，体位是不同的[16, 17]。此外，肿瘤整形给放射肿瘤科医生带来了新的挑战。

近年来，乳房肿瘤学整形手术变得越来越普遍[18]，各种各样的整形手术技术被用来提升乳房形状的美观。

肿瘤整形保乳术与乳腺重建增加了肿瘤床的定位和局部放疗实施的困难[19, 20]。手术切口可能与原发癌的部位没有关系，并且肿瘤床本身可能被手术切开和分离，不同部分的乳腺实质最终可能位于重建乳房的不同象限[21]。

对于放射肿瘤科的医生来说，如果肿瘤床不能够很好地被定位，那么局部加强放射治疗就不能实施，这可能导致局部复发风险的增加。因此，放射肿瘤科医生和外科医生必须仔细讨论这些接受肿瘤整形手术患者病情，特别是乳房局部切除术伴有广泛的组织重新排的患者。

3. 如何加强放射

全乳腺放疗后 10～16Gy 的升压可采用直接电子束、共形或减少切向光子场、调强放疗、近距离放疗植入物或 IORT 技术等几种方法。在大多数比较不同升压技术的研究中，局部控制率和美容效果没有显著差异[22, 23]。

近距离放疗在短时间内以较小的体积输送高剂量射线，并可适用于治疗乳房体积较大的深部肿瘤床，这种近距离放疗使得射线剂量分布更好。与通过减少切向场产生的高能电子或光子相比，由于改善了表层组织的构型和剂量不足，该技术允许减少皮肤剂量和减少接受大剂量的组织区域。一旦覆盖深层靶区所需的能量超过 9MeV，皮肤接受剂量显著增加，毛细血管扩张的风险超过 10%[24]。另一方面，如果靶区位于浅层，或者近距离放射治疗的加强靶区离表面小于 5mm，毛细血管扩张的速率就会增加[25]。在这些情况下，调强放疗可以通过提

供更集中和更深层的照射剂量来保护皮肤[26]。

人们对 IORT 越来越感兴趣，有大量证据表明，在全乳腺放射治疗之前，术中加强放疗源于单剂量约 10Gy 的电子治疗。经过长期的随访观察，在低危患者中，接受这些放疗方法的患者明显具有较低的复发风险。与其他加强放疗的方法相比，IORT 具有在手术过程中直接可视化肿瘤床的优势，这使得放疗剂量更加精确。这也与肿瘤切除术后的一期乳房重建有关，并有利于提升美容效果。特别值得注意的是，IORT 是在乳房重建之前进行的。由于肿瘤床直接暴露放射源下而没有因血肿或血清肿而遮盖，IORT 允许较小的治疗量和完全保留皮肤，这对后期组织耐受性有积极影响，因此对美观也有积极作用[27]。

纤维化是 IORT 最常见的不良反应，可能会损害乳房美学效果。在 EORTC 试验中，未接受加强治疗的患者在 20 年后严重纤维化的累积发生率为 1.8%，而加强治疗组为 5.2%（$P <$ 0.0001）[8]。

一项随机试验显示，超过一半（52%）的女性在接受二维常规乳腺照射治疗后 2 年乳房外形发生了变化。与之相比，采用调强放疗以最大化乳房照射的同质性的患者有 1/3（36%）[28]。

选择最佳放疗方式的标准仍不确定，决策可能取决于个体单位的经验、放射科医生和患者的偏好及肿瘤的具体参数、费用和患者的生活质量。

4. 什么时候加强放疗

通常是在整个乳房放射治疗计划后向肿瘤床增加加强剂量，但最佳的时间和计划（联合、紧随其后或伴随）尚未确定。

在全乳放疗（常规或低分割）中，同时给予、伴随或同时进行的增强剂量是一个有趣和有前景的临床研究领域[29]。这一策略已被证明在危险器官和靶区方面提供剂量学优势[7]，其对减少治疗时间的影响代表了对患者和医疗保健提供者优化治疗的有用选择。

（二）结论

保乳手术后肿瘤床剂量的增加提高了局部控制率，而不会过度损害美观效果。不同的放疗方式都可以提供这种加强照射。不同技术之间的比较表明，无论是局部控制还是美学效果都没有显著差异。尚没有临床随机试验来比较这些方式，以得出最佳的放疗方式。最近关于乳腺癌大分割放射治疗的研究[30]表明，在没有局部加强照射的情况下，全乳房放射治疗的局部复发率非常低。局部复发率逐渐下降，这与以下方面有关：①乳腺癌保乳手术选择标准的优化；②术前乳腺成像的技术提高；③手术切缘阴性；④放射治疗学的进展；⑤辅助治疗系统使用的增加[23]。

根据局部复发的风险定制使用肿瘤床强化是合理的[31]，并且一些接受保守手术且病理边缘阴性和肿瘤重建的患者，可以在没有强化的情况下用全乳房放疗进行充分治疗[21]。在一些研究中，年轻是局部复发的风险因素[32, 33]。此外，淋巴结阳性乳腺癌和 ER 阴性肿瘤与局部复发的高风险相关，虽然直到现在，边缘闭合和局部复发的问题仍有争议[23]。对于 40 岁以下患有较大的高级别肿瘤、手术边缘闭合、高增殖指数、激素受体阴性和广泛的导管内成分的患者，建议应用加强照射治疗[26]。对于大多数 60 岁以上的患者，应避免额外的照射剂量[8, 31]。放射肿瘤学专家可以发起局部加强照射的指南。事物变化越多，它们保持不变的程度就越高[21]。

参考文献

［1］ Poortmans P. Evidence based radiation oncology: Breast cancer. *Radiother Oncol* 2007; 84: 84–101.

［2］ Litiere S, Werutsky G, Fentiman IS et al. Breast-conserving therapy versus mastectomy for stage I-II breast cancer: 20 year follow up of the EORTC 10801 phase 3 randomized trial. *Lancet Oncol* 2012; 13: 412–419.

［3］ Hennequin C. Late sequelae and cosmetic outcome after radiotherapy in breast conserving therapy. *Cancer Radiother* 2012; 16: 462–469.

［4］ Clarke M, Collins R, Darby S et al. Effects of radiotherapy and of differences in the extent of surgery for early breast cancer on local recurrence and 15-year survival: An overview of the randomised trials. *Lancet* 2005; 366: 2087–2106.

［5］ Early Breast Cancer Trialists Collaborative Group (EBCTCG). Effect of radiotherapy after breast-conserving surgery on 10-year recurrence and 15-yer breast cancer death meta-analysis of individual patient data for 10801 women in 17 randomised trials. *Lancet* 2011; 378: 1707–1716.

［6］ Freedman GM, Anderson PR, Hanlon AI et al. Pattern of local recurrence after conservative surgery and whole breast irradiation. *Int J Radiat Oncol Biol Phys* 2005; 61: 1328–1336.

［7］ Franco P, Cante D, Sciacero P et al. Tumor bed boost integration during whole breast radiotherapy: A review of the current evidence. *Breast Care* 2015; 10: 44–49.

［8］ Bartelink H, Maingon P, Poortmans P et al., European organisation for research and treatment of cancer radiation oncology and breast cancer groups. Whole-breast irradiation with or without a boost for patients treated with breast-conserving surgery for early breast cancer: 20-year follow-up of a randomised phase 3 trial. *Lancet Oncol* 2015; 16: 47–56. doi:10.1016/S1470-2045(14)71156-8.

［9］ Romestaing P, Lehingue Y, Carrie C et al. Role of a 10 Gy boost in the conservative treatment of early breast cancer: Results of a randomized clinical trial in Lyon, France. *J Clin Oncol* 1997; 15: 963–968.

［10］ Polgar C, Fodor J, Orosz Z et al. Electron and high dose rate brachytherapy boost in the conservative treatment of stage I-II breast cancer. First results of the randomized Budapest Boost trial. *Strahlenther Oncol* 2002; 176: 615–623.

［11］ Graham P, Browne LH, Capp A et al. The St George Wollongong and Liverpool breast boost trial: 1st planned analysis at 6 year median follow up. *Australas Radiol* 2007; 51: (suppl 3): A85.

［12］ Coles CE, Cash CJ, Treece GM et al. High definition three-dimensional ultrasound to localise the tumour bed: A breast radiotherapy planning study. *Radiother Oncol* 2007; 84: 233–241.

［13］ Whipp EC, Halliwell M. Magnetic resonance imaging appearances in the postoperative breast: The clinical target volume-tumor and its relationship to the chest wall. *Int J Radiat Oncol Biol Phys* 2008; 72: 49–57.

［14］ Kirova YM, Fournier-Bidoz N, Servois V et al. How to boost the tumor bed? A multidisciplinary approach in eight steps. *Int J Radiat Oncol Biol Phys* 2008; 72: 494–500.

［15］ Weed DW, Yan D, Martinez AA et al. The validity of surgical clips as a radiographic surrogate for the lumpectomy cavity in image-guided accelerated partial breast irradiation. *Int J Radiat Oncol Biol Phys* 2004; 60: 484–492.

［16］ Oden S, Thureau S, Baron M, Hanzen C. Traitement

conservateur du cancer du sein: Optimisation du repérage du lit tumoral. *Cancer/Radiothérapie* 2010; 14: 96–102.

[17] Lee PY, Lin CY, Chen SW et al. A topology-based method to mitigate the dosimetric uncertainty caused by the positional variation of boost volume in breast conservative radiotherapy. *Radiat oncol* 2017; 12:55.

[18] Rietjens M, Urban CA, Rey PC et al. Long-term oncological results of breast conservative treatment with oncoplastic surgery. *Breast* 2007; 16: 387–395.

[19] Schaverien MV, Stallard S, Dodwell D et al. Use of boost radiotherapy in oncoplastic breast-conserving surgery— A systematic review. *Eur J Surg Oncol* 2013; 39: 1179–1185.

[20] Furet E, Peurien D, Fournier-Bidoz N et al. Plastic surgery for breast conservation therapy: How to define the volume of the tumor bed for the boost? *Eur J Surg Oncol* 2014; 40: 830–834.

[21] Pezner RD. The oncoplastic breast surgery challenge to the local radiation boost. *Int J Radiat Oncol Biol Phys* 2011; 4: 963–964.

[22] Hill-Kayser C, Chacko D, Hwang WT et al. Long-term clinical and cosmetic outcomes after breast conservation treatment for women with early-stage breast carcinoma according to the type of breast boost. *Int J Radiat Oncol Biol Phys* 2011; 79: 1048–1054.

[23] Verhoeven K, Kindts I, Laenen A et al. A comparison of three different radiotherapy boost techniques after breast conserving therapy for breast cancer. *The Breast* 2015; 24: 391–396.

[24] Turesson I, Notter G. The influence of fraction size in radiotherapy on the late normal tissue reaction (I C II). *Int J Radiat Oncol Biol Phys* 1984; 10: 593–606.

[25] Van Limbergen E, Pescova-Georg P. The source-skin distance measuring bridge (SSMB) reduces indeed skin telangiectasia after interstitial boost in breast conserving therapy (BCT) for breast cancer: 15 years of clinical experience. *Radiother Oncol* 2000; 55: 32.

[26] Graham P, Fourquet A. Placing the boost in breast-conservation radiotherapy: A review of the role, indications and techniques for breast-boost radiotherapy. *Clin Oncol* 2006; 18: 210–219.

[27] Sedlmayer F, Reitsamer R, Fussl C et al. Boost IORT in breast cancer: Body of evidence. *Int J Breast Cancer* 2014; 1–6.

[28] Donovan E, Bleakley N, Denholm E et al. Randomised trial of standard 2D radiotherapy (RT) versus 3D intensity modulated radiotherapy (IMRT) in patients prescribed breast radiotherapy. *Radiother Oncol* 2002; 64: 15.

[29] Souchon R, Sautter-Bihl ML, Sedlmayer F et al. On behalf of the breast cancer expert panel of the German society of radiation oncology (DEGRO): Radiation oncologists view on the Zurich consensus. *Breast Care* 2013; 8: 448–452.

[30] Whelan TJ, Pignol JP, Levine MN et al. Long-term results of hyofractionated radiation therapy for breast cancer. *New Engl J Med* 2010; 362: 513–520.

[31] Buchholz TA. Use of a tumor bed boost as a part of radiotherapy for breast cancer. *Lancet Oncol* 2015; 16: 5–6.

[32] Chen W., Sonke JJ, Stroom J et al. The effect of age in breast conserving therapy: A retrospective analysis on pathology and clinical outcome data. *Radiother Oncol* 2015; 114: 314–321. doi:10.1016/j.radonc.2015.01.010.

[33] Kindts I, Laenen A, Depuydt T, et al. Tumour bed boost radiotherapy for women after breast-conserving surgery. Cochrane Database of Systematic Reviews 2017, Issue S1.

二、保乳术后放射治疗剂量的选择

Kathryn Huber　David Wazer　著

有多种技术选择可将肿瘤床增强作为辅助性全乳外部束辐射的一部分。作为前瞻性随机试验的一部分，被允许的增强方法显示了肿瘤床增强的局部控制改善，包括面对面电磁场、多导管 [192]Ir 间质近距离放射治疗和微切线光子场 [1, 2]。现代技术还包括同时集成增强、无创性影像引导近距离放射治疗增强和术中增强。有这么多选择，放射肿瘤科医生在选择加强照射方法时应该考虑哪些因素？通常，方法的选择是由放射肿瘤科医生对技术和可用资源的舒适度决定的。然而，肿瘤床的大小、形状和位置与患者乳房的大小和形状的关系应该是决定因素。

目前，由于其广泛的可用性和易用性，面对面电磁场几乎被普遍用于加强照射。该方法的关键之一是确定靶区。有几项研究表明，在缺乏三维成像的情况下，通过临床医师的触诊和肿块切除后的瘢痕来定义肿瘤床范围是不准确的 [3-5]。三维图像可以使用 CT 获得。然而，超声也是识别肿瘤床的一种可靠的方法。这些信息连同手术报告和乳房触诊，被用来定义电子场的复合区域。范围包括该区域的边缘外 2~3cm，以充分覆盖靶区。为了限制电子束在深度的剂量沉积，以及考虑到由于设置误差和呼吸运动引起的肿瘤床位置的不确定性，需要这种额外的余量。因此，这种技术的缺点之一是需要相对较大的治疗量，通常包括乳头－乳晕复合体，这可能导致急性和晚期不良反应增加。

此外，许多患者的肿瘤床位于胸壁深处，有明显的乳房组织覆盖。这些深部肿瘤的肿瘤床覆盖需要使用超过 15MeV 的电子能量和超过胸壁的辐射剂量。这导致过量的辐射进入肺部，在一些左侧乳房目标中，进入心脏。在电子加强照射技术发展之前，多导管间质近距离放射治疗被确立为一种可靠且灵活的方法，用于加强肿瘤床照射 [6, 7]。没有其他加强照射方法具有相同水平的一致性，并且它更适用于深层肿瘤床的治疗。然而，放射肿瘤科医师为确保肿瘤床被覆盖，有很大程度忽视放射剂量的不均一性，这将导致脂肪坏死的风险增加 [8]。一种更广泛使用的向深层肿瘤床照射加强剂量的方法是使用微切线光子场。这利用了一对类似于整个乳房区域的切向场。然而，为了脱离下面的肺和心脏，机架角度和深边界改变，并且上边界和下边界被减小到距离肿瘤床边缘 1.5～2cm。与电子加强照射相比，微切线能够为更深层的肿瘤床提供规定的剂量，而对胸部器官的溢出更少。然而，这种方法倾向于处理更大体积乳房，这可能会降低美容效果。

与多导管间质内近距离放射治疗类似，无创性影像引导乳房近距离放射治疗（non-invasive image-guided breast brachytherapy，NIBB）是一种可行的增强方案，它消除了因呼吸运动而需要的体积扩张，并建立了与外部光束照射相关的不确定性 [9]。通过这种方法，在每次治疗时，通过使用基于钼靶摄片确定肿瘤床来引导 ^{192}Ir 照射器的放置。与钼靶摄片一样，压缩乳房以获得正交视图优化了肿瘤床的可视化。由于受照乳房区域的减少和这种技术相对皮肤的保护减少，NIBB 与电子增强相比可能有更多并发症，但却提供了极好的局部控制率 [10, 11]。然而，NIBB 中使用的 ^{192}Ir 照射器的一个限制是，由于不能完全压迫紧靠胸壁的组织，所以无法治疗深部肿瘤。此外，NIBB 照射器不能广泛使用，治疗时间可能会很长。

对于目前讨论的每一种方法，增强放疗的一个缺点是患者需要在已经很长的常规分割辅助乳腺放射疗程中增加每日治疗的时间。使用同步集成增强照射可解决这个问题 [12-15]。肿瘤床增强在整个乳房治疗中是交错的，通过向这一区域提供更高的每部分剂量。这种方法基于这样的观察，即大多数乳房内局部复发发生在肿瘤床附近，允许减少整个乳房的剂量，这提供了有利的毒性特征，尽管加速 [16]。也有报道称，采用调强放射疗法在低分割治疗过程中安全给予同步综合增强，取得了令人鼓舞的结果 [13, 15]。目前，没有一种肿瘤床增强照射方法在所有临床情况下都是优越的。然而，将肿瘤床强化整合到大分割方案中的长期结果可能是未来研究的重点。

参考文献

[1] Romestaing P et al. Role of a 10-Gy boost in the conservative treatment of early breast cancer: Results of a randomized clinical trial in Lyon, France. *J Clin Oncol* 1997; 15:963–968.

[2] Bartelink H et al. Impact of a higher radiation dose on local control and survival in breast-conserving therapy of early breast cancer: 10-year results of the randomized boost versus no boost EORTC 22881–10882 trial. *J Clin Oncol* 2007; 25:3259–3265.

[3] Machtay M et al. Inaccuracies in using the lumpectomy scar for planning electron boosts in primary breast carcinoma. Int J Radiat Oncol Biol Phys 1994; 30:43–48.

[4] Oh KS et al. Planning the breast tumor bed boost: Changes in the excision cavity volume and surgical scar location after breast-conserving surgery and whole-breast irradiation. *Int J Radiat Oncol Biol Phys* 1996; 66:680–686.

[5] Solin LJ et al. A practical technique for the localization of the tumor volume in definitive irradiation of the breast. *Int J Radiat Oncol Biol Phys* 1995; 11:1215–1220.

[6] Pierquin B et al. The Paris System in interstitial radiation therapy. *Acta Radiol Oncol Radiat Phys Biol* 1978; 17:33–48.

[7] Mansfield CM et al. Intraoperative interstitial implantation of Iridium 192 in the breast. *Radiology* 1984; 150:600.

[8] Wazer DE et al. Clinically evident fat necrosis in women

treated with high-dose-rate brachytherapy alone for early-stage breast cancer. *Int J Radiat Oncol Biol Phys* 2001; 50:107–111.

[9] Hamid S et al. A multi-institutional study of feasibility, implementation and early clinical results with noninvasive breast brachytherapy for tumor bed boost. *Int J Radiat Oncol Biol Phys* 2012; 83:1374–1380.

[10] Sioshansi S et al. Dose modeling of noninvasive image-guided breast brachytherapy in comparison to electron beam boost and three-dimensional conformal accelerated partial breast irradiation. *Int J Radiat Oncol Biol Phys* 2011; 80:410–416.

[11] Leonard KL et al. Breast boost using noninvasive image-guided breast brachytherapy vs. external beam: A 2:1 matched-pair analysis. *Clin Breast Cancer* 2013; 13:455–459.

[12] Dellas K et al. Hypofractionation with simultaneous integrated boost for early stage breast cancer. *Strahlenther Onkol* 2014; 7:646–653.

[13] Freedman GM et al. Five-year local control in a phase II study of hypofractionated intensity modulated radiation therapy with an incorporated boost for early stage breast cancer. *Int J Radiat Oncol Biol Phys* 2012; 84:888–893.

[14] Trombetta M et al. Reduction in radiation-induced morbidity by use of intercurrent boost in the management of early-stage breast cancer. *Int J Radiat Oncol Biol Phys* 2010; 77:1303–1308.

[15] Askoxylakis V et al. Simultaneous integrated boost for adjuvant treatment of breast cancer-intensity modulated vs. conventional radiotherapy: The IMRT-MC2 trial. *BMC Cancer* 2011; 11:249–257.

[16] Veronesi U et al. Radiotherapy after breast-conserving surgery in small breast carcinoma: Long-term results of a randomized trial. *Ann Oncol* 2001; 12:997–1003.

三、术中近距离放射治疗联合术后直线加速器用于全乳腺放射治疗

Kathryn Huber　David Wazer　著

到目前为止，尚无临床随机对照试验研究表明作为保乳术治疗的一部分的加强照射法的有效性。然而，来自非随机对照试验的数据表明，术中近距离放射治疗与体外加强照射相比，乳房内复发率略低。来自萨尔茨堡大学的研究团队 Reitsamer 等纳入 188 名接受 12Gy 分次外部电子束增强治疗的患者，与 190 名在术中接受 9Gy 单次近距离放射增强治疗的患者进行回顾性的配对分析 [1]。两个组在术后均接受了＞

50Gy 剂量的全乳放疗。该研究报道显示，术中近距离放射治疗（0%）与外照射治疗（4.3%）相比 [1]，乳房内 5 年复发率有统计学意义的显著改善。随机试验 EORTC 中的"加强与不加强"表明，术中近距离放射治疗（2.5%）优于电子（4.8%）或光子（4.0%）外照射治疗 [2]。此外，几项单中心试验结果显示利用术中近距离放射治疗取得了极好的局部控制率 [3-5]。然而，最令人印象深刻的是在欧洲 7 个中心进行术中近距离放疗的 1100 多个患者的长期、综合的结果。这项分析显示术中近距离放疗的乳腺复发率为 0.8%，中位随访超过 6 年。

术中近距离放射治疗的哪些特点可能有助于获得如此好的结果？首先，术中近距离放疗与外照射放疗不同，前者的肿瘤床是明确可见的，而后者的肿瘤床是外科医生进行重建后的，前者具有明显的靶向优势。此外，在局部乳房切除术时进行放疗可能有生物学优势。传统的体外放射治疗要在手术后 5～6 周才能开始，以保证切口充分地愈合。然而，在肿瘤亚临床残留的患者中，理论上癌细胞可以在术后到放疗期间开始细胞增殖。对于术中近距离放射治疗，在手术结束后就开始了，此时癌细胞克隆数最少。其次，假设乳腺肿瘤 α/β 比为 4，根据线性二次模型，术中近距离放射疗法的生物有效剂量大约是体外放射疗法的 2 倍 [6]。最后，除了在有限的克隆发生的情况下提供更高的生物剂量外，术中近距离放射治疗后的低局部复发率可归因于抑制手术伤口愈合中表达的刺激生长因子，从而抑制残余肿瘤细胞增殖和侵袭 [7]。

这些优势可能会因为肿瘤边缘病理信息不完整而丧失。肿瘤床加强照射所降低的复发风险不能抵消肿瘤切缘阳性所升高的复发风险 [8]。因此，即使在术中近距离放射治疗的情况下，如果术中快速冰冻切片检查提示肿瘤切缘阳性，必须行扩大切除术，这一点是至关重要的。据报道，在常规乳房部分切除术的术中近距离放射治疗后的美容效果差异很大，60%～90% 的

患者的美容效果获得了从"良好—优秀"的结果，高达 50% 患者有血肿形成 [9, 10]。肿瘤整形重建术的出现使美容效果更好，同时获得了更大的切缘，降低了切缘阳性的机会 [11]。一项肿瘤重建术中近距离放射治疗的单一机构经验描述了显著的结果，超过 90% 的患者报告只有 2% 的血肿形成，美容效果"极佳" [12]。术中近距离放射治疗和肿瘤重建的结合，为早期乳腺癌患者最大限度地控制局部肿瘤复发和美容效果提供了一个极好的机会，值得进一步研究。

参考文献

[1] Reitsamer R et al. The Salzburg concept of intraoperative radiotherapy for breast cancer: Results and considerations. *Int J Cancer* 2006; 118:2882–2887.

[2] Poortmans P et al. The influence of the boost technique on local control in breast conserving treatment in the EORTC "boost versus no boost" randomized trial. *Radiother and Oncol* 2004; 72:25–33.

[3] Lemanski C et al. Intraoperative radiotherapy given as a boost for early breast cancer: Long-term clinical and cosmetic results. *Int J Radiat Oncol Biol Phys* 2006; 64:1410–1415.

[4] Chang DW et al. Prospective study of local control and late radiation toxicity after intraoperative radiation therapy boost for early breast cancer. *Int J Radiat Oncol Biol Phys* 2014; 88:73–79.

[5] Wenz F et al. Intraoperative radiotherapy as a boost during breast-conserving surgery using low-kilovoltage X-rays: The first 5 years of experience with a novel approach. *Int J Radiat Oncol Biol Phys* 2010; 77:1309–1314.

[6] Fastner G et al. IORT with electrons as boost strategy during breast conserving therapy in limited stage breast cancer: Long term results of an ISIORT pooled analysis. *Radiother Oncol* 2013; 108:279–286.

[7] Belletti B et al. Targeted intraoperative radiotherapy impairs the stimulation of breast cancer cell proliferation and invasion caused by surgical wounding. *Clin Ca Res* 2008; 14:1325–1332.

[8] Bartelink H et al. Impact of a higher radiation dose on local control and survival in breast-conserving therapy of early breast cancer: 10-year results of the randomized boost versus no boost EORTC 22881–10882 trial. *J Clin Oncol* 2007; 25:3259–3265.

[9] Senthi S et al. Cosmetic outcome and seroma formation after breast-conserving surgery with intraoperative radiation therapy boost for early breast cancer. *Int J Rad Onc Biol Phys* 2012; 84:e139–e144.

[10] Kraus-Tiefebacher U et al. Long-term toxicity of an intraoperative radiotherapy boost using low energy X-rays during breast-conserving surgery. *Int J Rad Onc Biol Phys* 2006; 66:377–381.

[11] Clough K et al. Positive margins after oncoplastic surgery for breast cancer. *Ann Surg Oncol* 2015; 22:4247–4253.

[12] Malter W et al. Intraoperative boost radiotherapy during targeted oncoplastic breast surgery: Overview and single center experience. *Int J of Breast Ca* 2014:1–6.

四、术中联合术后直线加速器用于全乳放射治疗

Laura Lozza　著

使用基于直线加速器的电子束的 IORT（IOERT）或低千伏能量 X 线的 IORT 在早期乳腺癌的治疗中越来越受欢迎，并具有缩短整体治疗时间和潜在改善生活质量的优势 [1-3]。

在国际术中放射治疗学会进行的一项汇总分析中 [4]，IORT 在 52.2% 的病例中被用作单一放射方式，取代了一个疗程的全乳放射治疗（whole breast irradiation，WBRT），而在其余病例（47.8%）中，它被用作手术切除时的增强的方式，剂量范围为 8～12Gy，低能 X 线为 8～20Gy。

当作为一种增强治疗的方式时，IORT 以单一组分提供高效的生物剂量，可以在手术和全乳放射治疗及在分次全乳放射治疗期间抑制肿瘤细胞的增殖 [5]。在 IORT 时直接显示靶区，可确保对癌旁乳腺组织完整地覆盖，并在一定程度上克服了传统手术后通过 CT 图像识别肿瘤床的局限性，降低了位置遗漏的风险。此外，术中照射避免了对皮肤和正常组织如心脏、肺和肋骨的过度照射。

当 IORT 作为增加治疗时，一个特别的困难是术中肿瘤的病理结果无法获得，肿瘤边缘阳性的患者需要再次行扩大切除术，并且扩大切除术后仍无法达到肿瘤边缘阴性，或再次手术更容易出现并发症。切缘再切除后病理标本的解释可能更困难，切缘再切除的检查可能更

复杂[6]。

Lemanski 等[7] 首次将 IOERT 作为增强剂量（10Gy，然后 50Gy 全乳放射治疗）进行临床研究，他们报告 10 年无病生存率为 83%，美容效果良好。Fastner 等[8] 对 1110 名接受 IOERT 强化治疗的患者进行了汇总分析，在给予 50～54Gy 的全乳放射治疗之前，应用了 10Gy 的中位剂量。7 年局部控制率为 99.2%。对于所有风险亚组，无论采用哪种强化方法，在相似的随访时间里，局部控制率均优于其他试验报道的数据[9, 10]。

在一项回顾性配对分析中，188 名接受体外增强照射的患者与 IOERT[11] 汇总分析中的前 190 名患者进行了比较。在 10 年随访中，体外增强照射组和 IOERT 组的局部复发率分别为 7.2% 和 1.6%。在一系列 211 名患者中，探讨了在低分次全乳放射治疗前 IOERT 增强（12Gy）的作用（37.05Gy，每日 13 次，每次 2.85Gy）[12]。在 9 个月的相对较短的中位随访中，在 108 名晚期毒性评估患者中发现了 3 级和 4 级皮肤不良反应各 1 例。

2011 年 1 月开始了一项多中心试验，研究 10Gy IOERT 增强治疗后的低分次全乳放射治疗（2.7Gy×15 次）。必须通过长期随访对肿瘤控制和美容进行全面评估（即使耐受性似乎很好）[13]。

与 IOERT 相比，使用低能量 X 线[14, 15] 进行 IOERT 增强后的临床经验有限：尽管选择患者的标准相似，但样本量明显较小，结果似乎稍差。对局部控制较差的一种可能解释是与用电子获得的乳腺组织的高覆盖率有关，其中肿瘤床是用均匀的高剂量治疗的[16]。

此外，临床上的靶区通常是不对称的，并且在剂量沉积的空间方向方面，IOERT 可以更好地对此进行补偿（按剂量分配器的指导）[17]。

IORT 也可以在乳房局部切除术前进行。Yu 等[5] 证明了在前哨淋巴结转移或年龄＜40 岁的患者术前进行 8Gy IOERT 并随后进行常规全乳放射治疗的可行性和安全性。在 3 年的随访中，

就局部控制而言，美容和短期疗效均可接受。

有史以来，低分次与晚期不良反应增加有关，单次高乳腺剂量 IORT 后的晚期效应引起了广泛关注。

Sperk 等[18] 对参与 TARGIT-A 试验的女性进行的首次长期毒性分析报道，在接受 50 千伏 X 线增强治疗的患者中，慢性皮肤毒性发生率非常低，远期预后可接受。

在两项试验中，IORT 增强照射组与常规组相比，在美容效果方面没有差异[19, 20]。86%～91% 的 IORT 增强患者和 81%～96% 的对照组结果被评为良好或优秀。

Forouzannia 等[21] 证实了 IORT 增强治疗联合 WBRT 的极好耐受性。在接受治疗的 50 名患者中，没有 1 例出现 3 级及以上的不良反应。虽然 2 名患者伤口延迟愈合，但没有伤口感染。

Lemanski 等[7] 在一项 9 年的中位随访时间的研究中报道，在 42 例无复发的患者中，有 14% 出现了 2 级晚期皮下纤维化。整体的美容效果较好。

Wenz 等[22] 根据他们对 48 名患者的治疗经验，发现当正电压 IORT 和全乳放射治疗的时间间隔小于 30 天时，美容效果较差。

尽管这些不同的研究使用了不同的美容评分系统，但没有证据表明与传统技术相比，使用 IRT 作为增强治疗对美容有任何持续的负面影响[15]。

相比之下，IORT 增强治疗可能会导致更常见的脂肪坏死和局部实质性瘢痕形成，需要有经验的放射科医生在不确定的情况下仔细解读乳房钼靶片和（或）磁共振图像[23, 24]。

参考文献

[1] Veronesi U, Orecchia R, Maisonneuve P et al. Intraoperative radiotherapy versus external radiotherapy for early breast cancer (ELIOT) a randomized controlled equivalent trial. *Lancet Oncol* 2013; 14:1269–1277.

[2] Williams NR, Pigott KH, Keshtgar MRS. Intraoperative radiotherapy in the treatment of breast cancer: A review

of the evidence. *Int J Breast Cancer* 2011; 2011:375170. doi:10.4061/2011/375170.

[3] Welzel G, Boch A, Sperk E et al. Radiation-related quality of life parameters after targeted intraoperative radiotherapy versus whole breast radiotherapy in patients with breast cancer: Results from the randomized phase III trial TARGIT-A. *Radiat Oncol* 2013; 8:9. doi:10.1186/1748-717X-8-9.

[4] Krengli M, Sedimayer F, Calvo FA, et al. ISIORT pooled analysis 2013 update: Clinical and technical characteristics of intraoperative radiotherapy. *Transl Cancer Res* 2014; doi:10.3978/j.issn.2218-676X. 2014.01.02.

[5] Yu W, Lin Z, Ju ZJ et al. Intraoperative radiation therapy delivered prior to lumpectomy for early-stage breast cancer: A single institution study. *Am J Cancer Res* 2015; 5:2249–2257.

[6] Hanna GG, Kirby AM. Intraoperative radiotherapy in early stage breast cancer: Potential indications and evidence to date. *Br J Radiol* 2015; 8 (1049):20140686. doi:10.1259/bjr.20140686.

[7] Lemanski C, Azria D, Thezenas S et al. Intraoperative radiotherapy given as a boost for early breast cancer: Long term clinical and cosmetic results. *Int J Radiat Oncol Biol Phys* 2006; 64: 1410–1415.

[8] Fastner G, Sedimayer F, Merz F et al. IORT with electrons as boost strategy during breast conserving therapy in limited stage breast cancer: Long term results of an ISIORT pooled analysis. *Radiother Oncol* 2013; 108: 279–286.

[9] Poortmans PM, Collette L, Bartelink H et al. EORTC radiation oncology and breast cancer groups The addition of a boost dose on the primary tumour bed after lumpectomy in breast conserving treatment for breast cancer. A summary of the results of EORTC 22881–10882 "boost versus no boost" trial. *Cancer Radiother*. 2008;12 (6–7): 565–570. doi:10.1016/j.canrad.2008.07.014.

[10] Clark M, Collins R, Darby S et al. Effects of radiotherapy and of differences in the extent of surgery for early breast cancer on local recurrence and 15 year survival: An overview of randomised trials. Early Breast Cancer Trialists' CollaborativeGroup (EBCTCG). *Lancet* 2005; 366: 2087–2106.

[11] Fastner G, Reitsamer M, Kopp M et al. Intraoperative (IOERT) versus external electron boost in breast conserving operated breast cancer patients. 10-year results of a matched–pair analysis. *Strahlentherapie und Onkologie* 2011; 187: 73–74.

[12] Ivaldi GB, Leonardi MC, Orecchia R et al. Preliminary results of electron intraoperative therapy boost and hypofractionated external beam radiotherapy after breast-conserving surgery in premenopausal women. Int

J Radiat Oncol Biol Phys 2008; 72: 485–493.

[13] Fastner G, Reitsamer M, Kopp M et al. Hypofractionated WBI plus IOERT boost in early stage breast cancer (HIOB); updated results of a prospective trial. *Radiother Oncol* 2014; 111: 201–202.

[14] Valdya JS, Baum M, Tobias JS et al. Long term results of TARGeted intraoperative radiotherapy (Targit) boost during breast conserving surgery. *Int J Radiat Oncol Biol Phys* 2011; 81: 1091–1097.

[15] Blank F, Kraus-Tiefenbacher U, Welzel G et al. Single-center long-term follow up after intraoperative radiotherapy as a boost during breast-conserving surgery using low-kilovoltage x-rays. *Ann Surg Oncol* 2010; 17: S352–S358.

[16] Sedlmayer F, Reitsamer R, Fussl C et al. Boost IORT in breast cancer: Body of evidence. *Int J of Breast Cancer* 2014; 2014: 1–6.

[17] Nairz O, Deutschmann H, Kopp M et al. A dosimetric comparison of IORT techniques in limited stage breast cancer. *Strahlentherapie und Onkologie* 2006; 182: 342–348.

[18] Sperk E, Welzel G, Keller A et al. Late radiation toxicity after intraoperative radiotherapy (IORT) for breast cancer: Results from the randomized phase IIII trial TARGIT A. *Breast Cancer Res Treat*. 2012; 135: 253–260.

[19] Ciabattoni A, Fortuna G, Ciccone V et al. IORT in breast cancer as a boost: Preliminary results pf a pilot randomized study on use of IORT for Stage I and II breast cancer. (abstract). *Radiother Oncol* 2004; 73 supplement: 35–36.

[20] Forouzannia A, Harness JK, Carpenter MM et al. Intra-operative electron radiotherapy (IOERT) boost as a component of adjuvant radiation for breast cancer in the community setting. *Am Surg* 2012; 78: 1071–1074.

[21] Reitsamer R, Peintiger F, Seldmayer F et al. Intraoperative radiotherapy given as a boost after breast conserving surgery in breast cancer patients. *Eur J Cancer* 2002; 38: 1607–1610.

[22] Wenz F, Weizel G, Keller A. Early initiation of external beam radiotherapy (EBRT) may increase the risk of long-term toxicity in patients undergoing intraoperative radiotherapy (IORT) as a boost for breast cancer. *Breast* 2008; 17: 617–622.

[23] Piroth MD, Fischedick K, Wein B et al. Fat necrosis and parenchymal scarring after breast-conserving surgery and radiotherapy with an intraoperative electron or fractionated, percutaneous boost: A retrospective comparison. *Breast Cancer* 2014; 21: 409–414.

[24] Wasser K, Schnitzer A, Engel D et al. First description of MR mammographic findings in the tumor bed after intraoperative radiotherapy (IORT) of breast cancer. *Clin Imaging* 2012; 36: 176–184.

编　者　按

这一系列关于放射治疗技术的章节强调了乳房切除术后胸壁照射和保乳手术后乳房照射方法的巨大变化。就后者而言,有两个重要的进展反映了对放射生物学现象和同侧乳腺肿瘤复发性质的认识的提高。首先,加速低分次全乳房照射现在被认为是常规全乳房照射的可替代方案,在常规全乳房照射中,在 5～6 周的时间内分 25 次给予 40～50Gy 的剂量。加拿大、英国和欧洲大陆已经建立了全乳房照射的加速计划,而美国也越来越多地采用这一计划。最近的研究证实,较大体积(高达 2.7Gy)的左侧肿瘤长期心脏不良反应可以忽略不计。迄今为止,对潜在心脏不良反应的担忧限制了加速全乳腺照射的摄入,通常在 15 天或 16 天内以40～42.5Gy 的剂量给药(相比之下,常规方案为25 个部分,50 Gy,共 35 天)。较短的放疗疗程不会降低局部控制率,常规和增强方案的 12 年复发风险分别为 6.7% 和 6.2%(Whelan T,等,NEJM 2010312:513－520)。因此,乳腺癌患者可以在 15次内安全地接受 40Gy 的较低剂量治疗,在局部复发和更大的患者便利性方面没有缺点,特别是在地理上更偏远的地区。有趣的是,ARD 快速前进试验正在探索低分级的局限性,该试验目前在英国招募了 4000 名患者。分级敏感性与正常组织中的增殖成反比,并且 DNA 修复过程提供了与肿瘤复发的机制联系,复发肿瘤更可能具有高增殖指数,如Ki-67。尽管如此,目前没有明确的证据表明复发和非复发肿瘤之间 Ki-67 的中值有任何差异(截止值不一致)。在极端情况下,一些患有较小、非高级别、淋巴结阴性肿瘤的老年患者将从任何形式的全乳腺放射治疗中获得最小的绝对益处,并且正在进行试验,以确定在仅接受内分泌治疗的激素受体阳性肿瘤和低 Ki-67 患者的选定组中,是否可以省略乳腺放射治疗(例如 PRIMETIME 研究)。

放射治疗可以只对乳房的一部分进行,而不是通过低分次减少对整个乳房的放射治疗的总剂量。这种乳房局部照射的方法在第 26 章中讨论,其前提是大多数局部复发病例发生在肿瘤床及其周围。因此,局部乳房放射治疗的目标是局部复发风险最大的乳房区域,并且应该与同侧乳房肿瘤复发率相当。部分乳房照射的一个特别优势是减少了导致乳房缩小和美容效果受损(及生活质量)的晚期组织效应。虽然早期的部分乳腺放射试验报道较高的复发率和纤维化率,但这些试验未能应用严格的选择标准,而是使用了多种放射治疗方式。最近的部分乳房照射试验显示了有希望的结果,这可能会导致实践的改变。

Mukesh 和 Coles 对乳房局部放射治疗的各种技术进行了总结,包括近距离放射治疗、术中放射治疗、三维适形放射治疗和调强放射治疗。国际近距离放射治疗技术在历史上被认为相当麻烦,并且涉及在肿瘤床内放置 10～20 个导管。已经研究了使用带有远程后装的单腔或多腔导管的腔内方法,但公布的数据仅限于目前。术中放疗是一种革命性的方法,用于在 20～25min 内对肿瘤床进行 20Gy(TARGIT)或 21Gy(ELIOT)的术中放疗。这些术中放疗技术已经产生了一些争议,特别是关于TARGIT 试验的方法和分析。对于 TARGIT 试验中未选择的患者,支持外照射放疗的同侧乳腺肿瘤复发率总体差异为 2.01%。中位随访时间仅为 2.4 年,尽管这种同侧乳腺肿瘤复发率的差异具有统计学意义,但仍在预定的非劣效范围内(2.5%)。长期随访将表明局部复发曲线的进一步发散是否将宣布非劣效。术中放疗的局部复发率似乎可能高于常规外照射放疗,但对于复发风险较低的选定淋巴结阴性患者,绝对复发率较低。这些患者可能从部分乳房放射治疗中获得净收益。

Meattini 进一步讨论了用线性加速器加速部分乳房照射,并强调放射治疗部门工作量减少的好处。需要注意的是,术中放疗延长了整体手术时间,限制了常规手术单上可安排的手术量。调强放射治疗提供了使用线性加速器以高剂量一致性水平(大于三维适形)传递外束放射治疗同时保留正常组织的机会。Meattini 引用了一项意大利试验,该试验将患有淋巴结阴性肿瘤(≤ 25mm)的 40 岁以上女性随机分为全乳腺放疗(25 个部分 50Gy)或调强放疗(5 个部分 30Gy)。据报道,5 年后同侧乳腺肿瘤复发率相似(1.5%)。另一项涉及老年女性(> 70 岁)的试验也有证据表明急性皮肤不良反应降低,这可能与老年组的依从性问题有关。此外,加速部分乳腺照射组放疗的晚期不良反应较少(P=0.004),美容效果改善(P=0.045)。将低分次全乳腺方案(如 40Gy)与调强放射治疗进行比较,并确定每天 2 次的方案是否会由于组织恢复不完全而增加不良反应,这将是令人感兴趣的。

加速部分乳腺照射的临床适应证目前尚不清楚，几项正在进行的试验结果有待确定，以确定与常规 / 低分次全乳腺照射相比的局部控制率、急性 / 晚期不良反应和总生存率。目前正在深入研究乳房重建后放疗对并发症和患者报告结果的影响。早期乳腺癌试验者合作小组对 1～3 个和 ≥ 4 个腋窝淋巴结阳性的选定患者进行的 Meta 分析显示，术后放疗的益处是明显的。此外，乳房重建在心理和其他生活质量参数方面的益处已经从观察研究中得到证实。然而，乳房切除术后放射治疗与乳房重建的结合已被证明对临床医生具有挑战性，因为指导治疗决策的证据有限，并且在实践中有很大差异（基于历史传统和机构文化）。事实上，总的来说，目前的做法并不反映基于高质量数据的共同决策。到目前为止，多中心研究涉及少量受照射患者，不同重建类型之间的比较失败。手术后放疗对重建的影响是普遍担心的，但知之甚少。术后放疗会导致各种皮肤变化、血管损伤，并最终导致纤维化。这些变化可能会威胁到重建的可行性以及美容效果，并需要多次矫正手术。

McCormick 认为，重建乳房的存在不会对术后放射治疗的实施产生很大影响。她强调了组织等效的概念，以及用于乳房重建的材料在放射治疗计划中通常与乳房组织具有相似的密度。专用 CT 模拟器的使用，使得乳腺癌患者的治疗计划更加准确，从而限制了对心脏和肺等高危器官的辐射剂量。放射肿瘤学家现在可以获得更多的信息来帮助乳房、胸壁和区域淋巴结的体积轮廓绘制。MSKCC 的一份出版物得出结论，在用组织扩张器或永久性扩张器植入物立即重建后进行术后放疗对于患者来说是"安全合理的"选择。尽管如此，使用质子、光子和电子源的治疗计划在胸壁和局部淋巴结的最佳覆盖范围内（危险器官可接受的剂量）可能是令人满意的，但基于植入物的即刻乳房重建存在包膜挛缩的高风险。此外，使用脱细胞真皮基质提高植入物覆盖率是否能降低包膜挛缩率尚不清楚。尽管对术后放疗的美容效果感到担忧，但与未接受术后放疗的 I～III 期乳腺癌患者相比，术后放疗对重建乳房的局部或远处疾病控制能力受损并无证据。

Strom 和 Woodward 认为，整个乳房的重建会干扰放射治疗的实施。他们强调包括胸壁和局部淋巴结在内的目标组织的最佳覆盖的重要性。三项主要试验的 Meta 分析评估了区域淋巴结放疗（法国、MA-20 和 EORTC）显示了总体和无转移生存率的益处（HR 0.88，95%CI 0.8～0.97，*P*=0.012）。乳房内淋巴结照射与低肺不良反应有关，在法国的研究中注意到心脏死亡略有增加。然而，病例数量很少，平衡心脏病和乳腺癌的死亡率很重要，尤其是右侧肿瘤。患者的选择是一个主要的挑战，只有少数 II 期患者会有内乳淋巴结的恶性病变。阳性内乳淋巴结的预测因素包括肿瘤大小、腋窝淋巴结转移和血管侵犯。这些发现的含义和前哨淋巴结活检阳性患者应同时治疗仍不清楚。

这些作者引用了一项研究，分析了乳房切除术后立即乳房重建患者的放疗计划。胸壁和内部乳腺结节覆盖的严格标准被用于定义所谓的"最佳无损"放射治疗计划。得出了一个评分，该评分还考虑了包括在视野中的肺组织的比例及心脏和心外膜血管是否被完全排除。值得注意的是，不到 1/4 的计划被认为是最佳的，因为胸壁的内侧和外侧覆盖不充分，而前 3 个肋间间隙区域的内乳链覆盖在半数病例中缺失。另一项研究报道称，1/5 的患者胸壁覆盖受损，55% 的患者内乳链照射不足。有人认为，重建的乳房会改变目标的几何形状，并对特定胸壁结构（皮肤、皮下组织和胸壁肌肉组织）的辐射产生不利影响。特别地，重建位于胸壁结构的前面（除了一个异位植入物），并且需要一个光子辐射束，其可以穿透到比没有重建的胸壁照射更大的深度。在增加光子场以增强穿透性和损害正常邻近组织的风险之间权衡。将切向多波束技术应用于胸壁比直接乳房重建更容易，具有更有利的风险效益比。Strom 和 Woodford 指出，调强放疗可能与低剂量辐射扩散到肺部和对侧乳房有关，有诱发致癌的风险。

作为乳房保护治疗的一部分，在全乳房照射后使用增强剂量一直存在争议。传统上是以 10～16Gy 的剂量输送到肿瘤床，一项大型欧洲试验（＞ 5000 名患者）的结果证实，同侧乳腺肿瘤复发率较低（16.4% vs. 12%），尤其是在年轻患者中。然而，增加剂量会增加乳腺纤维化的概率（5.2% vs. 1.8%）。外科医生与其放射肿瘤学同事讨论肿瘤病例是至关重要的。乳腺组织的广泛重排在肿瘤床的定位方面会带来挑战。在任何组织移位之前放置夹子将有助于三维计算机断层摄影图像解释，并且可以根据边缘状态修改精确的增强剂量。几种不同的方法可以用于促进递送，但每种方法的美容效果相似。加强输送的方法在某种程度上是微妙的，但取决于肿瘤床相对于乳房形状和尺寸的大小、形状和位置。Lozza 概述了这些不同方法的相对优势，目前对术中放疗很感兴趣，最近英国国家健康和临床卓越研究所批准了这些方法作为全胸放疗的替代方法。就增加剂量而言，术中放疗特别有吸引力，而且必须在使用外照射束进行全乳房放疗之前进行。术中放射治疗与在深度上限制剂量沉积的正面电子场相比，允许精确和直接的肿瘤床可视化。可以在任何乳房活动和腺体重排之前进行照射，以确保将增强剂量准确输送到目标体积。Lozza 指出，术中放疗直接应用于乳腺组织，没有任何介入性浆膜瘤或血肿，避免了皮肤暴露。微切线光子场可用于增强深度放置的肿瘤床，使胸部结构暴露于杂散辐射的可能性最小。理论上，加强剂量可以在整个乳房照射的同时给药，许多研究都集中在减少总治疗时间的同时综合加强剂量上。如第 29 章"二、术后放序技术"所述，增强剂量与全乳房照射"交叉"，

将较高的部分剂量输送到肿瘤床区域。Huber 和 Wazer 进一步讨论了术中近距离放射治疗与外部光束增强相比在改善局部控制方面的优势。配对分析发现，间质性近距离放射治疗 5 年后无局部复发病例，而外部强化治疗的局部复发病例为 4.3%。此外，来自上述 EORTC 试验的数据支持术中近距离放射治疗优于其他增强方法的控制。除了更精确的靶向，术中放疗可以立即治疗肿瘤床，并可以防止残留癌细胞的增殖。术中方法的生物有效剂量可能更高，该方法在切除后立即作用于较低的肿瘤负荷，并可能抑制伤口组织液中的促有丝分裂生长因子。

肿瘤床强化的确切适应证因多学科团队而异，但包括年轻、高增殖指数的大型高级肿瘤和激素受体状态阴性。

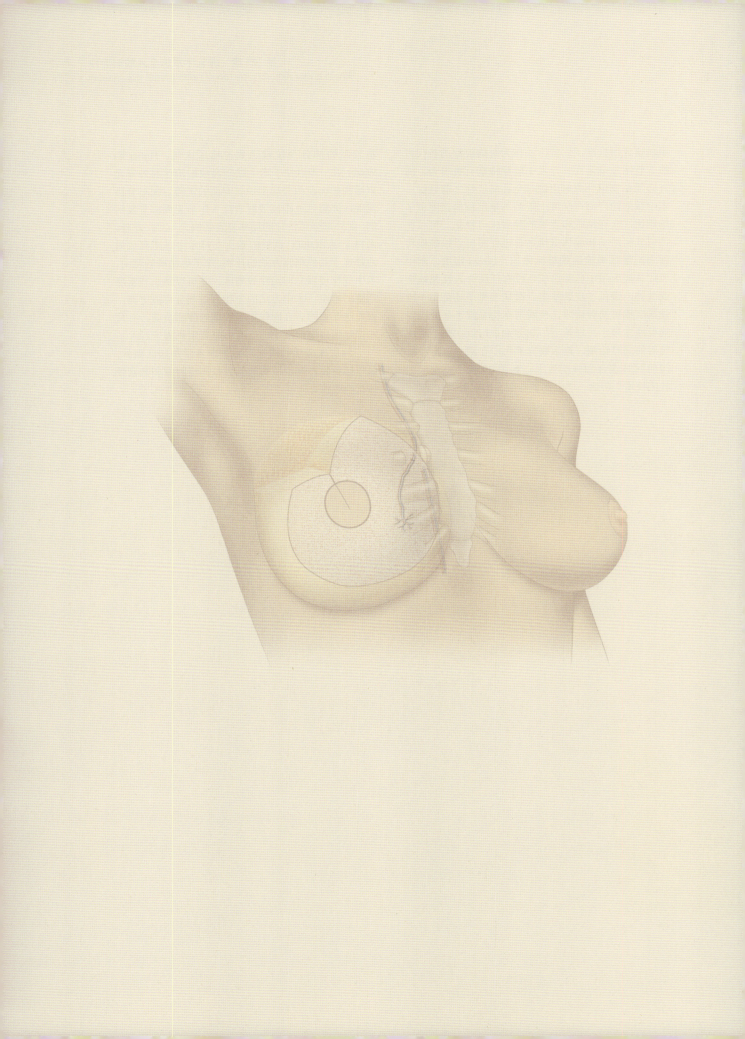

第九篇

淋巴结移植技术
Techniques for lymph node transfer

第 31 章　带血管蒂的淋巴结组织移植
Transfer of vascularized lymph node tissue ····················· 408

第 31 章　带血管蒂的淋巴结组织移植

Transfer of vascularized lymph node tissue

本章概要　与广泛的皮肤切除和吸脂等传统的治疗方法相比，近年治疗淋巴水肿的主流方式是淋巴管旁路技术，腹部游离皮瓣乳房重建时连接在皮瓣上的腹股沟淋巴组织同时移植，或带血管蒂的淋巴结移植。每个外科医生所掌握的和应用的技术方法都不一样。然而，这一领域的不断发展对改善乳腺癌术后淋巴水肿的破坏性影响非常有效，并将持续发展。最近提出的在肿瘤切除和淋巴结清扫时即刻的淋巴通道修复，可以显著降低淋巴水肿的发生率和II期手术修复的需要。

一、我们的方法（中国台湾地区）

Chieh-Han John Tzou　Ming-Huei Cheng　著

（一）带血管蒂的淋巴结瓣移植的研究背景

带血管蒂的淋巴结瓣移植是治疗淋巴水肿的一项外科技术，在保守治疗无效后可以尝试应用[1-3]。带血管蒂的淋巴结瓣转移的原理是重建通道使淋巴液分流到静脉系统，从而减少患肢的淋巴液积聚[1-6]。

（二）带血管蒂的淋巴结瓣移植的机制及放置

组织学上的进展性淋巴功能下降和远端淋巴集合管减少[7, 8]，是由于近端损伤后淋巴管的收缩能力丧失[9]和瓣膜功能中断[10]。这将导致远端淋巴泵功能丧失，淋巴液回流到毛细淋巴管、淋巴管和间质组织，进而导致继发的瓣膜反流和双向淋巴回流[11]。这些变化在临床上表现为凹陷性水肿，在四肢（远端）重力依赖的部位更为明显[12]。

带血管蒂的淋巴结瓣移植治疗淋巴水肿的机制可能有两种。第一，诱导淋巴管生成[13-16]；第二，重建淋巴管道[1, 3, 17, 18]。因为阻塞性淋巴肿是由于丧失了向近端转运淋巴液的淋巴回流功能导致，所以理想的放置带血管蒂淋巴结瓣的受体位置应该是在患肢的远端（非解剖性）。这可以是上肢的手腕或下肢的脚踝[1, 3, 17, 19, 20]（图31-1）。实验和临床研究证实，淋巴液可以被非解剖放置的带血管蒂淋巴结瓣从间质引流到淋巴结，再到皮瓣的蒂静脉[21]。

（三）带血管蒂淋巴结瓣的选择

带血管蒂的淋巴结瓣中的淋巴结数目越多，越能有效地减轻淋巴肿[22, 23]。多普勒超声显示，颏下瓣淋巴结数量和密度与腹股沟瓣相当。尽管腹股沟瓣非常可靠，但有研究报道了近40%取带血管蒂的腹股沟淋巴结瓣患者术后会发生医源性下肢淋巴水肿[24]。这个原因让作者更喜欢取带血管蒂的颏下淋巴结瓣，同时因为术后瘢痕形成不明显[1, 2]，供区发病率极低，这对于大多数患者来说更容易接受[25]（图31-2）。

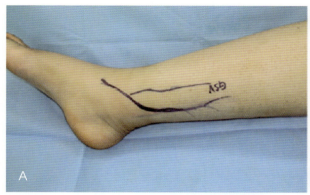
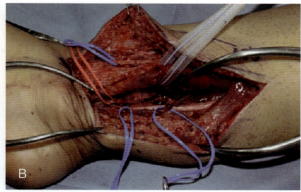
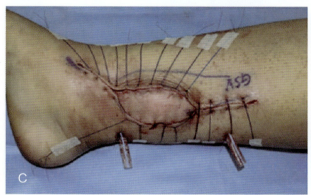

◀ 图 31-1　放置带血管蒂淋巴结瓣的受体位置

A. 术中标记皮肤切口和大隐静脉（GSV）；B. 解剖胫骨后血管：红线标记为胫骨后动脉，蓝线标记为胫骨后静脉，引流管标记为胫骨后肌；C. 植入带血管蒂的颏下淋巴结瓣

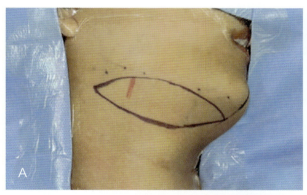
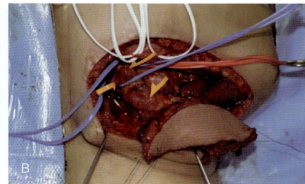
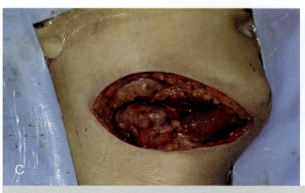
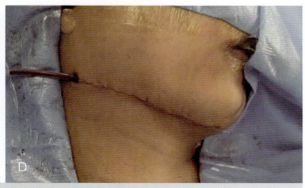

▲ 图 31-2　带血管蒂的颏下淋巴结瓣

A. 术中标记带血管蒂的颏下淋巴结瓣，点为下颌骨，红色标记为面动脉；B. 解剖颏下皮瓣，白线标记为面神经下颌缘支，蓝线标记为面静脉远、近侧支，红线标记为面动脉，黄色箭为肉眼可见的淋巴结；C 和 D. 皮瓣取出后的软组织缺损，直接缝合后的瘢痕可隐藏于下颌骨下

（四）带血管蒂的淋巴结移植的效果

术后 9～56 个月的随访显示，肢体周径测量值持续降低，下肢周径缩小率为 35%～64%[2, 26]，上肢周径缩小率为 24%～50%[1, 6, 26]（图 31-3）。此外，蜂窝织炎的发生率降低超过 80%（11/13）[6]。

（五）结论

带血管蒂的腹股沟淋巴结瓣移植或颏下淋巴结瓣移植，是循证医学证实治疗保守治疗无效的持续性四肢淋巴水肿的一种有效方法。上肢周径缩小率为 24%～50%。

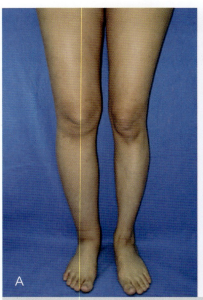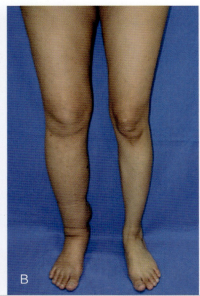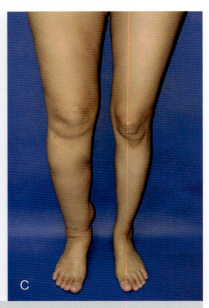

▲ 图 31-3　患者 10 年前行吸脂术后出现右下肢淋巴水肿，伴反复蜂窝织炎，每年 5 次。近 5 年接受过综合减压治疗，遂接受带血管蒂的颏下淋巴结移植
A. 术前照片；B. 术后 3 个月，膝关节上、下径还原率为 5% 和 2%；C. 术后 12 个月，膝关节上径和膝关节下径还原率分别为 20% 和 12%。术后未使用压迫措施

参考文献

[1] Cheng MH, Chen SC, Henry SL, Tan BK, Chia-Yu Lin M, Huang JJ. Vascularized groin lymph node flap transfer for postmastectomy upper limb lymphedema: Flap anatomy, recipient sites, and outcomes. *Plastic and Reconstructive Surgery*. 2013;131(6):1286–1298.

[2] Cheng MH, Huang JJ, Nguyen DH, Saint-Cyr M, Zenn MR, Tan BK et al. A novel approach to the treatment of lower extremity lymphedema by transferring a vascularized submental lymph node flap to the ankle. *Gynecologic Oncology*. 2012;126(1):93–98.

[3] Becker C, Assouad J, Riquet M, Hidden G. Postmastectomy lymphedema: Long-term results following microsurgical lymph node transplantation. *Annals of Surgery*. 2006;243(3):313–315.

[4] Campisi C, Davini D, Bellini C, Taddei G, Villa G, Fulcheri E et al. Lymphatic microsurgery for the treatment of lymphedema. *Microsurgery*. 2006;26(1):65–69.

[5] Chang DW. Lymphaticovenular bypass for lymphedema management in breast cancer patients: A prospective study. *Plastic and Reconstructive Surgery*. 2010;126(3):752–758.

[6] Lin CH, Ali R, Chen SC, Wallace C, Chang YC, Chen HC et al. Vascularized groin lymph node transfer using the wrist as a recipient site for management of postmastectomy upper extremity lymphedema. *Plastic and Reconstructive Surgery*. 2009;123(4):1265–1275.

[7] Hara H, Mihara M, Seki Y, Todokoro T, Iida T, Koshima I. Comparison of indocyanine green lymphographic findings with the conditions of collecting lymphatic vessels of limbs in patients with lymphedema. *Plastic and Reconstructive Surgery*. 2013;132(6):1612–1618.

[8] Mihara M, Hara H, Hayashi Y. Pathological steps of cancer-related lymphedema: Histological changes in the collecting lymphatic vessels after lymphadenectomy. *PloS*

One*. 2012;7(7):e41126.

[9] Modi S, Stanton AW, Svensson WE, Peters AM, Mortimer PS, Levick JR. Human lymphatic pumping measured in healthy and lymphoedematous arms by lymphatic congestion lymphoscintigraphy. *Journal of Physiology*. 2007;583(Pt 1):271–285.

[10] Suami H, Pan WR, Taylor GI. Changes in the lymph structure of the upper limb after axillary dissection: Radiographic and anatomical study in a human cadaver. *Plastic and Reconstructive Surgery*. 2007;120(4):982–991.

[11] Mihara M, Hara H, Iida T. Antegrade and retrograde lymphatico-venous anastomosis for cancer-related lymphedema with lymphatic valve dysfuction and lymphatic varix. *Microsurgery*. 2012;32(7):580–584.

[12] Patel KM, Lin CY, Cheng MH. From Theory to Evidence: Long-Term Evaluation of the Mechanism of Action and Flap Integration of Distal Vascularized Lymph Node Transfers. *J Reconstr Microsurg*. 2014;31(1):26–30.

[13] Can J, Cai R, Li S, Zhang D. Experimental study of lymph node auto-transplantation in rats. *Chinese Medical Journal*. 1998;111(3):239–241.

[14] Lähteenvuo M, Honkonen K, Tervala T. Growth factor therapy and autologous lymph node transfer in lymphedema. *Circulation*. 2011;123(6):613–620.

[15] Rabson JA, Geyer SJ, Levine G, Swartz WM, Futrell JW. Tumor immunity in rat lymph nodes following transplantation. Annals of Surgery. 1982;196(1):92–99.

[16] Shesol BF, Nakashima R, Alavi A, Hamilton RW. Successful lymph node transplantation in rats, with restoration of lymphatic function. *Plastic and Reconstructive Surgery*. 1979;63(6):817–823.

[17] Saaristo AM, Niemi TS, Viitanen TP, Tervala TV, Hartiala P, Suominen EA. Microvascular breast reconstruction and lymph node transfer for postmastectomy lymphedema patients. *Annals of Surgery*. 2012;255(3):468–473.

[18] Sapountzis S, Singhal D, Rashid A, Ciudad P, Meo D, Chen HC. Lymph node flap based on the right transverse cervical artery as a donor site for lymph node transfer. *Annals of Plastic Surgery*. 2014;73(4):398–401.

[19] Gharb BB, Rampazzo A, Spanio di Spilimbergo S, Xu ES, Chung KP, Chen HC. Vascularized lymph node transfer based on the hilar perforators improves the outcome in upper limb lymphedema. *Annals of Plastic Surgery*. 2011;67(6):589–593.

[20] Althubaiti GA, Crosby MA, Chang DW. Vascularized supraclavicular lymph node transfer for lower extremity lymphedema treatment. *Plastic and Reconstructive Surgery*. 2013;131(1):133e–135e.

[21] Cheng MH, Huang JJ, Wu CW, Yang CY, Lin CY, Henry SL et al. The mechanism of vascularized lymph node transfer for lymphedema: Natural lymphaticovenous drainage. *Plastic and Reconstructive Surgery*. 2014; 133(2):192e–198e.

[22] Nguyen DH, Chou PY, Hsieh YH, Momeni A, Fang YH, Patel KM, Yang CY, Cheng MH. Quantity of lymph nodes correlates with improvement in lymphatic drainage in treatment of hind limb lymphedema with lymph node flap transfer in rats. *Microsurgery*. 2016;36(3):239–245.

[23] Gustafsson J, Chu SY, Chan WH, Cheng MH. Correlation between Quantity of Transferred Lymph Nodes and Outcome in Vascularized Submental Lymph Node Flap Transfer for Lower Limb Lymphedema. *Plast Reconstr Surg*. 2018;142(4):1056–1063.

[24] Vignes S, Blanchard M, Yannoutsos A, Arrault M. Complications of autologous lymph-node transplantation for limb lymphoedema *European Journal of Vascular and Endovascular Surgery: The Official Journal of the European Society for Vascular Surgery*. 2013;45(5):516–520.

[25] Patel KM, Chu SY, Huang JJ, Wu CW, Lin CY, Cheng MH. Preplanning vascularized lymph node transfer with duplex ultrasonography: An evaluation of 3 donor sites. *Plastic and Reconstructive Surgery Global Open*. 2014;2(8):e193.

[26] Patel KM, Lin CY, Cheng MH. A prospective evaluation of lymphedema-specific quality-of-life outcomes following vascularized lymph node transfer. *Annals of Surgical Oncology*. 2014;22(7):2424–2430.

二、我们的方法（欧洲）

Jaume Masià，Gemma Pons

Elena Rodríguez-Bauzà　著

当患者的淋巴系统仍有功能（吲哚菁绿淋巴显影提示淋巴管通畅），且腋窝区有大量纤维化组织或放射皮炎的征象时，可以运用淋巴结组织移植技术进行改善[1]。该手术是利用来自非危险供区的含有少量（3～6 个）淋巴结的带血管蒂的游离组织瓣来替代之前手术切除或损伤的腋窝淋巴结。原位放置的淋巴结可以像海绵一样吸收淋巴液并将其引导到血管网中和（或）移植的淋巴结可能诱发淋巴管生成[2]。

该手术的目的是用带血管蒂的游离组织瓣替换之前受损或切除的腋窝淋巴结，皮瓣中包含 3～6 个非危险供区的淋巴结。这种皮瓣通常由腹壁下浅表血管或旋髂浅表血管供应。因为移植失败率低，这个部位一般作为移植首选，且由于瘢痕位于隐藏区域，最终的美容效果亦令人满意。

术前使用 CT 血管造影评估这些淋巴结及其

411

血管蒂情况，并用相关坐标予以精确定位。深部淋巴结的数目和分布也需要充分评估，以确保这些被标记要被切除的淋巴结不会影响正常的下肢淋巴引流（图 31-4）。逆向淋巴定位技术现在被广泛用于避免不必要的腹股沟区域的前哨淋巴结切除，继而降低继发性淋巴水肿的发生率。

在手术之前，吲哚菁绿被注射到下肢的趾间区域来定位引流肢端的淋巴系统。最近有研究报道，这种方法减少了所取的皮瓣含有重要的功能性淋巴结的风险，因为摘除这些淋巴结可能导致医源性下肢淋巴水肿[3, 4]。

在取皮瓣前，同时也是在切开皮肤前，在腹股沟皱襞上方和下方潜在的淋巴引流区内选取 2～3 个点予以皮下注射 0.1～0.2ml ICG 和 0.2～0.4ml 2.5% 专利蓝 V 染料（Guerbet，Roissy-Charles-de-Gaulle，France），以便在术中更好地显露引流下腹壁的淋巴管和淋巴结。

在腹股沟区上方切取一块皮肤 - 脂肪 - 淋巴结皮瓣，其皮岛大小约为 8cm×4cm，向上仔细解剖其血管蒂直至股血管。

供区部位主要通过连续缝合予以闭合，避免任何无效腔形成，并向手术野喷洒组织密封胶，以降低血清肿发生的风险。在供区放置一个负压引流装置，直到引流量小于 15ml/d 再予以拔除，同时进行局部加压包扎 2～3 周（图 31-5）。

对腋窝的纤维结缔组织进行松解后，血管吻合通常在供体血管与旋肩胛血管之间进行。必须将淋巴结固定于腋窝顶位置，保证其与腋窝组织充分接触，因为这里是手臂的淋巴管的主要到达之处。

皮瓣中包绕淋巴结的脂肪组织和皮岛替代了腋窝区的纤维化组织，通过生理性的淋巴管 - 静脉分流途径促进淋巴吸收[5]。而且，皮岛使术后监测更容易（图 31-6）。

当需要同时处理淋巴水肿和使用腹部游离皮瓣进行乳房自体组织重建时，笔者首选拥有腹壁下动脉穿支和腹壁下浅动脉穿支双血管供应的含有淋巴组织的皮瓣，而在某些情况下甚至可以再进行淋巴管吻合。这是一种手术学上的称为全乳房解剖修复（图 31-7）。

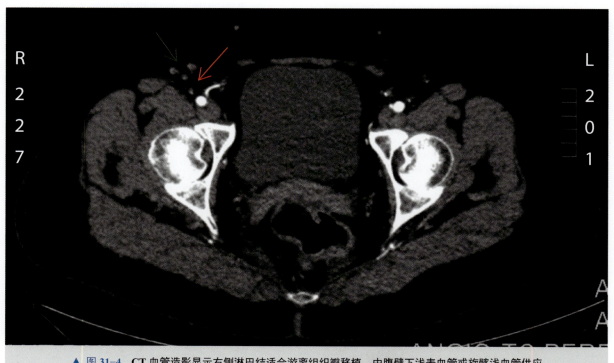

▲ 图 31-4　CT 血管造影显示右侧淋巴结适合游离组织瓣移植，由腹壁下浅表血管或旋髂浅血管供应

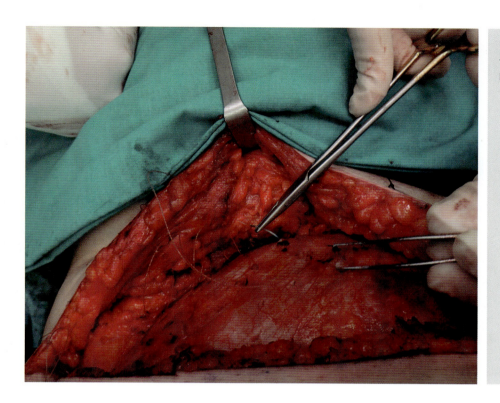

▲ 图 31-5　连续缝合闭合腹腔供区以减少血清肿的发生

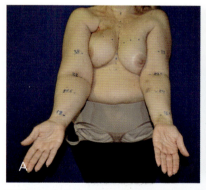

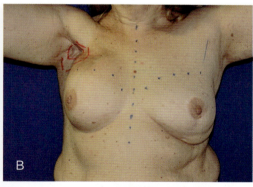

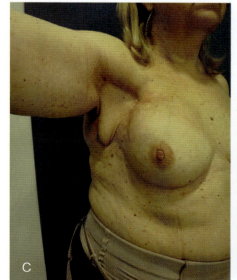

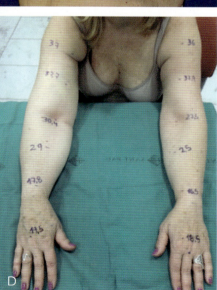

▲ 图 31-6　淋巴肿移植术前、术后图
A 和 B.65 岁左上肢 G_3 期继发性淋巴肿伴腋窝区严重挛缩患者的术前图像；C 和 D. 淋巴结移植术后受者腋窝区和上肢的术后图像

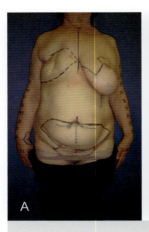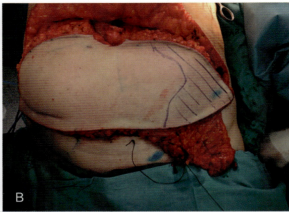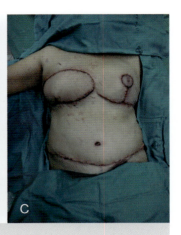

▲ 图 31-7　全乳房解剖修复

A.56 岁继发性上肢淋巴水肿及乳房切除术后遗症患者的术前图像；B. 包括淋巴结瓣在内的腹壁下深穿支皮瓣，同时重建乳房和治疗上肢淋巴水肿；C. 全乳房解剖修复术后的即刻图像

参考文献

［1］ Masià J, Pons G, Rodríguez-Bauzà E. Barcelona lymphedema algorithm for surgical treatment in breast cancer-related lymphedema. *J Reconstr Microsurg*. 2016;32(5):329–335.

［2］ Becker C, Assouad J, Riquet M et al. Postmastectomy lymphedema: Long-term results following microsurgical lymph node transplantation. *Ann Surg*. 2006;243:313–315.

［3］ Pons G, Masia J, Loschi P, Nardulli ML, Duch J. A case of donor-site lymphoedema after lymph node-superficial circumflex iliac artery perforator flap transfer. *J Plast Reconstr Aesthet Surg*. 2014;67(1):119–123.

［4］ Viitanen TP. Mäki MT, Seppänen MP et al. Donor site lymphatic function after microvascular lymph node transfer. *Plast Reconstr Surg*. 2012;130(6):1246–1253.

［5］ Miranda Garcés M, Mirapeix R, Pons G, Sadri A, Masià J. A comprehensive review of the natural lymphaticovenous communications and their role in lymphedema surgery. *J Surg Oncol*. 2016;113(4):374–380.

第十篇

乳头－乳晕复合体重建技术

Nipple-areola complex reconstruction

第 32 章　乳头－乳晕复合体重建技术

Nipple-areola complex reconstruction ·························· 416

第32章　乳头－乳晕复合体重建技术

Nipple-areola complex reconstruction

本章概要　　近年来乳头和乳晕重建技术集中用于防止乳头体积随着时间流逝而减小，这些方法可以多次重复使用，用来增强乳头突出程度。生物合成材料及移植软骨均被用作可长期维持乳头凸度的重建辅助材料。此外，三维文身由于其操作简单和效果良好（目前有越来越多的文身墨水颜色可供选择）正受到关注并逐渐成为新的乳头乳晕重建趋势。

一、乳头－乳晕复合体重建术（使用或不使用生物植入物）

Parisa Kamali, Winona Wu　Samuel J. Lin　著

（一）概述

乳头－乳晕复合体重建是乳房重建过程的最后阶段，对患者的总体满意度起着重要作用[1-3]。近年来乳头－乳晕复合体的重建技术已经有了长足的发展，从简单的文身发展到局部皮瓣和植入物移植技术[1, 3, 4]。

乳头－乳晕复合体位于乳房整体最突出的部位，是乳房的主要标志。乳头本身的高度约1cm或更多，其直径为4～7mm[1]。乳晕由乳头周围的有色皮肤组成，平均直径为4.2～4.5cm，但乳头－乳晕复合体的正常尺寸存在很大的个体差异。乳头－乳晕复合体的尺寸、质地和颜色等解剖结构在不同种族和个体之间都存在很大差异。此外，同一患者两侧乳房的乳头－乳晕复合体也经常存在明显的差异[4]。

乳头－乳晕重建术的目的是复制对侧乳房乳头－乳晕复合体的大小、形状、质地、突出程度和位置或术侧乳房自身的术前状况[4]。乳头－乳晕复合体的重建时机对于最终的美学效果至关重要。理想的重建时机是在最后一次乳房总体外形重建手术后3～5个月。这期间可使乳房重建手术造成的水肿和炎症消退，同时使重建后的腺体下沉到最终位置[5]。通常，乳头－乳晕复合体的重建可以在局部麻醉下在门诊安全地进行。

（二）乳晕重建

乳晕重建的主要挑战是重建后的乳晕需与天然乳晕的颜色和质地相近。最常用的重建技术包括皮肤移植、文身或组合使用这两种技术。皮肤移植应优先或在乳头重建时进行。目前，文身比传统的皮肤移植术更受欢迎，文身通常在乳头重建后的6～8周时进行。

1. 乳晕的皮肤移植

乳晕的皮肤移植具有带纹理、起皱的表面及色素沉着明显的优点，接近正常乳晕。可以从耳后、外阴、重建后多余的乳房皮肤、腹股沟或其他身体部位获取全层厚度的皮肤表皮移植物。

2. 文身

文身既可以单独用于重建乳晕，也可以与植皮技术结合使用。文身可以良好地匹配对侧

乳晕颜色，且本身引起疾病的发病率较低[4]。文身技术是通过文身机的针头将无菌色素注射至皮内。旋转针头组件的盖子可以调节颜料注射的深度。若注射太浅会导致颜料排出，而注射过深则会被机体的巨噬细胞吞噬，这都会导致颜料过早褪色。由于颜料有随着时间流逝而变浅的趋势，文身时所选颜色通常会比天然乳晕颜色暗 1～2 个色度。文身区域通常会在 3～5 天内结痂脱落。文身区域应使用含杆菌肽或其他抑菌成分的保湿剂。文身区域在结痂脱落之后可能会出现轻微的褪色，并且有许多患者在接下来的几个月中需要补色。

（三）乳头重建

尽管医学文献中描述了许多有关乳头重建的技术，但迄今为止尚无关于哪种技术更好的共识[6-14]。尽管文献中描述了多种可长期保持乳头形状和突出度的技术，但尚没有能够获得一致结果的研究[15]。最常使用的皮肤移植重建术后前 3 年约有 70% 的患者乳头突出度减少[1]。本节将介绍最常使用的通过皮瓣或植入物移植的乳头重建技术。

1. 滑板（skate）皮瓣

Skate 滑板皮瓣是用于乳头重建的一种流行较为流行的局部皮瓣移植技术，这是一种基于中心轴的设计。在适当的位置画出小圆圈（基底），用以表示新乳头的预计大小。该基底的切线长度应约为乳头直立高度的 3 倍。然后将该线分成三等分，将内部和外部的 2/3 折叠形成乳头侧壁。折叠好乳头侧壁后，连接基线的两端绘制一条半圆线，该线代表将来乳头的最大突出比例。然后将两个侧壁包括其深面的脂肪提起，在接近基底部时将乳头中心轴提起，并将两侧壁旋转到相对的位置上缝合。该乳头侧壁依靠它们皮肤内和乳头中心轴的血流供养。该皮瓣移植方法使用的覆盖皮肤供体可以是重建部位附近的皮肤，也可以是从腹股沟或其他合适区域收获的全厚度皮肤（图 32-1）。

2. 星形（star）皮瓣

星形皮瓣在设计中采用了与滑板皮瓣相似的原理，但不需要植皮。在绘制星形侧边的基线设计时，必须记住中央侧边的基地宽度决定了重建乳头的宽度。将两外侧边的皮肤连同皮下脂肪组织游离提起，中央侧边从远端向基底段游离时逐渐增加皮下脂肪的厚度，提起皮瓣后，将一个侧边沿乳头底部旋转并缝合到位，然后第二个侧边绕乳头旋转并将远端缝合在第一个侧边底部的前面。最后将中央侧边固定至重建乳头的顶部上方形成乳头的尖端。该方法使用近旁皮肤来重建（图 32-2）。

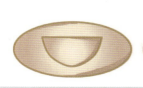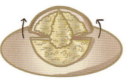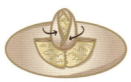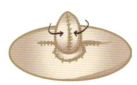

▲ 图 32-1　滑板皮瓣

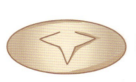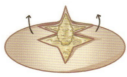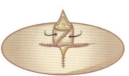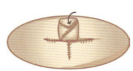

▲ 图 32-2　星形皮瓣

3. S 形皮瓣（双向对合皮瓣）

S 形皮瓣使用彼此相对可接收对面血供的两片皮瓣，S 形的中心表示新乳头的位置，两侧皮瓣的长度决定乳头的突出度。两侧皮瓣在游离时都带有皮下脂肪层以提供稳定的血供，并且为实现后期肿胀成形，需较为松散地缝合。两个皮瓣在旋转对合之前都要去上皮。最后可使用皮瓣所去的圆形上皮或移植皮肤用于乳晕重建（图 32-3）。

4. C-V 皮瓣

C-V 皮瓣结合了星形皮瓣和滑板皮瓣的特点，由两个 V 形皮瓣和一个 C 形皮瓣组合形成乳头。V 形皮瓣的宽度决定重建乳头的突出程度，而 C 形皮瓣的直径决定重建乳头及其顶部的直径。皮瓣的游离过程从 V 形皮瓣的边缘开始，向中心游离，最后游离 C 形皮瓣部分。注意 V 形皮瓣的外侧缘要薄一些，将两个 V 形皮瓣旋转对合缝合。将提供皮瓣的局部剩余皮肤直接缝合起来。最后将游离 C 形皮瓣时附带的皮下脂肪层用于丰富重建乳头的体积，并使乳头顶部在

缝合时保持圆形且固定在位（图 32-4）。

5. 钟形皮瓣

钟形皮瓣的设计结合了荷包式乳晕缝合器，可提供适当的乳晕突起。提起预备重建的乳头，并在皮下层次游离钟形皮瓣。皮瓣以倒扣结构覆盖于自身并进行缝合，为了重建乳头 - 乳晕复合体的最终突出度，可将尼龙缝线以圆形荷包缝合方式置于重建乳晕的皮肤下（图 32-5）。

（四）使用生物材料的乳头重建

由于传统的皮瓣重建乳头容易在较长时间之后失去突出度，目前已发展出一些向皮瓣重建乳头内添加生物材料的重建修复技术[6,16]。有研究描述了使用耳郭软骨移植和肋软骨移植来"支撑"乳头突出度的技术（图 32-6），但由于供体部位不健全导致该技术不常被使用[17,18]。在过去的几十年中出现了各种使用非自体组织来重建乳头和提供稳定突度的技术。在 2005 年，采用 AlloDerm 植入物进行二次乳头重建成为既往使用自体组织的替代方法[19]。在过去的几十

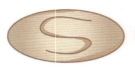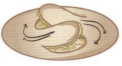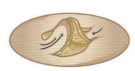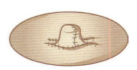

▲ 图 32-3　双向对合皮瓣

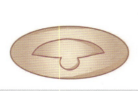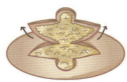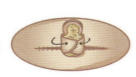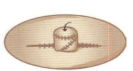

▲ 图 32-4　C-V 皮瓣

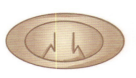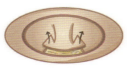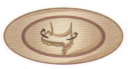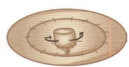

▲ 图 32-5　钟形皮瓣

年里，聚氨酯涂层硅胶植入物、透明质酸注射液和羟基磷灰石钙在改善乳头突出度上也得到了更广泛的应用 [16,20-22]。使用非自体组织重建

乳头的主要缺点是感染和压迫风险。图 32-7 至图 32-10 展示了一例使用无细胞基质来矫正乳头内陷的病例。

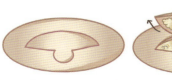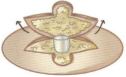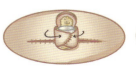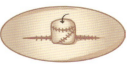

▲ 图 32-6　使用脱细胞真皮基质的乳头重建

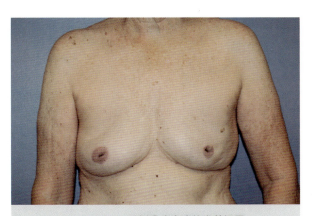

▲ 图 32-7　双侧乳头内陷的术前视图

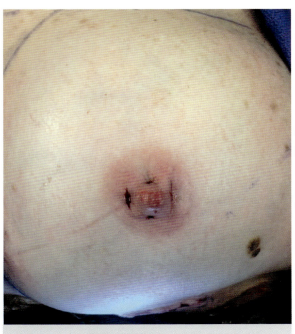

▲ 图 32-9　放置脱细胞真皮基质后闭合前的重建乳头

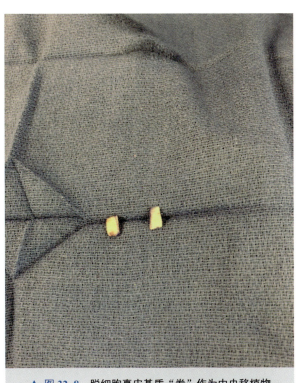

▲ 图 32-8　脱细胞真皮基质"卷"作为中央移植物

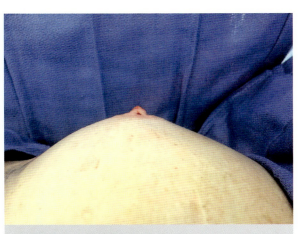

▲ 图 32-10　使用脱细胞真皮基质的乳头内陷矫正术后侧面观

419

参考文献

［1］ Nimboriboonporn, A., Chuthapisith, S. Nipple-areola complex reconstruction. *Gland Surgery* 2014;3:35–42.

［2］ Momoh, A. O., Colakoglu, S., de Blacam, C. et al. The impact of nipple reconstruction on patient satisfaction in breast reconstruction. *Annals of Plastic Surgery* 2012; 69:389–393.

［3］ Butz, D. R., Kim, E. K., Song, D. H. C-Y trilobed flap for improved nipple-areola complex reconstruction. *Plastic and Reconstructive Surgery* 2015;136:234–237.

［4］ Farhadi, J., Maksvytyte, G. K., Schaefer, D. J., Pierer, G., Scheufler, O. Reconstruction of the nipple-areola complex: An update. *Journal of Plastic, Reconstructive & Aesthetic Surgery*: JPRAS 2006;59:40–53.

［5］ Losken, A., Duggal, C. S., Desai, K. A., McCullough, M. C., Gruszynski, M. A., Carlson, G. W. Time to completion of nipple reconstruction: What factors are involved? *Annals of Plastic Surgery* 2013;70:530–532.

［6］ Tierney, B. P., Hodde, J. P., Changkuon, D. I. Biologic collagen cylinder with skate flap technique for nipple reconstruction. *Plastic Surgery International* 2014;2014:194087.

［7］ Chang, W. H. Nipple reconstruction with a T flap. Plastic and Reconstructive Surgery 1984;73:140–143.

［8］ Kroll, S. S. Nipple reconstruction with the double-opposing tab flap. *Plastic and Reconstructive Surgery* 1999; 104:511–514.

［9］ Shestak, K. C., Nguyen, T. D. The double opposing periareola flap: A novel concept for nipple-areola reconstruction. *Plastic and Reconstructive Surgery* 2007;119:473–480.

［10］ Eo, S., Kim, S. S., Da Lio, A. L. Nipple reconstruction with C-V flap using dermofat graft. *Annals of Plastic Surgery* 2007;58:137–140.

［11］ Gamboa-Bobadilla, G. M. Nipple reconstruction: The top hat technique. *Annals of Plastic Surgery* 2005;54:243–246.

［12］ Otterburn, D. M., Sikora, K. E., Losken, A. An outcome evaluation following postmastectomy nipple reconstruction using the C-V flap technique. *Annals of Plastic Surgery* 2010;64:574–578.

［13］ Tyrone, J. W., Losken, A., Hester, T. R. Nipple areola reconstruction. Breast Disease 2002;16:117–122.

［14］ Losken, A., Mackay, G. J., Bostwick, J., 3rd. Nipple reconstruction using the C-V flap technique: A long-term evaluation. *Plastic and Reconstructive Surgery* 2001; 108:361–369.

［15］ Lee, S., Jung, Y., Bae, Y. Immediate nipple reconstruction as oncoplastic breast surgery: The cigar roll flap with inner dermal core technique. *Aesthetic Plastic Surgery* 2015; 39:706–712.

［16］ Seaman, B. J., Akbari, S. R., Davison, S. P. A novel technique for nipple-areola complex reconstruction: The acellular dermal matrix onlay graft. *Plastic and Reconstructive Surgery* 2012;129:580e–581e.

［17］ Brent, B., Bostwick, J. Nipple-areola reconstruction with auricular tissues. *Plastic and Reconstructive Surgery* 1977;60:353–361.

［18］ Guerra, A. B., Khoobehi, K., Metzinger, S. E., Allen, R. J. New technique for nipple areola reconstruction: Arrow flap and rib cartilage graft for long-lasting nipple projection. *Annals of Plastic Surgery* 2003;50:31–37.

［19］ Nahabedian, M. Y. Secondary nipple reconstruction using local flaps and AlloDerm. *Plastic and Reconstructive Surgery* 2005;115:2056–2061.

［20］ Bernard, R. W., Beran, S. J. Autologous fat graft in nipple reconstruction. *Plastic and Reconstructive Surgery* 2003;112:964–968.

［21］ Evans, K. K., Rasko, Y., Lenert, J., Olding, M. The use of calcium hydroxylapatite for nipple projection after failed nipple-areolar reconstruction: Early results. *Annals of Plastic Surgery* 2005;55:25–29.

［22］ Lennox, K., Beer, K. R. Nipple contouring with hyaluronics postmastectomy. *Journal of Drugs in Dermatology*: JDD 2007;6:1030–1033.

二、乳头 – 乳晕三维文身

Vassilis Pitsinis   John R. Benson   著

（一）概述

乳房重建的最后阶段是重建乳头 – 乳晕复合体，通常这涉及永久性的人工改造。在患者乳房重建手术结束后，使用安全可靠的文身技术可以大大改善乳头 – 乳晕区域的整体外观。三维文身技术由于其操作的简单性和效果的优异性受到了普遍欢迎。身体形象的改善可提升患者心理状态，可以帮助改善性关系问题，增加乳房重建术后患者的自信心[1, 2]。乳头 – 乳晕文身不属于医学治疗，而是一种艺术形式，因此应该从美学和艺术的角度来看待它[3-5]。

（二）乳头 – 乳晕文身适应证

以下几种情况的患者可能从乳头 – 乳晕文身获益。

(1) 乳房重建手术后。

(2) 乳房缩小手术 / 乳房切除术后。

(3) 隆胸术后。

(4) 遮盖乳房瘢痕。

乳头－乳晕文身可以提供极佳的美学外观，并且可以让女性在伴侣面前自信地脱衣服展示她们的"新身体"。患者可能会担心文身的疼痛，但这是不必要的，因为重建的乳房皮肤本身感觉不敏感。乳头文身的最佳时间是乳头－乳晕重建后 6～8 周，重建部位皮瓣必须完全愈合并已移除所有非可吸收缝线后再尝试进行文身。

（三）禁忌证

对于所有既往有过敏史的患者，应在文身手术前 3～4 周常规进行过敏测试。这个可以用离散位置的针头刮擦完成，并在 24h 后检查是否有过敏。有风湿热和二尖瓣置换史的患者应接受预防性抗生素治疗，服用华法林的患者应转为低分子量肝素治疗。一些外科医生对于瘢痕体质的患者及在患者既往瘢痕部位进行文身持谨慎态度，因为文身用针难以穿透瘢痕 [6, 7]。妊娠的患者应该推迟文身至分娩后。对于患有针头恐惧症的患者需要额外的心理抚慰，并且可以在文身前使用局部麻醉药来麻醉皮肤。

（四）患者知情同意

应该在文身前谈话时让患者意识到乳头－乳晕文身效果的局限性，打消不切实际的期望。影像资料非常重要，但在每次文身前后拍摄照片时应取得患者同意。文身前后的影像资料可以帮助患者选择颜料颜色，同时可作为患者教育、技术培训、学术交流等重要的辅助资料。文身后发生感染的风险很低，很少发生乳晕下血管破裂出血。色素摄取不良可能需要多次文身，并且通常在相隔 6 周的两次文身中使用分层着色策略，而不是在单次文身时使用更多的色素，这可能会导致颜料过度沉积并迁移扩散到既定文身范围之外 [8]。

（五）设备

进行乳头－乳晕文身所需的基本设备包括

微型色素沉着装置（图 32-11），各种类型和样式的针头及一系列肤色颜料。文身针头由镍制成，存放于各种尺寸的一次性包装盒中。文身应在无菌环境下操作，故应提供无菌手套、皮肤消毒剂和必要的遮挡。

1. 颜料

医用文身的颜料是非合成的含铁天然色素沉积物（图 32-12），种类繁多（图 32-13）。医生应该始终记住患者的皮肤色号，选择稍浅的颜色来绘制乳头，稍深的颜色，即较乳头颜色稍暗一度的粉红色来绘制乳晕。初学者很难混合不同的肤色颜料，这需要大量经验和实践，因此简洁行事至关重要 [9]。

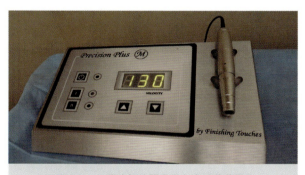

▲ 图 32-11　最流行的医用微色素沉着装置之一

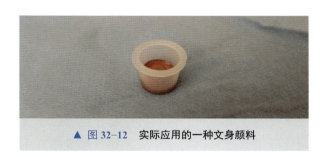

▲ 图 32-12　实际应用的一种文身颜料

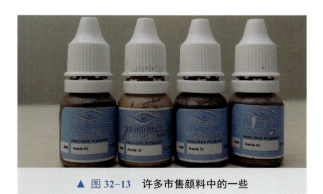

▲ 图 32-13　许多市售颜料中的一些

2. 针头

相比于文身颜料，文身针头有各种商品型号（图 32-14）。它们通常由一组镍尖钉（通常为 3～7 根）固定于一次性针筒中，使其适配微色素沉着设备，作为设备末端探针使用。这种文身针头可使颜料在真皮层有效渗透并在适当深度的皮肤内保持色素沉积。

文身针头主要可分为：①针尖聚集在一起的圆形针（适用于乳头）；②针尖排列成涂料刷状的扁平针（适用于乳晕等面积较大平面）。

（六）方法

为了获得更好的美观效果，文身最好从乳头开始朝着乳晕进行。沿同心圆方向纹是最有效常用的，也可以前后往返文身。文身笔的振动频率可设置为每分钟 130～140 次，将颜料稀释 50%，文身笔保持 45° 角倾斜以最大限度地减少颜料渗漏。绘制乳头时可采用小同心圆方向从乳头底部向内文，在乳头中央留出一定的颜色较浅的区域以突出三维立体视觉（图 32-15）。随后将类似的圆形同心扩大或稍左右移动用于绘制乳晕，淡化外周以提供更自然的乳晕边缘外观（绘制乳晕外部边界时需避免踌躇往复，以免乳晕轮廓过硬不自然）[3-5, 10]。在乳头周围留有光晕可以产生三维突起的效果（图 32-16）。

在文身完成后可使用少量敷料覆盖，这有助于文身区域风干。敷料可使用一块干纱布放置于薄层凡士林上防止粘连，并在患者回家后及早取出，使文身区域在最初的 24h 内尽可能多地风干。

（七）总结

乳头－乳晕三维文身的光学效果可以大大提升重建乳头－乳晕复合体的外观。这有助于乳房重建患者恢复身体形象，降低性相关不健全发病率，并提高患者的整体满意度[9]。由于

皮肤植入后色素会发生变化，不可避免地会出现一定程度的褪色，通常每 2～3 年需要进行 1 次补色[11, 12]。临床护理从业人员在适当的培训后也可以成功地进行乳头文身操作，他们同样也可以参与重建乳房术后扩张器的填充或皮瓣移植供体部位血肿的抽吸[1, 13]。

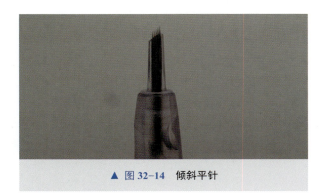

▲ 图 32-14　倾斜平针

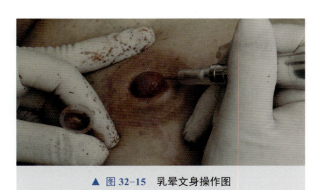

▲ 图 32-15　乳晕文身操作图

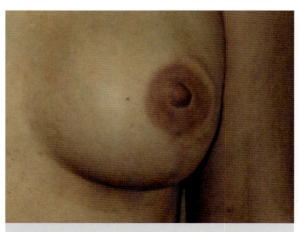

▲ 图 32-16　在乳头周围用适当的 3D 晕环效果完成的文身

参考文献

[1] Clarkson JH, Tracey A, Eltigani E, Park A. The patient's experience of a nurse-led nipple tattoo service: A successful program in Warwickshire. *J Plast Reconstr Aesthet Surg*. 2006;59:1058–1062.

[2] Kesselring UK. The use of intradermal tattoo to enhance the final result of nipple-areola reconstruction [letter]. *Plast Reconstr Surg*. 1987;79(2):303.

[3] Becker H. The use of intradermal tattoo to enhance the final result of nipple-areola reconstruction. *Plast Reconstr Surg*. 1986;77:673–676.

[4] Drever JM. Tattooing the reconstructed areola without a tattoo machine.[letter]. *Plast Reconstr Surg*. 1988;81(6):995–996.

[5] Becker H. Nipple-areola reconstruction using intradermal tattoo. *Plast Reconstr Surg*. 1988;81:450–453.

[6] Yactor AR, Michell MN, Koch MS, Leete TG, Shah ZA, Carter BW. Percutaneous tattoo pigment simulating calcific deposits in axillary lymph nodes. *Proc (Bayl Univ Med Cent)*. 2013;26:28–29.

[7] Honegger MM, Hesseltine SM, Gross JD, Singer C, Cohen JM. Tattoo pigment mimicking axillary lymph node calcifications on mammography. *AJR Am J Roentgenol*. 2004;183:831–832.

[8] Spear SL, Convit R, Little JW. Intradermal tattoo as an adjunct to nipple-areola reconstruction. *Plast Reconstr Surg*. 1989;83:907–911.

[9] Spear SL, Arias J. Long-term experience with nipple-areola tattooing. *Ann Plast Surg*. 1995;35:232–236.

[10] Yoshizawa H. Hepatocellular carcinoma associated with hepatitis C virus infection in Japan: Projection to other countries in the foreseeable future. *Oncology*. 2002;62 Suppl 1:8–17.

[11] Levites HA, Fourman MS, Phillips BT et al. Modeling fade patterns of nipple areola complex tattoos following breast reconstruction. *Ann Plast Surg*. 2014;73 Suppl 2:S153–S156.

[12] Halvorson EG, Cormican M, West ME, Myers V. Three-dimensional nipple-areola tattooing: A new technique with superior results. *Plast Reconstr Surg*. 2014;133:1073–1075.

[13] Potter S, Barker J, Willoughby L, Perrott E, Cawthorn SJ, Sahu AK. Patient satisfaction and time-saving implications of a nurse-led nipple and areola reconstitution service following breast reconstruction. *Breast*. 2007;16:293–296.

编 者 按

将功能性的淋巴结组织移植到先前淋巴阻塞的区域，是一种有希望治疗乳腺癌患者持续性上肢淋巴水肿的方法。该技术是通过手术植入含有少量淋巴结的血管化游离组织瓣，一方面可以吸收淋巴液使其转移至血管网，另一方面可以诱导组织内新生淋巴管形成。最常用的供体部位是基于浅表腹壁下区或旋髂浅动脉的腹股沟皮瓣。高达40%的病例出现供体部位并发症的潜在问题促使人们开始探索可能的替代供体部位。Tzou博士和Cheng博士描述了使用颏下淋巴结皮瓣皮质的病例，他们认为这些皮瓣移植后瘢痕不明显，供体并发症也少，对于大多数患者来说是可接受的。此外，颏下淋巴结的数量和密度与腹股沟皮瓣相当，这对于通过使用移植淋巴结来减少淋巴水肿的疗效很重要。

无论选择哪个供体部位，血管化的淋巴结瓣都应与旋肩胛血管的相应分支吻合。将移植的淋巴结瓣放置在腋窝顶端，有利于移植的淋巴结组织与上肢传入淋巴管之间重建淋巴通道。Masia博士及其同事提出了一种同时采集带有皮肤和淋巴结的腹部皮瓣用以即刻重建乳房的新方法。这是一个包含下腹部血管翳和淋巴结的复合双血管皮瓣，作者称之为T-BAR的全乳房解剖重建概念。

淋巴结移植后上肢淋巴水肿的减少率为24%～50%，适合于在保守治疗上肢淋巴水肿失败后使用。通过吲哚菁绿淋巴造影可以提示淋巴管功能状态，早期干预可以提高淋巴结瓣移植的成功率。

尽管许多女性拒绝重建乳头－乳晕复合体，但对于其他女性来说这就像"蛋糕上的樱桃"，在心理上是重建过程的一个重要方面。正如Lin博士指出的，患者的满意度并不取决于乳头－乳晕重建的细节，而是在重建乳房的中央有东西构成了原始的乳房标志。乳头－乳晕重建技术已经开始全面推广，新的三维文身方法优于传统的局部皮瓣移植方法。从最初的简单文身，到随后采用各种局部皮瓣和植入物移植来实现乳头的持久突起并区分乳头和乳晕。近年来，乳头－乳晕复合体三维文身逐渐流行，它使用一系列贴近皮肤颜色的颜料在视觉上实现如同手术重建的效果。综合使用多种颜料颜色有助于创建乳头－乳晕复合体，其在尺寸、形状、颜色和位置方面与自然颜色均相近（无法形成实际的纹理，但三维文身可以造成乳头底部阴影的错觉）。

一些外科医生倾向于在初次乳房重建结束后立刻重建乳头－乳晕复合体，然而，让重建乳房沉降 6 个月后（特别是在放疗结束后）再重建乳头－乳晕复合体更为明智。这可以使乳头－乳晕复合体位于最佳位置上，否则可能错开重建乳房皮肤上乳头－乳晕复合体应在的位置。乳头重建技术有很多种，但没有任何一种方法具有显著优势。外科医生的个人偏好会影响重建方法的选择，无论采用哪种局部麻醉下进行的重建技术，都有超过 2/3 的病例会经历乳头突起的丧失。滑板皮瓣仍然是一种比较流行的方法，它塑造了一个形状良好的乳头为中心轴，有助于保持乳头突起。乳晕重建最常见的方式是在乳头重建后 2 个月左右通过文身进行。如果患者希望重建自然乳晕的质地，那么可以从耳后和外阴等区域取全厚皮瓣覆盖移植。在过去的几十年里，人们对植入非自体组织来改善乳头突出度的美容效果和耐久性产生了兴趣。用于植入的材料包括同种异体真皮、聚氨酯涂层硅胶、透明质酸和羟基磷灰石钙，所有这些植入物都有发生感染和排斥反应的风险。由于这些风险，许多患者选择文身作为手术重建的最终选择，或者仅仅只做乳晕重建。手术重建的乳头或乳晕可在术后 6～8 周进行文身来与对侧乳头乳晕的颜色相匹配。尽管不能让患者对文身抱有不切实际的期望，但三维文身的确可以产生以假乱真的视觉效果，大大增强重建乳头－乳晕复合体的美感和改善重建患者的身体形象，减轻她们在伴侣面前赤身裸体时的焦虑，并可以降低性相关疾病的发生率。

第十一篇

乳腺外科医生的专科培训

Training—breast surgery as a specialty

本篇概要 肿瘤整形手术包括乳腺癌的手术根除和重建两方面，要求现代肿瘤整形外科医生必须将乳房肿瘤学知识与技术能力相结合，以实现乳房的重塑和重建。随着提供上述核心抗癌知识和技能的最佳学习方法的不断发展，相关的培训计划必定会在更广泛的外科课程中影响乳房外科的地位。在英国、美国和大洋洲，乳腺手术属于普外科的范畴，而在欧洲大陆和亚洲部分地区，它却是妇科手术的分支。重建通常是与整形外科医师联合进行的手术，但是真正的"肿瘤整形外科医师"具有更明显的优势，他们同时掌握了肿瘤学的需求和重建时机，可以提供完善的治疗方案。跨专业培训计划正在培养越来越多的肿瘤整形外科医生。对不具备肿瘤整形能力的医生，应与整形外科医生一起提供完善的重建服务，包括部分和整个乳房重建的方方面面。接受正规抗癌治疗培训的乳房外科医生应采用灵活的方法与整形外科同事合作，以最佳的技能组合来确保患者的利益。

第 33 章　现代乳腺外科医生的专业性
　　　　　Timing of reconstruction ················· 426

第 34 章　乳腺外科专业培训体系
　　　　　Breast surgical training ················· 430

第 33 章　现代乳腺外科医生的专业性

The modern specialist breast surgeon

Sue Down, Ismail Jatoi　John R. Benson　著

一、概述

乳腺手术需要独特的技术技能和属性，并且在过去的 25 年中已成为普外科的亚专科。随着乳腺癌发病率的上升，肿瘤整形外科技术的发展以及患者对治疗和预后期望的提高，推动了乳腺外科的亚专业化。现代的专业乳腺外科医师必须具备广泛的专业知识，包括对肿瘤学、放射学、乳腺外科及对整形外科相关原理和实践的理解和掌握。此外，他们还必须具备出色的团队合作、沟通和临床决策能力。

新辅助疗法在乳腺局部晚期疾病的日益广泛应用，提高了保乳治疗的成功率。同时需要乳腺切除患者的比例逐渐降低，以及对即刻或延迟乳房重建的需求增加与肿瘤整形技术的发展相吻合。后者涉及利用由整形外科医生开发的外科技术来对乳房进行整形，随之乳腺外科医生在肿瘤学安全性要求下对接受保乳治疗患者进行更广泛的切除。

应该对所有新诊断的乳腺癌病例进行多学科讨论，包括医学肿瘤学、放射学、病理学、整形外科及其他相关专业，以确保完善的治疗方案和针对患者具体需求的个体化治疗计划。手术治疗必须最大化保证切缘阴性，以降低局部复发风险的可能性，同时兼顾足够满意的良好美容效果。既要根除所有局部疾病，同时保留乳房组织以获得最佳美容效果，是肿瘤外科和整形外科基本目标的先天冲突，也是进行整形乳腺手术面临的挑战，所有手术人员都必须兼顾肿瘤学和美学目标，以实现最佳的患者治疗效果。针对临床上所有现有并可以适用的重建技术的选择应基于患者的需要和愿望，而不是外科医生的偏爱。

二、乳房肿瘤整形手术的安全性

肿瘤整形手术旨在切除癌症组织后能保留或增强乳房的自然外观。可以采用诸如脂肪转移之类的技术来纠正由于在稍后阶段进行手术和（或）放射疗法而引起的轻微缺陷，但越来越多的医生认为乳房畸形的预防比治疗更可取。

最初，人们担心为了美容目的而尽量减少切除乳腺组织体积可能会损害肿瘤学预后。然而，迄今为止尚无证据表明肿瘤整形保乳手术与更少达到阴性切缘或者增加再切除率有关[1, 2]。相反，由于在肿瘤整形手术中可以移除更多的腺体组织，即使是较大的肿瘤也可以在第一次手术时达到边缘阴性的要求。阴性切缘并不意味着剩余的乳房组织中不存在肿瘤残留，而是意味着肿瘤的残留负担可以通过辅助治疗（放疗和化疗/内分泌治疗）来加以控制。局部复发的发生是由手术、肿瘤生物学、放射线和全身疗法共同影响的[3]。"移位"技术会使乳房体积整体减少，同时能通过优化乳房位置和减少剂量不均匀性来增强放疗的效果。

但是，对于乳腺癌肿瘤整形技术，仍存在未解决的争议，包括：①腺体位移后如何确定阳性切缘；②精确定位瘤床以进行放射治疗；③安全保留乳房的大小上限[4]；④以皮瓣为基础的两阶段局部乳腺重建的放疗顺序。进一步

的随访研究会有助于阐明这些问题。

三、乳房重建的安全性

乳房重建时需要考虑的关键问题是保留乳房皮肤包膜后的肿瘤学安全性及可植入设备可能引起的并发症。保留乳房皮肤的技术已被广泛用来改善重建后的美容效果，而且从疾病复发而言，只要不是炎性乳癌或者肿瘤直接浸润皮肤，这一技术已被确认是安全的 [5]。保留皮肤技术的进一步发展是保留乳头的乳房腺体切除术，它可以进一步提高美学效果。然而，保留乳头 – 乳晕复合物的安全性尚未得到完全证实，故而仅针对距乳头 – 乳晕复合物有一定距离且相对较小的肿瘤或作为预防性手术有选择地实施 [6]。尽管在不保留腺体组织的情况下，从乳房实质中解剖出皮肤和皮下组织是可行的，但是因为主要的乳腺导管最终汇聚在乳头上，所以乳头 – 乳晕复合物并非如此，而且乳晕虽然很容易和下面的乳腺组织解剖分离，但是必须保留一薄层乳腺组织以确保乳头 – 乳晕复合物的血运。

四、研究成果资料

2012 年，英国乳腺外科协会制订了肿瘤整形乳腺外科手术的最佳实践指南 [7]。该指南详细介绍了 25 个关键质量标准的建议，涵盖了肿瘤整形乳腺外科手术的各个方面，包括术前计划、术后护理、并发症发生率、教育培训和患者满意度结果。指南是基于对英国国家乳房切除和重建术研究成果的审核 [8]，这些研究发现明确了乳房手术实践中存在明显的地域差异、意外的高并发症发生率及乳房重建后的术后疼痛控制不佳。

所有专业的乳腺外科医师应保留所有进行手术的个人记录，包括并发症发生率、肿瘤学结果数据和患者满意度（使用经过验证的工具评估，如 MSKCC 开发的 BREAST-Q[9]）。除了质量保证之外，当有多个术式可供选择时，知情同意沟通中上述特定的结果数据可以帮助患者做出决策。

五、持续性专业化发展

乳腺手术的发展日新月异，外科医生必须确保定期更新相关知识和技能基础。已有数个公认的抗肿瘤协会提供有关方面的最新和最佳实践的信息。外科医生可以参加一系列的肿瘤整形外科培训班，并前往其他机构获得新技术的宝贵动手经验，从而进一步完善自己的实践能力（图 33-1）。当前用于外科手术模拟的模型开发将有助于训练更复杂的肿瘤整形技术。

除了临床职责外，乳腺外科医师还可以选择保持或发展对相关领域的兴趣，如医学教育、临床管理或研究，有很多机会参与地区或国家级的癌症网络及成为包括指定大学在内的专业组织的董事会或委员会成员的机会。

在英国，外科医生必须表现出对持续性专业化发展和质量改善活动的承诺，因为这些都与他们的个人临床实践有关。这些是保持监管机构的专业认可的基本要求，并通过年度评估过程和 5 年 1 次的重新验证进行监控。

六、技术与媒体

乳腺外科是飞速发展的专业，经常会接触新的设备和技术，特别是一些用于乳房重建的新的可植入装置，为了支撑其使用会在有限的临床和科学评估下推向市场。

脱细胞真皮基质和合成网的引入显著拓宽了基于植入物使用的乳房重建的适应证和应用范围。然而在这种外科手术热情的背景下，由于在较短时间内出现的安全问题，一些装置已被正式从临床使用中撤回。我们应采取更明智的做法，以在临床试验范围之外采用新技术。

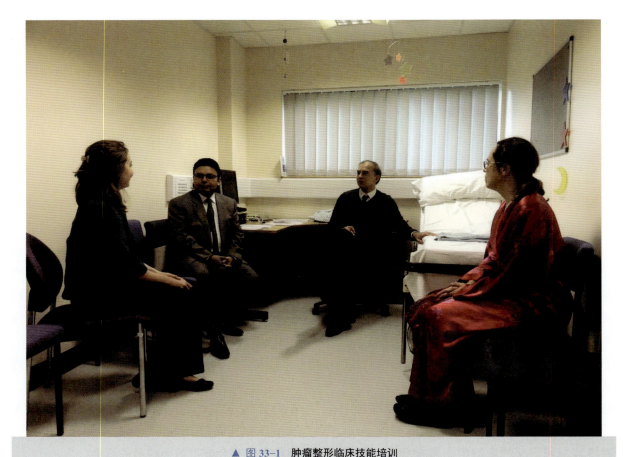

▲ 图 33-1　肿瘤整形临床技能培训

在试用新设备时，必须维护一个全面的数据库，以便对选择标准、并发症和结果指标进行后续分析。地方注册管理机构可以相互关联，并构成国家乃至全球注册管理机构的一部分。

技术进步为优化手术技术和规划提供了稳定的新工具。图像引导的较小乳腺病变的经皮切除术目前已广泛应用，并且生物阻抗光谱术正在评估中，以进行术中切缘的评估和降低再切除率。

社交媒体的广泛使用以及在线患者博客 / 社区的存在，导致患者越来越了解治疗方案，并且对结果的期望值越来越高，现代乳腺外科医师必须更多地参与共同的决策过程（而不是"家长制"）。他们应该意识到不切实际的期望，并将他们的患者引导到授权的网站以获取准确和平衡的信息。此外，现在有几种工具可用于帮助患者决策，包括 3D 乳房模拟工具，可提供视觉上近似术后美学效果的工具。

七、结论

随着乳腺癌治疗的进展，患者现在存活时间更长，同时期望值也相应提高。存活率的提高会影响与健康相关的生活质量，医护人员必须共同努力以确保最佳的肿瘤学、美容和功能结局。外科医生必须平衡患者的肿瘤预后和美容需求，并准备好不断面对新的挑战。老年乳腺癌患者的人数也在增加，应按年龄排序对合适的人进行肿瘤整形手术。经历了肿瘤塑形的乳房保护或乳房重建的女性可能需要进一步的手术干预，以治疗晚期并发症或增强乳房的美感。合理的初始乳腺癌治疗计划可以帮助我们最大限度地提高肿瘤学和美容效果，并最大限度地减少将来进行矫正手术的需要。

参考文献

[1] Chakravorty, A., Shrestha, A. K., Sanmugalingam, N., Rapisarda, F., Roche, N., Querci della Rovere, G., and MacNeill, F.A. How safe is oncoplastic breast conservation? Comparative analysis with standard breast conserving surgery. *European Journal of Surgery Oncology* 2012; 38: 395–398.

[2] Down, S. K., Jha, P. K., Burger, A., and Hussien, M. I. Oncological advantages of oncoplastic breast-conserving surgery in treatment of early breast cancer. *The Breast Journal* 2013; 19: 56–63.

[3] Morrow, M., Harris, J. R., Schnitt, S. J. Surgical margins in lumpectomy for breast cancer, bigger is not better. *New England Journal of Medicine* 2012; 367: 79–82.

[4] Mansell, J., Weiler-Mithoff, E., Martin, J., Khan, A., Stallard, S., Doughty, J.C., and Romics, L. How to compare the oncological safety of oncoplastic breast conservation surgery—To wide local excision or mastectomy? *The Breast* 2015; 24(4): 497–501.

[5] Patania, N., Devaliaa, B. H., Andersona, C. A., and Mokbela, K. Oncological safety and patient satisfaction with skin-sparing mastectomy and immediate breast reconstruction. *Surgical Oncology* 2008; 17(2): 97–105.

[6] Vase, M. Ø., Friis, S., Bautz, A., Bendix, K., Sørensen, H. T., and d'Amore, F. Breast implants and anaplastic large-cell lymphoma: A Danish population-based cohort study. *Cancer Epidemiology Biomarkers and Prevention* 2013;22(11):2126–2129.

[7] Oncoplastic Breast Reconstruction: Guidelines for Best Practice, 2012. ABS/ BAPRAS. https://associationof-breastsurgery.org.uk/media/1424/oncoplastic-breast-re-construction-guidelines-for-best-practice.pdf (Accessed December 3, 2018).

[8] National Mastectomy and Breast Reconstruction Audit, Fourth Annual Report—2011. https://digital.nhs.uk/data-and-information/publications/statistical/national-mastectomy-and-breast-recon struction-audit-annual-report/national-mastectomy-and-breast-reconstruction-audit-fourth-annual-report-2011 (Accessed December 3, 2018).

[9] Breast Q: Breast Cancer, Memorial Sloan Kettering. http://qportfolio.org/breast-q/ (Accessed December 3, 2018).

第 34 章　乳腺外科专业培训体系

Breast surgical training

一、美国培训系统

Melissa Anne Mallory　Mehra Golshan　著

（一）概述

既往的 20 年中，美国在乳腺外科培训方面发生了巨大变化。曾经作为普通外科医师的主要训练项目，但却没有专门高级培训的乳腺外科手术，现在已成为一种迅速发展的外科专业，并成为由外科肿瘤学会（Society of Surgical Oncology，SSO）管理和正式指导的乳腺外科肿瘤学研究基金的一部分。乳腺外科领域内的舆论领导者（其中许多人在特定于乳腺外科的研究基金出现前已接受过培训）在新的多学科培训范式的发展中发挥了作用。

在认识到乳腺外科是一个独特的亚专业之前，是通过一般外科住院医师计划提供乳腺疾病管理方面的培训。2003 年之前许多在美国接受教育的乳腺外科医师都遵循与普通外科医师相同的途径，在完成 4 年的医学院学业和 4 年的本科课程后，继续进行 5 年的常规外科住院医师分类培训计划。这些外科医生主要通过住院期间和临床实践的"在职学习"期间接受培训来获得乳腺手术方面的专业知识。最近，由于对乳腺疾病的复杂性有了更深入的了解，乳腺癌治疗的进展凸显了乳腺专家和多学科护理团队的作用。尽管现有的外科肿瘤学研究基金提供了一部分的高级乳腺疾病教育培训，但这些计划更主要集中在多器官肿瘤的管理上。随着研究表明乳腺手术工作量与结局存在很强的

相关性，对专业乳腺外科护理有意向的学员提供针对乳腺的培训的优点变得显而易见，并且对专业"乳腺外科医生"的需求也日益增加 [1, 2]。

为响应对乳腺专科培训需求的增长，SSO 制订了批准程序来认证新成立的乳腺研究基金计划。跨学科的乳腺外科研究基金指南由 3 个监督机构制定，包括 SSO、美国乳腺外科医师学会和美国乳腺疾病学会。2003 年，SSO 培训委员会有条件地批准了 33 项乳腺癌外科肿瘤学研究基金计划，随后开发了用于手术肿瘤学研究基金分配的计算机程序，以协助在 2004 年进行的第一届乳腺癌外科肿瘤学研究基金匹配 [3]。到 2015 年，共有 45 个已获批的研究基金项目，同时每年还会增加一个审查项目。

如今，专门从事乳腺外科手术的外科医生比既往拥有了更多的培训机会。尽管目前在美国不需要进行高级专业培训即可进行乳腺外科手术，但是外科医生仍然希望通过外科肿瘤学或乳腺肿瘤学奖学金以寻求进一步的高级培训。

（二）乳腺外科进修课程

乳腺肿瘤学研究金指南已发布在 SSO 的网站上（https://www.surgonc.org / wp-content / uploads / 2019 / 06 / 2019-Breast-Curriculum-and Training Requirements-Final.pdf）[4, 5]。SSO、美国乳腺外科医师学会和美国乳腺疾病学会共同制订了该指南，并于 2014 年进行了最新修订。奖学金包括在成功完成普外科住院医师培训计划并最终获得资格认证后，至少应接受 1 年

的多学科培训。培训主要是临床培训，包括手术和非手术的轮转，至少 2 个月的乳腺外科培训。培训员必须参加各种常规学习，包括会议、讲座、期刊俱乐部和教育课程，同时跨学科乳腺专科培训还需要涵盖医学肿瘤学、放射肿瘤学、放射学、整形和重建外科及康复学科的经历。理想情况下，培训员是通过轮转这些相关学科及参加会议、诊所和其他教学机会来获得必要的经验。临床培训要求包括积极参与乳腺外科手术、初始门诊评估、术前决策、围术期管理和患者随访，每 5 天至少有 1 天专门用于术前和术后门诊患者护理。SSO 网站上的"乳腺研究基金"部分（http://www.sso.com/）概述了自 2015 年 7 月 1 日起生效的乳腺癌外科肿瘤学研究金课程和最低培训要求（surgonc.org/docs/default-source/pdf/2014_breast_fellowship_course_training_requirements.pdf？ sfvrsn = 2）[4]。

（三）美国模式下的肿瘤整形手术

在美国，大多数乳腺外科手术是由具有一般外科手术背景的外科医生进行的，其中有一些接受过外科肿瘤学或乳腺外科肿瘤学的专门研究基金培训。首先，所有的乳腺癌外科医生都应在肿瘤学和美容效果之间取得平衡，这是重中之重。肿瘤整形外科由 Werner Audrescht 博士于 1998 年首次提出，其目标是主要通过组织重排技术将整形外科原理纳入乳腺肿瘤外科手术中[6]。回顾性研究和小规模研究表明，肿瘤整形方法既可以改善美学效果，又不损害接受保乳手术患者的肿瘤学预后，并可能将保乳适应证扩大到可能需要进行乳房切除术的患者[7-12]。尽管在肿瘤塑形技术的受益方面仍然存在争议，但美国的乳腺癌外科医师越来越多地接触到各种支持的声音。虽然目前肿瘤整形培训还未成为一般外科培训课程，甚至是乳腺研究基金计划中的正式部分，但是肿瘤整形培训仍在不断发展。尽管最新的乳腺研究基金指南要求进行一些肿瘤整形培训，但其所提供的有关肿瘤整

形培训内容和学员能接触到的程度与计划中差异依然很大。例如，2011 年进行的一项研究调查了 2005—2009 年期间 85 名毕业生接受乳腺研究基金计划的培训经历，发现只有 53% 的毕业生感到自己为进行整形技术做好了充分的准备[13]。

尽管预计在美国将会有一种更加专业化的乳腺癌患者护理模式，但研究基金和非研究基金培训的外科医生仍将可能继续共同进行手术管理和乳腺癌治疗。尽管肿瘤整形技术培训已开始纳入乳腺外科肿瘤学研究基金的一部分，但是相关手术仍未完全纳入这些计划中，还不是一般外科手术培训的一部分。已取得积极成果的前瞻性研究可能会增加乳腺癌外科肿瘤学家在应用肿瘤整形方法时的满意度，并进一步明确肿瘤整形外科在乳腺外科医生实践中的地位。

参考文献

[1] Gillis CR, Hole DJ. Survival outcome of care by specialist surgeons in breast cancer: A study of 3786 patients in the west of Scotland. *British Medical Journal*. 1996;312(7024):145–148.

[2] Roohan PJ, Bickell NA, Baptiste MS, Therriault GD, Ferrara EP, Siu AL. Hospital volume differences and five-year survival from breast cancer. *American Journal of Public Health*. 1998;88(3):454–457.

[3] Berman RS, Weigel RJ. Training and certification of the surgical oncologist. *Chinese Clinical Oncology*. 2014;3(4):45.

[4] SSO SoSO. 2014 Breast surigcal oncology fellowship curriculum and minimum training requirements effective July 1st 2015. Accessed October 7, 2015. http://www.surgonc.org/docs/default-source/pdf/2014_breast_fellowship_curriculum_training_ requirements.pdf?sfvrsn=2.

[5] SSO SoSO. 2015 Training and fellows, breast fellowship program requirements. Accessed October 7, 2015. http://www.surgonc. org/training-fellows/fellows-education/breast-oncology/ program-requirements.

[6] Audretsch W. Tumor-specific immediate reconstruction in breast cancer patients. *Perspectives in Plastic Surgery*. 1998;11:71–100.

[7] Clough KB, Lewis JS, Couturaud B, Fitoussi A, Nos C, Falcou MC. Oncoplastic techniques allow extensive resections for breast-conserving therapy of breast carcinomas. *Annals of Surgery*. 2003;237(1):26–34.

[8] Losken A, Dugal CS, Styblo TM, Carlson GW. A meta-analysis comparing breast conservation therapy alone

to the oncoplastic technique. *Annals Plastic Surgery*. 2014;72(2):145–149.

[9] Losken A, Pinell-White X, Hart AM, Freitas AM, Carlson GW, Styblo TM. The oncoplastic reduction approach to breast conservation therapy: Benefits for margin control. *Aesthetic Surgery Journal*. 2014;34(8):1185–1191.

[10] Piper M, Peled AW, Sbitany H. Oncoplastic breast surgery: Current strategies. *Gland Surgery*. 2015;4(2):154–163.

[11] Veiga DF, Veiga-Filho J, Ribeiro LM, Archangelo-Junior I, Mendes DA, Andrade VO et al. Evaluations of aesthetic outcomes of oncoplastic surgery by surgeons of different gender and specialty: A prospective controlled study. *Breast*. 2011;20(5):407–412.

[12] Crown A, Wechter DG, Grumley JW. Oncoplastic breast-conserving surgery reduces mastectomy and postoperative re-excision rates. *Annals of Surgical Oncology*. 2015;22(10):3363–3368.

[13] Sclafani LM, Bleznak A, Kelly T, El-Tamer MB. Training a new generation of breast surgeons: Are we succeeding? *Annals of Surgical Oncology*. 2012;19(6):1856–1861.

二、欧洲培训体系

Fiona MacNeill　著

在近 20 年中才出现了乳腺外科专业。在驱使这种新外科专业产生的众多动力中，最重要的因素之一是人们越来越注重维护乳腺癌术后乳房的美感，乳房的美感现在已被认为是女性心理 / 性适应的重要组成部分，对女性在乳腺癌治疗后获得高质量生存至关重要。

本章中的欧洲是指由 28 个成员国组成的欧盟（European Union，EU），这些成员国具有不同的经济和文化，总人口超过 5 亿。在整个欧盟，由于人口统计学、医疗保健系统、资源和乳房服务模式的不同，乳腺癌的预后存在显著差异。在进行乳腺外科手术训练的众多不同途径中，这种多样性也很明显，欧洲乳腺肿瘤外科医师主要来自一般的外科手术医师（妇科是另一种途径）。此外，接受肿瘤整形乳腺手术和培训的机会差异很大，从培训的角度来看，在许多国家仍然把乳腺切除术作为标准治疗模式。因此，挑战仍然存在于如何协调乳腺肿瘤学培训及发展肿瘤整形手术，以期提高肿瘤学手术标准和美学效果，从而共同改善患者体验。

英国和欧洲目前最新一代的高级乳腺外科医师主要接受了普外科 / 外科肿瘤学方面的培训，其中一些来自妇科和整形外科。但是，随着人们越来越关注美容效果，下一代的乳房外科医生无论其师从的专业如何，都必须接受乳房美容手术的全面培训。此外，他们必须具备整形和肿瘤外科手术技能的结合，才能使自己成为肿瘤学和肿瘤整形多学科团队的活跃成员。

成功的乳腺癌治疗需要采取综合治疗，因此，肿瘤外科医师必须对乳腺癌生物学和非手术治疗拥有深刻了解，才能与放射医学和内科肿瘤学家更好地合作。至关重要的是，随着外科手术和全身疗法的主要和辅助作用的联合越来越多，乳腺外科医生应了解并参与所有治疗方式的合理使用和排序，以最大限度地减少非必要的根治性手术，所以肿瘤整形外科医生必须意识到抵制成为肿瘤学技术人员的重要性。同样，也不应只是整形外科医生专注于美学，任何对乳房进行手术的外科医生都必须对乳房美学有深刻的理解。无论他们的头衔是什么（乳腺外科医师、肿瘤整形外科医师、整形外科医师），他们都必须与其他外科医师合作，结合个人技能和才干，为女性提供目前可获得的各种手术技术，以促进保乳手术或乳房切除术后的美容护理。

肿瘤整形手术最初仅涉及整个乳房的重建，并由志同道合的乳腺和整形外科医生的配对而开始，他们可以看到跨专业领域的技能结合给予患者的受益。这种早期的协作精神仍然是教育和培训计划的核心，普通外科医师和整形外科医师都可以使用这种方法，其最终目的是模糊和消除传统的实践界限，通过肿瘤整形多学科团队充分利用这两者的优势使患者获益[1]。

由于大多数乳腺肿瘤外科医师来自普通外科手术医师培训，其重点是腹腔内和急诊普通外科手术，同时仅具有基本的根治性乳腺癌手术能力，所以整形外科的正规教育和培训在欧洲往往难以引入。此外，欧洲整形外科医生的数量也相对较少，他们的工作重点是烧伤诊治和功能重建。然而，随着患者和医院都越来越需要接受过肿瘤整形培训的外科医生，这推动了对乳腺和整形外科医生进行专门的肿瘤整形培训。

在英国和欧洲，乳腺和整形外科的受训人员会在当地乳腺中心的最后几年中接受整形乳房外科手术培训，并可以通过认证前和（或）认证后的奖学金来补充，如由欧洲外科肿瘤学院（European School of Surgical Oncology，ESSO）（http://www.eesoweb.org/）管理的奖学金。自 2002 年以来，英国国家卫生局（National Health Service）已资助了 10 个向普通外科和整形外科医生开放的癌症研究基金（http://www.icst.org/training:interfacegroups/breast-oncoplastic-surgery）。此后，约有 120 名肿瘤整形外科医生组成了自己的肿瘤整形团队，从而为整个英国的肿瘤整形培训提供了更广泛的机会。反过来，整形外科的专长也吸引了越来越多的医学生和年轻有抱负的外科医生的注意力。

这项以体验和技能为中心的本地培训得到了一系列地方、国家和欧洲基于知识和技能的教育课程的支持，其中第一部分于 1996 年由 Sur Surns 皇家学院（英格兰）开设（https://www.rcseng.ac.uk/surgeons/courses）。最初的重点是癌症治疗和多学科诊疗模式，目的是发展为了支持新的 NHS 乳房筛查计划而招募的普通外科医师的专业乳房技能。在 2004 年开设了以尸体解剖为指导、以肿瘤整形技能为基础的课程，后来，这在诺丁汉、米兰和巴塞罗那的 ORBS（http://www.orbsmeetings.com/）等肿瘤整形和重建性乳腺外科会议都发挥了重要作用，提供一个传播和促进研究和证据收集及以快速发展的专业知识更新知识的平台。东安格利亚大学于 2011 年开设了肿瘤整形的硕士学位，该课程主要提供在线灵活的模块化教学，旨在提供现代肿瘤整形乳房外科医生的培训（https://www.uea.ac.uk/ esurgery/ms-oncoplasticbreast-surgery）。巴塞罗那也开设了专门针对整形外科医生的类似课程。

在 1996 年，英国外科肿瘤学会乳房外科医师小组提出了"建立对乳房疾病感兴趣的普通外科医师的培训"的建议，开始建立一种能够最终正式认证的专业乳房培训计划 [2]。2007 年，EUSOMA 发布了有关专业乳腺外科医师培训标准的指南 [3]。该指南明确了专业乳腺外科课程应包含的内容，包括需要进行正式评估的内容。欧洲医学专科联盟（http://www.uemssurg.org/divisions/breastsurgery）采纳了这些建议，并在 2010 年建立了专门乳房外科手术的第一门考试，明确规定了课程和考试入学资格要求（欧洲手术委员会）。由于专业乳腺培训的重要性，因此在第一本出版物出版后，欧洲外科手术资格委员会受到越来越多关注，并已获得一些欧洲国家的乳腺外科手术认证。

在英国，总医务委员会在 2016 年批准了第一份肿瘤整形课程，接下来几年的挑战是将新课程纳入普通和整形外科培训框架内，且不会破坏急诊手术的保障范围。将乳腺外科手术与普通外科手术脱钩，并为其提供培训服务的相关问题在全球范围内都提出了挑战，每个国家都必须找到与各自医疗体系兼容的最佳解决方案。

对肿瘤整形外科手术方面的教育和丰富的培训机会激发了肿瘤整形外科培训学员群体的繁荣（the Mammary Fold: http:// www.themamm-aryfold. com/），肿瘤整形乳腺外科已经迅速成为在英国本科和研究生水平的外科手术中最受欢迎的培训选择之一。

总而言之，整个欧洲在过去的 20 年中取得了很大的进步，虽然要进行肿瘤整形外科手术培训的发展需求仍然很多，但是肿瘤整形外科的未来是安全的。未来的目标将是欧洲的专业专科培训计划标准化，该计划将一般肿瘤学和整形外科根源的最佳要素融合在一起，从而使未来的整形乳腺外科医师能够为其患者提供最高质量的治疗[4]。

参考文献

[1] Rusby JE, Gough J, Harris PA, MacNeill FA. Oncoplastic multidisciplinary meetings: A necessity or luxury? *Ann R Coll Surg Engl*. 2011;93(4):273–274.

[2] Cataliotti L et al; EUSOMA. Guidelines on the standards for the training of specialised health professionals dealing with breast cancer. *Eur J Cancer*. 2007;43(4):660–675.

[3] The Breast Surgeons Group of the British Association of Surgical Oncology. The training of a general surgeon with an interest in breast disease. *Eur J Surg Oncol*. 1996;22 Suppl A:1–4.

[4] Benson, JR, Down SK. Coming of age of oncoplastic breast surgery. *Br J Surg*. 2017;104(10):1269–1271.

编 者 按

尽管专业化程度和技能组合差异很大，但在世界上许多国家，乳腺外科手术的专业性已被越来越多地认可。虽然地理位置具有细微差别，但在专业乳腺手术培训的要求方面出现了共同的主题，这些主题在第 34 章中进行了概述。所有的乳腺外科医师都必须在乳腺外科及肿瘤学、放射学和整形外科方面都获得专业知识，可以对乳房手术的肿瘤和美容方面提供平衡的判断，从而最大限度地提高临床效果和患者满意度。如今，患者对根治性手术后的乳房美学抱有很高的期望，必须给外科医生配备充分的培训，使其可以在治疗和治疗效果方面进行最佳管理。这样乳腺癌诊断和治疗后，随着时间的流逝，越来越多的女性能依靠良好的美容效果来促进心理、性和功能适应。

传统上，乳腺外科医师会接受来自普通外科培训计划，只有少数来自其他学科，如妇科和整形外科。对美学结果的日益关注，已迫使乳腺外科医师需要发展整形和肿瘤手术技能的双重性。提供全面和相关的培训计划带来了一系列后勤和政治方面的挑战。协作精神是早期培训计划的标志，并且已被延续到当前的安排中，以促进一定程度的交叉使用和传统实践界限的模糊化。

乳腺癌发病率的上升，加上患者期望值的不断提高，推动了对专业化乳腺肿瘤培训的需求。近年来，普通外科培训计划已逐渐将专门的肿瘤整形乳房外科培训纳入最后几年，而放弃了一些普通外科培训的最初计划，这样既能继续提供急诊普外科手术培训，又可以在基本的根治性手术之外发展其他乳腺手术技能。在欧洲和美国，可在英国培训接口小组和 SSO 等组织的主持下，通过认证的研究基金计划获得有关肿瘤整形外科手术和肿瘤学的正式指导。在美国，这些研究基金是乳腺专业培训的重要组成部分，有助于满足对专门乳腺外科治疗的需求。受训人员承接大量乳腺工作的同时，会在以后权威性的专业任命中得到回应。在英国，员工倾向于为可以同时提供全套肿瘤整形手术的乳腺外科医师做广告；而在美国，乳腺外科手术无须任何高级培训即可进行（乳腺外科医师通常会与整形外科同事密切合作来提供互补）。

许多欧洲国家，尤其是英国，已经建立了完善的肿瘤整形外科培训计划，其中包括一系列令人印象深刻的课程、大师班和研究基金计划。在美国，虽然受训人员对肿瘤整形技术的经验和认识有不断提高，但是肿瘤学和整形外科历来被二分法。尽管无论是普通外科手术还是专门的乳腺研究基金都逐渐被纳入培训计划，但是几乎有一半的美国课程毕业生感到对独立进行肿瘤成形手术缺乏信心。

尽管肿瘤整形外科手术已经发展"成年"，但是仍然存在一些较大的问题，如涉及较大肿瘤（＞5cm）的肿瘤学安全性及一些较小肿瘤的手术复杂性，可能涉及对侧的对称性手术等。

所有的专业乳腺外科医生都必须使用经过验证的工具维护个人所进行的手术记录，包括并发症发生率、肿瘤学结果数据和患者满意度。除了质量保证外，这些外科医生特定的结果数据还可以在告知同意过程，并在有多个手术选择可用时帮助患者做出决策。外科医生应努力"第一时间正确"，并在不进行矫正手术和其他手术费用影响的前提下，最大限度地提高肿瘤学和美容效果。